新編
装具治療マニュアル
疾患別・症状別適応

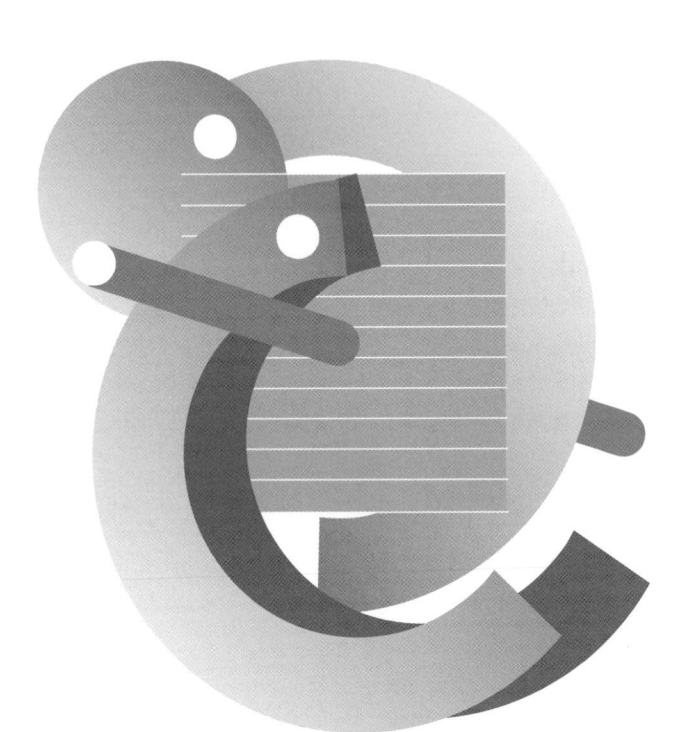

加倉井周一
初山泰弘
渡辺英夫
編

医歯薬出版株式会社

[執筆者一覧]

加倉井周一 (かくらいしゅういち)	元北里大学客員教授（故人）		松本　芳樹 (まつもとよしき)	(株)松本義肢製作所代表取締役社長
山本　澄子 (やまもとすみこ)	国際医療福祉大学大学院教授		南　　昌平 (みなみしょうへい)	聖隷佐倉市民病院名誉院長
栢森　良二 (かやもりりょうじ)	帝京平成大学健康メディカル学部理学療法学科教授		久我　芳昭 (くがよしあき)	若葉会若葉病院副院長
江口壽榮夫 (えぐちすえお)	社会福祉法人重症心身障害児施設・土佐希望の家		渡辺　英夫 (わたなべひでお)	佐賀医科大学名誉教授
中村　隆一 (なかむらりゅういち)	国立障害者リハビリテーションセンター顧問・東北大学名誉教授・希望病院顧問		川村　次郎 (かわむらじろう)	日下病院名誉院長（故人）
初山　泰弘 (はつやまやすひろ)	元国立身体障害者リハビリテーションセンター総長（故人）		木野　義武 (きのよしたけ)	名古屋掖済会病院整形外科参与
岩谷　　力 (いわやつとむ)	国立障害者リハビリテーションセンター顧問・長野保健医療大学学長		佐久間雅之 (さくままさゆき)	医療法人・ディスニック梅が丘クリニック院長
長野　　昭 (ながのあきら)	浜松医科大学名誉教授		芳賀　信彦 (はがのぶひこ)	東京大学医学部リハビリテーション科教授
廣島　和夫 (ひろしまかずお)	国立病院機構大阪医療センター名誉院長・四條畷学園大学学長		君塚　　葵 (きみづかまもり)	元心身障害児総合医療療育センター所長
里宇　明元 (りうめいげん)	慶應義塾大学名誉教授		生田　宗博 (いくたむねひろ)	湘南医療大学リハビリテーション学科教授
猪田　邦雄 (いだくにお)	医療法人三仁会あさひ病院顧問		西村　誠次 (にしむらせいじ)	金沢大学医薬保健研究域保健学系教授
			新城　孝道 (しんじょうたかみち)	東京女子医科大学糖尿病センター講師

（執筆順）

This book was originally published in Japanese under the title of：

SINPEN SŌGUTIRYŌMANYUARU-SIKKANBETU・SHŌJŌBETUTEKIŌ

(Manual for Orthotic Therapy-Indications according to Diseases and Symptoms)

Editors：

WATANABE, Hideo et al.
WATANABE, Hideo
　Professor Emeritus
　Saga Medical School

© 2000　1st ed.

ISHIYAKU PUBLISHERS, INC.
　7-10, Honkomagome 1 chome, Bunkyo-ku,
　Tokyo 113-8612, Japan

序　文

　「装具治療マニュアル」の初版が刊行されてから20年近くの歳月が経過したが，幸いにも読者の方々のご好意により版を重ねることができた．しかし，装具療法を含めた最近の医療における進歩には目覚ましいものがある．したがって，常に新しい視点をもって本書を見直し続けていくことが，読者に対する編者，出版社に課せられた責務であるといっても言い過ぎではない．

　そこで今回は，特に下記の事項に留意し，新たな項目，著者も加え"新編"として出発することにした．

　① 本書の特徴である装具療法の適応と限界，他の治療法（手術療法，理学・薬物療法など）との関連に意を用い，患者の形態・機能障害に合わせた装具の処方，チェックアウト，装着訓練，フォローアップを記することを最大の目標とした．

　② 医師，セラピスト，義肢装具士などチームメンバーの便になるように，装具のバイオメカニクス，熱傷，血管原性足部潰瘍を新たに加えた．

　③ 用語は福祉関連機器用語［義肢・装具部門］（JIS T 0101-1997），リハビリテーション医学用語集（1997），整形外科学用語集（5版，1999）に準拠した．

　④ 読者の便を図るべく，写真やイラストをできるだけ多く取り入れた．

　21世紀突入を目前に控え，装具療法の対象となる疾患も大きく変化している．本書が，日頃，日常診療に携わる多くの医師，理学療法士，作業療法士，義肢装具士などの方々の座右の書として活用されることを期待したい．

2000年7月

編　者

目次

序文 ……………………………………………………… iii

第1章 総論 （加倉井周一・山本澄子） 1

1．装具の分類　1
　1）国内の動向／1　　2）海外の動向／2　　3）装具分類比較／2
2．装具の使用目的　2
3．装具の処方とチェック　6
　1）チームアプローチの必要性／6　　2）処方の内容と統一処方箋／6　　3）採寸・採型／10　　4）仮合せ・適合判定／10　　5）患者に対する装具の説明／10
4．装具と日常生活活動　10
5．装具のバイオメカニクス　12
　1）矯正用装具のバイオメカニクス／12　　2）歩行用装具のバイオメカニクス／13
6．装具の評価と金属製下肢装具部品の標準化　17
　1）装具の評価の問題点／17　　2）破損装具部品の分析／17　　3）わが国の標準化の経緯／19　　4）金属製下肢装具部品の標準化／20
7．今後の展望　21

　　1　金属製足継手の機能と適応　23
　　2　プラスチック製足継手　24
　　3　膝継手の機能と適応　25
　　4　股継手の機能と適応　25
　　5　下肢装具のアライメント（矢状面）　26
　　6　短下肢装具のチェック項目　27
　　7　長下肢装具のチェック項目　29
　　8　装具のチェックアウト（下肢装具で例示）　29
　　9　靴の基本的事項　30
　　10　靴型装具の処方から適合までのフローチャート　34
　　11　体幹装具の部品と名称　35
　　12　体幹装具の種類とコントロール作用　35
　　13　頸椎装具の種類とコントロール作用　35
　　14　intrinsic minus hand と intrinsic plus hand　36
　　15　手の装具におけるアウトリガーの牽引方向と位置　36
　　16　対立装具の部品，付属品　37

17　対立装具のチェック項目　*38*
18　対立装具の適応　*38*
19　把持装具の形式と適応　*38*
20　把持装具のチェック項目　*39*
21　上肢装具の機能　*40*
22　手動車いすの各部の名称　*41*
23　車いすの計測姿勢と計測項目　*41*

第2章　麻痺性疾患・神経筋疾患　*43*

1　脳卒中　（栢森良二）　*43*

1．脳卒中における装具療法の意義　*43*
2．脳卒中の障害学　*43*
　1）機能障害／*43*　　2）能力低下／*47*　　3）社会的不利／*47*
3．脳卒中の機能予後　*48*
　1）予後を決める因子／*48*　　2）廃用症候群／*48*　　3）関節拘縮／*49*
　4）下肢装具の適応／*53*　　5）運動訓練の禁忌／*54*　　6）車いすの適応／*54*
4．脳卒中リハビリテーションの流れ　*54*
　1）リハビリテーションの流れ／*54*　　2）早期歩行訓練の効果／*56*　　3）装具処方の要件／*56*　　4）装具による弊害／*57*
5．片麻痺の歩行分析　*57*
　1）歩行周期と歩行能力の決定因子／*57*　　2）正常歩行の評価／*59*　　3）片麻痺の歩行／*61*　　4）歩行障害とその対処法／*62*
6．脳卒中片麻痺の下肢装具　*62*
　1）下肢装具処方の原則／*62*　　2）下肢装具の種類／*65*　　3）短下肢装具の生体力学／*68*　　4）足部装具の生体力学／*69*　　5）下肢装具の処方／*71*
　6）内反尖足変形に対する外科的アプローチ／*72*　　7）適合判定／*75*
7．杖　*76*
　1）杖の目的／*76*　　2）杖の種類／*76*　　3）杖の長さ／*76*　　4）杖歩行訓練／*77*
8．車いす　*78*
　1）車いすの処方内容／*78*　　2）片麻痺患者用車いす／*78*
9．上肢装具　*79*
　1）肩関節亜脱臼と痛み／*79*　　2）肩亜脱臼のメカニズム／*80*　　3）肩装具の目的／*82*　　4）アームスリングの生体力学／*83*　　5）アームスリングの種類／*83*　　6）手・手指の装具／*84*
10．自助具　*85*

2　脳性麻痺　（江口壽榮夫）　　87

1．脳性麻痺に対する装具適応　87
2．脳性麻痺の装具と訓練および整形外科手術　88
3．装具処方の実際と限界　91
　1）痙直型／91　　2）不随意運動型（アテトーゼ型）／99　　3）強剛型／100
　4）失調型／100
4．その他の装具・器具　100
　1）抗重力筋を支える装具／100　　2）移動動作に使われる器具／101
5．チェックアウト　101
6．装着訓練　101

3　運動失調・不随意運動　（中村隆一）　　103

1．運動失調と不随意運動の現象学　103
　1）随意運動の運動学的特徴／103　　2）運動失調／103　　3）不随意運動／104　　4）装具の適応／105
2．訓練用装具　106
3．代償的装具　107
　1）重錘負荷と弾性緊縛帯／107　　2）頸椎カラーと垂直懸垂／109
4．歩行・移動補助具　110

4　脊髄性疾患　　113

A　脊髄損傷　（初山泰弘）　　113

1．発生原因と受傷時年齢　113
2．治療経過　115
　1）急性期／115　　2）亜急性期／116　　3）慢性期／116
3．損傷レベルと予後　116
　1）頸髄損傷／116　　2）上位胸髄損傷／117　　3）下位胸髄損傷／117
　4）腰・仙髄損傷／117
4．装具の適応　118
　1）上肢の機能障害／118　　2）下肢の機能障害／119
5．自動車　122

B　二分脊椎　（岩谷　力）　　124

1．疾病概念　124
2．発生頻度　124
3．発生原因　124
4．病理学的変化　125
　1）神経系／125　　2）骨関節系／126　　3）膀胱直腸障害／127

5．症状と障害　*127*
　1）症状／*128*　　2）障害／*128*

6．診断と検査　*128*
　1）運動機能／*128*　　2）感覚低下／*130*　　3）神経因性膀胱／*130*　　4）発育，発達／*130*　　5）運動発達／*130*　　6）知的能力／*130*

7．医学的管理の原則　*130*
　1）新生児期／*130*　　2）乳児期／*131*　　3）幼児期／*131*　　4）学童期／*132*
　5）思春期／*132*

8．機能的状態の現況　*132*
　1）歩行機能／*132*　　2）社会生活能力／*132*　　3）就学，就職／*133*

9．整形外科治療　*133*
　1）変形治療の原則／*133*　　2）手術療法／*134*　　3）装具療法／*135*

C　脊髄性小児麻痺（急性灰白髄炎）　（初山泰弘）　138

1．ポリオによる麻痺肢の特色　*138*
2．ポストポリオ症候群　*138*
3．ポリオ麻痺肢に対する装具療法　*139*
　1）装具療法の目的／*139*　　2）経過と装具の適応／*139*　　3）上肢／*139*
　4）体幹筋麻痺／*141*　　5）下肢／*141*

5　末梢神経損傷　143

A　上　肢　（長野　昭）　143

1．腕神経叢損傷　*143*
　1）腕神経叢展開術の適応／*144*　　2）腕神経叢展開術／*144*　　3）治療の実際／*145*　　4）装具療法／*147*

2．分娩麻痺　*147*
　1）神経修復術の適応／*148*　　2）遺残麻痺・拘縮に対する手術／*148*　　3）装具療法／*148*

3．橈骨神経麻痺　*149*
　1）上腕骨骨折に随伴する橈骨神経麻痺／*151*　　2）後骨間神経麻痺の治療／*151*
　3）機能再建術／*151*　　4）装具療法／*152*

4．正中神経麻痺　*152*
　1）手根管症候群の治療と装具療法／*153*　　2）神経縫合例に対する治療と術後装具／*154*　　3）機能再建法／*154*　　4）装具／*154*

5．尺骨神経麻痺　*155*
　1）肘部管症候群／*156*　　2）機能再建法／*156*　　3）装具療法／*156*

6．重複末梢神経損傷　*157*

B 下肢　（廣島和夫）　159

1. 解剖学的基礎知識と臨床との関係　159
2. 神経障害レベル別からみた主要症状と臨床上の問題点　160
    1）腰部神経叢・閉鎖神経・大腿神経レベルでの障害／160　2）腰仙神経叢-梨状筋部までの障害／162　3）坐骨神経レベルの障害／163　4）総腓骨神経レベルの障害／163　5）脛骨神経麻痺レベルの障害／164
3. 代表的装具とその処方　164
    1）骨盤帯または腰仙椎コルセット付股関節装具（外転防止）／164　2）脊椎-骨盤帯装具を付け加えた長下肢装具／164　3）膝装具・KAFO／164　4）shoe-horn type AFO／164　5）両側支柱付短下肢装具／165　6）短下肢装具逆クレンザック足継手付／165
4. 治療法の選択と装具治療の限界　165
    1）変形矯正と装具効果／165　2）支持性を目的とした装具の使用とその限界／165　3）装具の適合が得られない場合の対応／167

6 筋ジストロフィー　（里宇明元）　168

1. デュシェンヌ型進行性筋ジストロフィー症（DMD）における障害の進み方　168
    1）筋障害／168　2）拘縮・変形／168　3）ADL／169
2. DMDにおけるマネージメントのポイント　170
    1）歩行期（Ⅰ～Ⅳ度）／170　2）装具歩行-車いす期（Ⅴ～Ⅵ度）／170　3）電動車いす期（Ⅵ～Ⅷ度）／170　4）末期（Ⅷ度）／172
3. DMDにおける下肢の装具療法　172
    1）病態力学／172　2）立位・歩行の意義／173　3）装具歩行の適応／173　4）歩行用装具／175　5）装具療法中のケア／178　6）手術療法／179　7）起立用装具／179
4. DMDにおける座位保持　179
    1）座位保持の問題点／179　2）座位保持のアプローチ／182
5. DMDにおける上肢の装具療法　184
    1）障害の進み方／184　2）代償動作／184　3）装具療法の実際／185
6. DMDにおけるその他の装具　186
7. その他の病型　186
    1）Becker型／186　2）福山型先天性筋ジストロフィー／187　3）肢帯型／187　4）顔面肩甲上腕型／187　5）筋緊張性ジストロフィー／188　6）遠位型ミオパチー／188

第3章 骨関節疾患　　191

1 骨　折　（猪田邦雄・松本芳樹）　191

1．総　論　*191*
　1）骨折治療の原則／*191*　　2）骨折の治療方法と歴史的変遷に伴う装具の意義の変化／*192*

2．装具の目的と機能的骨折治療装具の適応　*195*

3．下腿骨骨折　*197*
　1）PTBギプスの巻き方／*197*　　2）PTB装具による治療／*199*

4．大腿骨骨折　*202*
　1）ギプスの巻き方／*203*　　2）機能的骨折治療装具による治療／*204*

5．上腕骨骨折　*204*
　1）ギプスの巻き方／*205*　　2）機能的骨折治療装具による治療／*205*　　3）症例／*206*

6．関節周辺骨折　*206*
　1）下肢／*206*　　2）上肢／*211*

2 脊椎疾患　（南　昌平）　217

1．頸椎疾患　*218*
　1）上位頸椎・頭蓋頸椎移行部先天奇形／*218*　　2）リウマチ性脊椎炎／*218*
　3）外傷性頸椎損傷／*219*　　4）頸椎椎間板ヘルニア，頸部脊椎症／*219*
　5）頸椎症性筋萎縮症，解離性筋萎縮症／*219*　　6）頸椎後縦靱帯骨化症／*219*
　7）頸椎疾患の診断／*219*　　8）治療／*220*

2．胸椎疾患　*220*
　1）外傷性脊椎損傷／*220*　　2）胸椎靱帯骨化症／*221*　　3）炎症疾患（脊椎カリエス，化膿性脊椎炎）／*221*　　4）脊椎・脊髄腫瘍／*221*　　5）胸椎疾患の診断／*221*　　6）治療／*222*

3．腰椎・腰仙椎疾患　*223*
　1）腰椎椎間板ヘルニア／*223*　　2）脊椎分離すべり症／*223*　　3）変性腰椎すべり症／*223*　　4）腰部脊柱管狭窄症／*224*　　5）急性腰痛症／*224*　　6）腰椎疾患の診断／*224*　　7）治療／*224*

4．脊椎疾患に対する装具療法　*225*
　1）脊椎装具の種類／*225*　　2）脊椎装具の作製／*232*

3 関節リウマチ　（久我芳昭）　233

1．頸椎装具　*233*
2．上肢装具　*234*
　1）肘／*234*　　2）手関節／*234*　　3）MP関節／*235*　　4）指／*235*

3．下肢装具　*236*
　　1）膝／*236*　　2）足関節／*237*　　3）足底装具／*237*　　4）靴型装具／*237*
　　5）靴底の補正／*238*　　6）着脱を容易にする工夫／*238*

4　成人股関節疾患　（渡辺英夫）　239

1．装具の種類と適応　*239*
　　1）股関節の安静保持，固定の装具／*239*　　2）股関節の運動を制御する装具／*240*　　3）股関節部を免荷する装具／*241*　　4）股関節周囲筋の筋力を補助する装具／*243*
2．主な成人股関節疾患と装具　*243*
　　1）変形性股関節症／*243*　　2）大腿骨頸部骨折／*243*　　3）特発性大腿骨頭壊死／*244*　　4）その他の成人股関節疾患／*244*

5　成人膝関節疾患　（栢森良二）　245

1．膝関節の運動学　*245*
　　1）膝関節の安定性と靱帯／*245*　　2）ころがり・すべり運動と多軸関節／*245*
　　3）ねじ込み運動と前十字靱帯／*246*　　4）膝蓋大腿関節とQ-角／*248*
2．膝装具の特性と原理　*249*
　　1）固定と運動性／*249*　　2）静的装具と動的装具／*250*　　3）膝装具のメカニズム／*250*　　4）膝装具の目的／*252*
3．膝装具の種類　*253*
　　1）硬性膝装具／*253*　　2）プラスチック膝装具／*255*　　3）軟性膝装具／*256*
4．疾患別の装具治療　*258*
　　1）変形性膝関節症／*258*　　2）関節リウマチ／*258*　　3）スポーツによる膝の障害／*259*　　4）膝蓋骨脱臼／*260*　　5）膝関節部骨折／*261*

6　足部疾患　（川村次郎）　263

1．先天性扁平足　*264*
2．扁平足　*265*
3．開張足　*266*
4．外反母趾　*266*
5．凹　足　*267*
6．槌　趾　*267*
7．踵骨棘　*267*
8．フライバーグ病　*268*
9．ケーラー病　*268*
10．うちわ歩行　*268*
11．先天性腓骨欠損　*269*
12．先天性および後天性の足部（部分）切断　*269*

13．脚長差（軽・中等度） *270*
14．リウマチ足 *271*
   1）リウマチ性扁平足／*272*　2）開張足／*272*　3）外反母趾／*272*　4）槌趾／*272*　5）尖足／*272*
15．足部潰瘍 *273*

7　手の疾患・外傷・拘縮　（佐久間雅之・木野義武）　*276*

1．総　論　*276*
   1）手のスプリントの必要性／*276*　2）手のスプリントの特徴／*276*　3）スプリントの種類／*276*　4）スプリント作製上の留意点／*278*　5）装着後のチェックポイント／*278*
2．疾患別の装具療法　*278*
   1）外傷性拘縮に対するスプリント／*278*　2）屈筋腱損傷に対するスプリント／*281*　3）伸筋腱損傷に対するスプリント／*282*

第4章　小児骨関節疾患　*285*

1　血友病　（芳賀信彦）　*285*

1．血友病の疾患概念　*285*
2．関節内出血と血友病性関節症　*285*
   1）関節内出血の症状と関節症発生のメカニズム／*285*　2）出血時の治療／*286*　3）繰り返す出血への対応と関節症の予防／*287*　4）進行した関節症への対応／*288*
3．筋肉内出血への対応　*289*
   1）症状／*289*　2）治療の実際／*289*
4．麻痺合併例への対応　*290*
5．HIV 感染合併例への対応　*290*

2　ペルテス病　（渡辺英夫）　*292*

1．ペルテス病の治療　*292*
   1）治療の目標／*292*　2）手術療法／*292*　3）保存的療法／*292*
2．ペルテス病の装具療法　*293*
   1）免荷するタイプの装具／*293*　2）免荷しないタイプの装具／*296*　3）ペルテス病の装具療法の特徴／*298*　4）筆者らの用いているペルテス病装具／*298*　5）装具のチェックアウトと装具除去の時期／*299*　6）治療効果の判定法／*299*

3　先天性股関節脱臼（先天股脱）　（岩谷　力）　*301*

1．先天股脱とは　*301*

2．病理学的形態変化　　*301*
3．発生率　　*301*
4．臨床症状と診断　　*301*
　1）子供を泣かせずに診察するには／*302*　　2）視診所見／*302*　　3）触診所見／*303*　　4）開排制限／*303*　　5）新生児／*303*　　6）年長児／*304*
　7）画像診断／*304*
5．治　療　　*304*
　1）治療の概要／*304*　　2）装具療法／*306*

4　先天性内反足　（君塚　葵）　　*312*

1．歩行の獲得および足部の運動　　*312*
　1）歩行の獲得／*312*　　2）足部の運動／*312*
2．先天性内反足　　*313*
　1）内反足の変形要素／*313*　　2）病態／*313*　　3）X線所見／*313*
3．治　療　　*314*
　1）治療原則／*314*　　2）矯正ギプス／*314*　　3）残存変形／*315*　　4）手術／*315*
4．装具療法　　*316*
　1）Denis-Browne装具／*317*　　2）靴型装具／*317*　　3）短下肢装具／*318*
　4）スリングによる機能的装具療法／*319*
5．機能的予後・美容上の問題点と成績評価　　*319*
　1）機能と美容／*319*　　2）うちわ歩行／*319*　　3）爪先歩行における歩行分析／*320*　　4）flat-top-talus／*320*　　5）成長終了時の治療成績／*320*
　6）評価法／*321*

5　脊柱側彎症　（南　昌平）　　*323*

1．脊柱側彎症の分類　　*323*
　1）特発性側彎症／*323*　　2）先天性側彎症／*324*　　3）神経原性側彎症／*324*
　4）マルファン症候群／*326*　　5）神経線維腫症（レックリングハウゼン病）／*326*
2．脊柱側彎症の診断　　*326*
3．脊柱側彎症の治療方針／*327*
4．脊柱側彎症に対する手術療法　　*328*
5．脊柱側彎症に対する装具療法／*329*
　1）装具の種類／*329*　　2）装具の適応と選択／*330*　　3）装具の採型／*331*
　4）装具の作製／*332*　　5）装具の装着法／*334*　　6）装具療法の問題点／*336*
　7）装具療法の治療成績／*336*

第5章　その他の疾患　　　341

1　熱　傷　（西村誠次・生田宗博）　　　341

1．熱傷の原因と受傷部位　341
2．熱傷の重傷度と臨床所見　341
3．瘢　痕　342
4．肥厚性瘢痕とケロイド　343
5．熱傷に対する装具療法　343
　1）急性期の装具療法／344　　2）回復期の装具療法／345

2　血管原性足部潰瘍　（新城孝道）　　　351

1．下腿潰瘍の分類　351
　1）動脈性潰瘍／351　　2）静脈性循環障害／353
2．潰瘍対策　353
　1）原因別潰瘍対策／353　　2）ステージ別潰瘍対策／357
3．虚血性足部潰瘍の治療　357
　1）創部の無菌化／357　　2）血流改善療法／357　　3）創部の肉芽形成・上皮形成促進／358　　4）その他の治療法／359　　5）足部潰瘍の安静と免荷・保護／360　　6）疼痛対策／360
4．高位切断に至るリスクファクターなど　360
5．足切断後のリハビリテーションの注意点　361
　1）対側の健足の足壊疽／361　　2）膝下切断例の関節拘縮での潰瘍形成／361
　3）転倒事故の注意／361
6．定期的なフットケア　361

第6章　補装具の支給体系　（加倉井周一）　　　365

1．補装具の定義　365
2．医療保険における手続き（医療費払い）　366
3．年金保険（厚生年金等）における手続き　366
4．労災保険による災害補償給付の手続き　367
5．社会福祉制度（身体障害者福祉法・児童福祉法）の手続き　370
6．介護保険と福祉用具　370
7．地方分権一括法の施行に伴う身体障害者（児）の補装具給付事務の変更　370
8．補装具の給付体系　371

　　　　　　　　索引 …………………………………373

第1章

総論

　装具は，これまで主としてさまざまな疾患に対する整形外科的保存療法の1つとしてとらえられてきたが，第二次大戦後リハビリテーション医学の普及につれて，運動学・生体力学的理論の裏付けがなされるとともに，現在では熱可塑性プラスチックスなどの素材を用いた製作技術・適合・評価などが体系化され，装具学（orthotics）として今日に至っている．その意味からすると義肢学（prosthetics）と対等のはずであるが，義肢の部品の互換性，システム化，切断術ならびに義肢の製作技術の標準化などが過去十数年間に行われ，それ相応の成果をあげてきたのに対して，装具の分野ではまだ今後に残された課題が山積しているといっても過言ではない．

　義肢は切断後，しかるべき評価を行ったのちに，いずれかの義肢を切断者に処方するという比較的単純な経過をたどるのに対して，装具療法は理学療法，手術療法などとの組み合わせによってなされるため，必然的に医師の意見の相違が出てくる．ある疾患のあるステージにおいては装具療法の占める位置はきわめてわずかにすぎないが，他の疾患では装具療法は非常に重要であり，これをゆるがせにすることは許されない場合がある．

　いずれにせよ装具療法は決して万能ではなく，その適応と限界を十分心得て処方・製作・適合するとともに，その結果を忠実に追跡することが大切であり，装具をつける患者を中心にした臨床チームで取り組む必要が生じてくる．

　以下，装具に関するいくつかの基本的な問題について触れてみよう．

1. 装具の分類

1）国内の動向

　わが国では，これまで身体障害者福祉法による補装具の種目に関する基準が広く採用されてきたが，そのなかでとくに装具の名称については陳腐なものがそのまま慣用放置されてきた．1971年に日本リハビリテーション医学会に義肢装具委員会が設置されてから，義肢装具の用語に関する検討が行われ，「装具用語集（案）」[1]，「義肢装具に関する用語集案」[2] が発表された．これらの動向をふまえて，1973年6月16日付で厚生省より告示された補装具交付基準改正では，それまでの不合理な装具の名称を医師の処方名称と一致させたこと，装具を基本構造によって大きく分類し，そのうえに付属品をつけ加えていくことにより個々の装具を表すように改められた．

　一方，これと併行して，通産省工業技術院から日本リハビリテーション医学会に福祉関連機器用語（義肢・装具部門）の工業標準新規格原案調査作成を委託され，最初のJIS用語「福祉関連機器用語〔義肢・装具部門〕JIS T 0101-1980」が1980年に刊行された．その後，1986年，1997年に改

定され，今日にいたっている[3]．

この用語集は義肢・装具に関する一般用語，義肢・義手・義足・装具・上肢装具・下肢装具に関する用語，義肢装具製作作業，製作用治具・工具および機械，材料に関する用語など606用語を含んでいる．JIS用語はそれ自体には強制力はないものの，学会レベルの用語や補装具支給体系の用語の上に位置づけられる性格を有している．ただし，後述するようにこの用語の分類そのものにいくつかの問題点が残されているので，今後多くの人々の意見をもとにさらによりよい内容に変えていく必要がある．

2） 海外の動向

義肢に比べると装具の名称・分類が混乱していることは洋の東西を問わず共通しているようである．一般に装具の考案者，最近では開発された場所の名前がついたものが多く，とくに体幹装具，上肢装具にその傾向がみられる．

アメリカでは1970年ごろより，医師，義肢装具士，セラピスト，工学者などが装具の名称統一について検討を重ねた結果[4]，1975年にAAOSが刊行した「Atlas of Orthotics」[5]には新しい名称・分類法に基づき記載されている．この分類の特徴は個々の疾患でなく患者の運動学的機能の損失を重視していること，医師と装具製作士とのコミュニケーションの確立ならびに装具の技術的な詳細を知らなくても十分意味のある処方が可能なことなどである．

すなわち，人体の運動を三次元でとらえ，装具の関節運動のコントロールを遊動(F)，補助(A)，抵抗(R)，固定(S)，保持(H)の5つの基本型に分類するとともに，患者の四肢各関節の可動域と装具に許す可動域を併記するなどきわめて合理的である．AAOSによる装具の分類は，具体的に股関節(H)，膝関節(K)，足関節(A)および足部(F)に関与する関節の頭文字を連ね，最後に装具(orthosis)の頭文字であるOをつけるもので，たとえば長下肢装具はKAFO，短下肢装具はAFO，膝装具はKOと記載される．

なお，国際標準化機構(ISO/TC 168：義肢装具専門委員会)では，ISO 8549-1義肢装具に関する一般用語，ISO 8549-3装具に関する一般用語を制定している．

3） 装具分類比較

これまで用いられてきた身体障害者福祉法による補装具の名称(1973年改正)，新しく制定された装具JIS用語とAAOSの分類を対比すると，**表1～3**のようになる．全般的にわが国の分類は基本構造によるものであり，AAOSの機能分類とは必ずしも対応しないものもある．たとえば**表2**の下肢装具のうち，SKA orthosis，KU式短下肢装具のように構造的には短下肢装具に類似していても，機能的には膝のコントロールを行っている装具をどのように位置づけるのか，またJISのプラスチック短下肢装具をさらに細分類する必要はないのか，**表3**の体幹装具のうち人名のついた装具を，NYUの方式のように装具をコントロールする方向で呼んだほうがよいのではないかなどの問題が残されている．

2．装具の使用目的

装具はさまざまな目的で使われるが，Deaver[6]は，①体重支持，②変形の予防，③変形の矯正，

表1 上肢装具の分類

身体障害者福祉法（1973年改正）	装具JIS用語（JIS T 0101-1986）	AAOS*
・肩装具 　　金属枠 　　硬性 　　分娩麻痺用 ・BFO（食事動作補助器）	・機能的上肢装具 ・肩装具 　　肩外転装具 　　肩甲骨保持装具 　　懸垂装具 　　腕つり ・BFO	S E O S　 O
・肘装具 　　両側支柱 　　硬性 　　軟性	・肘装具 　　肘固定装具 　　肘装具（体外力源式）	E O
・把持装具 　　手関節駆動式 　　ハーネス駆動式	・把持装具 　　把持装具（手関節駆動式） 　　把持装具（つめ車式） 　　把持装具（肩駆動式） 　　把持装具（体外力源式）	W H O
・手背屈装具 　　パネル型 　　トーマス型 　　オッペンハイマー型 　　硬性	・手関節装具 　　手関節背屈装具 　　手関節背側支持装具 　　トーマス型懸垂装具 　　オッペンハイマー型装具	W H O
・長対立装具	・長対立装具 　　長対立装具（ランチョ型） 　　長対立装具（エンゲン型） 　　長対立装具（ベネット型）	W H O
－	（・把持装具） 　　把持装具（指駆動式） 　　把持装具（指駆動補助式）	H O
・短対立装具	・短対立装具 　　（ランチョ型, エンゲン型, ベネット型）	H O
・MP屈曲装具（ナックルベンダ）および 　MP伸展装具（逆ナックルベンダ） 　　パネル型 　　プラスチックス 　　軟性	・手関節指固定装具 　　（プラットフォーム型, サンドイッチ型, パンケーキ型） ・MP屈曲補助装具（ナックルベンダ） ・MP伸展補助装具（逆ナックルベンダ）	H O
・指装具 　　指用ナックルベンダおよび 　　指用逆ナックルベンダ	・IP屈曲補助装具（指用小型ナックルベンダ） ・IP伸展補助装具（指用小型逆ナックルベンダ） ・IP伸展補助装具（コイルスプリング式） ・IP伸展補助装具（針金枠式） ・指固定装具	H O

*S 肩関節, E 肘関節, W 手関節, H 手指

表2 下肢装具の分類

身体障害者福祉法（1973年改正）	装具JIS用語（JIS T 0101-1997）	AAOS*
骨盤帯付長下肢装具 脊椎装具付長下肢装具 坐骨結節支持免荷装具 ・ツイスター 　｛軟性 　　鋼索	・骨盤帯長下肢装具 ・骨盤帯・ツイスタ付長下肢装具 ・脊椎長下肢装具	HKAFO LSHKAFO
	・骨盤帯膝装具 ・脊椎膝装具	HK　O LSHK　O
・股装具 　｛金属枠 　　硬　性 　　軟　性 ・先天性股脱装具 　｛パブリック帯，ホンローゼン副子， 　　外転副子，バチェラー型装具， 　　ロレンツ型装具，ランゲ型装具	・股装具 　　股内・外転装具（蝶番式） ・ペルテス病装具 　（トロント型，三角形ソケット型， 　　ポーゴスチック型など） ・先天股脱装具 　（リーメンビューゲル型，フォンロ 　　ーゼン型，バチェラー型，ローレ 　　ンツ型，ランゲ型など）	H　O HKAFO H　O
・長下肢装具 　｛両側支柱 　　片側支柱 　　硬　性 　　X脚またはO脚	・長下肢装具 　｛長下肢装具（両側支柱付） 　　長下肢装具（片側支柱付） 　　坐骨支持長下肢装具 　　機能的長下肢装具（UCLA式） 　　プラスチック長下肢装具	KAFO
・膝装具 　｛両側支柱 　　硬　性 　　スウェーデン式 　　軟　性	・膝装具 　｛膝装具（スウェーデン式） 　　プラスチック膝装具 　　膝装具（軟性）	K　O
・短下肢装具 　｛両側支柱 　　片側支柱 　　S型支柱 　　鋼線支柱 　　板ばね 　　硬　性 　　軟　性 　注）PTB, PTES, KBM支持は付属品 　　　として扱われている	・短下肢装具 　｛短下肢装具（両側支柱付） 　　短下肢装具（片側支柱付） 　　短下肢装具（らせん状支柱付） 　　短下肢装具（両側ばね支柱付） 　　短下肢装具（後方板ばね支柱付） 　　プラスチック短下肢装具 　　短下肢装具（プラスチック靴インサート付） 　　PTB短下肢装具	AFO
・内反足装具 　｛短下肢装具型 　　靴型装具型 　　デニス・ブラウン副子	・デニス・ブラウン装具	FO
・靴型装具 　｛長靴 　　編上靴 　　短靴	・整形靴（靴型装具） 　｛長　靴 　　半長靴（編上靴） 　　チャッカ靴 　　短　靴 ・靴の補正	FO
・足底挿板 　｛アーチサポート 　　メタタルザルサポート 　　補　高 　　内側および外側楔	・足装具 　｛靴インサート 　　ふまず支え	FO

*H 股関節，K 膝関節，A 足関節，F 足部

表3　体幹装具の分類

身体障害者福祉法（1973年改正）	装具JIS用語（JIS T 0101-1997）	AAOS*
・仙腸装具 　金属枠 　硬　性 　軟　性 　骨盤帯	・仙腸装具 ・仙腸ベルト	S O }Flexible SO
・腰椎装具 　金属枠 　硬　性 　軟　性	・腰仙椎装具 　腰仙椎装具（ナイト型） 　腰仙椎装具（ウィリアムス型） 　腰仙椎装具（チェアバック型） 　腰仙椎装具（軟性）	L S O
・胸椎装具 　金属枠 　硬　性 　軟　性	・胸腰仙椎装具 　胸腰仙椎装具（モールドジャケット式） 　胸腰仙椎装具（ジュエット型） 　胸腰仙椎装具（テーラー型） 　胸腰仙椎装具（ナイト・テーラー型） 　胸腰仙椎装具（スタインドラー型） 　胸腰仙椎装具（軟性）	T L S O
・頸椎装具 　金属枠 　硬　性 　カラー 　斜頸矯正用枕	・頸椎装具 　頸椎装具（支柱付） 　頸椎装具（モールド式） 　頸椎カラー 　斜頸枕	C　O
	・頸胸椎装具 　頸胸椎装具（ハロー式）	C T　O
・側彎矯正装具 　ミルウォーキーブレース 　頭部におよばないもの 　　金属枠 　　硬　性 　　軟　性	・側彎矯正装具 　側彎矯正装具（ミルウォーキー型） 　側彎矯正装具（アンダーアーム型）	C T L S O T L S O

*C 頸椎，T 胸椎，L 腰椎，S 仙椎

④不随意運動のコントロールの4つをあげている．また，Henderson & Lamoreaux[7]はより生体工学的見地から，①体重支持，②関節運動のコントロール（方向，可動域，強さ：具体的には運動制限と機能回復を目的とする），③身体組織の矯正（骨構造のbendingまたはtwistingと，軟部組織のstretching）の3つをあげている．ところでこのような使用目的が，はたして現実にはどのように達成されているのかを知ることはかなり困難であり，生体工学的研究テーマとなりうる．実際に装具を処方する医師の考え方を知るために行った調査結果[8]（下肢装具の使用目的を疾患別にまとめたもの，重複回答あり）を図1に示す．全般的に下肢装具の主要目的である体重支持をあげているものが多いのは当然として，変形の予防・矯正についてみると，脳性麻痺，二分脊椎，進行性筋萎縮症のように対象者が児童，青年の場合に多く，ポリオのようにすでに成人に達した場合は少ない

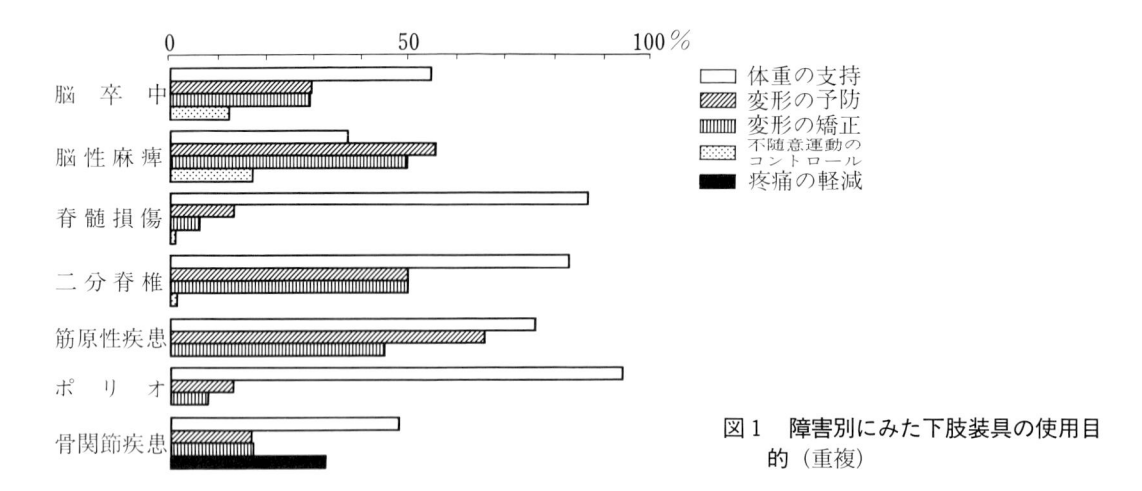

図1 障害別にみた下肢装具の使用目的（重複）

ことが特徴的である．疼痛の軽減は骨関節疾患のみにあげられている．不随意運動のコントロールは，脳性麻痺，脳卒中などにあげられているが，他の目的に比べるとはるかに少ない．その理由として，現用の下肢装具がはたしてこの役割を十分果しているのかどうか疑問をもつものが多いとも解釈することができよう．

いずれにせよ，装具の処方および適合判定時には，その使用目的がはたして達せられるのかどうかを絶えず反省することが大切である．

3．装具の処方とチェック

1) チームアプローチの必要性

リハビリテーション医療・整形外科の診療において，装具は，患者・障害者の機能障害（impairment），能力低下（disability）を補うために欠かせない重要な手段である．とくに麻痺患者が最初に処方された装具は，その後の患者にとって一生かかわりのあるものとなるため，その選択にあたっては原因疾患と変形・麻痺の病因に基づく装具の目的ならびに装着期間を明確にするとともに，各専門職種はチームワークを組んであたる必要がある．1988年度に義肢装具士資格制度が発足し，これまで医療のなかであいまいであった義肢装具製作技術者の地位が明らかになった．しかしわが国の特異性として，ほとんどの技術者が民間事業所に勤務しており一般病院に常勤する者が少ないところから，院内の仮装具（とくに上肢装具）はセラピストが担当することになっている．このため各スタッフは患者が用いる装具に関する必要な情報を相互に提供し，医師は総合的に判断して処方とチェックを行う．とくに治療用装具ではしばしば医師のみの独断に陥りやすいが，患者の装具使用状況に詳しいセラピスト・義肢装具士からの意見を十分採り入れることにより，結果的に装具療法の内容が充実することを銘記すべきである．

2) 処方の内容と統一処方箋

医師は装具の状態・機能などを明確にした処方を行う．後日の患者とのトラブルを避けるためにも，できれば同じ装具を実際にみせて十分な同意を得ることが望ましい．また装具を構成する部品

表4　上肢装具処方箋（新規・再交付・修理）

氏名：＿＿＿＿＿＿＿＿　男・女　　明治・大正・昭和・平成　年　月　日生（　）歳	
住所：（〒　　）　　　　　　　　　　　　　TEL：　　（　）	
病名：＿＿＿＿＿＿＿＿＿＿＿＿＿＿＿＿＿＿	職業：
医学的所見：＿＿＿＿＿＿＿＿＿＿＿＿＿＿＿＿＿＿＿＿＿＿＿＿＿＿＿＿＿＿＿＿	

[交付区分]　身障・労災・児童・健保・生保・戦傷・年金・自費・その他（　　　　　　　）

[処方]　右・左・両側（右：　　　　　　　　　　　　左：　　　　　　　　　　　　　）
- 肩装具　　　：肩外転装具・懸垂装具・腕つり
- 肘装具　　　：屈曲・伸展・中間位・固定・補助
- 手関節装具　：掌屈・背屈・中間位・固定・補助
- 指装具（　指）：MP/PIP/DIP，屈曲・伸展・母指対立・固定・補助
- 把持装具　　：指駆動，手関節駆動，肩駆動，体外力源式
- BFO　　　　：その他（　　　　　　　　　　　　　　　　　　　　　　　　　）

[採型・採寸の区分]　採型・採寸

[支持部]　胸郭支持：軟性・モールド・金属枠
　　　　　骨盤支持：軟性・モールド・金属枠
　　　　　上腕支持：軟性・モールド・半月・カフバンド
　　　　　前腕支持：軟性・モールド・半月・カフバンド
　　　　　手部（背側・掌側）：軟性・モールド・半月・カフバンド

[継手]　肩継手：固定・遊動・制限（角度　　　度）・補助
　　　　肘継手：固定・遊動・制限（角度　　　度）・補助
　　　　手継手：固定・遊動・制限（角度　　　度）・補助
　　　　MP継手：固定・遊動・制限（角度　　　度）・補助
　　　　PIP継手：固定・遊動・制限（角度　　　度）・補助
　　　　DIP継手：固定・遊動・制限（角度　　　度）・補助

[付属品]　対立バー，Cバー，屈曲・伸展補助ばね，アウトリガー，
　　　　　ダイアルロック，ターンバックル，
　　　　　その他（　　　　　　　　　　　　　　　）

[特記事項]

医師の所属：		
医師	処方　年　月　日　㊞	仮合せ　年　月　日　良・不良　㊞
義肢装具士	採型・採寸　年　月　日　㊞	適合判定　年　月　日　良・不良　㊞

表5　下肢装具処方箋（新規・再交付・修理）

氏名： 　　　　　男・女　　　明治・大正・昭和・平成　年　月　日生（　）歳 住所：（〒　　） 　　　　　　　　　　　　　　TEL：　（　）
病名： 　　　　　　　　　　　　　　　　　　　　　職業：
医学的所見： (処方上重要な点)
［交付区分］　身障・労災・児童・健保・生保・戦傷・年金・自費・その他（　　　　　　　）
［処方］　右・左・両側（右：　　　　　　　　　　　　左：　　　　　　　　　　　　） ・足装具・整形靴（靴型装具）・短下肢装具・膝装具・長下肢装具・股装具 ・骨盤帯膝装具・脊椎膝装具・骨盤帯長下肢装具・骨盤帯ツイスタ付長下肢装具 ・脊椎長下肢装具・免荷装具（　　　　　　　　　）・ペルテス病装具（　　　　　　　） ・先天股脱装具（　　　　　　　　　　　　　）・その他（　　　　　　　　　　　　）
［採型・採寸の区分］　採型・採寸
［足部］　・足板・足部覆い・靴インサート（皮革・熱硬化性樹脂・熱可塑性樹脂） 　　　　　・靴（短靴・チャッカ靴・半長靴・長靴）・あぶみ・歩行あぶみ（　　　　　） 　　　　　・ふまず支え・ウェッジ（　　　　　）・補高の場所（　　　　）・高さ（　　　）cm 　　　　　・その他（　　　　　　　　　　）
［支持部］　下腿部（金属支柱・両側・片側・らせん状・鋼線・板ばね） 　　　　　　　　　　半月（金属・プラスチック　　　　個），下腿コルセット 　　　　　　　　　　プラスチック支柱（短下肢装具の形式：　　　　　　　） 　　　　　　　　　　PTB支持，その他（　　　　　　　　　） 　　　　　　　大腿部（金属支柱・両側・片側・坐骨支持） 　　　　　　　　　　半月（金属・プラスチック　　　　個），大腿コルセット 　　　　　　　　　　プラスチック支柱（　　　　　　　　　） 　　　　　　　骨盤部（モールド・皮革・支柱付き・フレーム）
［継手］　足継手：固定・遊動・制御（背屈　　度/底屈　　度）調節式・ばね補助（背・底・両側） 　　　　　プラスチック継手（遊動式・可撓式）・継手なし 　　　　　膝継手：固定・遊動・補助・制御（屈曲　　度/伸展　　度・輪止め・ダイアルロック） 　　　　　股継手：固定・遊動・補助・制御（屈曲　　度/伸展　　度・輪止め・内外転蝶番）
［付属品］　膝当て・Tストラップ・Yストラップ・ツイスタ（鋼索入り・布紐・ゴム紐） 　　　　　　その他（　　　　　　　　　）
［特記事項］

医師の所属：				
医師	処　方　　年　月　日　㊞	仮合せ　　年　月　日　良・不良　㊞
義肢装具士	採型・採寸　年　月　日　㊞	適合判定　年　月　日　良・不良　㊞

表6　体幹装具処方箋（新規・再交付・修理）

氏名：＿＿＿＿＿＿＿＿　男・女　　明治・大正・昭和・平成　年　月　日生（　）歳	
住所：（〒　　）　　　　　　　　　　　TEL：　　（　　）	
病名：＿＿＿＿＿＿＿＿＿＿＿＿＿＿＿	職業：
医学的所見：＿＿＿＿＿＿＿＿＿＿＿＿＿＿＿＿＿＿＿＿＿＿＿＿＿＿＿＿＿＿＿	

[交付区分]　身障・労災・児童・健保・生保・戦傷・年金・自費・その他（　　　　　　）

[処方]
頸椎装具：頸椎カラー：顎受け（あり・なし），モールド式，支柱付（2本，3本，4本），ハロー式，斜頸枕
　　　[付属品]　胸椎装具付，胸腰仙椎装具付，高さ調整，ターンバックル
胸腰仙椎装具：軟性，モールドジャケット式（支柱なし・あり），テーラー型，ナイト・テーラー型，スタインドラー型，ジュエット型，その他（　　　　　　　　　　　　　　　）
　　　[付属品]　腰部継手，ターンバックル，バタフライ，装具用股吊り，腹部前当て（レース開き・パッド式）
腰仙椎装具：軟性，モールド式，ナイト型，ウィリアムス型，チェアバック型，その他（　　　　）
　　　[付属品]　腰部継手，ターンバックル，バタフライ，装具用股つり，腹部前当て（レース開き・パッド式）
仙腸装具：軟性，モールド式，仙腸ベルト，大転子ベルト，骨盤帯（芯あり・なし）
　　　[付属品]　バタフライ，装具用股つり
側彎症装具：ミルウォーキー型，アンダーアーム型（形式指示：　　　　　　　　　　　　）
　　　[付属品]　胸椎パッド・腰椎パッド・肩リング・腋窩つり・アウトリガー・前方支柱・後方支柱・側方支柱・ネックリング・胸郭バンド

[採型・採寸の区分]　採型・採寸

[特記事項]

医師の所属：				
医師	処　方　年　月　日　㊞	仮合せ　年　月　日　良・不良　㊞
義肢装具士	採型・採寸　年　月　日　㊞	適合判定　年　月　日　良・不良　㊞

材料の選択にあたって，製作技術者にまかせきりではなく医師が必ず最終確認を行うことが義務づけられている．

すでに述べたように，これまでばらばらであった義肢・装具・車いすなどの用語を統一し，医師と関連職種とのコミュニケーションをはかる目的で，1982年に日本リハ医学会・日整会は義手・義足・装具・車いす・電動車いすの統一処方箋を制定し，1986年度より厚生省身体障害者福祉法による補装具の処方書式に採用されている．1989年度から補装具の種目に「座位保持装置」が加わったことを契機に，両医学会は統一処方箋の見直しを行い，これまで1枚であった装具処方箋について，上肢・下肢・体幹装具に分割した（表4〜6）．この統一処方箋は，身体障害者福祉法以外に労災補償法にも採用されている．

具体的には下記の項目をしっかりと義肢装具士に伝える．
(1) 装具の使用目的，四肢または体幹のどこからどこまでかかるか（とくに矯正・免荷装具では支持面が広いと局所的な圧が分散される）．
(2) 基本構造，金属支柱（軽合金，ステンレスなど），プラスチックなど．
(3) 継手の種類（単軸，多軸），形状，可動域（固定・遊動・補助・制限付など）．
(4) 付属品（パッド，ストラップなど）．
(5) 免荷方法（下肢装具では坐骨支持，PTB式など）．
(6) 全体のデザイン（できれば患者本人の意見も採り入れる），装具着脱の便（関節拘縮や強直があると困難なことが多い）など．

3）採寸・採型

医師の処方をうけて義肢装具士が患者の採寸・採型を行う．なお義肢装具士の特定行為制限項目（資格をもった義肢装具士以外の者が行ってはならない項目．具体的には術直後の患部の採型，ギプス固定されている患部の採型ならびに当該患部への義肢装具の適合）に基づき，医師は必要あれば義肢装具士に臨機応変の具体的な指示（患者の姿勢および肢位，ギプス等の圧迫具合など）を与えるものとする．特殊な装具（側彎矯正装具・内反足装具・機能的骨折治療装具等）では，医師が直接採型すべきである．また採型前後の医学的処置（創傷部の消毒等）も医師が責任をもって行う．

4）仮合せ・適合判定

医師の処方どおりに装具が作られているか，継手と人体関節軸位との適合性，装着時の過度の圧迫や疼痛の有無，機能性，装具を取りはずしたときの状態をチェックする．

5）患者に対する装具の説明

完成時に正しい装着法，使用期間（日中のみ，夜間のみ，昼夜ずっとなど），合併症（皮膚の発赤・疼痛・褥瘡など），装具故障時の対処などの諸注意を十分説明することは装具処方医師の義務であり，決しておろそかにしてはならない．医療用装具ではチェックならびに効果判定を継続的に行う．

4．装具と日常生活活動

装具が日常生活活動にどの程度役立つのか概念的には理解できたとしても，実際に定量的に扱う

ことはきわめて困難である．

　一般的にみると，上肢装具は食事，更衣，整容，トイレ，入浴，コミュニケーションと最も広い領域に関与する．体幹装具は起居，移動に，下肢装具は起居，移動，更衣，トイレ，入浴などの動作に影響を与えるが，ここでは下肢装具の問題に的を絞ってみたい．

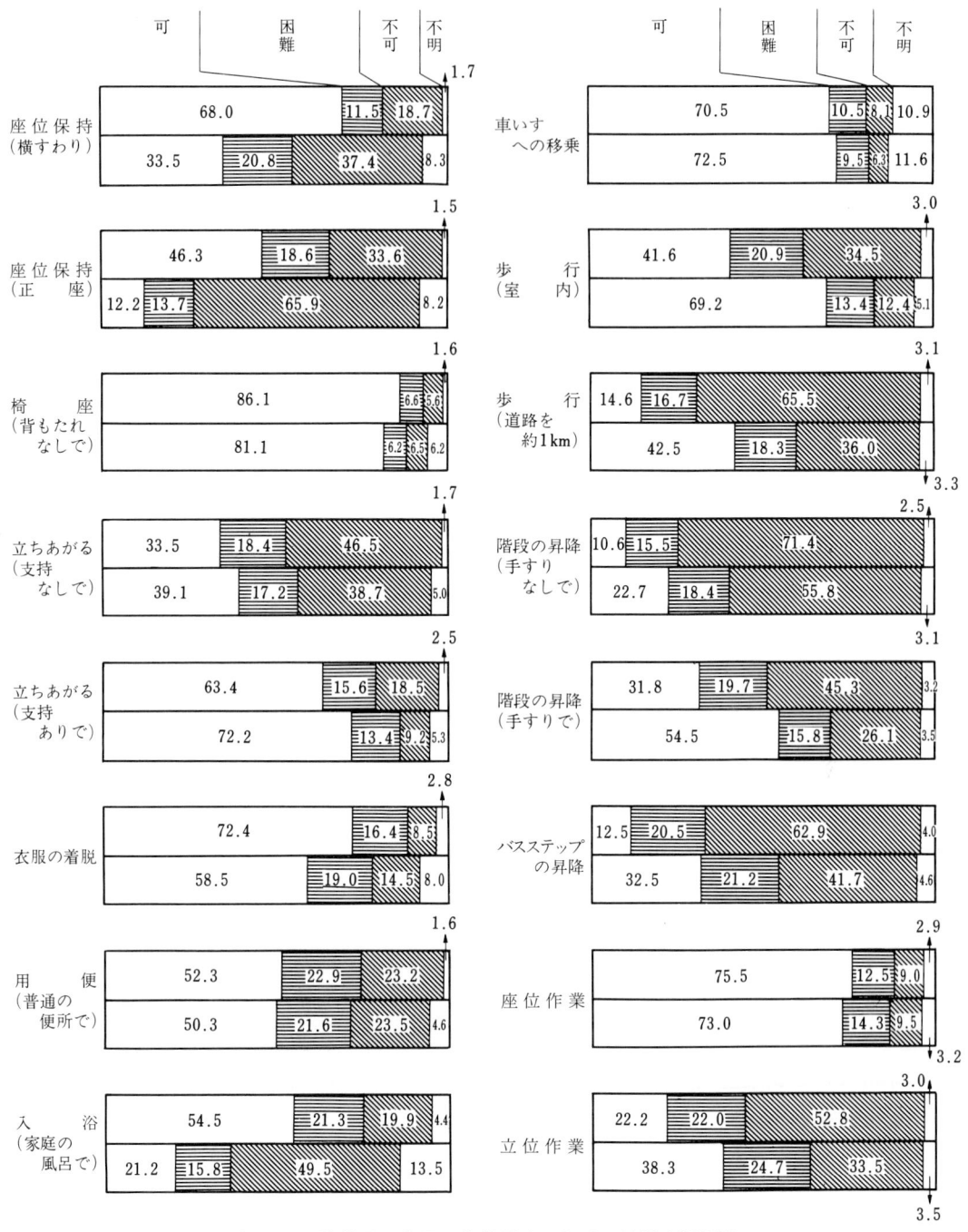

動作	装具非使用時 可／困難／不可／不明	動作	装具非使用時 可／困難／不可／不明
座位保持（横すわり）	68.0 / 11.5 / 18.7 / 1.7 33.5 / 20.8 / 37.4 / 8.3	車いすへの移乗	70.5 / 10.5 / 8.1 / 10.9 72.5 / 9.5 / 6.3 / 11.6
座位保持（正座）	46.3 / 18.6 / 33.6 / 1.5 12.2 / 13.7 / 65.9 / 8.2	歩行（室内）	41.6 / 20.9 / 34.5 / 3.0 69.2 / 13.4 / 12.4 / 5.1
椅座（背もたれなしで）	86.1 / 6.6 / 5.6 / 1.6 81.1 / 6.2 / 6.5 / 6.2	歩行（道路を約1km）	14.6 / 16.7 / 65.5 / 3.1 42.5 / 18.3 / 36.0 / 3.3
立ちあがる（支持なしで）	33.5 / 18.4 / 46.5 / 1.7 39.1 / 17.2 / 38.7 / 5.0	階段の昇降（手すりなしで）	10.6 / 15.5 / 71.4 / 2.5 22.7 / 18.4 / 55.8 / 3.1
立ちあがる（支持ありで）	63.4 / 15.6 / 18.5 / 2.5 72.2 / 13.4 / 9.2 / 5.3	階段の昇降（手すりで）	31.8 / 19.7 / 45.3 / 3.2 54.5 / 15.8 / 26.1 / 3.5
衣服の着脱	72.4 / 16.4 / 8.5 / 2.8 58.5 / 19.0 / 14.5 / 8.0	バスステップの昇降	12.5 / 20.5 / 62.9 / 4.0 32.5 / 21.2 / 41.7 / 4.6
用便（普通の便所で）	52.3 / 22.9 / 23.2 / 1.6 50.3 / 21.6 / 23.5 / 4.6	座位作業	75.5 / 12.5 / 9.0 / 2.9 73.0 / 14.3 / 9.5 / 3.2
入浴（家庭の風呂で）	54.5 / 21.3 / 19.9 / 4.4 21.2 / 15.8 / 49.5 / 13.5	立位作業	22.2 / 22.0 / 52.8 / 3.0 38.3 / 24.7 / 33.5 / 3.5

図2　下肢装具の使用・非使用時における日常生活活動
上段：装具非使用時，下段：装具使用時

下肢装具が実際にどれだけ活用されているかを知るために，16の動作について装具使用・非使用時の能力をみたものが図2である[8]．装具使用によりはじめて可能となる動作は歩行，階段ならびにバスステップの昇降，立位作業，立ちあがりなど起居・移動動作であり，本来的に下肢装具の最も基本的な利点とみなしてよい．

反対に座位保持，入浴，衣服の着脱などはかえって装具の使用により能力低下をきたしており，装具の限界といえよう．椅座，用便，車いすへの移動，座位作業などは装具の使用・非使用による違いはほとんどみられない．

座位保持，入浴，用便など日本人独特の生活様式に適応した装具の開発は等しく期待されており，文献的には今村[9]の足継手を工夫した正座可能な短下肢装具，Saltiel，Lehneisらのプラスチック製短下肢装具を日本人向きに改良した渡辺らのKU式短下肢装具[10]，および本書に掲載されている川村の履き物の立場からみた靴型装具・足板などがあげられるが，全般的にみてターンテーブル，差高調整可能な義足足部など義足部品の成果に比べると，まだ改良の余地が多く残されている．

いろいろ問題はあるものの，最近では障害者の家屋改造，車いす住宅などbarrier freeデザインがすっかり定着するようになった．しかし外観がかさばらず，なるべく簡単な構造で着脱容易，軽量化，必要な強度と耐久性のある装具の実現化はわれわれに課せられた大きな問題である[11]．

（加倉井周一）

5. 装具のバイオメカニクス

装具の目的を工学的見地からみると，①体重支持，②関節運動のコントロール，③身体組織の矯正，の3つといわれている[7]．いずれの場合も装具の働きを力学的に理解するためには，装具と身体，および装具を装着して身体運動が行われる場合の床面と身体間の力について知ることが重要である．ここでは，動きのない静的な状態の例として装具の矯正力が身体に及ぼす力について，動きのある動的な状態の例として歩行中の装具の働きについて述べる．

1) 矯正用装具のバイオメカニクス

矯正用装具が身体にどのような力を及ぼすかについて知るためには，静止している物体に働く力の釣り合いを考えればよい．静止している物体に複数の力が働いているとき，それらの力および力のモーメントの和は必ず釣り合っている．

最も簡単な例として図3aのてこに働く力を考えてみよう．てこの両端および支点に働く3つの力の符号を含めた和は常にゼロである（$f_1+f_2+f_3=0$）．力のモーメントとは力が物体を回転させる作用である．力のモーメントの大きさは力の大きさに回転中心から作用線までの距離をかけたものである．図3aで力f_2の働く支点を回転中心として考えると，両端の力のモーメントは$f_1×\ell_1=f_3×\ell_3$となり回転中心のまわりで釣り合っている．ここで重要なことは，支点と両端に働く力の作用点が決まっているてこでは，両端の力のうちの一方の力の大きさと方向が決まると，上記2つの式より他端の力および支点に働く力が決まることである．たとえば，f_1が決まればモーメントの釣り合い式よりf_3が決まり，f_1とf_3が決まれば力の釣り合い式によって支点に働く力f_2が決まる．このことは図3bのように3つの力の方向が同じでない場合でも同様である．しかし，図3cのようにてこに4つ以上の力が働いている場合は，1つの力が決まっても他のすべての力が決まる

$f1+f2+f3=0$
$f1×\iota1=f3×\iota3$

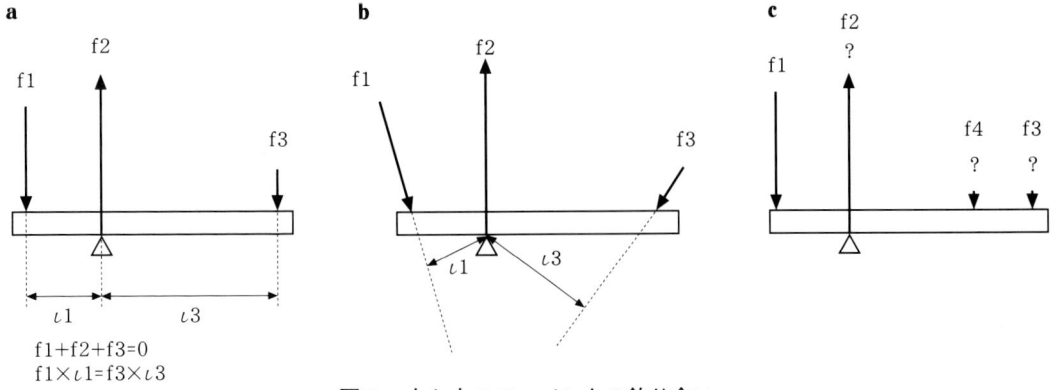

図3　力と力のモーメントの釣り合い

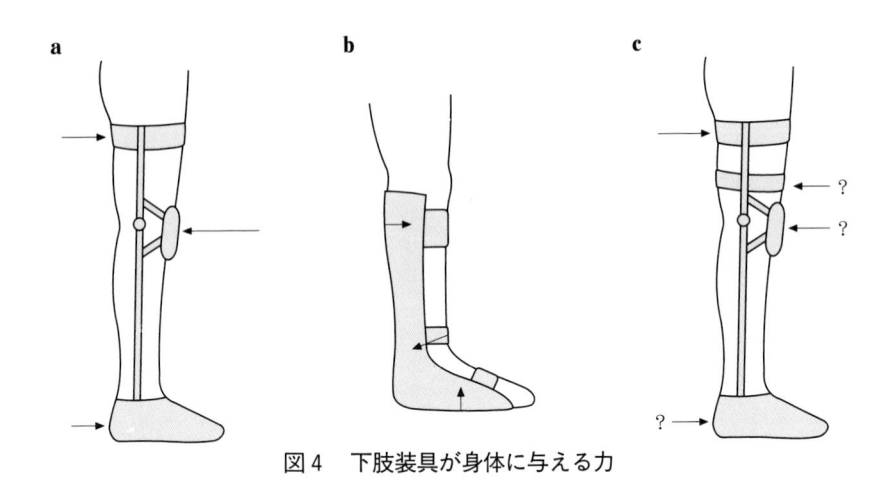

図4　下肢装具が身体に与える力

とは限らない．ここでは力f3とf4の大きさは一義的には決まらず，さまざまな組み合わせが可能である．f3とf4が変わればf2も一定ではなくなる．

　下肢装具が下肢に与える矯正力もてこに働く力と同様である．**図4a, b**では身体と装具が3点で接しているために1つの力が決まれば，他の2つの力と方向が決まってくる．これが「3点固定の原理」である．しかし，**図4c**のように4カ所で身体と装具が接している場合には，力の分配は一義的には決まらず，接している箇所の状態などによって変わってくる．**図5**に上肢装具の例を示す[12]．上肢装具では**図5b**のようにゴムやばねを使用する場合が多いが，ゴムやばねが発生する力もカフやベルトが身体に与える力と同様に扱うことができる．4カ所以上で装具と身体が接している場合には，力の分配が一義的に決まらないことも同様である（**図5c**）．

　実際の装具使用にあたっては装具と身体間の力は接触部分を通じて作用する．同じ大きさの力であっても接触部分が小さいと，その部分の圧力が大きくなるため皮膚を傷つけてしまう(**図6**)．これを防ぐためには，装具と身体の接触部分をできるだけ広くする工夫が必要である．

2) 歩行用装具のバイオメカニクス

　装具を使用した歩行中の力について考えるには，身体と装具間の力以外に身体全体に加わる力を

図5　上肢装具が身体に与える力

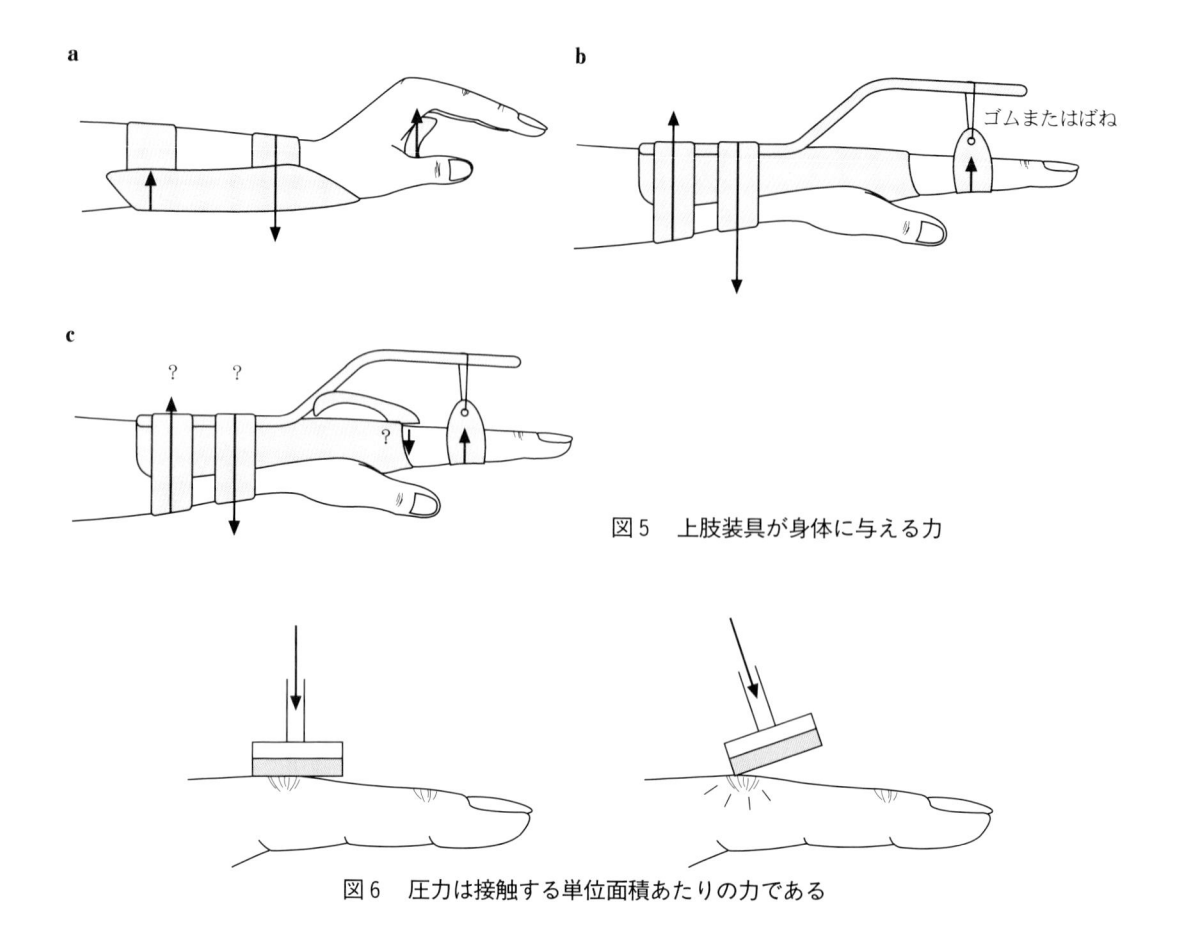

図6　圧力は接触する単位面積あたりの力である

考慮する必要がある．このためには図7aのように身体を複数の節に分けて，それぞれの節が関節点で結合されたリンクとして考える．このような考え方をリンクモデルとよぶ．身体運動はリンクモデルに外部からどのような力が作用するかを知ることで理解しやすくなる．

図8に示すようにリンクモデル中のある節に外部から力が加わると節は回転する．この力による回転作用は，てこの場合と同様に力のモーメントとして表される．力のモーメントの大きさは力の大きさ f に回転中心から力の作用線までの距離 ι をかけて求められる．力の方向と大きさおよび力の作用線が回転中心からどのぐらい離れているかによって力のモーメントの方向と大きさが決まる．

装具を装着した身体のリンクモデルに外部から加わる力は，それぞれの節に加わる重力，装具の矯正力，床反力などである（図7b）．これらの大きさを比較すると，床反力が他の力に比べて非常に大きい．このことから身体運動を理解するためには，床反力の働きを考えることが最も重要である[13]．

例として足関節の底背屈角度を固定した短下肢装具を考えてみる．足関節を固定しているために膝関節から下の下腿部，足部，装具を1つの節として考えることができる．図9aのように足関節を背屈位で固定した装具を装着して歩行した場合，装具装着側は踵から床面に接地する．このとき床反力は踵から生じて膝の後方を通り，膝を屈曲させる方向に作用する．したがって，膝関節のまわ

図7 リンクモデルと節に加わる力

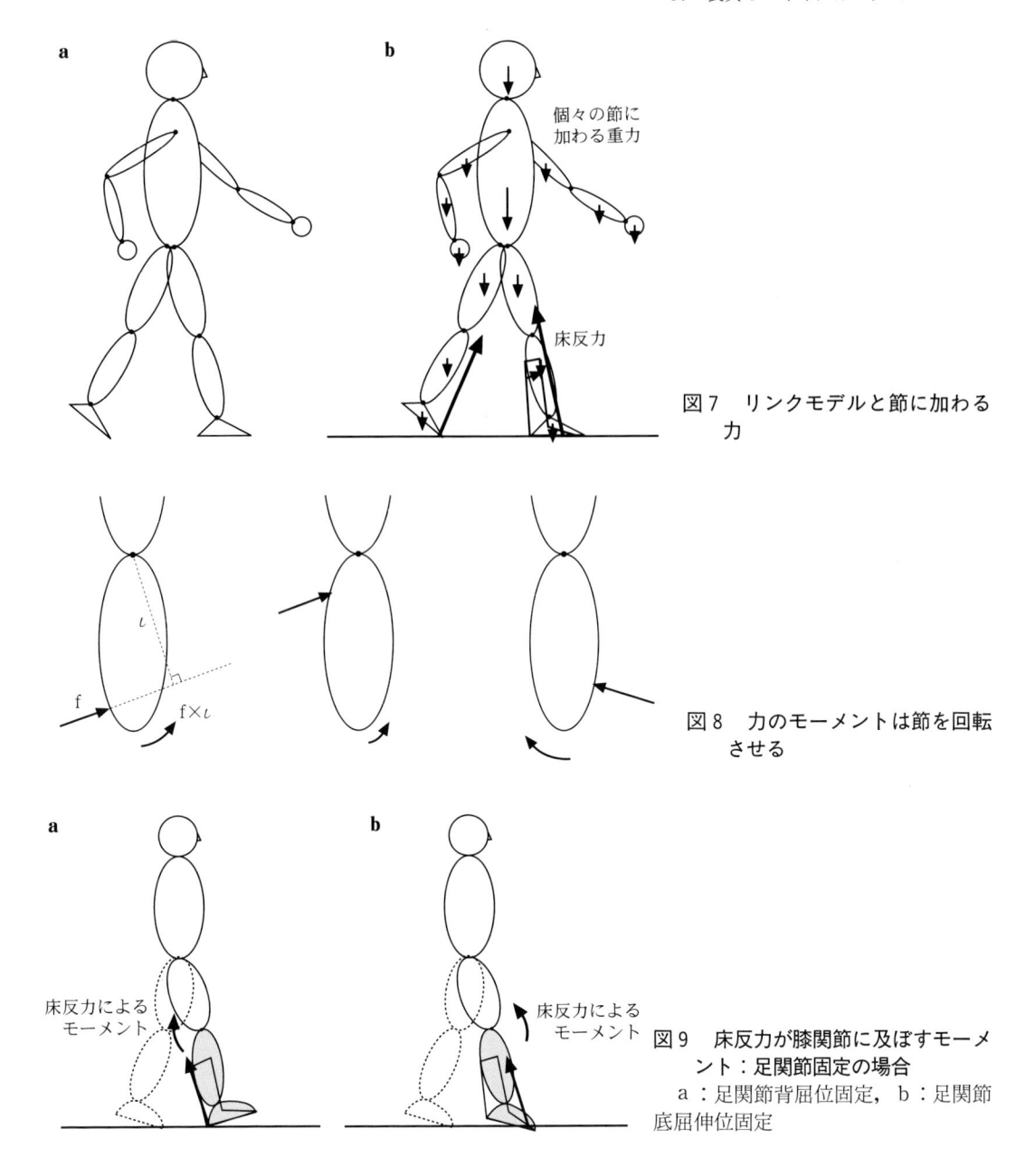

図8 力のモーメントは節を回転させる

図9 床反力が膝関節に及ぼすモーメント：足関節固定の場合
　a：足関節背屈位固定，b：足関節底屈伸位固定

りでは床反力による屈曲方向のモーメントが生じ，これに対抗するために膝関節の伸展筋群が活動する．伸展筋群の活動が不足すると膝折れが起きたり膝が不安定になる．逆に図9bのように足関節を底屈位で固定した装具では装具装着側は爪先から接地する．このとき床反力は爪先から生じて膝の前方を通り，膝を伸展させる方向に作用する．膝関節のまわりでは床反力による伸展方向のモーメントが生じ，これに対抗するために膝関節の屈曲筋群が活動する．床反力による伸展方向のモーメントが大きく屈曲筋群の活動が不十分な場合には膝は過伸展となる．このとき膝過伸展の状態で床反力と釣り合っているのは，筋力ではなく膝関節まわりの靱帯や軟部組織の力である．

次に足関節のまわりで可撓性をもつ短下肢装具について考える[14]．可撓性のある装具では装具足

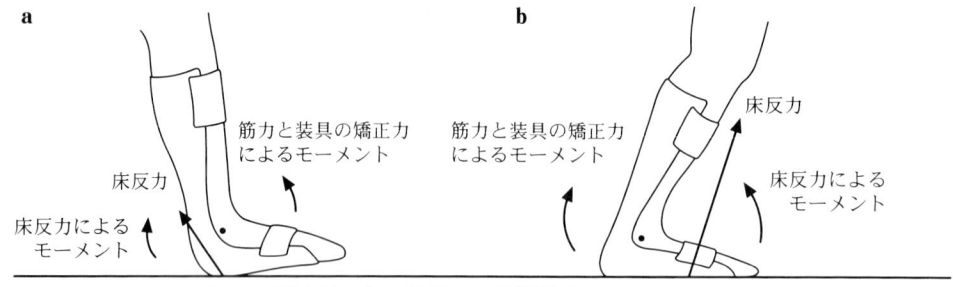

図10　可撓性のある装具での足関節まわりのモーメント
a：立脚初期，b：立脚中期

関節まわりで底背屈方向の変形が生じたときに元に戻ろうとする力が生じ，この力が矯正力として身体に作用する．歩行中の装具の底背屈方向の矯正力の働きを図10に示す．図10aに示す踵接地から爪先接地までの立脚初期に，装具は底屈方向に変形して元に戻ろうとする背屈方向の矯正力を発生する．正常歩行ではこの時期に背屈筋が爪先の急激な落下を防ぐために遠心性に活動している．したがって，この時期には装具は背屈方向の矯正力を発生して背屈筋の活動を補助しているといえる．床反力との関係をみると，この時期に床反力は踵から生じて足関節の後方を通り，足関節を底屈させる方向に作用している．すなわち，装具の矯正力は背屈筋の背屈方向モーメントを補助して底屈方向の床反力によるモーメントと釣り合いを保っていると考えられる．実際には床反力による底屈方向のモーメントのほうがわずかに大きいために足関節は徐々に底屈して爪先接地に至る．

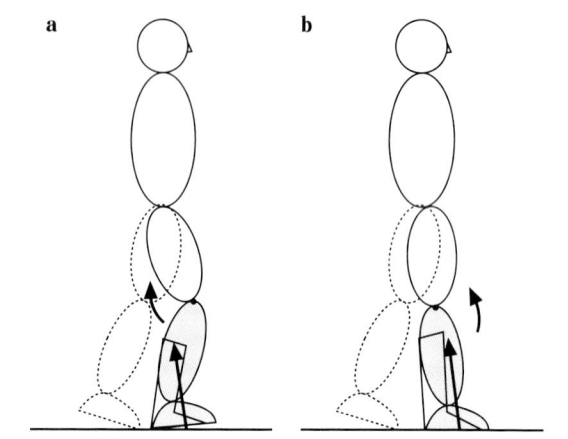

図11　可撓性のある装具での足関節と膝関節まわりのモーメント
a：底屈しにくい装具，b：底屈しやすい装具

図10bに示す立脚中期には装具は背屈方向に変形して元に戻ろうとする底屈方向の矯正力を発生する．正常歩行ではこの時期に底屈筋が足関節の過度の背屈を防ぐために遠心性に活動している．したがって，装具は底屈方向の矯正力を発生して底屈筋の活動を補助している．床反力との関係では，床反力は足部の前方から生じて足関節の前方を通り，足関節を背屈させる方向に作用する．すなわち装具の矯正力は底屈筋の底屈方向モーメントを補助して床反力による背屈方向のモーメントと釣り合いを保っているが，実際には床反力によるモーメントのほうがわずかに大きいために足関節は徐々に背屈して踵離れに至る．踵離れから爪先離れの時期には，底屈筋の活動が求心性となり，足関節底屈が生じる．装具の矯正モーメントも底屈方向であり，蹴り出しの補助として作用する．遊脚期には床反力が作用しないために足関節まわりのモーメントは非常に小さい．装具はわずかな背屈方向のモーメントを発生して足部の重量を支え，下垂足や内反足を防止している．

このように装具の矯正力が直接作用するのは足関節のみであるが，矯正力によって床面と身体の

位置関係をコントロールして身体全体の動きに影響を与える．図10aに示したように立脚初期の装具は背屈方向の矯正力によって足関節の底屈を微妙にコントロールしている．その結果，床面に対する膝関節や股関節の位置に影響を与えることができる．図11に示すように可撓性のある装具を装着した場合でも床反力が膝関節に及ぼす作用を考えるときには，近似的に膝関節から下の下腿部，足部，装具を一体として考えることができる．装具の矯正力によって膝関節に対する床反力の位置をコントロールすることによって，膝折れや膝の過伸展を軽減することができる．たとえば，図11aの可撓性の小さい装具，すなわち底屈しにくい装具では爪先接地時に膝関節が前方に出るために床反力が膝の後方を通り膝折れを起こしやすい．逆に可撓性の大きい装具，すなわち底屈しやすい装具では，爪先接地時に膝関節が後方に残るために床反力が膝の前方を通り膝過伸展を起こしやすい．これらを防ぐためには装具の可撓性を調節して，爪先接地時に床反力が膝関節の近くを通るようにする必要がある．このように装具の可撓性を調節することによって身体全体の動きをコントロールすることがある程度可能である．

（山本澄子）

6．装具の評価と金属製下肢装具部品の標準化

1） 装具の評価の問題点

一般的にみて，装具の評価は義肢に比べて困難なことが多い．その原因は多岐にわたるが，まず装具の種類の多様化，デザインの変遷による機能の変化，さらには患者側の多様な因子などがあげられよう．アメリカなどで行われている同一装具を各クリニックで評価する臨床試験システムの未確立も今後の問題となろう．いずれにせよ装具の評価は主としてバイオメカニクスの立場から行われるべきである．

2） 破損装具部品の分析

装具療法はいくつかの基本的な原理に基づいて行われる．たとえば，関節の固定・保持を目的とする場合には一般に3点固定の原理が用いられるが，そこで問題になることは固定点の間の距離——すなわちてこの腕の長さであり，固定を行う生体組織の適合がどの程度正確に行われるか，また，固定点がどの程度の圧力に耐えうるのかなどを総合的に判断しなければならない．関節を遊動または運動制限させる場合には，生体の運動——kineticsを考慮しないと，装具または生体のいずれかに無理が生ずることがある．以下，事例をあげて説明する．

通常用いられる短下肢装具両側支柱付の歩行時に加わる前後方向の力を図12に示す．まず接踵期(a)では，足関節が固定または背屈制限があるため下腿と足部は一体となり前方へ回転する．このさい，膝を屈曲させようとする回転モーメント F・Kb または脛骨を前進させるトルクが脛骨後方にかかる．膝を伸展させるには，大腿四頭筋筋力または装具でこのトルクに抵抗する必要がある．装具の前面では靴の足背，後面では半月および靴のヒールに力がかかる．立脚中期(b)で90°後方制動がない場合には，体重心(c.g.)から床面支持点(S)に至る直線は足関節を通るため，わずかな膝屈曲動作により回転モーメントが働き膝屈曲を助長しようとする．踏切り期(c)には体重心(c.g.)から床面支持点(S)に至る直線は膝軸の前方に移動するため，回転モーメントは軸を伸ばしロックしようとする．装具の前面ではカフバンドに，後面では靴の月形しんに力がかかることになる．

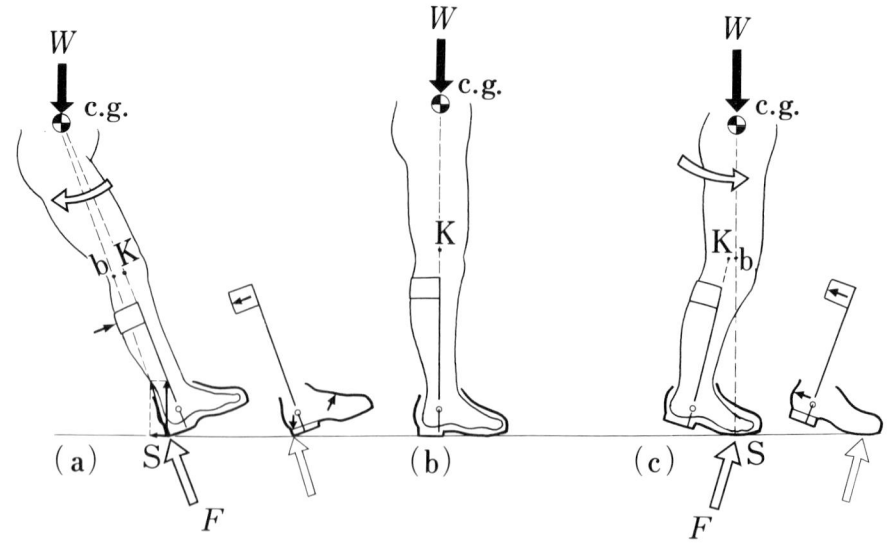

図12 短下肢装具にかかる前後方向の力
K：膝軸中心，b：体重心 c.g. から床面支持点 S に至る直線と膝との交点

　実際に短下肢装具を装着した片麻痺患者の床反力作用点の軌跡を図13に示した．踵接地から爪先離れまでの立脚相の時間をTとし，力は 0.05 T きざみで示してある．この症例は Brunnstrom ステージ 3 であり，踵接地と爪先離れが十分行われていず，立脚中期から踵離れ期に力が最も多くかかっていることが理解されよう．

　ところで使用された短下肢装具を詳細に検討すると，Clark[15]が指摘するようにあぶみとふまずしん (shank) の結合部が破損している例が非常に多い．足継手が固定の場合には，あぶみの根本に強力な曲げモーメントが働き，そのため疲労骨折が生ずる．足継手1方向ばね制御付を用いた場合でも，同様の現象がみられる（図14）．

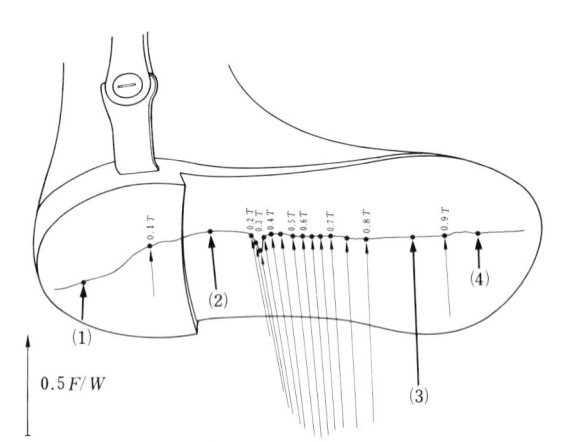

図13 脳卒中片麻痺患者がはいた短下肢装具の床反力作用点の軌跡
(1)は接踵期，(2)は立脚中期，(3)は踵離れ期，(4)は爪先離れ期のおのおの合成床反力を示す．

　これを解決するためには，破損の起こりやすい部位に頑丈でしかも厚みのある材料を用いればよいのだが，結果的にはいわゆる overbracing となり，使用者に負担を強いることになる．Clark らは上記の結果をふまえて箱型のデザイン (reinforced superstirrup) に変更しているが，わが国でも体重がありかつ活発な患者に採り入れてよい工夫と思われる．

　次の例は膝遊動・足関節固定の長下肢装具で，アルミニウム合金を使用している．回収された状態をみると，図15のように大腿遠位および近位の半月の中央部に縦の亀裂が入っており，その位置は半月の中央にあけた 1.5 mm の孔（半月に皮革を接着する目的）に一致している．この原因とし

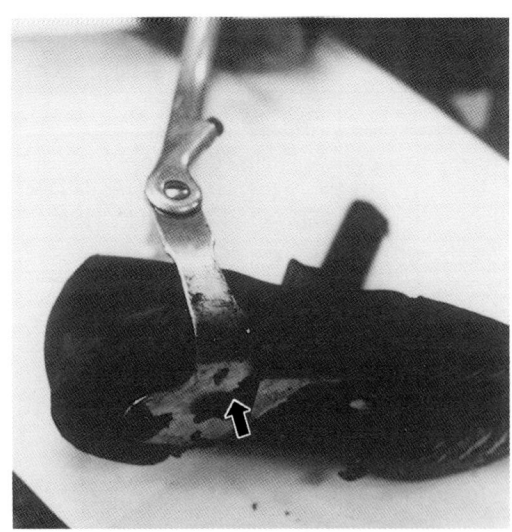

図14 あぶみとふまずしん結合部の破損（矢印）

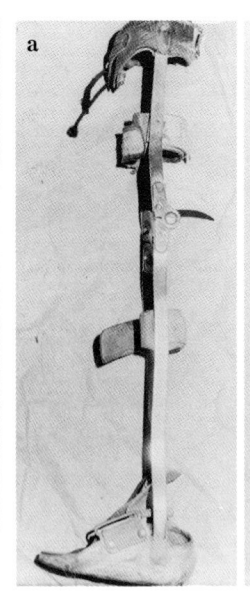

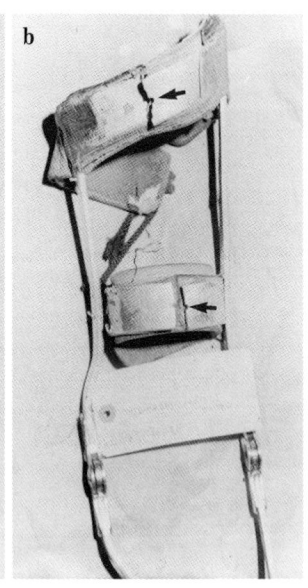

図15
a：長下肢装具（膝遊動・足関節固定）
b：矢印のように大腿近位および遠位半月部に縦の亀裂が入っている．

て，膝遊動・足関節固定のため踵接地期では大腿遠位半月に，踏切り期には大腿近位半月に大きな力が加わり，穿孔による脆弱な部位に疲労破壊が生じたものと考えられる．

　患者が使用中に壊れた装具を詳細に検討する必要がある．これらの責任の一端は，装具製作者の機構学・材料に関する知識・加工法の知識不足に帰することも可能であるが，同時に処方時に医師が患者の活動度を十分把握したうえで，継手を固定するかあるいは遊動にするかを慎重に決定すべきである．

　バイオメカニクスはまた装具の評価にさいしてもきわめて重要である．歩行解析結果に基づく下肢装具の評価はようやく緒についた段階であるが，上肢装具の機能解析はまだほとんど手をつけられていない領域である．今後この分野の業績が臨床成果に反映されるような，なおいっそうの努力が必要である．

3） わが国の標準化の経緯

　補装具の性能をたかめるためには，医師の適切な処方とチェック・製作技術者の技能の向上・適切な価格の保障・研究開発の促進などに加えて標準化が必要不可欠である．とくに義肢装具部品の標準化では，機能の向上・信頼性・安全性・互換性などから追及するべきであるが，具体的にどのようにして行うか長らく模索の状態が続いた．日本リハビリテーション医学会リハビリテーション機器委員会では1976年ごろより積極的に標準化のテーマに取り組んできたが，とくに1976～1982年度に通産省工業技術院の委託研究をうけて行った福祉関連機器（義肢装具部門）標準化のための調査研究成果をもとに一連のJIS規格作成に協力してきた[16]．これらの規格の内容は，該当品目の備えるべき性能・試験法が中心になっており，実際の使用状況を再現したシミュレーション試験機を開発し，市場に出回っている製品の試験を行い数値を決定した．また部品の互換性をはかるために，ユニファイねじ（インチねじ）でなくISOねじを採用したことも大きな特徴である．

表7 金属製下肢装具部品 JIS 規格の概要

JIS No.	JIS T 9214-1991				JIS T 9216-1991				JIS T 9215-1986			
項目	足継手				膝継手				あぶみ			
分類	種類 / 構造	遊動	1方向ばね制御付	2方向ばね制御付	ロック / 材質	リング	レバー	プランジャー	種類 / 構造	遊動足継手用	1方向ばね制御付	2方向ばね制御付
	一体型	○	○	○	鋼製	○	○	○	A 型	○	○	○
	分離型	○	○	○	アルミ合金製	○	○	○	B 型	○	○	○
性能	・静的強度 ・耐久性 　可動域内耐久性 　可動制限部耐久性 ・異常音				・一般条件 ・継手部の初期遊び(ガタ)量 ・静的強度 ・耐久性				・足継手に適合すること			
形状・寸法	・支柱の幅と厚さ　・軸の径 ・支柱の長さ　　　・鋼球の直径* ・継手部の厚さ**　・質量 ・割の幅				・支柱の幅と厚さ ・継手部の厚さ ・質量				・軸穴の径（8 mm） ・長さ ・厚さ** ・幅			
外観												
材料	・金属材料　・制御ばね* ・鋼球*　　　・ねじ				・金属材料 ・ねじ							
試験方法	・静的曲げ試験法 ・可動域内耐久試験法　　　｝(10万回) ・可動域制限部耐久試験法 ・継手軸方向 ・継手軸と直角方向　｝の遊び(ガタ)量測定法 ・継手軸可動方向				・継手部の初期遊び(ガタ)量測定法 ・静的曲げ試験法 ・耐久試験法（10万回）				・ノギス（JIS B 7507）を用いた測定			
検査												
包装												
製品の呼び方												
表示												

＊1方向ばね制御付，2方向ばね制御付のみ該当．＊＊3 mm（＋0，−0.1）

4) 金属製下肢装具部品の標準化

　金属製下肢装具部品（足継手・膝継手・あぶみ）については，表7 に示す JIS 規格が制定されている．なおプラスチック製装具の標準化は素材・製作工程・デザインなど多彩な要素を考慮しなければならないため，今後の課題になる[17]．

表8 装具学 (orthotic technology) の展望

使用者からみた望ましい項目		具体的な目標
大・中項目	小項目	
機能 — 圧のコントロール	不快な外力がかからない 皮膚障害を起こさない 必要な体重支持 身体組織の矯正と変形予防 （調整が容易）	圧センサーの利用 形状記憶合金の応用 持続的関節他動運動訓練器 (CPM) の装具への応用
関節運動のコントロール	解剖学的関節と継手位置の一致 具体的目的(固定・遊動・制限・補助) の達成 不随意運動のコントロール	現用継手の改良と開発（ステップロック継手など） プラスチック製継手の改良 動力装具の実用普及化 機能的電気刺激法 (FES) の装具への応用
構造 — デザイン・素材	なるべく簡単な構造 外観がかさばらない 着脱容易 軽量化 必要な強度と耐久性	組立式装具・簡易装具の改良と普及化 モジュラー化 FRP, カーボン繊維, チタン合金, 形状記憶合金などの装具への応用
加工性	製作・修理が容易 価格が安い	CAD/CAM の装具への応用
サービス — 評価	適応と処方基準, 効果判定 標準化	フィールド試験システムの確立 プラスチック装具の標準化 装具部品耐久試験機の改良
支給システム	各専門職種の教育 適性な価格の設定	マニュアルの整備, 各専門職種間のコアカリキュラムの調整

7. 今後の展望

　義肢装具のわが国の歴史をふりかえってみると，とくに最近では材料ならびに製作技術の進歩によるところが著明であるが，その背景には医師に対する研修会・製作技術者の教育資格制度の確立などソフトウエア面での整備によるところが大きい．技術的な面では装具の軽量化（FRP などのコーティング[18～20]，チタン合金への置換[21]など），モジュール化（tubular orthosis[22～26] など）が大きな課題になる．またこれまで行われてきたわが国独自の ADL に対応する下肢装具の開発ならびに患者サービスの立場にたった組立式装具[27～29]・即席装具[30]の改良と実用普及化をよりいっそう進めることも必要であろう．筆者が考える装具の今後の展望を表8に示す．今後は，患者・障害者サイドにたったトータルプログラムの一貫としての装具の位置付けをよりいっそう明確にするとともに，装具使用者の QOL の検討，evidence based medicine (EBM) に基づく装具療法の効果判定[31]などが強く望まれる．

〔加倉井周一〕

文　献

1) 川村次郎：装具用語集（案）．リハ医学，**10**(2)：133-141，1973．
2) 日本リハビリテーション医学会義肢装具委員会：義肢装具に関する用語集案．リハ医学，**12**(2)：125

-131, 1975.
3) 福祉関連機器用語〔義肢・装具部門〕JIS T 0101-1997, 日本規格協会, 1997.
4) Harris EE：A new orthotics terminology—A guide to its use for prescription and fee schedules. *Orth Pros,* **27**(2)：6-19, 1973.
5) AAOS：Atlas of Orthotics—biomechanical principles and application. 2nd Ed. Mosby, 1985.
6) Deaver GG：Abnormal gait patterns—etiology, pathology, diagnosis and methods of treatment—crutches, braces, canes and walkers (Rehabilitation Monograph XXX). IRM, New York University Medical Center.
7) Henderson WH, Lamoreaux LW：The orthotic prescription derived from a concept of basic functions. *Bull Prosthet Res,* **10-11**：89-96, 1969.
8) 日本リハビリテーション医学会：昭和54年度福祉関連機器（義肢・装具）の標準化推進のための調査研究報告書. 昭和55年3月.
9) 今村哲夫：正座しうる下肢装具. リハ医学, **5**(3)：203-205, 1968.
10) 渡辺英夫, 米満弘之：弛緩性膝伸筋麻痺に対する短下肢装具（K.U. Short Leg Brace）の試作. リハ医学, **9**(1)：35-38, 1972.
11) 荻島秀男ほか：座談会「装具の工夫と問題点」. 総合リハ, **2**(4)：303-316, 1974.
12) Malick MH：Manual on dynamic hand splinting with thermoplastic materials. American Rehabilitation Educational Network an Affiliate of Hamarville Rehabilitation Center.
13) 日本義肢装具学会編：まんがバイオメカニクス——義肢装具に役立つ力学入門. 南江堂, 1994.
14) 山本澄子：装具歩行のバイオメカニクス. 下肢装具のバイオメカニクス——片麻痺歩行と装具の基礎力学, 医歯薬出版, 1996, p 66-81.
15) Clark DB, Lunsford TR：Reinforced lower-limb orthosis-design principles. *Orth Pros,* **32**(2)：35-45, 1978.
16) 加倉井周一：義肢装具部品のJIS規格制定への歩み. 総合リハ, **14**(10)：741-750, 1986.
17) Yamamoto S：Engineering studies on ankle-foot orthoses. バイオメカニズム学会誌, **14**（臨時増刊号）：151-163, 1990.
18) 大井淑雄ほか：装具の軽量化に関する工夫. 臨床整形外科, **11**：129-135, 1976.
19) Rapp M：Carbonfaserorthesen-die Zukunft？ *Orthopädie Technik,* **40**：453-455, 1989.
20) Stoll W：Grundlagen für die Verarbeitung von Kohlenstoff-Fasern in der Orthopädie-Technik. *Orthopädie Technik,* **40**：584-586, 1989.
21) チタン及びチタン合金を用いた義肢装具の実用化とメリットを考える研究会：チタン及びチタン合金の義肢装具への応用——チタン福祉研究会5年間のあゆみ（昭和63年度報告書）. 1989年5月.
22) Watanabe H et al：Hand orthosis for various finger impairments-the KU finger splint. *Prosthetics & Orthotics International,* **2**：95-100, 1978.
23) Hohmann D, Uhlig R：Orthopädische Technik, 7 Auflage, S. 472, Enke, 1982.
24) Hannah RE et al：Tubular orthoses. *Prosthetics & Orthotics International,* **7**：157-164, 1983.
25) Engen T：Lightweight Modular Orthosis (The Brian Blatchford Prize). *Prosthetics & Orthotics International,* **13**(3)：125-129, 1989.
26) 渡辺英夫：下肢装具最近の進歩. 整形・災害外科, **30**：1305-1315, 1987.
27) 笠原とし子ほか：組み立て式装具の試み. 日本義肢装具学会誌, **3**（特別号）：243-246, 1987.
28) 徳田章三ほか：組み立て式短下肢装具の試み. 日本義肢装具技術者協会会報, **20**：46-48, 1987.
29) 徳田章三ほか：組み立て式長下肢装具の試み. 日本義肢装具学会誌, **5**：25-29, 1989.
30) 渡辺英夫：すぐつくれる装具——即席装具の試み. 別冊整形外科**4**, 義肢装具：211-215, 1983.
31) Basmajian JV, Banerjee SN：Clinical Decision Making in Rehabilitation—Efficacy and Outcomes（加倉井周一, 赤居正美監訳：リハビリテーション治療選択基準——リハビリテーション医学における科学性の追求. 協同医書出版, p 82-83, 1997）.

1 金属製足継手の機能と適応

種類	機能	適応
①遊動式	背屈・底屈フリー．内がえし・外がえしはストップ	足の側方不安定（内反足・外反足傾向などに）
②底屈制御付	背屈フリー．底屈ストップ，内がえし・外がえしはストップ	背屈筋力低下（下垂足など），底屈筋痙縮，反張膝
③背屈制御付	底屈フリー．背屈ストップ，内がえし・外がえしはストップ	底屈筋力低下（脛骨神経麻痺など），背屈筋痙縮，膝折れ
④背・底屈制御付（含固定）	背屈と底屈を制御またはストップ，内がえし・外がえしはストップ	足関節周囲筋の高度の筋力低下，関節不安定，足関節の安静・固定が必要な場合
⑤背・底屈制御付，調節式	背屈・底屈の運動制限の程度を簡単に加減できる．内がえし・外がえしはストップ	背屈・底屈筋力や膝伸筋力が変化しつつある時期
⑥背屈補助付（クレンザック）	底屈をばねで制御し，背屈は補助（ばねの強さは調節式が多い）	背屈筋力低下（下垂足など）
⑦底屈補助付（逆クレンザック）	背屈をばねで制御し，底屈は補助（ばねの強さは調節式が多い）	底屈筋力低下（脛骨神経麻痺など）
⑧背・底屈補助付（二重クレンザック）	背屈・底屈運動をそれぞればねで補助する（ばねの強さは調節式が多い）	足関節周囲筋の筋力低下，frail ankle
⑨たわみ継手	背屈・底屈の運動を弾力的に制御する．側方への運動はほぼストップ	足関節周囲筋の筋力低下，関節不安定

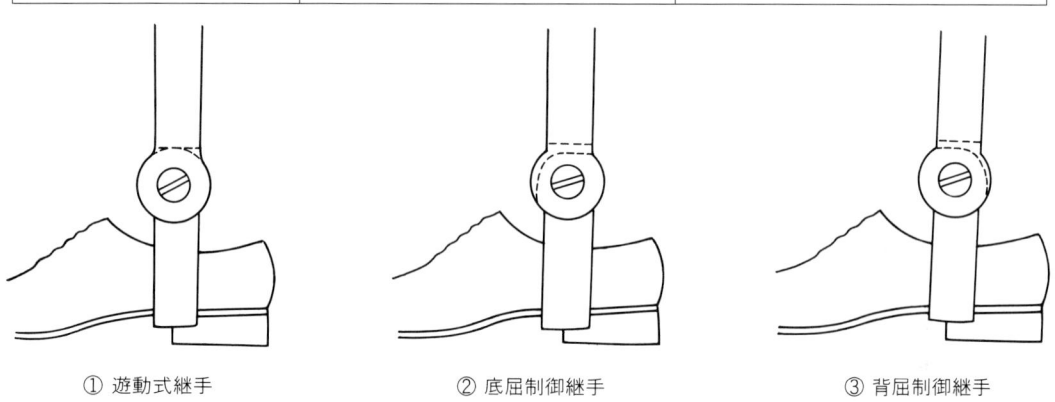

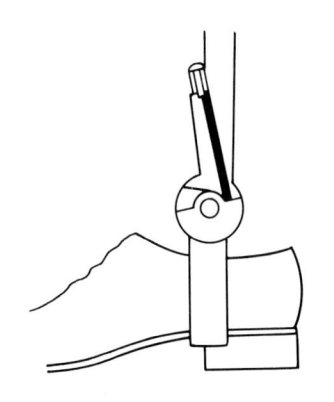

① 遊動式継手　　② 底屈制御継手　　③ 背屈制御継手

⑥ 背屈補助継手
（クレンザック継手）

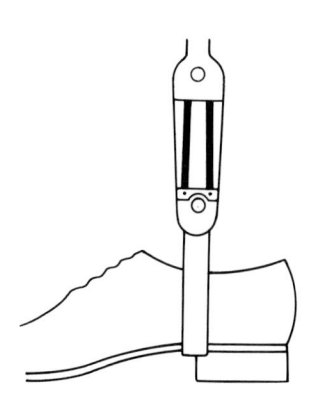

⑧ 背・底屈補助継手
（二重クレンザック継手）

2 プラスチック製足継手 (文献1)より引用)

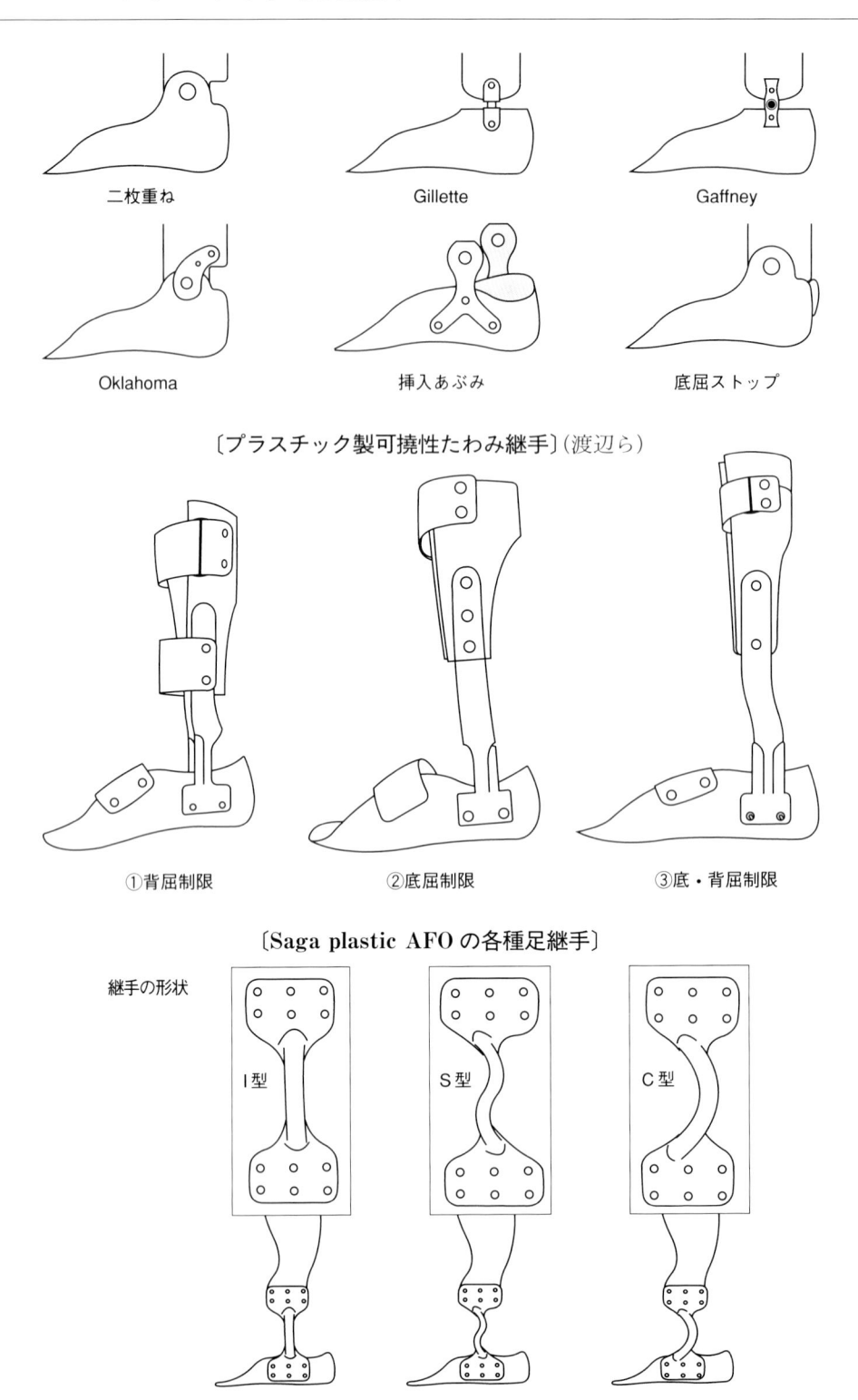

二枚重ね　　Gillette　　Gaffney

Oklahoma　　挿入あぶみ　　底屈ストップ

〔プラスチック製可撓性たわみ継手〕(渡辺ら)

①背屈制限　　②底屈制限　　③底・背屈制限

〔Saga plastic AFO の各種足継手〕

継手の形状

I型　　S型　　C型

3　膝継手の機能と適応

種　類	機　　能	適　　応
①伸展制限付	屈曲はフリー．過伸展はストップ	関節側方不安定（内反・外反膝傾向など）．反張膝
②伸展制限付・輪止め付	膝伸展位でストップ．輪止めを上げると屈曲フリー	歩行時の膝折れ．著明な関節不安定，膝関節の安静・固定必要な場合
③伸展制限付・スイス止め付	膝伸展位でストップ．膝部後方レバーを上げると屈曲フリー	歩行時の膝折れ（対麻痺などで両側装具と杖を用いている場合など）
④伸展制限付・オフセット式	屈曲はフリー．過伸展はストップ	膝伸筋麻痺（膝折れが起こりにくい）
⑤ダイアルロック付（ファンロック付）	関節運動の一方向をストップし，他方向はフリー．ストップ角度調節可能	関節の屈曲拘縮または伸展拘縮の改善に
⑥多軸式継手	屈曲・伸展運動が生理的運動に近似する	膝関節を深く屈曲する必要がある場合

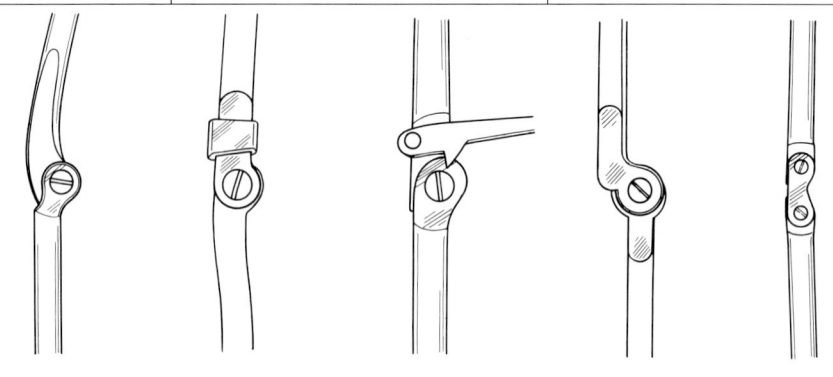

① 伸展制限継手　② 輪止め付伸展制限継手　③ スイスロック　④ オフセット継手　⑥ 二軸継手

4　股継手の機能と適応

継手の種類	機　　能	適　　応
①遊動式	屈曲・伸展ともフリー．内・外転，内・外旋はストップ	股関節内転筋や外転筋の筋力アンバランス，関節側方不安定
②伸展制限付，輪止め付	股関節のすべての運動はストップ．輪止めを上げると屈曲フリー	股関節周囲筋の高度の筋力低下，関節不安定，股関節の安静・固定が必要な場合
③外転蝶番継手付	屈曲・伸展，外転はフリー．内転，内・外旋はストップ	股関節内転筋が外転筋より強い．内転筋痙縮，はさみ肢位

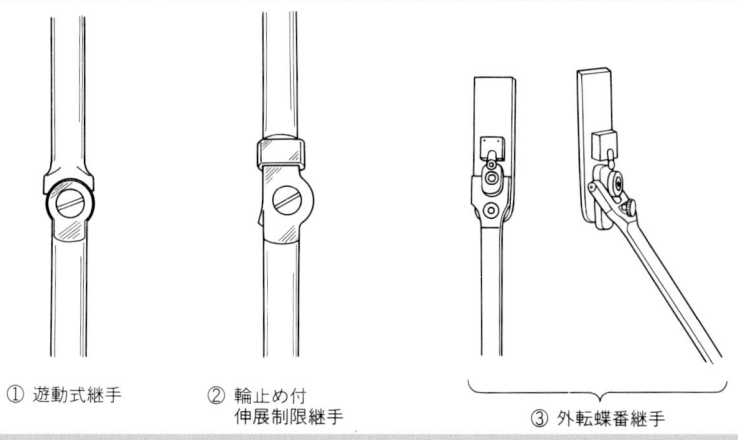

① 遊動式継手　② 輪止め付伸展制限継手　③ 外転蝶番継手

5　下肢装具のアライメント（矢状面）

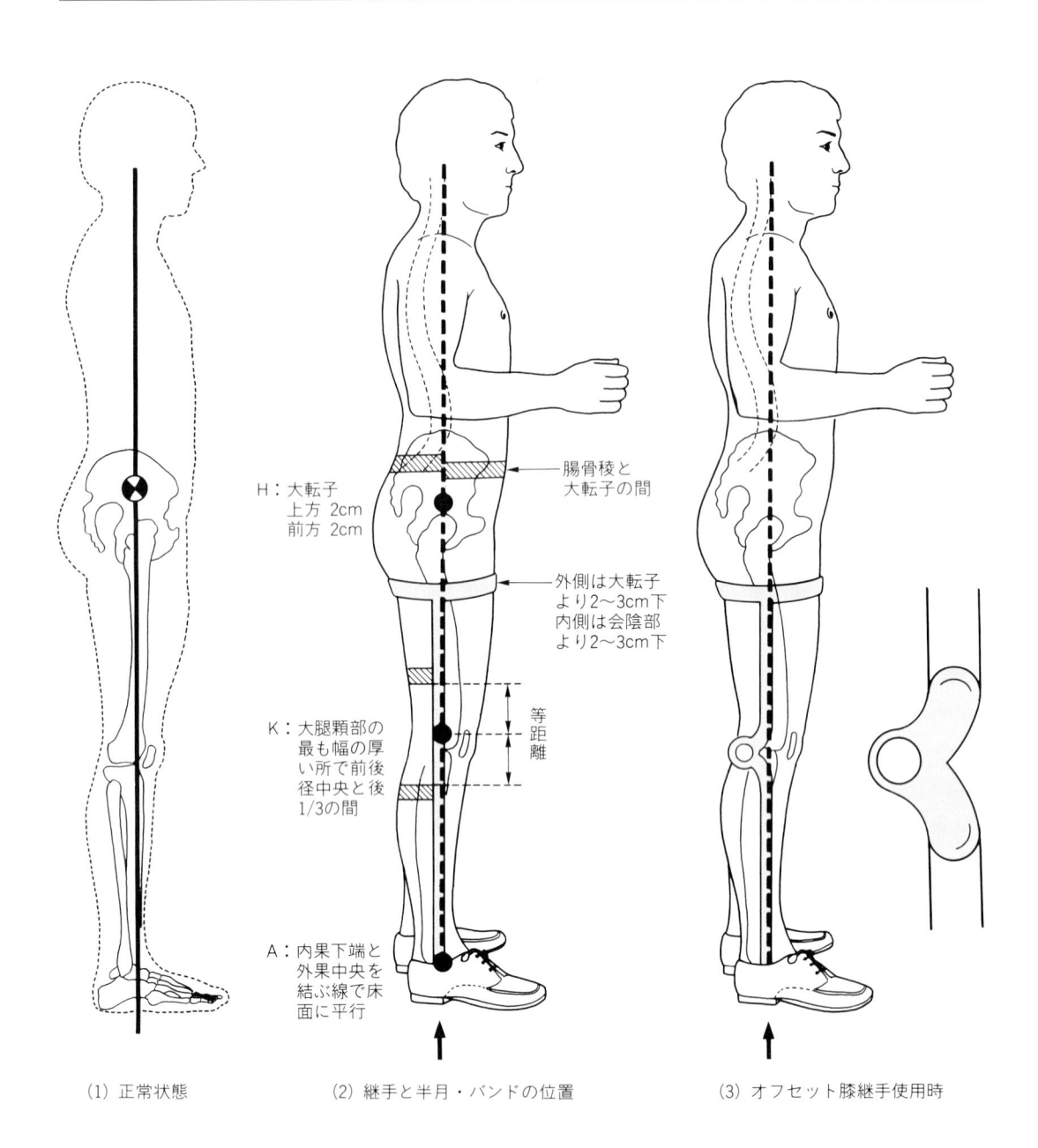

H：大転子
　上方　2cm
　前方　2cm

腸骨稜と大転子の間

外側は大転子より2～3cm下
内側は会陰部より2～3cm下

K：大腿顆部の最も幅の厚い所で前後径中央と後1/3の間

等距離

A：内果下端と外果中央を結ぶ線で床面に平行

(1) 正常状態　　(2) 継手と半月・バンドの位置　　(3) オフセット膝継手使用時

6 短下肢装具のチェック項目

(金属支柱付)

1) 処方との照合
   ① 支柱
   ② 足継手の種類,制動すべき角度
   ③ ストラップの必要性
   ④ 足部(靴または足底板)
   ⑤ 足部に対する指示
2) 立位での判定
   ① 靴底または足底板と床
   ② 足と足部との適合
   ③ 足継手のチェック
   ④ 足継手および支柱と下腿の関係
   ⑤ ストラップ
   ⑥ 半月
   ⑦ 患者の訴え
3) 歩行時の判定
   〔立脚相〕
   ① 足部の内旋または外旋
   ② 異常な内側または外側の足底接地
   ③ 過度の腰椎前彎
   ④ 膝の過伸展または異常屈曲
   ⑤ 不十分な踏みきり
   〔遊脚相〕
   ① 伸び上り歩行
   ② 分回し歩行
4) 座位での判定
5) 装具をはずした場合の判定

〔部品の名称〕

金属支柱付短下肢装具

- 尾錠またはマジックテープ
- 半月
- 支柱
- 足継手

プラスチック短下肢装具

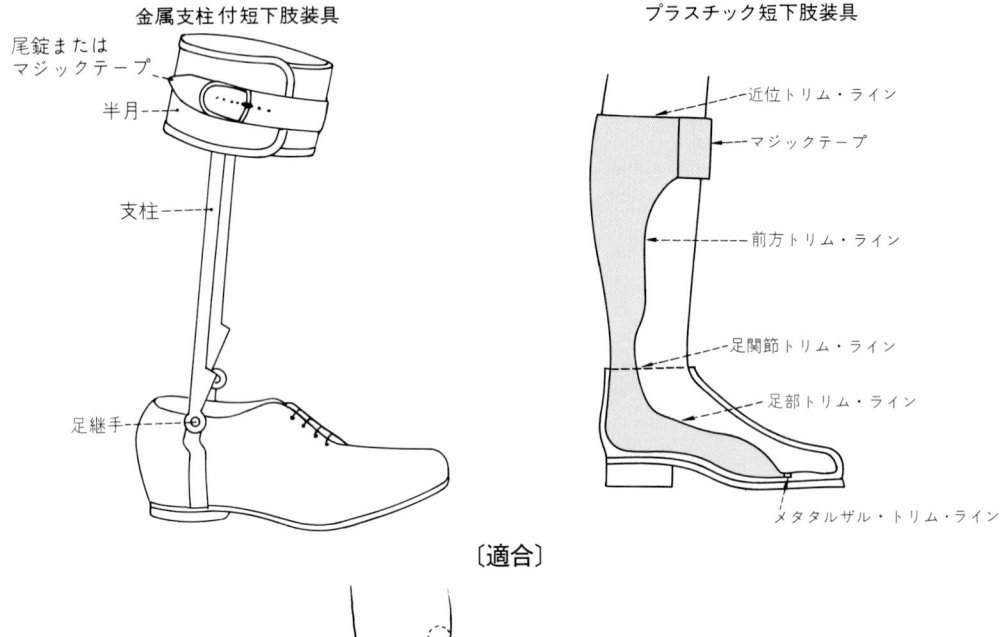

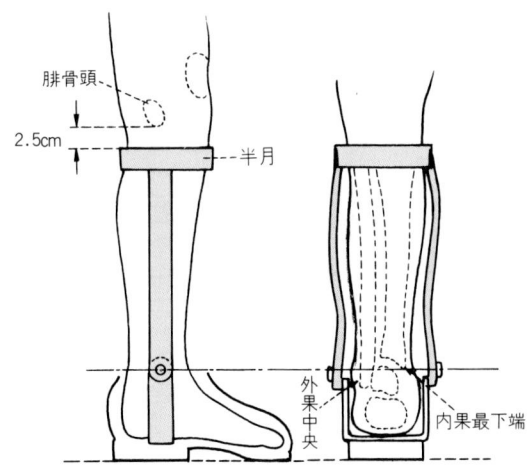

- 近位トリム・ライン
- マジックテープ
- 前方トリム・ライン
- 足関節トリム・ライン
- 足部トリム・ライン
- メタタルザル・トリム・ライン

〔適合〕

- 腓骨頭
- 2.5cm
- 半月
- 外果中央
- 内果最下端

〔水平面における下肢装具の継手軸と下腿捻転角〕

下腿捻転角（α）

報告者	計測方法	例数	α の範囲	α の平均値
Lehneis (1964)	測定板	?	20〜30°	22°
Isman & Inman (1969)	屍体直接計測	46	6〜37°	21°
工藤（卓）(1964)	回転水平横断X線	8	22〜26°	23.0°
伊勢 (1976)	同　上	22	9〜44°	23.81° ±9.04°

〔ヒールウエッジによる矯正〕

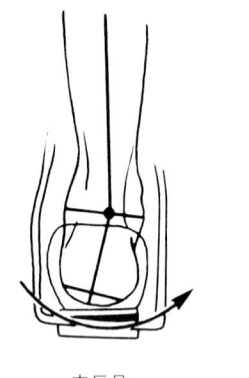

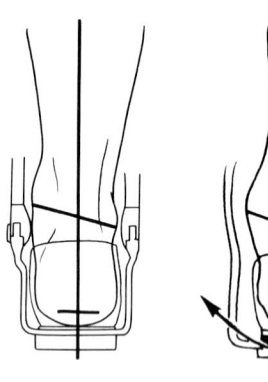

内反足　　　　　　　　　　　　外反足

〔ストラップによる内反足の矯正〕

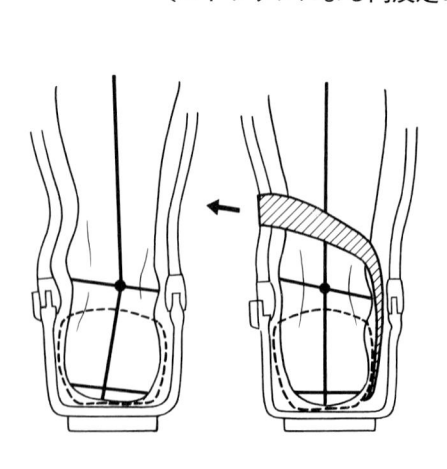

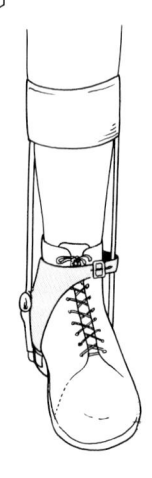

7　長下肢装具のチェック項目

(金属支柱付)

1) 処方との照合
   ① 支柱
   ② 足継手の種類，制動すべき角度
   ③ ストラップの必要性
   ④ 足部（靴または足底板）
   ⑤ 足部に対する指示
   ⑥ 膝継手の種類，他動的に許す角度
   ⑦ 膝当て，内反・外反・反張膝の矯正
   ⑧ その他特別な指示

2) 立体での判定
   ① 靴および足部の適合
   ② 足継手のチェック
   ③ 膝継手のチェック
   ④ 支柱
   ⑤ 半月およびバンド
   ⑥ 患者の訴え
3) 歩行時の判定
   短下肢装具の歩行時の判定に準ず
4) 座位での判定
5) 装具をはずした場合の判定

〔部品の名称〕

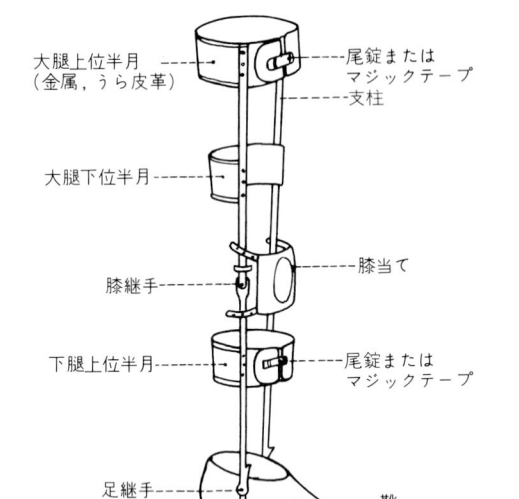

- 大腿上位半月（金属，うら皮革）
- 尾錠またはマジックテープ
- 支柱
- 大腿下位半月
- 膝継手
- 膝当て
- 下腿上位半月
- 尾錠またはマジックテープ
- 足継手
- 靴

〔適合〕

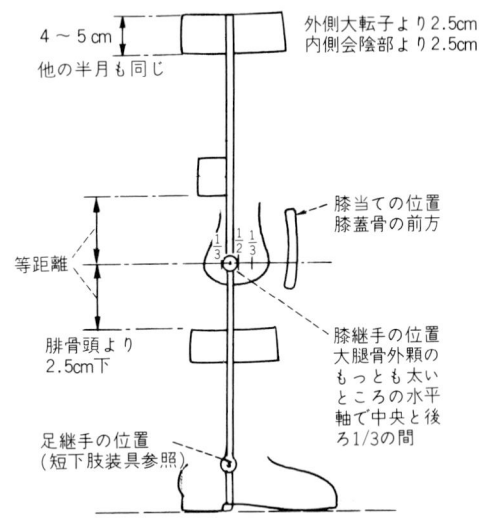

- 4～5cm 他の半月も同じ
- 外側大転子より2.5cm 内側会陰部より2.5cm
- 等距離
- 膝当ての位置 膝蓋骨の前方
- 腓骨頭より2.5cm下
- 膝継手の位置 大腿骨外顆のもっとも太いところの水平軸で中央と後ろ1/3の間
- 足継手の位置（短下肢装具参照）

8　装具のチェックアウト（下肢装具で例示）

A．全般的なチェック：
1) 処方との照合（処方通り正しくつくられているか？）
2) 目的とする機能をもっているか？
3) 装着による不快感はないか？
4) 装着による身体・衣服の損傷の危険性はないか？
5) 着脱は1人でできるか？

B．装着前のチェック：
1) 装具の重量は適切であるか？
2) 装具の強度は適切であるか？
3) 装具の外観は適切であるか？
4) ベンチアライメントは適切であるか？
5) 継手のあるものでは可動性および可動域のチェック

C．装着時のチェック：
[立位]
1) 足底部が床面に平らに接触しているか？
2) 装具の長さは適切であるか？
3) 疼痛・不快感はないか？（とくに免荷装具のソケット）
4) 継手の位置は適切で可動域は処方通りになっているか？　また固定装置は容易にかかるか？
5) 支柱の彎曲・半月は下肢の輪郭に適合しているか？

[座位]
6) 装具の支柱・半月・ストラップ（および免荷装具のソケット）などによる圧迫はないか？
7) 継手の位置は適切であるか？
[歩行時]
8) 目的とする機能を果たしているか？
9) 異常歩容はないか？　あるとすれば装具によるものか，それとも他の原因（変形・筋力低下・これまでの歩容パターンなど）によるものか？
10) 継手の雑音はないか？

D．除去時のチェック：
1) 皮膚の発赤・圧迫痕はないか？

E．患者に対する説明：
1) 装具の装着期間
2) 著明な疼痛・不快感および皮膚に傷ができた場合の対処
3) 装具故障時（変形・破損・ねじの緩みおよび脱落・ストラップの破損）の対処
4) その他全般的なメインテナンスの方法（定期的な可動部分への注油，水に濡れた時の対処など）

9　靴の基本的事項

〔靴の補正と靴型装具〕

靴の補正：既製の靴を用いて種々の補正を行うこと
靴型装具：足部を覆うもので，①内反・外反・扁平足などの変形の矯正に使用するもの→矯正靴，②高度の病的変形を代償して疼痛のない圧力分布と，障害を目立たないように補正を行った整形靴

〔靴の部分の名称〕（文献2）より引用）

福祉関連機器用語〔義肢・装具部門〕JIS T0101	対応英語	福祉関連機器用語〔義肢・装具部門〕JIS T0101	対応英語	福祉関連機器用語〔義肢・装具部門〕JIS T0101	対応英語
①かかと	heel	⑦月形しん	counter	⑬ウェルト	welt
②アッパー	upper	⑧ふまずしん	shank	⑭べろ	tongue
③腰革	quarter	⑨靴底	sole	⑮はとめ	eyelet
④爪革	vamp	⑩表底	outsole	⑯靴ひも	lace
⑤飾革	toe cap	⑪中底	insole		
⑥先しん	toe box	⑫中敷	sock		

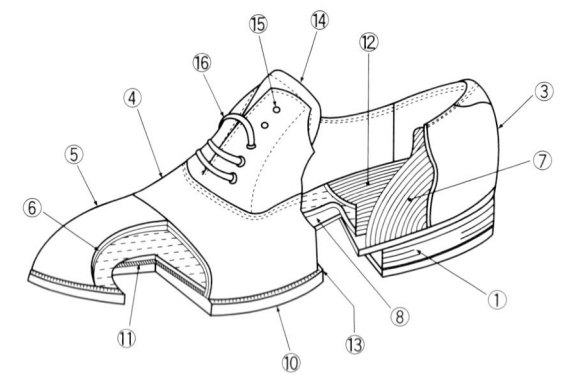

注：②アッパー（製甲）は靴の背面全体をいう．
⑨靴底は靴の底面全体をいう．

〔靴の高さ〕

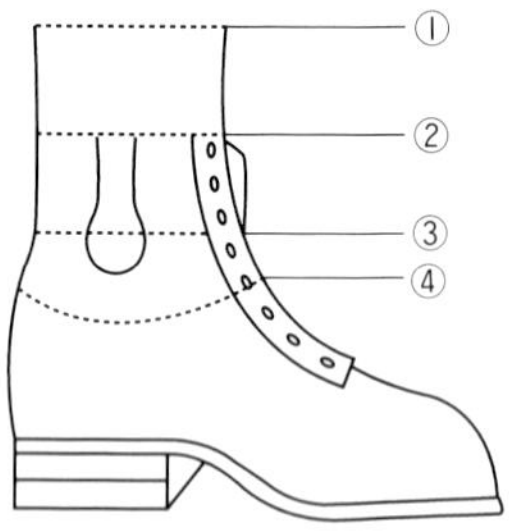

①長靴（boots）：側革が編上靴より高いもの
②半長靴（編上靴）（high quarter shoes）：側革の高さが果部より2〜4cm高いもの
③チャッカ靴（chukka）：側革の高さがほぼ果部までのもの
④短靴（Oxford shoes）：側革の高さが果部より2〜3cm低いもの

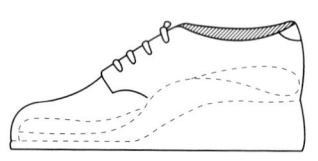

⑤靴内部に圧力分散用中敷が入るだけのスペースがあるもの

超深靴 extradepth shoes

〔靴の開き〕

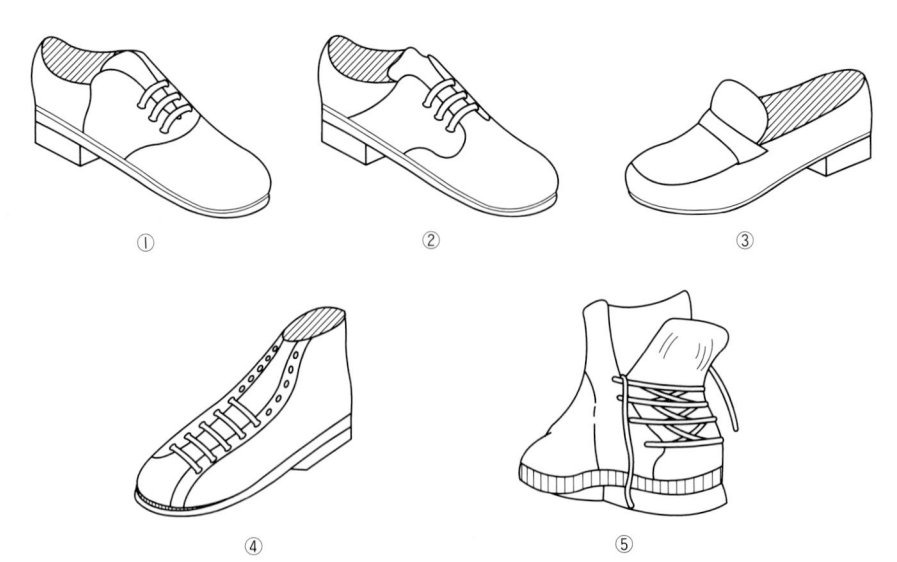

① ② ③ ④ ⑤

①内羽根式（Balmoral, Bal, 前方がV字型に開いているもの）
②外羽根式（Blucher, 前方がアッパーの両側に大きく開いたもの）
③スリップオン式（slip-on, 靴ひもがなく、じかに足部を挿入するもの）
④外科開き（surgical convalescent, 足部の術後や関節リウマチによる足関節強直などの場合に用いるもので、靴の開きが飾革まで連続しているもの）
⑤後開きの付いた外科靴（surgical convalescent with posterior closure, 足関節疼痛性強直の場合に用いるもので、靴の開きが後方にあるもの）

〔靴底に対する補正〕

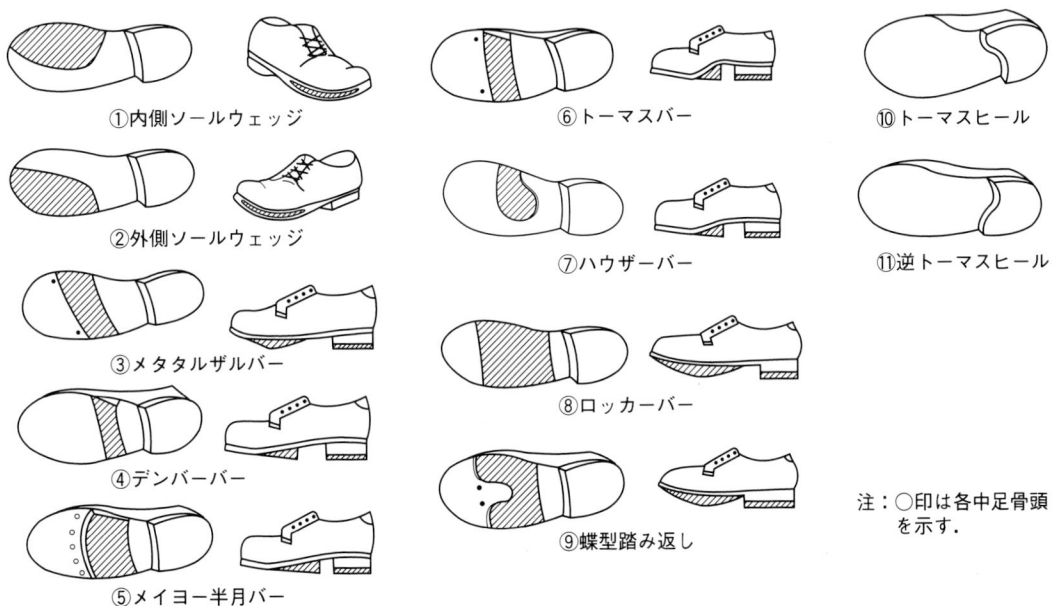

①内側ソールウェッジ
②外側ソールウェッジ
③メタタルザルバー
④デンバーバー
⑤メイヨー半月バー
⑥トーマスバー
⑦ハウザーバー
⑧ロッカーバー
⑨蝶型踏み返し
⑩トーマスヒール
⑪逆トーマスヒール

注：○印は各中足骨頭を示す。

〔靴のチェック項目〕

① 靴底が足趾の運動を十分許すもの
② 広くしっかりした高すぎないかかと
③ 足趾と靴の爪先に十分なゆとりがある
④ 厚く十分な固さのある底革
⑤ 固いふまずしん
⑥ 甲革が固すぎないこと
⑦ 適当にゆとりのある月形しん
⑧ なめらかな内張り革
⑨ 靴の幅および長さに適当なゆとりのあること

〔靴の内部での補正〕

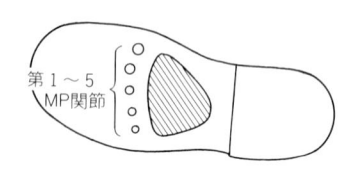

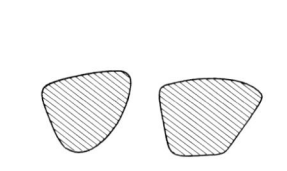

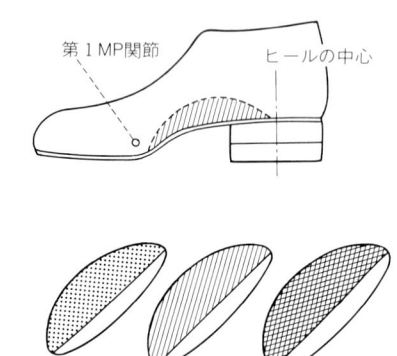

第1～5MP関節

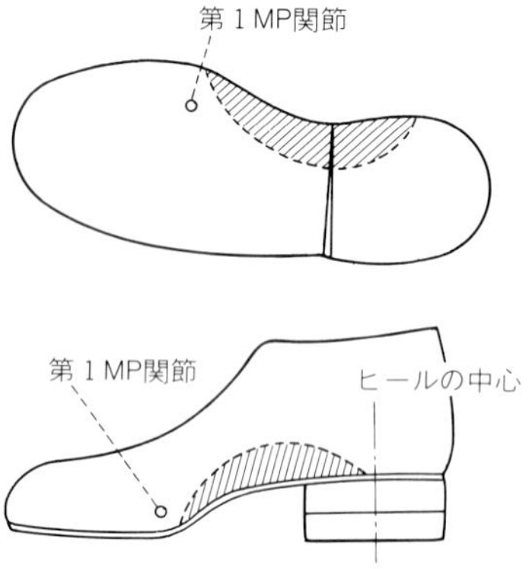

第1MP関節

第1MP関節　ヒールの中心

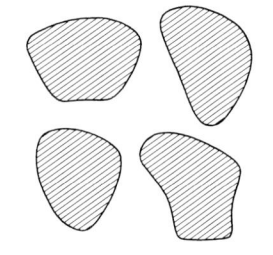

① メタタルザル・パッド
② ダンサー・パッド
③ 舟状骨パッド（アーチ・クッキー）

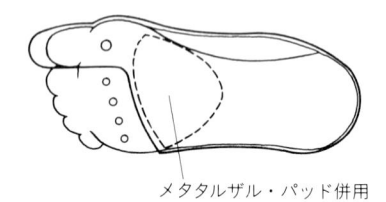

メタタルザル・パッド併用

モートン病用インサート
（Lichtより）

④ 第1趾の延長（モートン病）

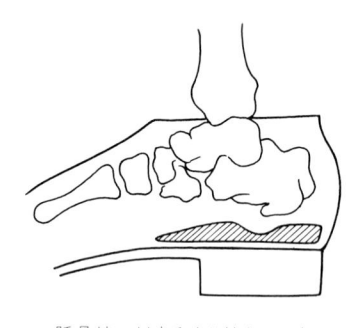

踵骨棘に対するくり抜きかかと

⑤ くり抜きかかと
⑥ ヒール・クッション

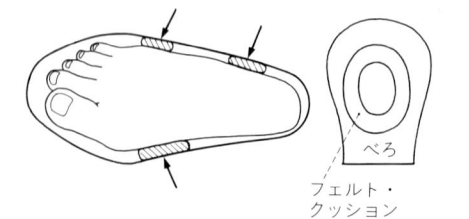

べろ
フェルト・クッション

⑦ フェルト・クッション

〔ふまず支え〕

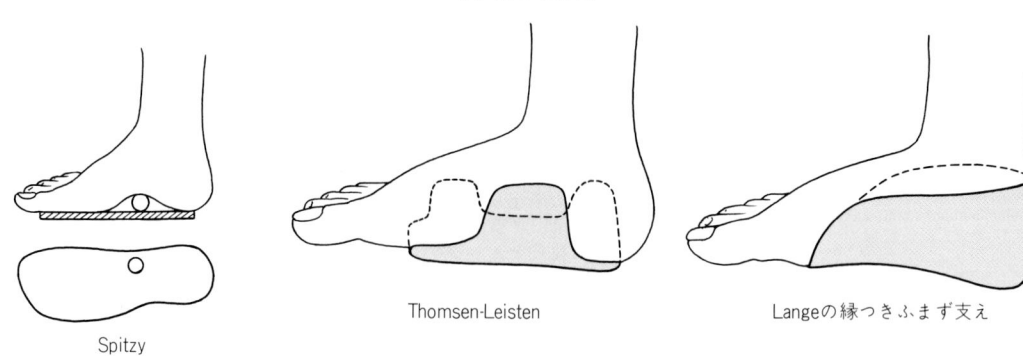

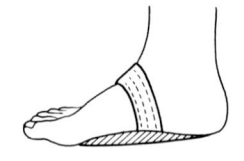

Spitzy

Thomsen-Leisten

Langeの縁つきふまず支え

軟性ふまず支え

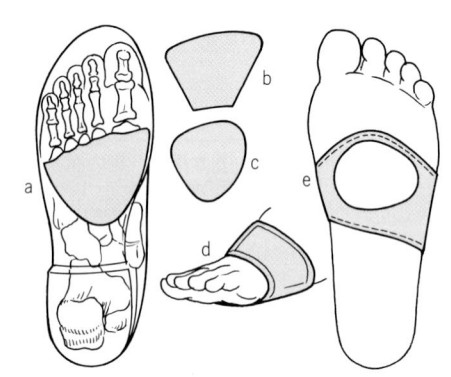

さまざまな中足(骨)パッド(Lichtより)
a.b. dancer pad c. 通常用いられるもの
d.e. メタタルザル・コルセット

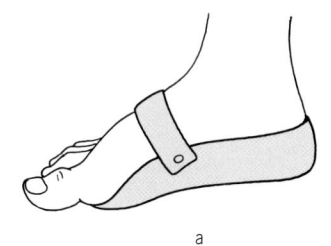

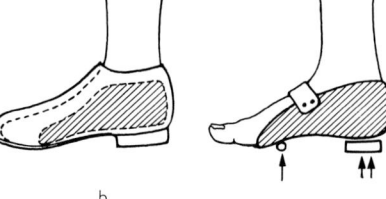

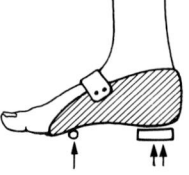

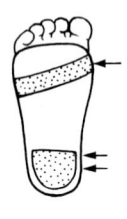

UCBLインサートとメタタルザルバー(渡辺・米満より)
a. UCBLインサート b. 靴をはいた時 c. 靴を脱いだ時(メタタルザルバー(↑), heel lift plate(↑↑))

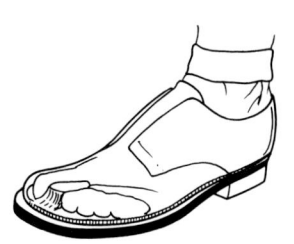

外反母趾に対するLevyの装具
(Lichtより)

10 靴型装具の処方から適合までのフローチャート (文献3)より引用)

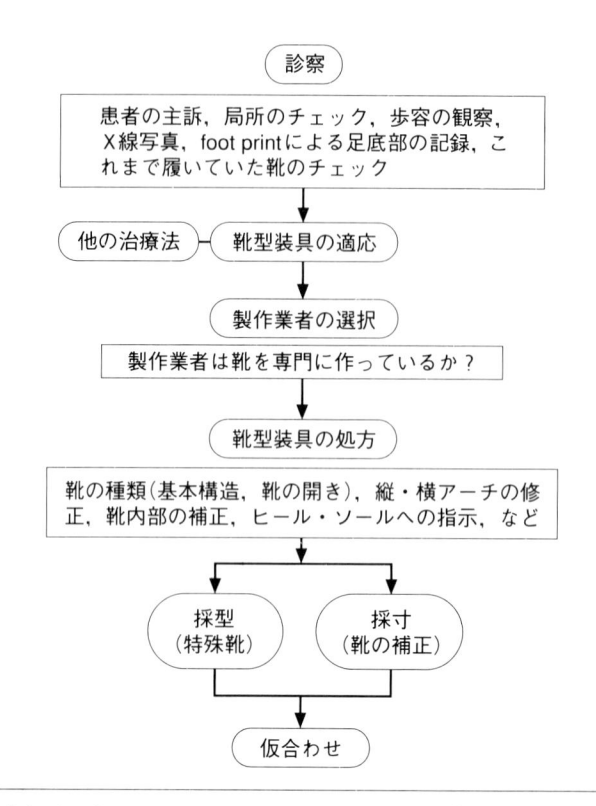

```
診察
│
患者の主訴，局所のチェック，歩容の観察，
X線写真，foot printによる足底部の記録，こ
れまで履いていた靴のチェック
│
他の治療法 ─ 靴型装具の適応
│
製作業者の選択
│
製作業者は靴を専門に作っているか？
│
靴型装具の処方
│
靴の種類(基本構造，靴の開き)，縦・横アーチの修
正，靴内部の補正，ヒール・ソールへの指示，など
│
├── 採型(特殊靴)
└── 採寸(靴の補正)
│
仮合わせ
```

- 処方どおり作られているか？
- 当たって痛い所はないか？
- 立位でのアライメント
- 歩容のチェック
- 爪先のゆとり
- インサイドボール(母指MP関節部)とアウトサイドボール(小指MP関節部)のゆとり
- 履き口(スロートライン)の連合
- ヒール・ソールの高さならびに安定性
- 踏み切りから遊脚相にかけての踵と靴の適合
- 踏み切りの滑らかさ

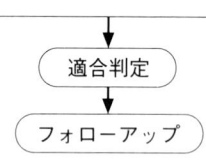

適合判定
↓
フォローアップ

11　体幹装具の部品と名称

〔部品の名称〕

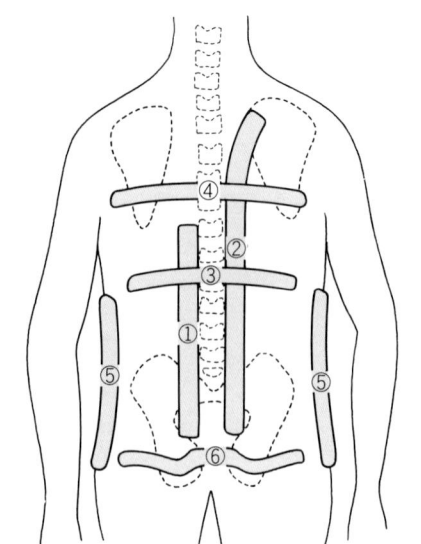

① 腰仙椎支柱
② 胸腰仙椎支柱
③ 胸椎バンド
④ 肩甲間バンド
⑤ 側方支柱
⑥ 骨盤帯

12　体幹装具の種類とコントロール作用

装具の種類	脊椎のコントロール			
	屈曲	伸展	側屈	回旋
腰仙椎装具　Chairback 型	○	○		
腰仙椎装具　Knight 型	○	○	○	
腰仙椎装具　Williams 型			○	○
胸腰仙椎装具　Taylor 型	○	○		
胸腰仙椎装具　Juwett 型	○			
胸腰仙椎装具　Knight Taylor 型	○	○	○	
胸腰仙椎装具　Steindler 型	○	○		
胸腰仙椎装具　Cowhorn 型*	○	○		○
胸腰仙椎装具　モールドジャケット式	○	○	○	○

*JIS 用語に規定されていない．○印：コントロール可能なもの

13　頸椎装具の種類とコントロール作用（文献4）より引用）

頸椎装具の種類	頸椎のコントロール			
	屈曲	伸展	側屈	回旋
頸椎カラー	S-または S	F または S-	F または S-	F または S-
Philadelphia カラー	S-または S	S-	S-	S-
SOMI	S	S-	S-	S-
頸椎装具　支柱付	S	S	S-	S-
頸椎装具　モールド式	S	S	S	S
頸胸椎装具　ハロー式	S	S	S	S

注：F　コントロール作用なし，またはほとんど無視できる
　　S　臨床的に十分コントロール作用がある
　　S-　軽度のコントロール作用を認める

14　intrinsic minus hand と intrinsic plus hand

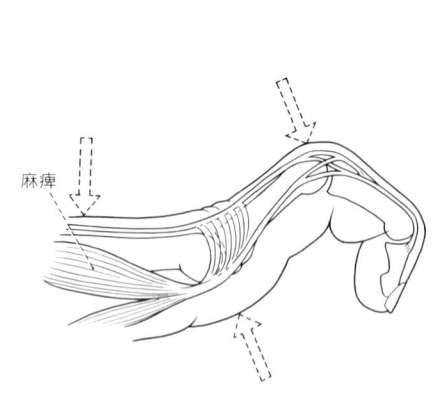

a. intrinsic minus hand（スワンネック変形）と三点支持装具による矯正（矢印は矯正力を示す）.

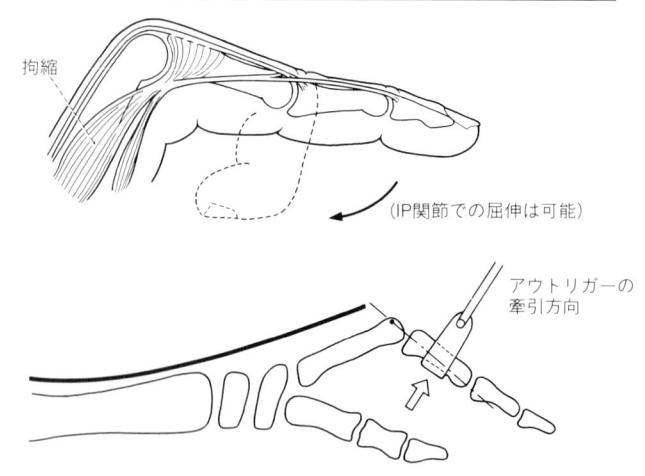

b. intrinsic plus hand（MP関節での伸展制限）と装具（逆ナックルベンダー，MP伸展補助装置など）による矯正.

15　手の装具におけるアウトリガーの牽引方向と位置（文献5）より引用）

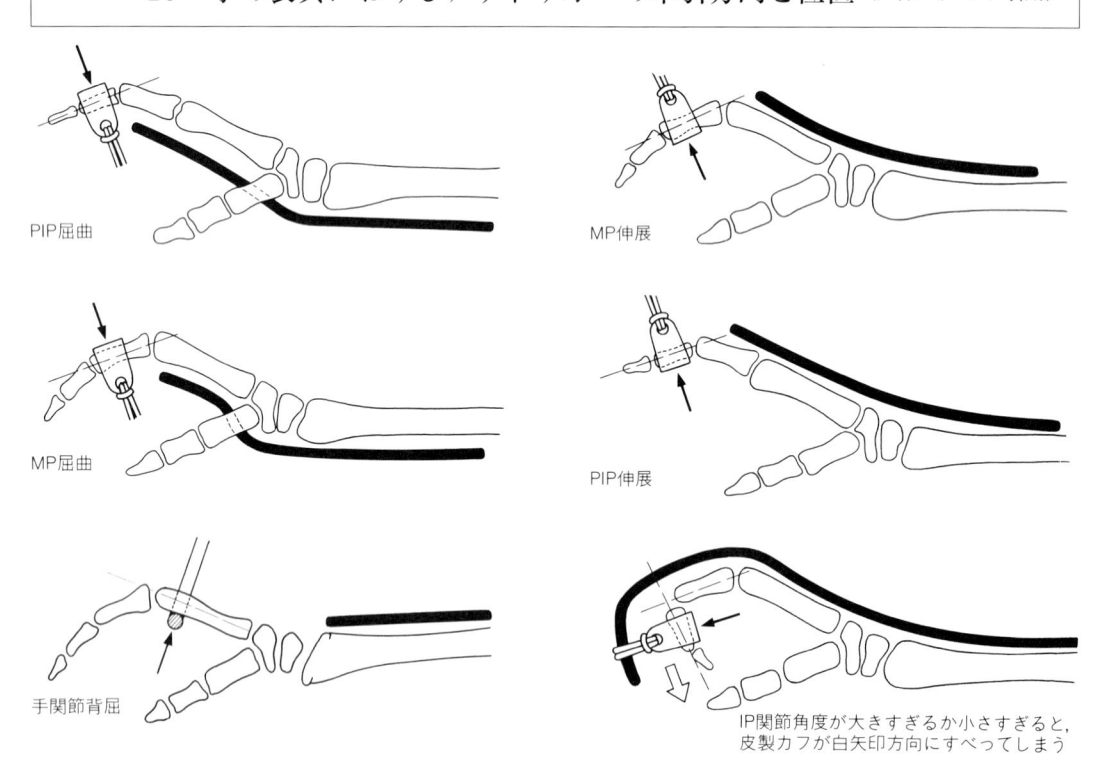

PIP屈曲

MP屈曲

手関節背屈

MP伸展

PIP伸展

IP関節角度が大きすぎるか小さすぎると，皮製カフが白矢印方向にすべってしまう

16 対立装具の部品，付属品

〔部品の名称〕

短対立装具（ランチョ型で例示）　　　　　　　長対立装具（ランチョ型で例示）

手掌アーチ支え　　　前腕支柱　　　対立バー

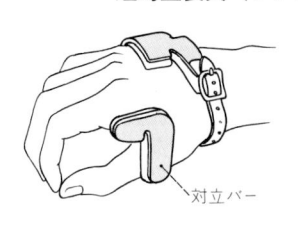

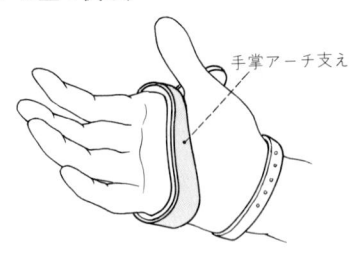

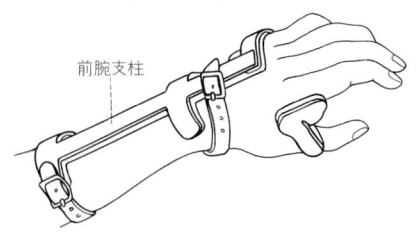

〔種　類〕

	短対立装具		長対立装具
ランチョ型	手背から小指側を経て手掌を下から支えるアーチと，対立バーで構成	ランチョ型	前腕および手の背側面を走り手の尺側をまわり第2中手骨頭まで伸びるバーと，対立バーで構成
エンゲン型	プラスチック製手掌部が小指球外側まで延長したもの．母指対立位の保持・手掌の安定がより確実	エンゲン型	プラスチック製手掌部と前腕腹側面に沿って手関節を背屈位に保持する金属製の前腕部から構成
ベネット型（ウォームスプリング型）	手掌部はCバーおよび手背部より小指球へ突出したバーのみで支えられたもの．ランチョ型と異なり掌側支持バーがない	ベネット型	前腕部が中手骨まで伸びる背側バーと，手背を横切り尺側で第5中手骨頭を支持するバー，対立バーなどで構成．ランチョ型と異なり掌側の支持バーがない

〔付属品と適応〕

付属品	特徴	適応	付属品	特徴	適応
Cバー	第2中手骨頭から母指IP関節をわずかにこえて，母指・示指間隔を維持するC字形の金属板	正中神経麻痺	MP伸展制御装置	第2～5基節骨の背側に沿う金属またはプラスチック板の圧迫によってMP関節の屈曲角度を調整し制御する装置	MP関節の伸展拘縮
母指支え	対立バーにとりつけて，母指を把持位置に固定するための金属またはプラスチック板の支え	正中・尺骨神経麻痺	MP屈曲補助装置	ゴムバンドで各指に屈曲方向の牽引力を加え，MP関節を屈曲位に保つ装置	MP関節の伸展拘縮
虫様筋バー	示指から小指までの基節骨の上にあてる板．MP関節を一定屈曲角度（約15°）に保つように働く装置	正中・尺骨神経麻痺	MP伸展補助装置	前腕部末梢からのびたバー，これと交差するアーチおよびカフつきゴムバンドでMP関節を伸展位に保持する装置	橈骨神経麻痺
ばね式母指外転補助装置	ピアノ線の弾性を利用して母指を外転位に保持する装置	橈骨神経麻痺	MP伸展制御装置（IP伸展補助付）	MP伸展制御装置にIP伸展補助装置をつけたもの．MP関節ストップが調節できること，構造を強くしたことが特徴	MP・IP関節の伸展拘縮（フォルクマン拘縮など）
母指IP伸展補助装置	対立バーにとりつけたばね装置．母指のIP関節の伸展を補助し，かつ母指の他の関節を固定位に保持	橈骨神経麻痺			
第1背側骨間筋補助装置	第1背側骨間筋の機能（示指の外転）を代用するばね装置	尺骨神経麻痺　関節リウマチ（示指の尺側偏位）	尺側偏位防止装置	第5中手骨頭から基節骨頭に沿う部分と，橈側手関節および前腕近位尺側部の3点支持	関節リウマチ

37

17 対立装具のチェック項目

対立バー：① 母指MP関節をこえるように作られているか
② 母指を対立位に保ち，かつ中手骨の橈側まで十分の長さがあるか
③ 母指の中手骨を示指の中手骨よりも前方に，かつ同一平面に保っているか

Cバー：① 後縁は示指のMP関節の少し近位までくるように作られているか
② 前縁は母指のIP関節の少し近位に終わるように作られているか
③ ピンチを行うとき母指の最大外転位を保つように作られているか

手掌アーチ支え：① 手骨に沿って少し曲げられており，MP関節の少し下にあるか
② 手掌の横溝の下部に一致するように作られているか

長対立装具：① 尺骨茎状突起は装具により圧迫されていないか
② 前腕バンド中枢側は前腕の回内・回外を行えるようにゆるく作られているか
③ 手関節は処方された通りの背屈角を保っているか
④ 前腕部は前腕長の2/3の長さにあるか

18 対立装具の適応

短対立装具：①母指固定（組織治癒促進）
②母指CMC/MP関節の保護
③3点つまみによる手指機能の維持
　（尺骨/正中神経損傷，SCI，Guillan-Barré症候群など）

長対立装具：①母指・手関節固定（組織治癒促進）
②母指低下筋力の代償，3点つまみによる母指対立位
　（尺骨/正中神経損傷，CVA，TBI，CPなど上位運動ニューロン障害）
③母指PROMの維持（火傷）
④母指・手関節の保護（関節炎）

19 把持装具の形式と適応

〔部分の名称〕(JIS用語に規定されていない)

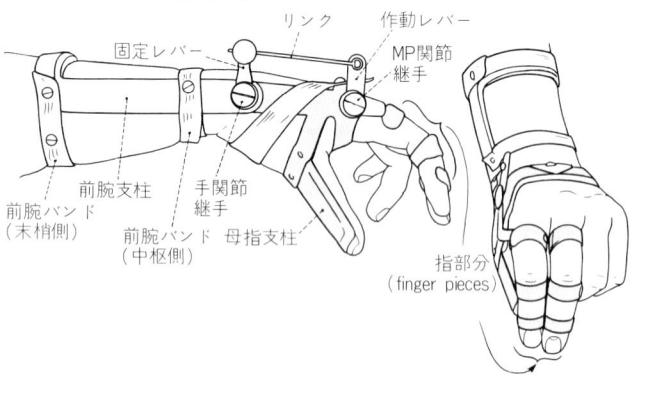

手関節駆動式ランチョ型　　　　　手関節駆動式エンゲン型

（固定レバー，リンク，作動レバー，MP関節継手，前腕支柱，手関節継手，前腕バンド（末梢側），前腕バンド（中枢側），母指支柱，指部分（finger pieces））

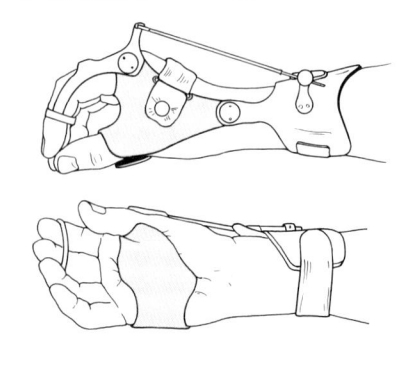

〔形式と適応〕

形　式	特　徴	適　応
把持装具指駆動式	力源に指の運動を用いるもの	手関節背屈力はないが，指の屈伸筋力が〔3〕以上あるもの
伸　展　式	指駆動式に屈曲または伸展補助用のばねをとりつけたもの	指の屈伸筋力のいずれかが〔3〕以上ある場合に，欠損筋力をばねで補う
手関節駆動式	屈筋腱固定術の原理を応用して，手関節背屈によって示指・中指のMP関節を他動的に屈曲させ，対立位にある母指との間で把持を行うもの	C6の頸髄損傷で少なくとも橈側手根伸筋が〔3〕以上あり，掌背屈の可動域が正常なもの
つめ車駆動式	つめ車（ラチェット）をつけ，指を任意位置に他動的に固定するもの	C5の頸髄損傷で手関節筋力がないもの．上腕神経叢麻痺（全型）
肩　駆　動　式	能動義手の操作と同じように，肩甲骨の運動を用いてハーネスとコントロールケーブルにより駆動させる	指の屈伸筋力がないか，きわめて弱い場合
体外力源駆動式	空圧または電気など外部力源によって駆動させる	C5以上の高位頸髄損傷

20　把持装具のチェック項目

適合
① 手関節継手位置が解剖学的手関節の位置に一致しているか
② MP関節継手位置が解剖学上のMP関節と一致しているか
③ 母指は示指・中指と対立しているか．また，母指・示指間の皮膚は圧迫を受けていないか
④ 尺骨茎状突起は装具により圧迫を受けていないか
⑤ 前腕バンド中枢側は前腕の回内・回外を行えるようにゆるく作られているか
⑥ 前腕バンド末梢側はぴったりと適合しているか
⑦ 手掌アーチは横中手骨バンドで支持されているか

機能
① 3点つまみのピンチはできるか
② 指を閉じるとき，手関節を約10°背屈させるだけ十分な強さのピンチが行えるか
③ 希望している動作を行うために，指は十分開くことができるか

21　上肢装具の機能（文献4）より引用）

分類	名　　　称	代償・補助	固定・支持	矯正・牽引
手指装具・手関節装具	位置決め装具*	○		
	対立装具（長・短）			
	手関節コントロール装具*	○		
	手関節背屈装具			
	トーマス型懸垂装具			
	オッペンハイマー型装具			
	把持装具	○		
	指駆動式			
	手関節駆動式			
	万能カフ*	○		
	指固定装具		○	
	手関節指固定装具		○	
	IP屈曲補助装具			○
	IP伸展補助装具			○
	IP伸展補助装具［コイルスプリング式］			○
	IP伸展補助装具［針金枠式］			○
	MP屈曲補助装具			○
	MP伸展補助装具			○
肘・肩装具	肘固定装具		○	
	肘関節コントロール装具*			○
	［肘関節背側伸展補助装具］			
	［肘関節背側屈曲補助装具］			
	肩外転装具		○	
	スリング*		○	
	腕つり			
	懸垂装具			
	機能的上肢装具	○		
	BFO	○		

注：*はJIS用語に規定されていない．

22 手動車いすの各部の名称 (JIS T 9201-1998による)

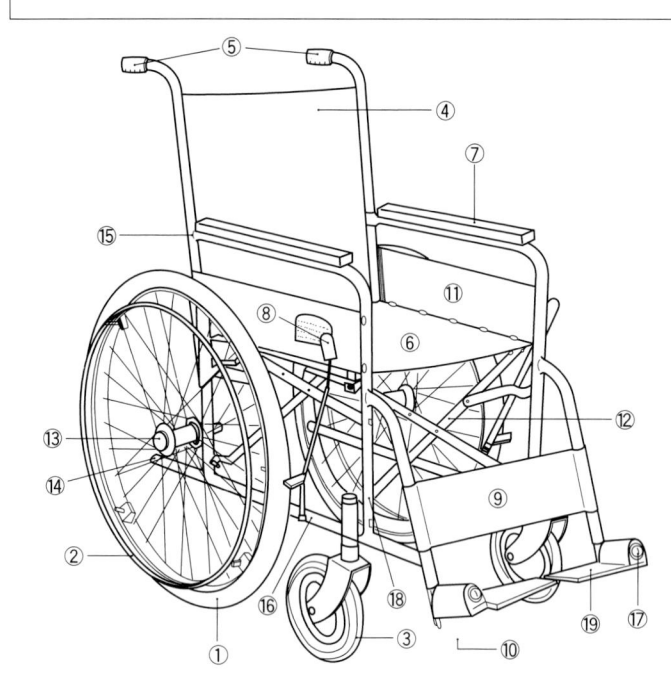

① 駆動輪
② ハンドリム
③ キャスタ(自在輪)
④ バックレスト(背もたれ)
⑤ グリップ(握り)
⑥ シート
⑦ アームレスト(肘当て)
⑧ ブレーキ
⑨ レッグレスト
⑩ レッグサポート(フットレスト)
⑪ スカートガード
⑫ たすき(クロスロッド)
⑬ ハブ軸
⑭ ティッピングレバー
⑮ バックパイプ
⑯ ベースパイプ
⑰ バンパー
⑱ フロントパイプ
⑲ フットプレート(足乗せ板)

23 車いすの計測姿勢と計測項目 (文献6) より引用)

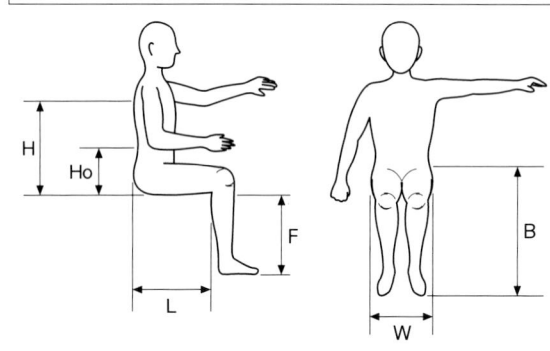

座幅：有効腰幅(W)＋5cm
座長：L(背面↔膝窩長)－5cm
背もたれ長：(座面↔膝窩長)－10cm
肘当て長：座面↔肘高(H)＋2cm

①体重：車いすの総重量と関係し，駆動性，スピードなどの活動性，フレームの強度，座のたわみ，介助性の問題に影響する．

②身長・座高

③肩甲骨下縁高(H)：座面より肩甲骨下縁までの垂直距離で，背もたれの高さを決定し，体幹の安定性や上肢の運動性に影響する．

④肘高(Ho)：座面より前腕を水平に屈曲した際の最下点までの垂直距離で，肘当ての高さを決定する．

⑤膝高(B)：床面から大腿部上縁までの垂直距離で，机やテーブル等へのアプローチ，車いす用テーブルのとりつけ，肘当ての高さを決定する．

⑥下腿長(F)：床面から膝高までの距離で，座とフットレストの高さを決定する．

⑦大腿長(L)：殿部最後端から膝窩までの水平距離で，車いすの座長(奥行)，車長を決定する．

⑧腰幅(W)：腰部の最大幅を座面と水平に測定．座幅を決定する．

〔加倉井周一〕

文 献

1) Trautman P：Lower limb orthoses. Orthotics-Clinical Practice and Rehabilitation Technology (Redford JB, Basmajian JV, Trautman P eds), Churchill Livingstone, 1995, p25.
2) 加倉井周一：靴型装具．日整会・日本リハビリテーション医学会監修，義肢装具のチェックポイント（5版），医学書院，1998，p224-225.
3) 加倉井周一：下肢装具としての靴の処方．骨・関節・靭帯，**2**(3)：311-321，1989.
4) AAOS Ed：Atlas of Orthotics-biomechanical principles and application. Mosby, 1975.
5) Malick MH：Manual on Dynamic Hand Splinting with Thermoplastic Materials-Low Temperature Materials and Techniques-. 2nd Ed. Harmaville Rehabilitation Center, Pittsburgh, 1982.
6) 大川嗣雄，伊藤利之，田中 理，飯島 浩：車いす．医学書院，1987，p43.

第2章 麻痺性疾患・神経筋疾患

1 脳卒中

1. 脳卒中における装具療法の意義

　脳卒中片麻痺のリハビリテーションにおいて，歩行能力の獲得と改善が主な目標である．そのために，とりわけ下肢装具の果たす役割は大きい．脳卒中片麻痺の発症からの回復経過は，弛緩性から痙性麻痺に移行する．多くの症例で，正常パターンにまで回復することはまれで，程度の差があれ痙性が残っており，運動パターンは共同運動に支配され，歩行障害を呈する[1]．
　痙性麻痺や共同運動はいわゆる脳卒中による中枢性運動障害の1つの側面である．その他にも歩行障害の原因になる種々の機能障害を合併している．

2. 脳卒中の障害学

　障害学とは病気や外傷によってどのような障害が生じ，治療によって予後がどのような経過をたどるか研究する学問である（図1）[2]．また障害とは，生活上の困難，不自由，不利益であり，病気，患者，環境の三者の相互作用のなかで重症度が決まる．ここでは，装具を選択する際に問題になる，痙性，共同運動，Brunnstromステージについて最初に概観する．

1）機能障害

　脳卒中では，病変の部位と広がりによっていろいろな機能障害が出現する．

a．中枢性運動障害

　大脳皮質から脊髄前角細胞に至る錐体路，錐体外路，小脳，基底核などの上位運動ニューロン経路の病変が症状に関与している．中核的な症状は，錐体路病変による片麻痺である．錐体外路や基底核は体幹や四肢近位筋に作用し，運動や姿勢バランスの制御に関与している．小脳は筋緊張，運動開始や停止，協調運動に関与している．

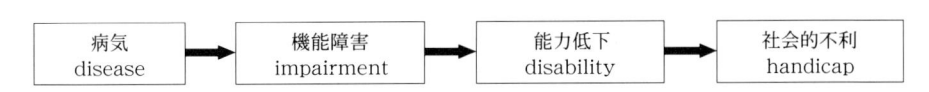

病気 disease → 機能障害 impairment → 能力低下 disability → 社会的不利 handicap

図1　障害の階層構造

b．中枢性麻痺の回復過程

中枢性麻痺は随意運動の障害，腱反射や筋緊張の異常を特徴としている．脳卒中急性期ではすべての随意運動と腱反射は消失し，筋緊張は低下する．これが弛緩性麻痺である．弛緩性麻痺からの回復過程で，まず健肢の随意運動に伴って麻痺肢に連合運動（associated movements）が出現する．健脚の内転運動に伴う患脚の対称性運動をRaimiste反応とよんでいる．この時期に腱反射や筋緊張の亢進が始まり，軽度の痙縮（痙性：spasticity）が現れる．これに続き，一定のパターンに従った共同運動が出現する（表1）．上肢では屈筋共同運動が，下肢では伸筋共同運動が優位になる．典型的な肢位は上肢屈曲位，下肢伸展のWernicke-Mann肢位で，痙縮は著明になり，ピークに達する（図2）．さらに回復が進行すると，痙縮は軽減し始める．痙縮の軽減に伴って，共同運動から分離した個別な関節運動ができるようになる．すべての症例が，この回復過程に従っているのではなく，脳卒中の病変部位や広がりによってさまざまなステージにとどまっている（図3）[3]．

c．痙性片麻痺と共同運動

痙縮があると筋緊張は亢進し，随意運動は障害される．しかも，共同運動パターンのために，分離した関節運動ができないことが特徴である．痙縮は肢位によってその筋緊張が変化したり，姿勢反射の影響を受ける．たとえば，股関節や膝関節が伸展位でまったく足関節の背屈ができなくとも，股・膝関節を屈曲すると容易に背屈が可能になり，しかも強い筋力を発揮する（メモ1）．患側上肢を伸展させ挙上する際に，頸部を患側に向けることによってこれが促通される現象は，非対称性頸部緊張反射（asymmetric tonic neck reflex）の影響を受けたものである．

d．Brunnstromステージ

中枢性片麻痺の回復過程をBrunnstromはステージで分類している．ステージ1は弛緩性麻痺の状態で，ステージ2は連合運動がみられ，ステージ3は痙縮が最も強く，共同運動パターンが著明な時期である．ステージ4は痙縮が軽減し，共同運動パターンから少し離脱した状態である．ステ

表1　基本的な共同運動パターン

	屈筋共同運動	伸筋共同運動
上肢		
肩関節	屈曲，外転，外旋	伸展，内転，内旋
肘関節	屈曲	伸展
前腕	回外（回内）*	回内
手関節	掌屈，尺屈	背屈，橈屈
手指	屈曲	伸展
下肢		
股関節	屈曲，外転，外旋	伸展，内転，内旋
膝関節	屈曲	伸展
足関節		
距腿関節	背屈	底屈
距骨下関節	内がえし**	内がえし

　＊ 回内位になっていることが多い．
　＊＊ 内がえし：回外＋内転＋底屈の複合運動である．

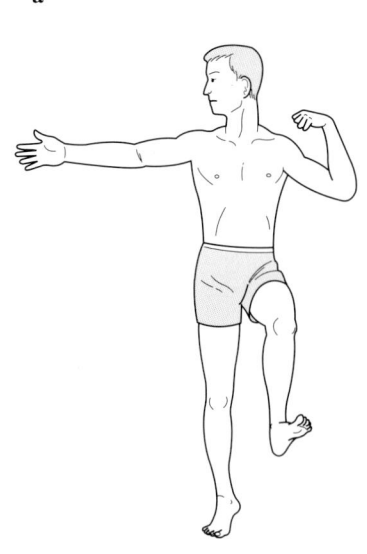

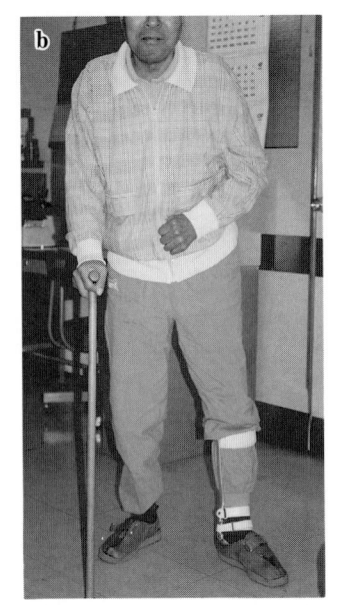

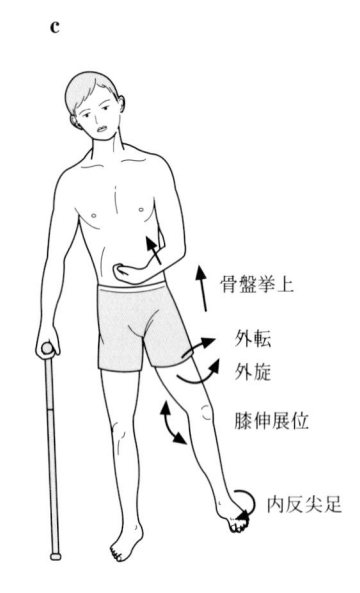

図2　共同運動パターンとWernicke-Mann肢位
　a：脳卒中片麻痺では，上肢では屈筋共同運動パターンが優位で，下肢では伸筋共同運動パターンが優位になっている．ちょうど非対称性頸反射の肢位となっている．
　b，c：共同運動パターンに立位による抗重力筋が優位となった肢位がWernicke-Mann肢位である．上肢は肘屈曲で母指握り位で，下肢は膝伸展で足関節内反尖足になっている．歩行時，下肢伸展位は離床や離地を困難にしており，代償運動として骨盤挙上，下肢外転外旋位で分回し歩行を行っている．

ージ5になるとさらに痙縮が軽減し，共同運動パターンから分離運動が可能になる．ステージ6では分離運動は正常であるが，スピードが遅い状態である（**表2**）（**メモ2**）[4]．

e．痙縮と固縮

　中枢性麻痺によって筋緊張異常が生じる．伸張される筋の抵抗感から，錐体路病変による痙縮と錐体外路病変による固縮（rigidity）がある．内包付近の脳卒中病変では，2つの経路がともに障害されるために，混合型（rigidospasticity）となることが多い．運動や感覚中枢を含めた広範な大脳皮質病変では腱反射は亢進しているが，筋緊張は低下したままで，遷延性弛緩性麻痺が持続することもある．

　肢位のほかに，筋緊張を増悪させる種々の因子があり，歩行自立を阻害していることもある（**表3**）．

・メモ1・

中枢性運動麻痺でMMTはなぜ使われないか

　痙性片麻痺では，共同運動が優位のために，肢位によって関節可動域や筋力が異なる．たとえば，Brunnstromステージ3で，非対称的頸反射が観察され，首を患側に向けると患側上肢の挙上が促通される．下肢の伸筋共同運動パターンが著明な症例では，股・膝関節が伸展位にあるときは，足関節はまったく背屈することができない．しかし，股・膝関節を屈曲位にすると，足関節は背屈可能であり，しかも相当強い筋力が発揮される．

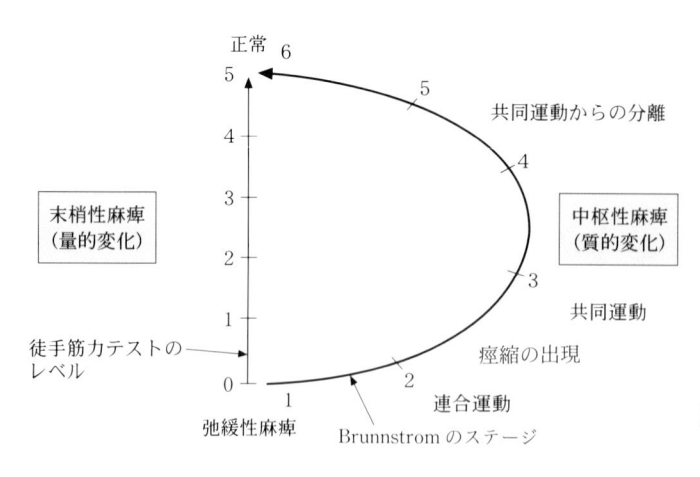

図3　中枢性麻痺と末梢性麻痺の回復過程

末梢性麻痺は量的変化であるのに対して，中枢性麻痺は質的変化である．ただ弛緩性麻痺か痙性麻痺という相違だけでない．　（上田[3]より改変引用）

表2　Brunnstromステージ

ステージ1：随意運動なし．
ステージ2：連合反応が出現する．軽度痙縮．
ステージ3：共同運動パターン．著明な痙縮．
ステージ4：痙縮が軽減し，共同運動からの離脱が始まる．
ステージ5：痙縮が軽減し，分離運動が相当可能になる．
ステージ6：分離運動が可能である．

表3　痙縮・固縮の増悪因子

疼痛および拘縮
褥瘡や瘻孔
膀胱充満，尿路感染，尿路結石
便秘
バンドなどによる局所圧迫
精神的緊張
寒冷・環境の変化
不快な姿勢や肢位
静脈血栓

(1) 痙　縮

　筋を急に伸張したとき抵抗があり，ある角度になると抵抗が消える．折りたたみナイフを曲げたときに似ているので，折りたたみナイフ現象（clasp-knife phenomenon）とよばれている．痙縮は必ずしも短所ばかりでなく，長所もある．痙縮が軽度の場合には，弱い筋力を代償したり，陽性支持反射によって体重支持を補助することになる．このような症例では，長下肢装具でなく，短下肢装具が適応になる（**表4**）．痛みや日常生活活動（activities of daily living：ADL）を阻害する場合には，装具療法を含めて痙縮に対する治療が必要である（**表5**）．

・メモ 2・

Brunnstromステージの表示法について

　PT・OTの国家試験ではⅠ，Ⅱ，Ⅲ…Ⅵのローマ数字が用いられ，これが広く浸透している．しかし原著ではステージ表示は1，2，3…6と算用数字が用いられている．またステージ1-2，2-3と中間的ステージ段階を容認している．

表4　痙縮の短所と長所

短　所	長　所
運動，関節可動域を制限する 拘縮や変形を助長する 痛みを生じる 足クローヌスが出現し，ADLの阻害因子になる	筋緊張によって体重支持を補助する 肩関節の亜脱臼を軽減する

表5　痙縮の治療

薬物療法（抗痙性薬）
神経ブロック
運動療法：ストレッチングなど
物理療法：温熱，寒冷など
装具療法
外科的手術

表6　歩行障害に関連する機能障害や病態

1) 重度の片麻痺：弛緩性片麻痺あるいは痙性片麻痺
2) バランス障害：失調症，感覚障害など
3) 筋力低下
4) 関節拘縮
5) 高次脳機能：視空間失認，全失語症，注意障害，安全に関する認知障害
6) 視力障害
7) 心肺系の機能不全
8) 荷重骨の癌と転移

(2) 固　縮

固縮はパーキンソン病などの錐体外路病変で出現する筋緊張異常である．しかし脳卒中でも固縮，無動，小歩症，姿勢反射の障害などパーキンソン病と類似した症状を呈することからパーキンソン症候群とよばれている．関節を他動的に伸張すると，その間中抵抗感があり，鉛管を曲げるような抵抗があることから鉛管現象（lead-pipe phenomenon），あるいはガクガクと断続的に抵抗を感じることから歯車（cogwheel）現象ともよばれている．

f．高次脳機能障害

脳卒中で大脳皮質や皮質下が損傷された場合，視空間失認，失語症，失行・失認症，注意障害などの症状が出現する．視空間失認では重度のバランス障害を合併する場合が少なくない．座位や立位の姿勢保持がむずかしく，歩行は困難である．このような症例では，長下肢装具で立位・歩行を試みても実用的な歩行に至らず，移動には車いすが必要になる．また重度の失語症を合併している場合，装具装着をして歩行訓練を行うことがむずかしくなることもある．

2) 能力低下

能力低下とは個人の活動が制限された状態である．具体的には，歩行やADLの障害である．
　歩行自立が困難な症例における阻害因子として，痙縮，拘縮などの種々の機能障害や併存疾患の影響があり，これらの障害が重度の場合には，歩行の自立がむずかしくなる（**表6**）．

3) 社会的不利

環境因子による社会参加の制限である．訓練を行って，下肢装具と杖を使って歩行ができるようになって退院しても，介助者がいないために装具を着けられなかったり，家屋構造が障壁（バリア）

となって歩行する機会がなく，寝たきりになっている場合もある．社会参加を促すために，ホームヘルパー，通所訓練などの社会資源を利用したり，手すりを取り付けたり，段差をなくしてバリアをなくすバリアフリーにすることを考慮することも必要である．

3．脳卒中の機能予後

脳卒中患者の装具の適応の有無を決めるためには，機能予後の知識が必要である．ここでは，歩行障害に関連する下肢の拘縮について概観する．

1) 予後を決める因子

脳卒中の機能予後で最も悪い状態が「寝たきり」状態である．これに対して，日常生活の活動や社会参加の自立が予後の良い状態である．この機能予後は多くの因子によって影響され，しかも脳卒中発症からの時間経過のなかで固定的なものでなく，予防や治療によって変化する動的過程である．機能予後を決める因子として，疾患自体による一次障害，併存疾患，高齢が下部構造にあり，さらに上部構造として予防可能な二次障害，心理的側面，社会環境的因子がある（図4）[5]．

2) 廃用症候群

脳卒中に限らず，病気になると安静臥床する．しかし安静臥床は病気の治癒機転に大きな役割を果たす一方で，運動をしないことによる多くの副作用がある．安静臥床が長くなればそれだけ副作

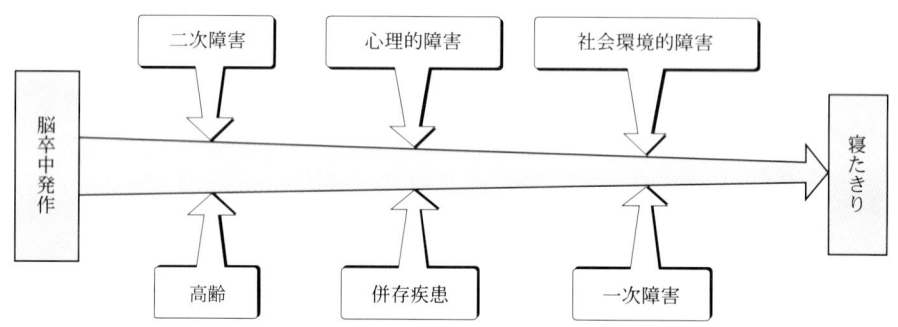

図4 脳卒中の機能予後：障害の複合性

一次障害：意識障害，片麻痺，弛緩性麻痺，感覚障害，バランス障害，痴呆，認知障害，失語症
高齢：易疲労性，体力低下，生理的機能低下
併存疾患：心不全，呼吸不全，変形性膝関節症，糖尿病，癌転移，視力障害
二次障害：廃用症候群，誤用・過用症候群，不適切医療，薬剤副作用
心理的障害：障害の受容，意欲低下，抑うつ状態
社会環境的障害：家庭環境，介護者の有無，家屋構造，経済的状況

（栢森[5]より引用）

表7 安静臥床に伴う変化：広義の廃用症候群

運動不足	関節拘縮，筋力低下，心循環系脱調整，骨粗鬆症
臥位による変化	肺活量の減少，嚥下性肺炎
知覚刺激の剥奪	精神機能の低下，抑うつ状態
不良肢位	褥瘡，末梢神経麻痺

用が付け加わり，元の病気は軽快したが，結局「寝たきり」になりかねない．

廃用症候群とは，安静臥床に伴い運動しないことによって生じる身体機能および精神機能の退行的変化である．予防あるいは治療しなければ進行性で非可逆的な過程をとる．安静臥床によって生じる広義の廃用症候群には，運動不足による生理的な変化のほかに，臥位，知覚刺激の剥奪，さらに不良肢位に伴う病態生理が含まれている（表7）．

a．障害の複合性

図4でみたように，機能予後の決定因子は複合的である．二次障害である廃用症候群を予防し，心理的側面に対してアプローチし，さらに社会参加を阻害している社会環境因子を取り除くことがリハビリテーションの目標の1つである．

b．廃用症候群の累加性

廃用症候群は予防しなければ，時間の経過とともに進行し，累加される．付け加わるスピードは，高齢者や脳卒中の重症度，併存疾患などによって修飾される（図5）．

c．廃用症候群の悪循環

長期臥床の弊害は片麻痺側の身体の一部にとどまらず，局所から全身性に進行する．痙性麻痺によってWernicke-Mann肢位，母指握り肢位（thumb in palm）など特定の肢位で関節拘縮が容易に発生する．歩行障害によって運動不足がいっそう助長され，心肺系機能も低下し，さらに患側ばかりでなく健側の筋力低下や全身的体力の低下をきたす．体力低下によってさらに安静臥床が助長されるという悪循環を形成することになる（図6）[6]．

3) 関節拘縮

痙縮・固縮，共同運動パターン，筋力低下など筋緊張のアンバランスに伴って関節の変形をきたし，これが長時間に及ぶと非可逆的な変形や拘縮に至る．下肢装具を装着し，歩行訓練を行う際に，

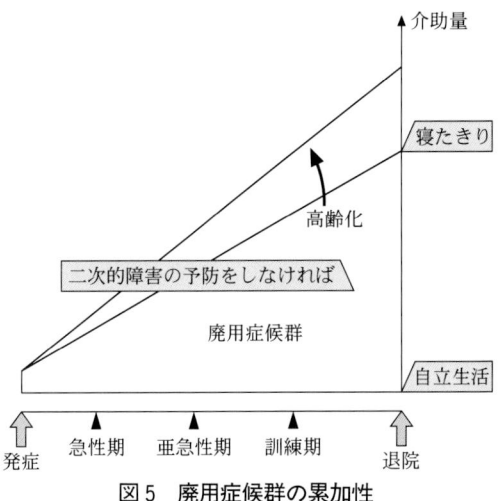

図5　廃用症候群の累加性
廃用症候群は予防しなければ発症から経時的に累加し，重症化する．また高齢化，一次障害や併存疾患が重度の場合には急速に進行する．
（栢森[6]より引用）

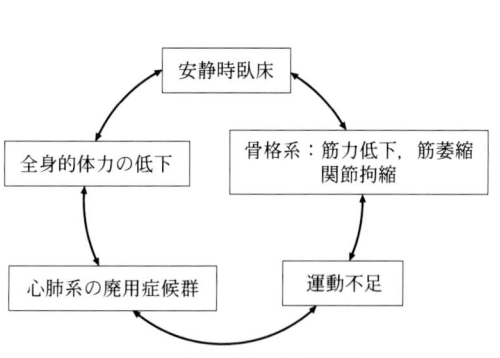

図6　廃用症候群の悪循環
安静臥床を最小限にして，運動不足による弊害を予防しなければならない．安静の悪循環によって全身的な脱調整状態になる．
（栢森[6]より引用）

表8　足の変形に関与する筋群

変形	背屈筋	底屈筋
内反	前脛骨筋, 長母趾伸筋	後脛骨筋, 下腿三頭筋, 長趾屈筋, 長母趾屈筋
尖足		下腿三頭筋, 後脛骨筋, 長趾屈筋, 長・短腓骨筋, 長母趾屈筋
内反尖足	前脛骨筋	下腿三頭筋, 後脛骨筋, 長母趾屈筋, 長趾屈筋
足趾屈曲		長・短趾屈筋, 長・短母趾屈筋, 母趾内転・外転筋

解剖学の教科書では足趾の筋でも，長指屈筋，長母指屈筋となっているが，手の筋と間違いやすいことから，長趾屈筋，長母趾屈筋と記載した．

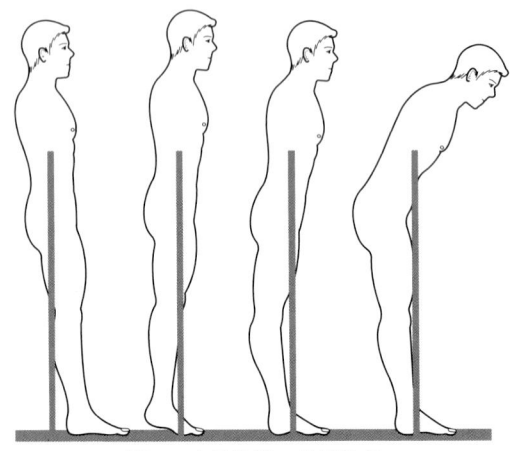

図7　尖足拘縮の代償姿勢

尖足拘縮が15°底屈位になると，立位姿勢を維持することがむずかしい．これを代償するために，踵挙上によって体重心線を前方に移動させる．あるいは膝を過伸展させるか，股関節屈曲位にして立位バランスを保つ．
（Perry[7]より引用）

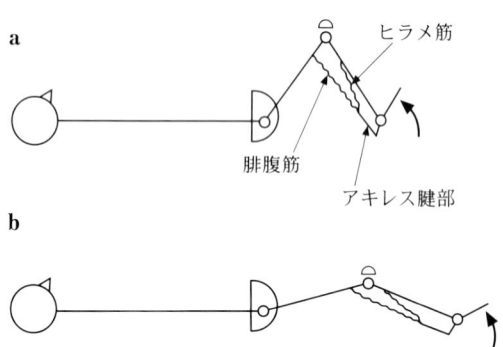

図8　アキレス腱短縮の鑑別（浅山[8]より引用）

下肢の関節拘縮の評価が重要である．

下肢関節の異常は隣接関節に影響を及ぼすことが重要な点である．とりわけ片麻痺患者では，足の尖足拘縮が膝関節と股関節に影響を及ぼし，特異的な姿勢バランスを保っている．

a．尖足拘縮

下肢の痙縮に伴う伸筋共同運動パターンでは，足関節は距腿関節で底屈，距骨下関節で内がえし肢位をとり，尖足拘縮をきたす．尖足に関与する筋のなかで下腿三頭筋が最も大きく，筋腱であるアキレス腱が短縮する（表8）．下腿三頭筋は腓腹筋とヒラメ筋の2つからなっている．

尖足拘縮が15°底屈位になると，体重心は2本足の支持基底面より外れるために，後方に倒れ，立位姿勢を維持することがむずかしい．これを代償するために，踵挙上によって体重心線を前方に移動させる．あるいは膝を過伸展させ反張膝（genu recurvatum）にしたり，股関節屈曲位を保つことによって立位バランスを保つことができる（図7）[7]．

尖足に対する外科的治療にあたり，腓腹筋かヒラメ筋のどちらの短縮が原因であるのか鑑別が必

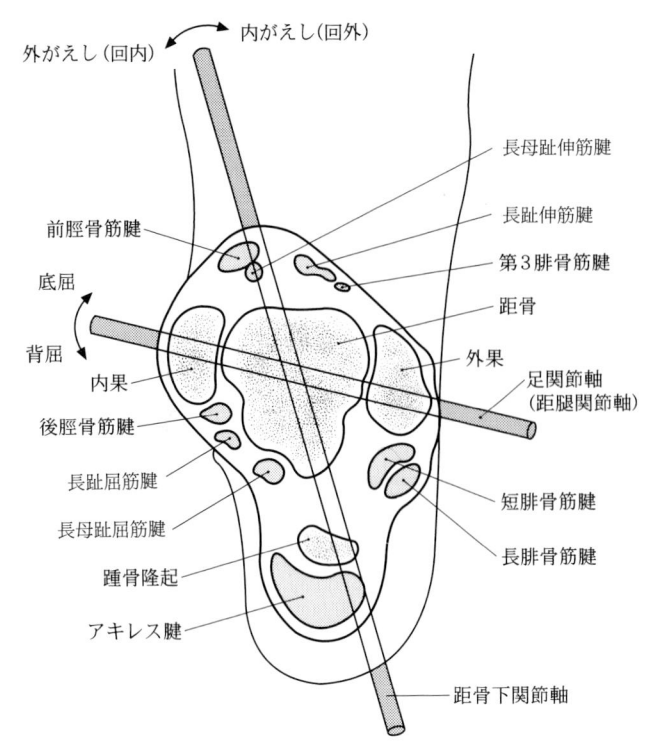

図9 足関節部の筋腱解剖図（浅山[8]，Magee[9]より改変引用）

足関節部の筋腱機能は，足関節（距腿関節）軸と距骨下関節軸の2つの軸によって形成される区画のどの位置に入るかで決まる．筋腱の太さのほかに，各軸からの距離が長ければ作用機能が強くなる．

要である．患脚の膝関節屈曲によってアキレス腱は弛緩する．このときに，足関節背屈が可能であれば2関節筋である腓腹筋のみが短縮している．足関節の背屈ができなければヒラメ筋短縮を疑う．さらに膝伸展にして，足関節底屈が増強すれば腓腹筋も短縮していることになる（図8）[8]．

b．内反足

尖足と同時に内反足になっていることが多い．足関節の運動に関して，距骨下関節は内がえし，中足部も内がえし，前足部は内転，足趾は底屈位になっている．下腿三頭筋，後脛骨筋，長母趾屈筋，長趾屈筋などの痙性によって内がえしになっている．通常，踵骨が脛骨に対して内反になっていることから内反変形とよんでいる（図9，10）（メモ3，4）．歩行時に足部外側縁で接地し，前足部内縁は接地しないために，立脚期は不安定になる．

● メモ 3 ●

足関節の運動表示

通常足関節の運動といった場合，距腿関節（距骨と下腿の間の関節）と距骨下関節（距骨と踵骨の間の関節）の2つからなっている．距骨下関節の運動に関して，足底を身体前面に向ける運動を内がえしとし，逆の運動を外がえしと定義している．内がえしは底屈，内転，回外の複合運動で，外がえしは背屈，外転，回内の複合運動である．

米国の教科書では，この日本の定義とは異なっている．米国整形外科学会の表記法では，距骨下関節の運動を回外と回内と定義して，回外を距骨下関節の内反，内転，底屈の組み合わさったもので，回内は外反，外転，背屈の組み合わせであると定義している．

なお距骨下関節の役割は，凸凹道を歩く際に脛骨に生じる回旋力や剪断力を吸収している．

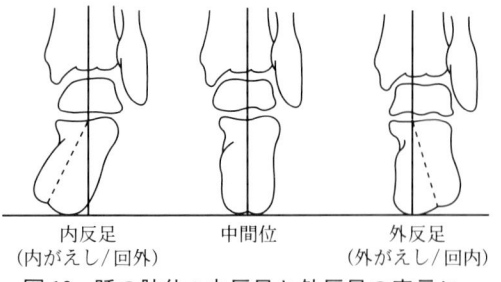

図10 踵の肢位：内反足と外反足の表示について（Magee[9]，Pease Quesada[10] より引用）

表9 膝関節に作用する筋群

膝伸筋群	膝屈筋群
大腿四頭筋 大腿筋膜張筋	大腿二頭筋，腓腹筋，縫工筋，半腱様筋，半膜様筋，足底筋

　大腿四頭筋は，大腿直筋，中間広筋，内側広筋，外側広筋からなっている．大腿直筋だけが2関節筋で，股関節屈曲と膝関節伸展の作用をもっている．
　大腿二頭筋，半膜様筋，半腱様筋の3筋を総称してハムストリング（hamstrings）という．

c．膝関節の拘縮

　膝関節の拘縮は膝伸筋と膝屈筋の筋緊張アンバランスによって生じる．ハムストリングや腓腹筋の短縮，大腿四頭筋の筋力低下によって膝関節の屈曲拘縮が生じる（表9）．
　膝屈曲拘縮が生じると，膝折れ状態でバランスを維持するためには，膝伸筋の大腿四頭筋に大きな張力が必要になり，股関節を屈曲位にして，しかも足関節の背屈可動域が大きくなければならない．片麻痺患者では大腿四頭筋の筋力が弱く，足関節背屈が制限されていることから，踵挙上をしなければならない（図11）[7]．踵挙上ができなければ，尖足拘縮の代償姿勢のときと同様に，体幹前傾と股関節屈曲位で立位バランスをとることになる．

d．股関節の拘縮

　尖足拘縮や膝屈曲拘縮があると，股関節は屈曲拘縮に陥りやすい．股関節の屈曲拘縮がある場合，体重心は足部の前方にある．立位バランスを保つために腰椎前彎を増強させるか，膝屈曲位にする必要がある（図12）[7]．あるいは，体幹を前傾のままで，杖を使って支持基底面を広くする必要があ

• メモ 4 •

「内がえし・外がえし」の物語

　足部の運動学の分野で，外国文献を読むときに，いつも困ることがある．それは，1974年日本整形外科学会と日本リハビリテーション医学会で決めた「関節可動域の測定法とその表示方法」の「足部の運動」に関する定義である．
　外国文献では，足関節可動域は背屈-底屈，回外-回内，外転-内転の三次元の表示が行われている．1973年11月両学会合同委員会の席上で，水野祥太郎理事（川崎医大学長）は『足関節には各次元の単独の運動は起こらないから回内回外は抹消し，複合運動としての外がえし eversion，内がえし inversion とすべきである』と主張した．
　委員会では，eversion が従来の回内，inversion は回外に近いため，新語にかなりの抵抗があったということである．
　しかし，第11回日本リハビリテーション医学会の山田憲吾会長（徳島大学整形外科教授）の「なにしろ，"足のことは世界中で自分が一番わかっている"という方がおられるものですから…そのようにお決めになってはいかがでしょうか」というアドバイスにより「内がえし・外がえし」という大和ことばが定着することになったようである．

（今田　拓：内がえし・外がえし．米本恭三ほか編：リハビリテーションにおける評価．医歯薬出版，1996，p 304 より引用）

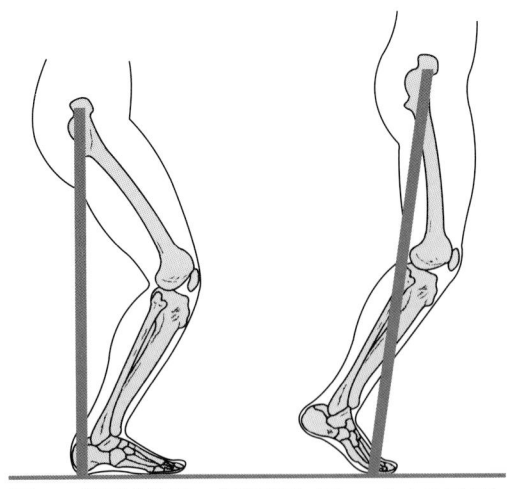

図 11　膝屈曲拘縮の代償姿勢（Perry[7]より引用） 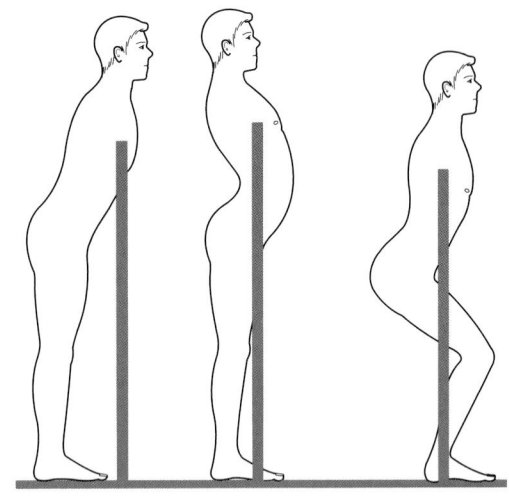　　図 12　股関節屈曲拘縮の代償姿勢（Perry[7]より引用）

表 10　股関節に作用する筋群

股屈筋群	股伸筋群	股外転筋群	股内転筋群
腸腰筋	大殿筋	中殿筋	恥骨筋
大腿直筋	大腿二頭筋	大腿筋膜張筋	長・短内転筋
恥骨筋	半腱様筋		大内転筋
大腿筋膜張筋	半膜様筋		薄筋

る（図 40 参照）．

　股関節の屈曲拘縮の有無を調べるためには，腰椎前彎の代償を取り除く必要がある．背臥位で健側股関節を他動的に最大屈曲にすることによって，腰椎前彎がなくなり，患側股関節の屈曲拘縮が明確になる．この手技をThomas 手技という（図 13）[8]．

　股関節周囲筋は歩行時の下肢振り出し，重心移動に重要な役割を果たしている．これらの筋力強化と拘縮予防が必要である（表 10）．

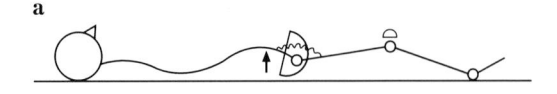

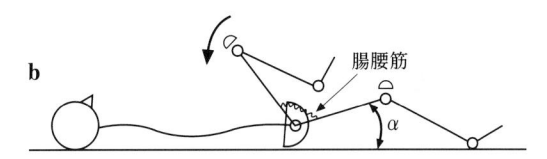

図 13　股関節拘縮のチェック法：Thomas 手技
（浅山[8]より引用）

e．上肢の変形・拘縮

　上肢屈筋共同運動パターンでは，肩関節外転・外旋，肘屈曲，前腕回外位になっている．しかし実際に片麻痺で痙縮の亢進した Wernicke-Mann 肢位では，肩内転・内旋，肘屈曲，前腕回内位になっている．座位や立位では，大円筋，広背筋，肩甲下筋，大胸筋などの内転・内旋筋群のほうが，棘上筋，棘下筋，小円筋の外転・外旋筋群より優位で，抗重力筋として作用していると考えられる（図 2 参照）．

4）下肢装具の適応

　表 6 に示した機能障害や病態がなければ，つまり歩行の禁忌がなく，装具によって歩行自立が予

想される症例には歩行訓練を試みる．歩行が自立するかどうか簡便に検査する方法は，座位や立位を試みて，これを保持できなければ歩行は困難である．このような症例では車いすが適応になる．

逆に，座位および立位バランスがよい場合には，片麻痺が重度であったり下肢の関節拘縮があっても，装具の工夫によって歩行訓練が可能になる．実用的にならなくとも，訓練レベルで，あるいは監視下で歩行が可能になる場合が多い．

5） 運動訓練の禁忌

脳卒中の患者のなかで歩行訓練が制限される場合がある．これは，併存疾患の心不全，呼吸不全その他の臓器不全があり運動負荷に耐えられない場合や，悪性腫瘍やその転移病変が大腿骨や脛骨にあり，荷重によって病的骨折が予想される場合である（表6参照）．

6） 車いすの適応

バランス障害が著しく歩行が困難な症例や，易転倒性がある症例，運動訓練が禁忌の症例には，移動のために車いすが適応になる．

4．脳卒中リハビリテーションの流れ

ここでは脳卒中リハビリテーションの流れのなかで，どのような装具が，どのような状況で，いつごろ処方されるのか概観する．

1） リハビリテーションの流れ

a．急性臥床期

発症後可及的速やかにリハビリテーション看護が行われる．ここでの目標は，二次障害である関節拘縮や褥瘡を予防することである．そのためにベッドサイドで，①良肢位の保持，②体位変換，③関節可動域訓練が行われる．

脳卒中の中枢性麻痺に対する良肢位は，整形外科で用いられる機能的肢位とは異なっている．麻痺肢の痙縮や異常反射を抑制する肢位で，しかも拘縮・変形を予防する（図14）．上肢では，肩甲帯を前方突出に心がける．肩関節については内・外転，内・外旋いずれでもよいが，とくに体位交換の際に上肢を強い力で引っ張たり，無理な可動域を強制することを避ける．母指握りを予防するために手に

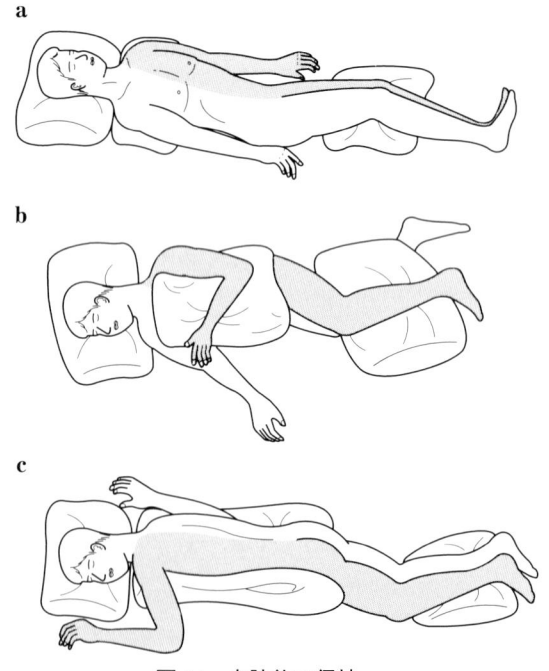

図14　良肢位の保持
a：仰臥位では，肩枕を入れて肩甲骨や肩関節の後退を予防する．股・膝関節を軽度屈曲位にする．
b：側臥位でも，肩甲骨の後退をさける．下側にくる上下肢の圧迫による神経麻痺や循環障害に注意する．
c：腹臥位の際に，顔を患側に向け上肢の伸筋共同運動パターンを促す．

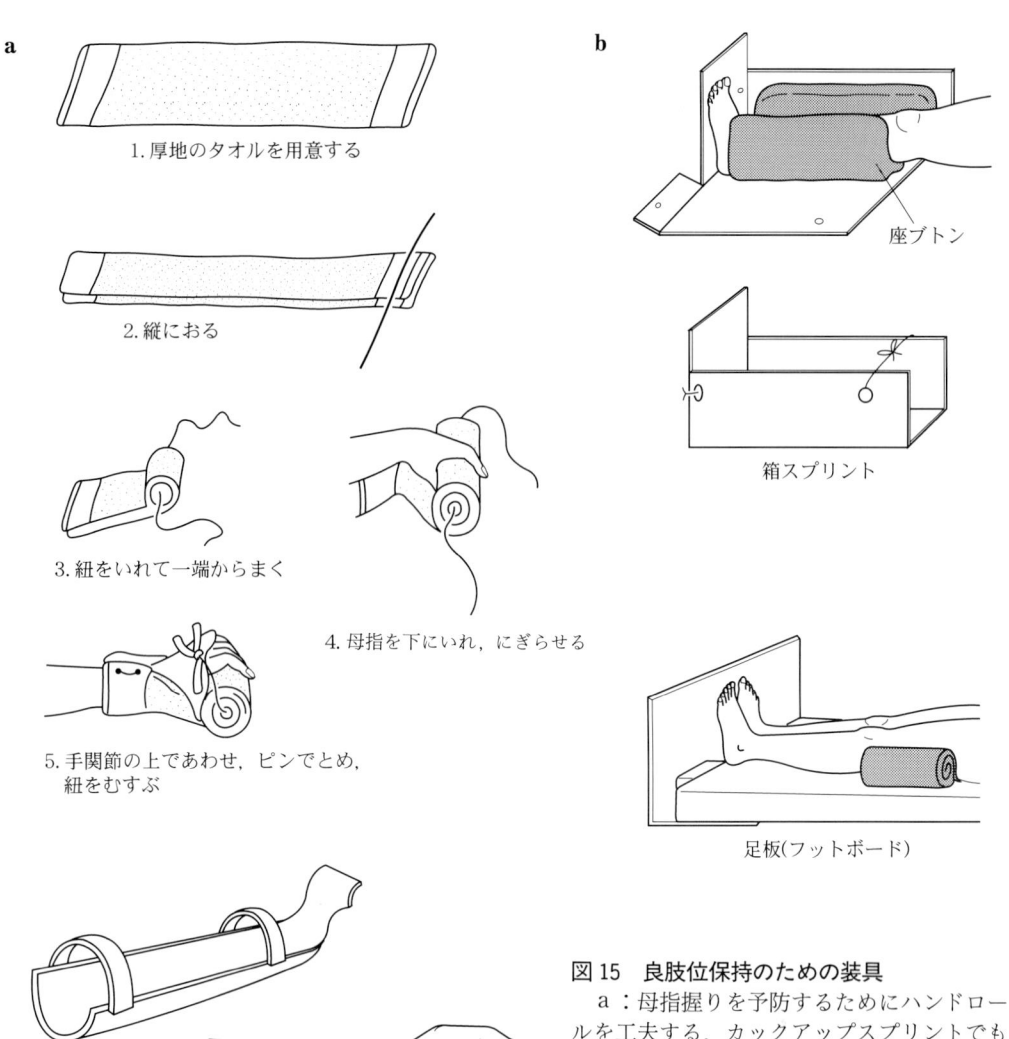

図 15 良肢位保持のための装具
 a：母指握りを予防するためにハンドロールを工夫する．カックアップスプリントでもよい．
 b：尖足予防のために箱スプリントを工夫したり，足板（フットボード）を使う．
(服部[11]より引用)

巻いたタオルを握らせるか手のスプリントを用いる．下肢では，尖足予防のために足底板や短下肢装具が用いられる（図 15）[11]．しかし，1 日 2 回ほどの他動的可動域訓練が最も効果的である．拘縮に関しては予防に勝る治療法はない．いったんできあがった拘縮は治療がきわめて困難である．

b．離床期

ベッド上の寝返り，起き上がりが可能になり，座位耐性訓練が行われる．起立と車いすへの移動の訓練を行う（図 16）．座位や立位に伴って，上肢帯筋の弛緩性麻痺や筋力低下によって患肢肩関節の亜脱臼が生じる．車いすの肘当て（アームレスト）を広くしたアームトレイや[12]，三角巾やアームスリングなどの上肢装具が必要になる．

c．訓練期

座位耐性が 30 分ほど可能になると訓練室での訓練が可能になり，立位，歩行訓練が開始される．

脳卒中の訓練プログラム

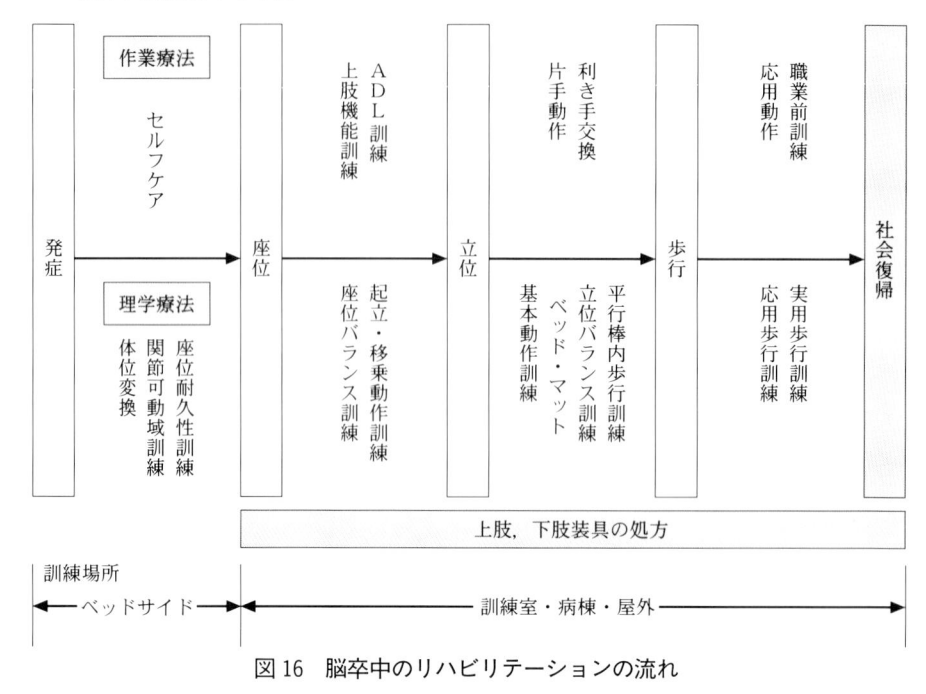

図16 脳卒中のリハビリテーションの流れ

この際に，基本動作訓練と同時に，起立，歩行訓練も並行して行うことが重要であり，さらに片麻痺の回復段階に応じた下肢装具を処方する．

2） 早期歩行訓練の効果

運動回復に過度の期待を持ちすぎて装具処方に消極的になることがある．痙縮を抑制しながら，マット訓練や立位訓練など基礎訓練を十分に行ってから歩行訓練に入っていくべきであるという意見もある．痙縮は肢位や姿勢反射によって筋緊張は変化する．痙性や共同運動は脳病変によって規定されており，理学療法だけで痙縮を軽快させ，十分にコントロールすることは実際にはむずかしい．むしろ装具を用いて拘縮を予防し，早期に歩行訓練を行ったほうが効果的に実用歩行が獲得できる（表11）[13]．

表11 早期歩行訓練の効果

健側筋の強化
麻痺筋の促通
陽性支持反応の促通
バランス改善
歩行能力の改善
ADLの自立
生活の質の向上
廃用症候群の予防

3） 装具処方の要件

一般的な装具処方の要件として，①患者のニーズを満たしており，②製作が容易で，③安全である，④妥当な価格，⑤装着が簡単，⑥外観が良い，⑦軽量である，などの要件があげられる．発症初期には下肢機能は流動的であり，下肢装具を処方・製作することが必ずしも容易でない．ただ一本の下肢装具ですべての要件を満たすことはむずかしいので，片麻痺の痙性や共同運動のステージ，拘縮の程度に応じて，適切なタイミングで病態に合った下肢装具の種類を変更することが必要であ

る．渡辺の推奨する即席装具や組立式装具はこのような観点から生まれたものである[14,15]．

また装具の処方は，必ずしも長下肢装具（knee ankle foot orthosis：KAFO あるいは long leg brace：LLB）から金属支柱付短下肢装具（ankle foot orthosis：AFO あるいは short leg brace：SLB）（メモ 5），さらにプラスチック短下肢装具への一方通行でなく，再発作や肺炎などで臥床を余儀なくされた場合，内反尖足などの症状増悪に伴って，逆の場合もある．

装着がむずかしく，外観が悪く，重いなどの理由で金属支柱付 AFO が敬遠されがちである．重度の内反尖足拘縮に対しては，外科的手術をしなければプラスチック AFO では対応ができず，金属支柱付 AFO が適応になる．

4) 装具による弊害

歩行の禁忌がなく，障害程度も重度でなければ下肢装具の適応になる．コルセット長期使用によって腹筋や背筋の筋力低下が生じるように，早期からの装具装着や常時装着によって筋バランスや運動随意性の回復を阻害するおそれがある．適切なタイミングで，病態に合った装具に変更していく必要がある．Brunnstrom ステージ 6 に回復すれば装具は不要になる．ときどき，装具を取り外し，運動麻痺の回復をチェックする必要がある．

5．片麻痺の歩行分析

中枢性片麻痺に伴う痙縮，共同運動パターン，変形・拘縮，疼痛，筋力低下などによって歩行障害をきたす．片麻痺患者は，とくに直接接地し荷重する足関節や足部の機能障害が，隣接関節の膝関節や股関節の運動タイミングや筋コントロールの強度を変え，なんとか障害に適応している．これらの代償運動を伴った歩行はよりエネルギーを要し，疼痛の原因にもなる．

歩行を改善するには，①障害部位がどこか正確に診断し，②根本的原因と代償運動を鑑別し，③拘縮か，痙縮か，それとも筋力低下か，片麻痺のどんな機能障害と関連しているのか理解し，④最適な治療法を選択することである[7]．

1) 歩行周期と歩行能力の決定因子

たとえば右足が接地し，次の右足が接地するまでの連続動作を歩行周期という．2 つの立脚相と遊脚相からなっており，さらに 2 つの両脚支持期と左右の単脚支持期からなっている（図 17 a）[9,16]．

歩行能力の決定因子には 3 つある．立脚相では，どのように立脚肢を安定化させているのか，どのようにして立脚肢が接地足の上を前方に向かって越えていくのかを観察する．遊脚相では，ど

• メモ 5 •

AFO か SLB か？

従来の表記法は，長下肢装具は long leg brace（LLB）で，短下肢装具は short leg brace（SLB）になっていた．1975 年 AAOS の Atlas of Orthotics 第 1 版から，knee ankle foot orthosis（KAFO）や ankle foot orthosis（AFO）になっている．KAFO では膝 knee，足関節 ankle，足部 foot をコントロールする装具 orthosis という意味である．AFO では，足関節 A と足部 F をコントロールする装具 O という意味である．

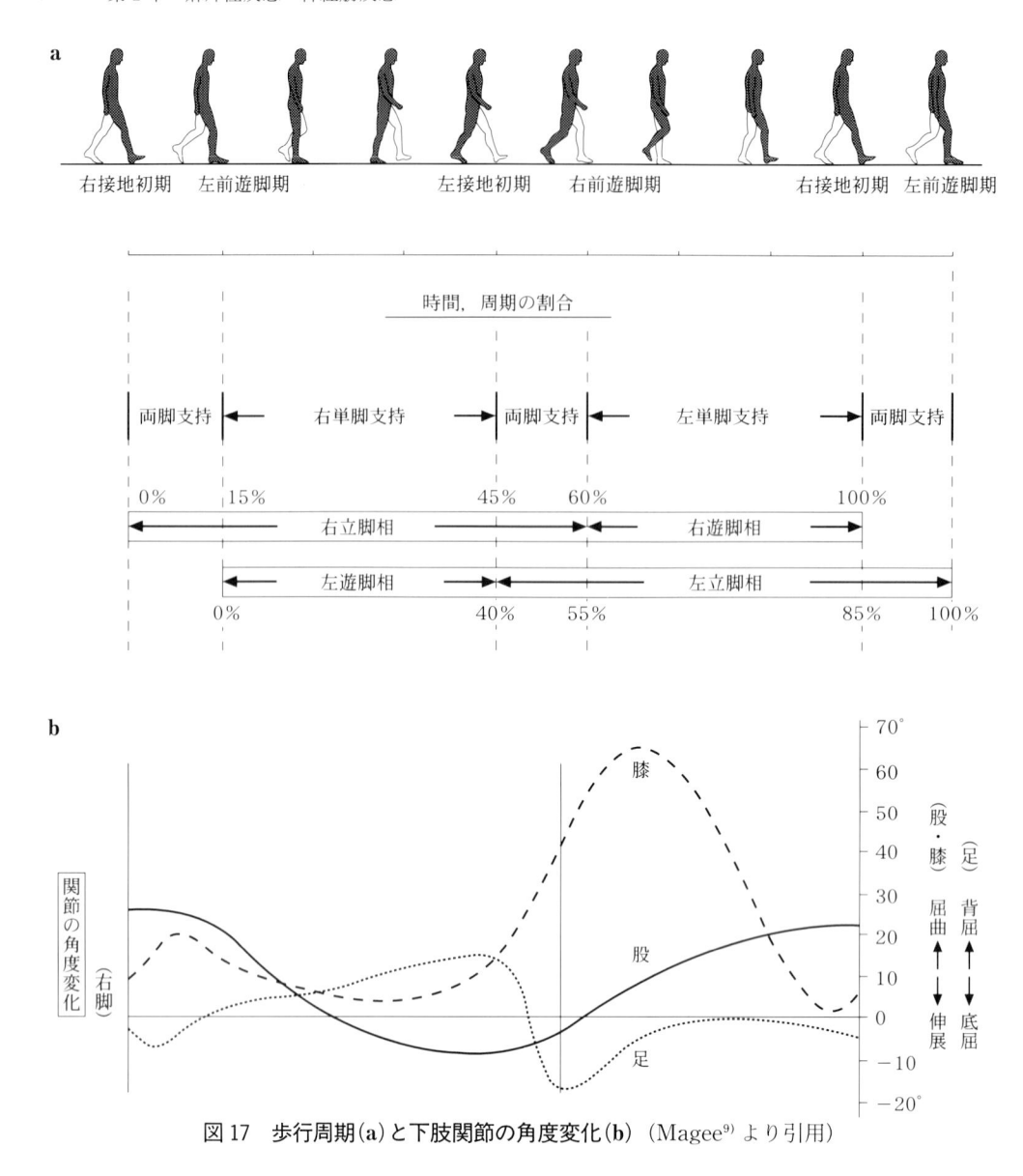

図17　歩行周期(a)と下肢関節の角度変化(b)　(Magee[9]より引用)

ようにして立脚肢の前方振り出しを行っているかを観察する．

a．立脚相

　足を接地し，体重を支持している時期であり，支持脚を越えて身体が前方に進んでいく．立脚相は歩行周期の60％を占め，さらに5つの亜期に分けられる．立脚前期を①接地開始(initial contact/踵接地 heel strike)，②荷重応答期（足底接地 foot flat）に分け，③立脚中期（単脚支持 single-leg stance），立脚後期を④立脚終期（踵離地 heel off），⑤前遊脚期（足尖離地 toe off）に分ける．

　とくに揺り軸あるいは踏み返し（rocker の訳語で，揺り椅子 rocking chair の下に付いている軸のことで，軸を中心に重心移動が起こる）の概念が重要で，踵接地から足尖離地までの立脚期で，立脚肢が接地足の上を前方に向かって越えていくときの重心移動軸のことで，踵（heel），足関節（ankle），前足部（forefoot），足趾（toe）の4カ所で，揺り軸による足部の踏み返しや蹴り出しが

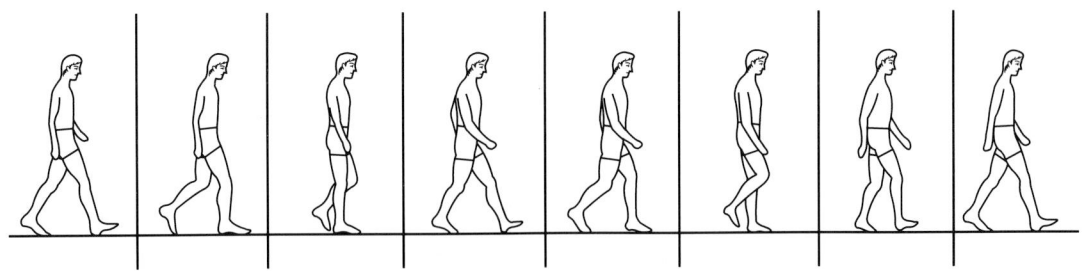

図 18　正常歩行

ある[7]．

b．遊脚相

足部に体重負荷がなく，前方へ移動している時期である．遊脚足趾が接地しないように下肢長が調節され，さらに遊脚肢が前方に進む．歩行周期の40％を占めており，①遊脚前期（加速期），②遊脚中期，③遊脚後期（減速期）に分けている．ハムストリングによる股関節伸展と大腿四頭筋による膝関節伸展コントロールが重要な役割を果たしている．

c．両脚支持期

両足が接地している．歩行周期に2回あり，その約20％を占めている．この割合は，歩行がゆっくりとなると増加し，速くなると少なくなり，走行では消失する．

d．単脚支持期

片足が接地している．正常歩行では，歩行周期に左右を合わせた単脚支持が2回あり，それぞれ約30％を占めている．

2）正常歩行の評価

a．第1相：接地開始

健常者では踵接地になるが，片麻痺患者では必ずしも踵でなく，足尖部が最初に接地することになる．この足接地の仕方によって次の荷重パターンが影響される．膝完全伸展位，足関節背屈位になっている．とりわけ，前脛骨筋によるコントロールは踵による踏み返し（heel rocker）効果を規定している（図18）．

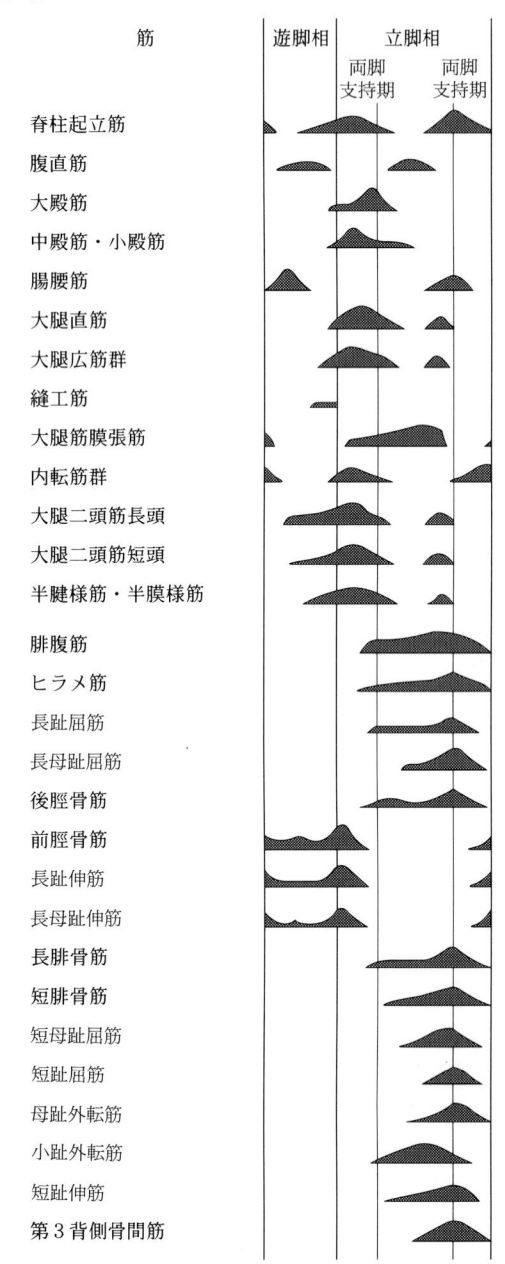

図 19　歩行時の下肢筋の活動時期と活動量
（Calsöö[17]より引用）

b．第2相：荷重応答期

3つの重要な機能がある．床からの衝撃吸収，体重荷重を引き受けるための安定性，身体を前方に進める準備からなっている．荷重線が股関節前方，膝関節後方，足関節後方を通っているために屈曲モーメントが働き，これに対する安定化機構として，大殿筋，大腿四頭筋，前脛骨筋がそれぞれ股伸展，膝伸展，足背屈作用として働く．踵接地による衝撃吸収に対しては，膝屈曲位で大腿四頭筋が働いている．また前脛骨筋の作用により，足関節を徐々に底屈することによって，立脚肢を前方に傾ける準備となっている．その他の安定機構として，大殿筋や大内転筋によって大腿骨が固定され，股外転筋が骨盤を安定化している（図19）[17]．

c．第3相：立脚中期

立脚肢が荷重足の上を前方に向かって越えていくときに，足関節底屈筋が足関節の踏み返し（ankle rocker）作用として働いている．対側遊脚肢の前進モーメントによって股関節や膝関節が受動的に伸展位になり，荷重足に対しては下腿前傾モーメントとして作用する．このときに，ヒラメ筋の制動によって下腿のほうが大腿より緩徐に傾いていく．また対側遊脚肢を挙上するために，骨盤を介して，立脚肢側の股関節に内転モーメントが生じる．これに対して，中殿筋が作用して骨盤を安定化している．

d．第4相：立脚終期

前足部による踏み返し（forefoot rocker）があり，後足部と立脚肢が前方に向かって傾き，踵挙上（heel rise）が起こる．膝関節過伸展方向のモーメントは腓腹筋で制限される．足関節最大背屈モーメントは下腿三頭筋（腓腹筋とヒラメ筋）によって制限される．

e．第5相：前遊脚期

立脚後期であるが，荷重よりむしろ立脚肢の前方推進が目的のために前遊脚期（preswing）とよばれている．膝関節受動的屈曲40°が遊脚期における足部離床の第一条件である．対側肢の足接地によって体重が移動する．体重負荷がなくなった分だけ，わずかな力が有効に作用する．下腿三頭筋によって中足骨頭前縁で踏み返し（toe rocker）が起こる．膝関節後方のモーメントによって膝屈曲となる．過度の屈曲に対しては大腿直筋が制御している．また股関節後方のモーメントは，長内転筋や大腿直筋の股関節屈筋が制御している（図17b，図19参照）．

f．第6相：遊脚前期

前遊脚期での膝屈曲が持続しており，さらに大腿の前方振り出しに伴って腸腰筋をはじめとする股屈筋群による股関節屈曲，大腿二頭筋短頭による膝関節屈曲，前脛骨筋による足関節背屈が同時に起こり，足部が挙上し，遊脚肢は前方に進行する．

g．第7相：遊脚中期

遊脚肢は股関節屈曲と膝関節初期伸展位になり，さらに前方に進む．下腿が垂直位になるために，足部の背屈位での支持が必要である．

h．第8相：遊脚後期

遊脚肢の膝関節は完全伸展し，前方進行は終了する．ハムストリングが股伸展筋として作用し，股関節屈曲は抑制され，立脚準備がはじまる．大腿四頭筋によって膝伸展位になっているが，同時にハムストリングは膝屈筋として作用し，膝過伸展を予防している．足関節背屈筋群の作用によって，足関節は背屈位を保っている．

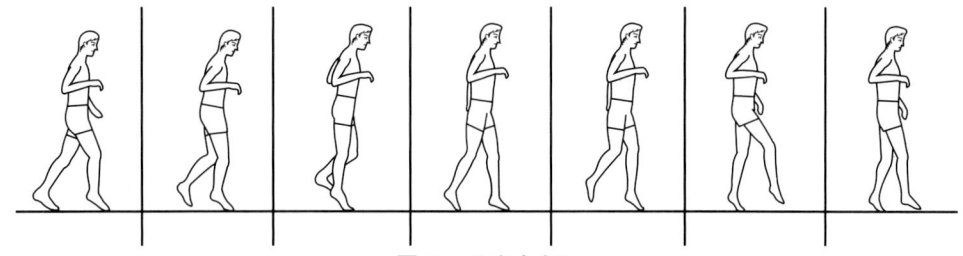

図20　片麻痺歩行

3) 片麻痺の歩行

歩行分析は，①立脚肢の安定機序，②立脚肢の接地足の乗り越え，③立脚肢の前方振り出しの3点を重点的に観察する（図20）．

健常者の歩行は，重心移動を最小限に工夫したきわめてエネルギー効率の良いものになっている．これに対して，片麻痺患者の歩行は，痙縮，伸筋共同運動パターン，拘縮，筋力低下などの要素に支配されている．エネルギー効率は悪く，運動負荷もきわめて大きくなっているが，これらの要素を代償して歩行が成立している[18]．

a．足接地

健常者では最初に踵が接地するが，片麻痺患者では，尖足あるいは内反尖足のために，足底あるいは足尖接地になる．内反足の場合には，足底外側縁に接地する．足関節背屈筋が有効でないために，踵揺り軸による踏み返し効果はない．

b．荷重応答期

膝伸展位のために衝撃緩衝がない．尖足の足底接地に伴って下腿三頭筋が伸張され，2関節筋である腓腹筋が膝関節屈筋として作用する．膝折れを防ぐために，体幹を前傾し，股関節を屈曲して重心を膝の前方に移動する．このために膝は過伸展し，反張膝が生じる（図7参照）．

c．立脚中期

体幹前傾，股屈曲位，膝伸展位，尖足位であるために，足底接地時間が延長し，踵挙上が起こる．内反尖足のために足関節や足部は不安定で十分に体重支持ができない．下腿三頭筋は痙縮で短縮しており，足関節での揺り軸作用による踏み返しは弱い．

股外転筋が弱いと十分に患側への体重移動がむずかしく，健側に傾き沈み込むTrendelenburg現象を呈したり，相対的に股内転筋の痙縮が強くなり，患脚交差が生じる．

d．立脚終期

足関節背屈がなく，反張膝，股屈曲，前傾姿勢になっている．踵挙上が起こっても，足部底屈筋群は十分に働かず，前足部揺り軸による踏み返しは起こらない．このために対側健脚のステップが短くなる．

e．前遊脚期

股関節や膝関節の屈曲が不十分のために，足部離地が困難である．足部底屈筋群による足趾揺り軸の蹴り出しはみられない．足部離地のために，股関節外転，骨盤挙上，あるいは健側下肢の伸び上がりや爪先立ちの代償運動がみられる．

股伸筋や股屈筋の筋力低下があると，患脚振り出しがいっそう困難になる．

f．遊脚前期

膝関節伸展位が持続しており，股関節は十分に伸展位になっていないために，大腿の前方振り出しのモーメントは不十分であり，ステップは短くなる．

g．遊脚中期

大腿四頭筋の痙縮や，大腿二頭筋の筋力低下による膝屈曲不十分や，足関節背屈不十分のために，足尖が床に触れたり，つまずく原因になる（メモ 6）．

h．遊脚後期

股関節屈曲，膝関節伸展，足関節背屈ともに不十分で，短いステップで前方進行が終了する．

4) 歩行障害とその対処法

片麻痺歩行による異常とその原因と対応を表 12 に示している[19]．筋力低下に対しては筋力強化が必要である．また痛みが原因で筋力低下を呈する場合もあり，その原因に対するアプローチ，物理療法や薬物治療も必要である．痙縮が原因の場合には，これに対する治療が必要である（表 5 参照）．

6．脳卒中片麻痺の下肢装具

従来の金属支柱付短下肢装具，プラスチック短下肢装具に加えて，足継手付プラスチック短下肢装具が商業ベースで入手可能になり，片麻痺の下肢装具は百花繚乱の相を呈し，むしろその選択に悩むほどである．

処方頻度においては，プラスチック AFO や足継手プラスチック AFO が金属支柱付 AFO を凌駕している状況である．これは必ずしも前者が機能的に後者より優れており，後者の代替ができることを反映したものでない[20]．外見や商業主義に影響された状況は，処方する医師や訓練士の金属支柱付 AFO に付随する靴型装具や足装具の重要性や有用性に対する認識不足を招いていることは残念である．義肢装具士が足部装具（foot orthosis：FO）を製作する機会が少なくなり，ひいては技術力の低下を招く危険性がある．

1) 下肢装具処方の原則

片麻痺における痙縮，伸筋共同運動パターン，筋力低下などによる内反尖足変形・拘縮によって，代償的に反張膝，股関節屈曲拘縮，体幹前傾をきたしている場合が少なくない．

• メモ 6 •

下垂足と尖足について

下垂足（drop foot）の場合には，ポリオ，腓骨神経や坐骨神経損傷など下位運動ニューロン疾患で，足関節の底屈筋の筋力は比較的正常であり，背屈筋の筋力低下がある場合に用いられることが多い．これに対して，尖足（pes equinus）は，脳卒中や脳性麻痺など上位運動ニューロン疾患で足関節背屈筋より底屈筋の筋緊張が相対的に強くなっている場合や，底屈位で拘縮に陥っている場合に用いられる．下垂足でも尖足でも，遊脚期に足尖が下がっているために，足尖が引きずったり，代償的に膝を高く挙げたいわゆる鶏足（にわとり歩行：steppage gait）になる．英語表示ではいずれも drop foot である．

表12 歩行障害の原因と対処法

異常	原因	対処法
立脚期		
足接地		
1. 尖足接地	尖足拘縮	尖足の矯正，踵補正，足底補正
	足底屈筋の痙縮	痙縮抑制
2. 足底外側縁接地	内反拘縮	内反の矯正，足底補正
	内がえし筋の痙縮	痙縮抑制
3. 踵踏み返し欠如	足関節背屈筋のコントロール不十分	筋力強化，足関節底屈制限，踏み返し補助
荷重応答期		
4. 衝撃緩衝の欠如	膝伸展位で足接地	踵補正
5. 膝折れ/膝不安定	腓腹筋の痙縮	痙縮抑制，膝固定
	股/膝/足関節伸筋のコントロール不十分	筋力強化，膝固定
	固有感覚障害	膝固定
立脚中期		
6. 早期踵挙上	尖足	尖足矯正，踵補正
7. 足関節・足部不安定	内反尖足	内反尖足の矯正，足関節・足部の安定化
8. 足関節踏み返し欠如	足底屈筋のコントロール不十分	筋力強化，踏み返し補助
9. 体幹前傾	尖足	尖足矯正，踵補正
10. 股関節屈曲	尖足	尖足矯正，杖の使用
11. 反張膝	尖足	尖足矯正，膝固定
	大腿四頭筋筋力低下	筋力強化
	足底屈筋の痙縮	痙縮抑制
12. 側方体重心移動ができない	股外転筋/伸筋，膝伸筋	筋力強化
	足底屈筋のコントロールが不十分	
	バランス障害	伸展下肢への体重移動，膝固定
13. 健側に骨盤が落ち込む	股外転筋コントロールが不十分	股外転筋の筋力強化，杖の使用
14. 下肢の交叉	股内転筋の痙縮	痙縮抑制
	股外転筋のコントロール不十分	筋力強化
立脚終期		
15. 足関節背屈がない	尖足	背屈補助
	足底屈筋痙縮	痙縮抑制
16. 前足部踏み返し欠如	足底屈筋コントロール不十分	踏み返し補助
前遊脚期		
17. 足部離地が困難	伸筋共同運動パターン	足部離地の代償運動：骨盤挙上，健側下肢の伸び上がり/爪先立ち
18. 足趾踏み返し欠如	足底屈筋の筋力低下	筋力強化，踏み返し補助
	股/膝伸筋の筋力低下	筋力強化
	足趾鉤爪変形	変形矯正
	固有感覚障害	足部固定
	足関節強直	踏み返し補助
遊脚前期		
1. 大腿の前方振り出し不十分	股関節周囲筋のコントロール不十分	筋力強化
	骨盤回旋が不十分	骨盤回旋を刺激する
	固有感覚障害	抵抗性/介助運動や感覚入力を増やす
遊脚中期		
2. 股屈曲が不十分	股屈筋の筋力低下	筋力強化
	固有感覚障害/患肢無視	感覚入力を増す負荷歩行
	大腿四頭筋の痙縮	代償運動：分回し歩行，骨盤引き上げ，健脚の伸び上がり，体幹後傾の指導
3. 膝屈曲が不十分	膝屈筋のコントロールができない	筋力強化
	大腿四頭筋の痙縮	代償運動：分回し歩行，骨盤引き上げ，体幹側方移動，体幹後傾，健脚の伸び上がり
4. 足背屈不十分	立脚後期で膝屈曲がない	足底筋筋力強化(蹴り出しを改善する)
	固有感覚障害	足関節固定
	尖足	背屈補助
	足底屈筋の痙縮	痙縮抑制
	足背屈コントロール不十分	筋力強化
	固有感覚の障害	足関節固定
遊脚後期		
5. 膝伸展が不十分	ハムストリングの痙縮	痙縮抑制
	固有感覚障害	足関節固定
	膝屈曲拘縮	ストレッチング/肢位矯正
	大腿四頭筋の筋力低下	筋力強化
	筋力低下による健肢立脚時間の短縮	筋力強化

(Savinelli[19] より改変)

内反尖足変形・拘縮をどのように矯正するか，あるいは足関節や足部を安定させるかが重要なテーマである．下肢装具の原則にはFO＞AFO＞KAFO＞HKAFOの使用順序がある[21]．さらにAFOのなかにFOが含まれており，足部の矯正あるいは安定化にはFOの機能が不可欠である．

痙性や拘縮が軽度あるいは中等度の症例に対して，簡便性からプラスチックAFOが頻繁に使われる．しかし，プラスチックAFOにはFOの機能はわずかしかないために，内反尖足変形・拘縮に

表13 脳卒中片麻痺患者に用いられる下肢装具

長下肢装具
　(1) 金属支柱付
　(2) プラスチック
膝装具
短下肢装具
　(1) 金属支柱付
　　両側支柱付
　(2) プラスチック
　　靴べら型，Teufel型（オルソレン），オルトップ，湯之児式など
　(3) 足継手付プラスチック
　　(a) 金属製
　　　　PDC (Fillauer), Camber Axis Hinge, Scotty, Gaffney
　　(b) プラスチック製
　　　　Gillette, Tamarack, Oklahoma, 大川原式, Saga,
　(4) その他
　　RIE (reformation of inversion and equinus) ストラップ
　　トウアップ (toe-up) 装具
足部装具
　靴型装具（整形靴）
　足装具

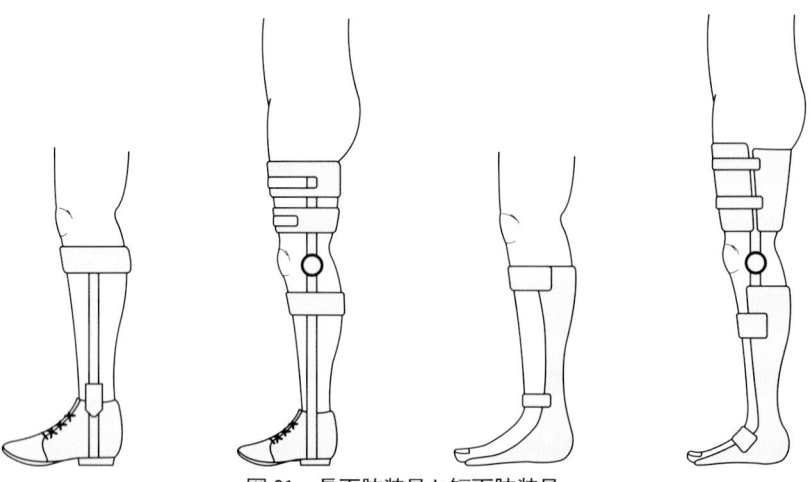

図21 長下肢装具と短下肢装具

長下肢装具（KAFO）や短下肢装具（AFO）でも，支持部が金属支柱かプラスチック支柱かによって2種類に大別できる．膝の著明な不安定がある場合にはKAFOが適応になる．AFOでは足関節のコントロールを行う．

対する矯正力は不十分である．

2）下肢装具の種類

脳卒中片麻痺の患者に用いられる下肢装具の種類には，長下肢装具，短下肢装具，足部装具などがある（**表 13**）．

a．長下肢装具

長下肢装具は大腿より足底に及ぶ構造をもち，膝関節と足関節の動きを制御する．大腿支持部が，金属支柱かプラスチック支柱かによって，2種類に大別できる（**図 21**）．膝不安定や大腿四頭筋の筋力低下がある場合に用いる（**表 14**）．金属支柱には，両側と片側支柱付があり，さらに坐骨支持がある．

表 14　長下肢装具の処方適応

1．下肢全体の支持性の低下
1）重度遷延性弛緩性麻痺
2）重度感覚障害
3）視空間失認／無視
2．膝支持性の低下
1）反張膝
2）膝折れ
3．下肢屈筋共同運動パターンの優位
4．膝関節変形・拘縮

b．短下肢装具

短下肢装具は下腿より足底に及ぶ構造をもち，足関節の動きを制御する．下腿支持部が，金属支柱かプラスチック支柱によって2種類に大別できる．さらに，最近，支持部がプラスチック支柱で，足継手が付いたAFOが広く用いられるようになってきている．

(1) 金属支柱付

金属支柱を使うために，変形矯正に有利で，痙縮が強くとも足部の保持が可能である．最大の特徴であり長所は，靴型装具を取り付けられることである．これによって，足部の変形や拘縮の矯正を行ったり，足部を安定化することができる．プラスチックAFOでは足部の著明な変形・拘縮の矯正はできない．

(2) プラスチック

軽量で外見がよいことから，金属支柱付AFOに代わって，プラスチックAFOがよく処方されるようになった．足関節固定の程度によって，硬性（rigid）タイプと可撓性（flexible）タイプの2種類に大別される．また支持部の位置によって，後方支柱，前方支柱，側方支柱，らせん型支柱に分類している（**図 22**）．靴型装具が取り付けられないために，重度の痙縮，変形や拘縮の矯正に対応できない．

(3) 足継手付プラスチック

足継手付プラスチックAFOは，プラスチックAFOに足継手を付けたものである．足継手の機能によって制御型と可撓型に大別できる（**図 23**）．

①制御型：足継手で足関節を任意の角度に制御し，より正常歩行パターンを目指したものである．近代装具史に残る傑作であるクレンザック継手をプラスチックAFOで取り付けたもの（Plantar/Dorsi Control：PDC）や，ヒンジ継手（大川原，Gaffney，Comber，Selectなど），遊動式にして足部後方に運動制御装置を付けたプラスチックAFO（Oklahoma，Scottyなど）がある．金属支柱付AFOとプラスチックAFOの長所を取り入れたハイブリッドである．従来の金属支柱付AFOは，クレンザック継手あるいはヒンジ継手付プラスチックAFOにとって代わられるようになってきている（**表 15**）[22,23]．

②可撓型：SagaプラスチックAFO，Gillette，TamarackのプラスチックAFOはたわみ式足継手で，プロピレンやウレタン素材の可撓性によって，より生理的な足関節の底屈・背屈運動を実現

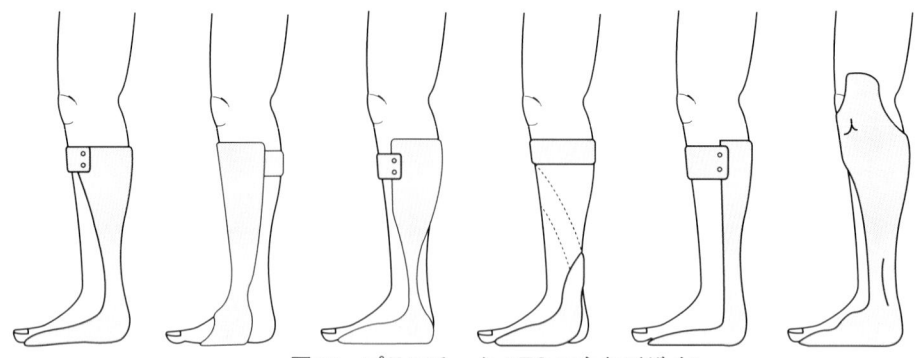

図22 プラスチックAFOの主なデザイン

後方支柱（靴べら）型，前方支柱（湯之児）型，側方支柱（Saga）型，らせん型支柱，後方支柱型/可撓性（オルソレン），顆上部型などがある．

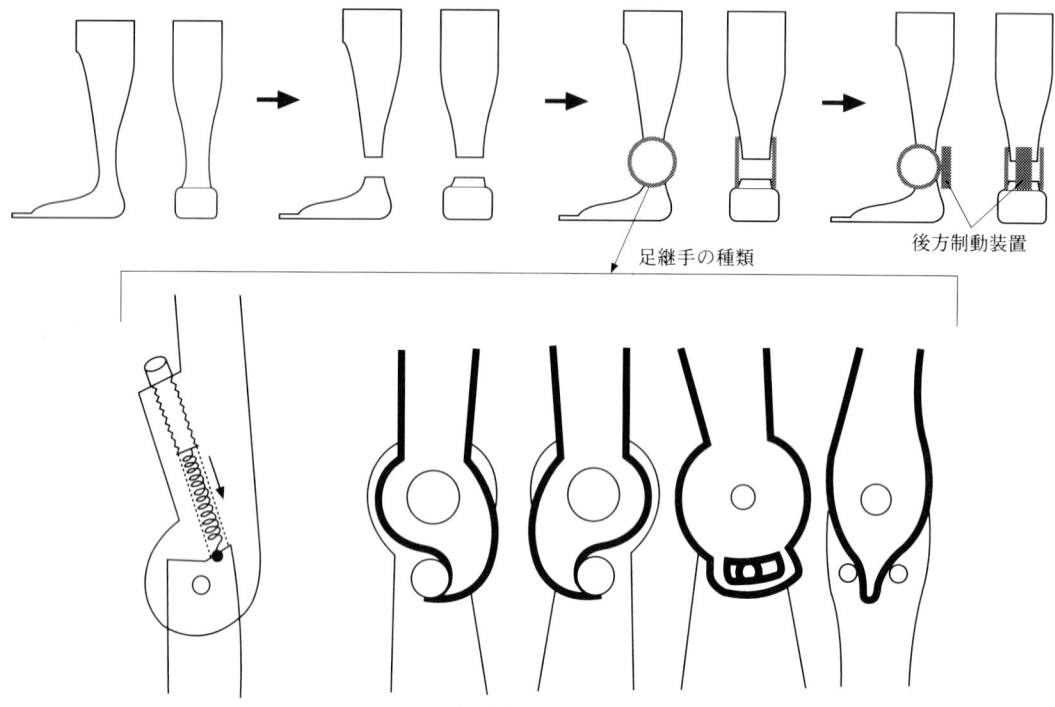

図23 足継手付プラスチックAFO

プラスチックAFOを支柱部と足部に分離し，その間に足継手を挿入している．後方に制動装置を取り付ける場合もある．

表15 PDC足継手付プラスチックAFO

長　所	短　所
足関節の角度を任意に制御できる 矯正・固定力が強い 外見がよい 金属支柱付AFOより軽量 屋内外の兼用が可能 上履き靴を変更できる	製作後に手直しが困難 製作技術を要する 製作時間がかかる

表16 たわみ式足継手付プラスチックAFO

長　所	短　所
足継手軸がより足関節軸に近い 底・背屈が容易である 素材の可撓性による制御である 製作工程が容易 軽量である	矯正・固定力が弱いなど プラスチックAFOに準じる

している（表16）．

c．足部装具

靴型装具と足装具があり，足の変形・拘縮に対して矯正あるいは固定性を目的として処方される．片麻痺患者には，通常，金属支柱付AFOに靴型装具を取り付けて，必要に応じて靴の中に足装具を足底挿板（靴インサート）として用いる[24,25]．

(1) 靴型装具

内反尖足位がある場合，歩行中に踵が抜けやすいのでチャッカ靴や半長靴を用いる．変形・拘縮に対しては，整形靴自体の補強，踵での補正，靴底での補正の3つで対応する[26,27]．

①整形靴による補強

月形しん：踵や足関節が固定される部分であり，月形しんを硬くし，延長することによって，側方安定性が確実になる．

ふまずしん（シャンク）：靴の足底にあり外側縦アーチの支持の役目を果たしている．このスチールシャンクを延長することによって，足底部に安定性を与えることになる．

②踵での補正

踵（ヒール）は足部の変形や拘縮の矯正，安定性にきわめて重要な役割を果たしている．

踵の形態：外側フレアヒールや逆トーマス踵（外側シャンクフィラー）によって内反傾向を予防する．

踵の固さ：足関節の強直や拘縮がある場合，床からの衝撃を吸収し，底屈・背屈や回内・回外の補助モーメントを与えることによって，足関節の踏みだし/蹴り出しを補助する．SACH（solid ankle cushion heel）踵，カットオフ（cut-off）踵は足関節の底屈・背屈に対して，キール（竜骨keel）踵は回内・回外方向の踏みだしを補助する（メモ 7）．

踵の傾き：踵に傾きを付けた内側楔や外側楔が内反変形に用いられる．

③靴底での補正

靴底にロッカーバー（rocker bar），内側・外側ソールウェッジ（sole wedge），中足骨バー（metatarsal bar）を靴底のふまずに取り付けて，踏み返しを補助したり，内反や尖足の矯正を行う（第1章p31参照）．

• メモ 7 •

キール踵

キール（keel）は竜骨と訳されている．船首から底を通って船尾まで貫通し船を支える材．
踵は硬い中心部（竜骨部）と外側クッション部分からなっている．

(2) 足装具

足底挿板によって痙縮抑制，変形・拘縮の矯正や安定性を確保する．

d．膝装具

反張膝の矯正に用いられる（「第3章 5 成人膝関節疾患」参照）．片麻痺に合併した反張膝は，尖足拘縮による二次的に生じたものであることから，0°底屈制限 AFO が有効になる．

3) 短下肢装具の生体力学

脳卒中麻痺に伴う変形・拘縮や異常歩行に対する装具の工夫についてみていく．

a．尖足防止と反張膝

クレンザック足継手で 0〜−10°底屈制限（後方制動）を行う（メモ8）．プラスチック AFO では傾斜角度を通常足関節 0°あるいは背屈 5°に保持して尖足を防止する．

片麻痺患者の反張膝は，痙縮を伴った尖足歩行によって二次的に生じたものであることから，膝装具よりむしろ AFO のほうが適している．

弛緩性麻痺や足関節の不安定性がある場合，ダブルクレンザック継手を用いて，後方制動と同時に逆クレンザックで前方制動を行う（調整式 2 方向制御）．

b．足関節の背屈補助

クレンザック足継手のロッドの代わりにスプリングを用いることによって背屈補助を行う．プラスチック装具では，下腿支柱の長さ，素材，足部の周径によって決まる可撓性によって背屈が補助される．たわみ式足継手では，素材の硬度によって背・底屈の可撓性が生じる．

c．内反足の矯正

内反足は距骨下関節が内がえし状態になっている．内反足の矯正には金属支柱付 AFO に T あるいは Y ストラップで外果部を内側支柱に向かって引き寄せる（図 10 参照）．

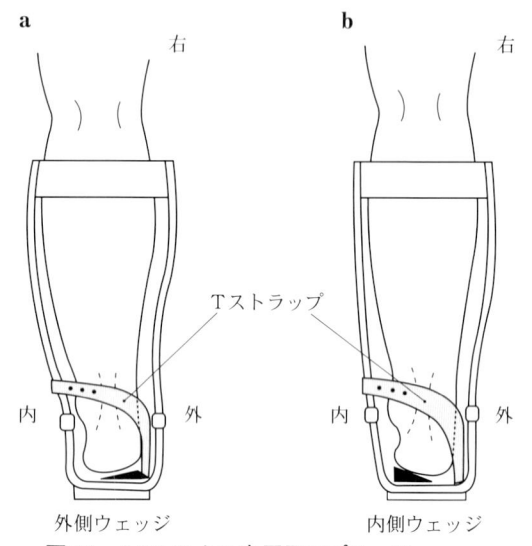

図 24　AFO による内反足アプローチ
内反足の足部装具として，踵ウェッジ（楔）あるいは足底板ウェッジを用いる．
a：flexible の場合，b：rigid の場合
（渡辺[28]より改変引用）

• メモ 8 •

90°後方制動と底屈制限について

足関節の運動表示法はかつて 0〜180°で，90°とは現表示法の底背屈 0°である．後方制動とは，ヒンジやクレンザック足継手でわかるように，ロッドで後方部分を制御し，背屈の制限はないが，底屈を制限することである．90°後方制動では，足継手の後方を制動して，背屈はフリーで底屈制限を 0°とすることを意味している．90°前方制動とは，逆クレンザックを用いて，前方を制御することになり，背屈を制御することになる．「90°後方制動」とか「90°前方制動」という従来からの呼び方で教科書に掲載されていることが少なくない．

同時に，内反足が徒手的に矯正可能な変形の状態では，踵部に外側ウェッジを挿入して過矯正位を補助する．徒手的に矯正ができない内反足では，踵部に内側ウェッジを挿入して足底の支持性を増して，歩行を安定化させる（図24）[28]．

d．痙縮抑制装具

筋緊張を亢進させる刺激をできるだけ除外し，抑制する刺激入力を増やすことが原則である．筋腱停止部に圧迫を加えることによって筋緊張を抑制できるといわれている．顆上部型プラスチックAFOは，大腿骨顆部までプラスチックで覆い，膝にも固定力を与えている．さらに大腿四頭筋やアキレス腱の腱停止部を圧迫することによって痙縮を抑制している[29]．

また湯之児式プラスチックAFOでのように，前方支柱の接触によって足関節背屈筋が促通され，後方の接触面がないために足関節底屈筋が抑制されるといわれている（図22参照）．

4）足部装具の生体力学

足部の著しい変形・拘縮の矯正や安定化には，外科的治療を選択するか，靴型装具や足装具を工夫する必要がある（表17，図25）．

表17　靴型装具の適応

	病因	矯正の目的	具体的な処方
足関節，距骨下関節	関節拘縮	踏み返し確保	ロッカーバー＋踵カット トウアップ（高いさきたま） SACH踵，キール踵
		尖足の補正	踵補高
	関節不安性	不安定性の解消	フレアヒール 内・外側ウェッジ チャッカ靴，半長靴 月形しんの補強 Tストラップの使用
中足部	尖足	底屈傾向の防止 中足骨頭の免荷 足部の靴内確保	踵補高，内側長軸アーチ支え メタタルザルバー チャッカ靴，半長靴
	内反尖足 （可撓性）	外側への荷重	チャッカ靴，半長靴 外側足底ウェッジ 外側フレアヒール 逆トーマスヒール
	内反尖足 （強直性）	体重負荷の均一化 靴底と床面の適合	チャッカ靴，半長靴 内側長軸アーチ支え 外側シャンクの延長 内側足底ウェッジ
前足部	尖足	中足骨頭の免荷	メタタルザルバー ロッカーバー
	槌趾 /鉤爪趾	踏み切り改善 足根部変形の改善	シャンクの延長 基節骨バー，トウアップ

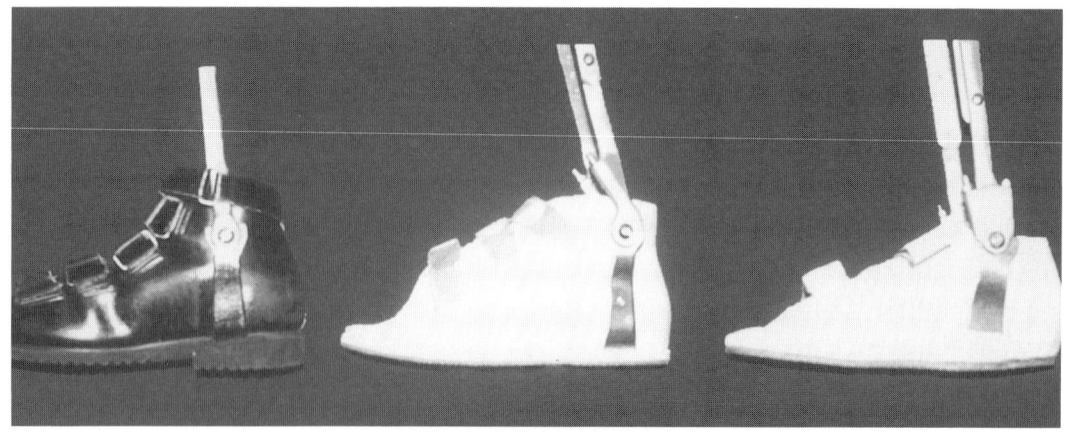

図 25　金属支柱付 AFO
足部の著しい変形・拘縮に対して，靴型装具付 AFO が必要になる．

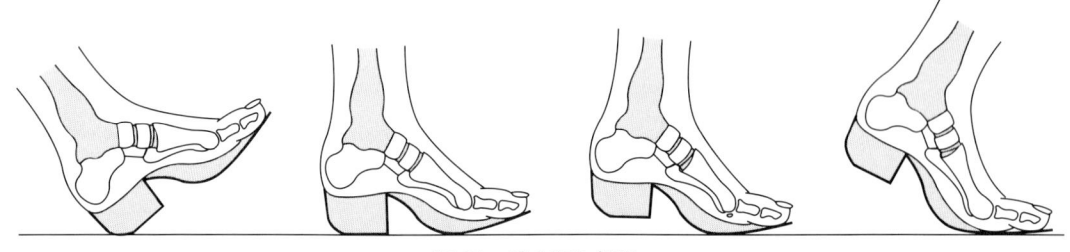

図 26　踏み返し補助
足関節が強直や足継手で固定位になっている場合，踏み返し効果をだすために，SACH 踵を使ったり，靴底の踵をカットする．前足部踏み返しには，ロッカーバーを付ける．
(Marquardt[30]，加倉井[27] より引用)

a．足関節の側方安定性

チャッカ靴や半長靴を用い，月形しんの補強，フレアヒールで安定性を確保する．内反が徒手的に矯正可能な症例には外側ウェッジで矯正位にする．矯正不能の症例には内側ウェッジで安定性を確保する．

b．踏み返し補助

足関節が尖足位で強い拘縮に陥っていたり，荷重応答期で衝撃緩衝が欠如していたり，あるいは足継手で固定位になっている場合，踏み返し効果をだすために踵補正と靴底補正を行う．踵および足関節での踏み返しには，SACH 踵やキール踵を使い，あるいは靴底の踵をカット（カットオフヒール）する．前足部や足趾踏み返しには，ロッカーバーなどを付け，靴前足部と床面のなす角度のトウスプリング（toe spring）あるいはトウアップ（toe up）を強くする（図 26）．

c．内反尖足

踵が抜けないようにチャッカ靴か半長靴にして，外側シャンクフィラー，外側フレアヒールあるいは逆トーマスヒールを付け，踵の内反と中足部や前足部の内がえし傾向を防止する．中足部の底屈傾向に対しては，内側縦アーチサポートを挿入する．

なお前遊脚期で足部離地がむずかしく分回し歩行が著しい場合，健側の整形靴に補高をする．

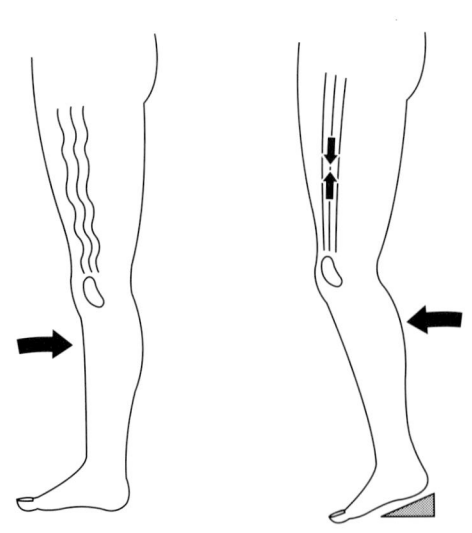

図 27 尖足位による大腿四頭筋の活性化
踵補高による尖足位で，膝屈曲モーメントを与えることによって，大腿四頭筋が伸張され，活性化される． （石神[31] より引用）

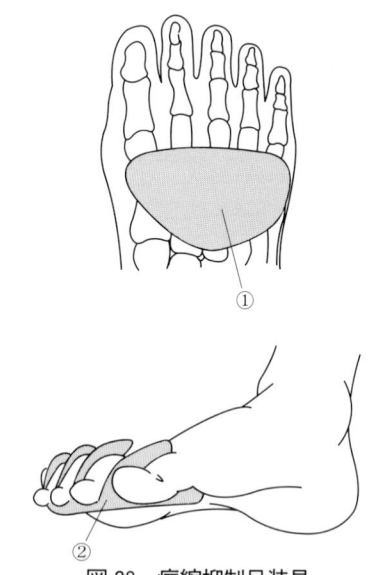

図 28 痙縮抑制足装具
外側中足骨パッドを挿入①したり，足趾開排位②にする． (Lohman[29] より引用)

d．反張膝

膝過伸展位（反張膝）では，大腿四頭筋は短縮状態になっているために，十分な筋力を発揮できない状態になっている．とくに尖足が，徒手的に背屈 0°まで矯正できない強い拘縮・変形の場合は，踵を補高することによって膝屈曲モーメントを与え反張膝を予防し，しかも大腿四頭筋を活性化する[31]．この状態で，大腿四頭筋の筋力強化を行い，膝関節の安定化を図る（図 27）．

e．痙縮抑制足装具

片麻痺患者では，足底の土踏まずに荷重すると，足把握反射や足底支持反射が出現し，前足部の回外，足趾の屈曲が生じる．筋緊張を抑制する刺激を多くするために，外側中足骨パッドを挿入して前足部を回内傾向にしたり，足趾開排位にして足趾底部に荷重することによって足趾伸展が促される（図 28）[29]．

f．鉤爪趾・槌趾

足趾屈筋の痙縮により鉤爪趾や槌趾変形をきたしている場合が多い．足板を足趾尖端まで延長し，トウアップにする．カットオフインソール（cut off insole）にする場合もある（図 29）．

5） 下肢装具の処方

痙縮，内反尖足の変形・拘縮，足関節背屈補助，反張膝の程度によって下肢装具が処方される（図 30）．

a．弛緩性麻痺

弛緩性麻痺の症例では膝不安定や膝折れがあるために足関節や膝の固定が必要になり，靴型装具付の長下肢装具が処方される．Brunnstrom ステージ 2 程度の場合にはダブルクレンザック AFO でもよい．

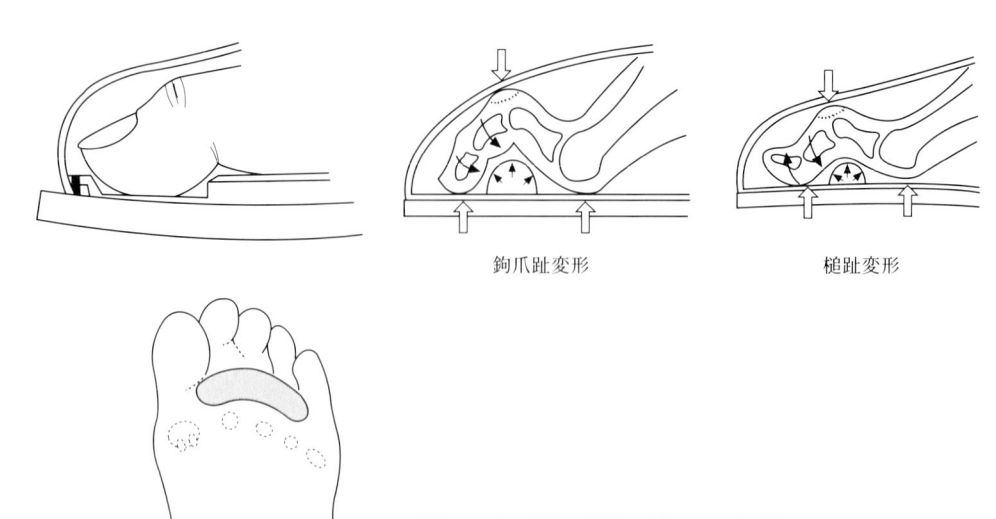

図29 鉤爪趾・槌趾に対する足部装具
カットオフインソール（cut off insole）にしたり，中足骨頭遠位部にバーや足趾クレストを挿入する．
(Micharud[32]，加倉井[27]より引用)

足趾クレストの設置部位
（点線は中足骨頭の位置を示す）

b．痙性麻痺

(1) 重度

痙縮の強さと内反尖足変形の程度は一致していることが多い．Brunnstromステージ3で最も痙縮が強く，Wernicke-Mann肢位になっている．内反尖足も著明であり，反張膝を合併することが多い．このような症例では，クレンザック足継手付AFOが適応になる．内反変形が強い場合には，金属支柱付AFOにTストラップをつける．内反尖足拘縮が強い場合には，靴型装具が必要であり，金属支柱付AFOに取り付ける．

(2) 中等度の痙縮

足部の変形・拘縮がなければ，硬性プラスチックや，足継手付プラスチックAFOが適応になる．

(3) 軽度の痙縮

足部の変形・拘縮がなければ，たわみ式，可撓性プラスチックAFOが適応になる．

c．内反尖足拘縮に対するアプローチ

徒手的に矯正が困難にみえる内反尖足変形でも，体重負荷を行ってみると矯正されることが少なくない．矯正がむずかしい場合，靴型装具や足装具で足底部への体重負荷を均一化し，靴底と床面の適合を図る．

10〜15°の尖足底屈拘縮があると，反張膝や体幹前傾姿勢，あるいは股関節屈曲位の代償姿勢になりながらも立位を維持できる（図7参照）．この角度以上の場合には，立位が困難になる．靴型装具によって足部の安定化を図るか（図31），外科的治療が必要になる．

6) 内反尖足変形に対する外科的アプローチ

ストレッチングなど理学療法，痙縮に対するアプローチ，下肢装具を用いても矯正が困難な症例に対して外科的治療が適応となる（表18，19）[33〜35]．

下腿三頭筋や後脛骨筋の痙縮や短縮が内反尖足変形に関与している．前脛骨筋が内反変形に，長

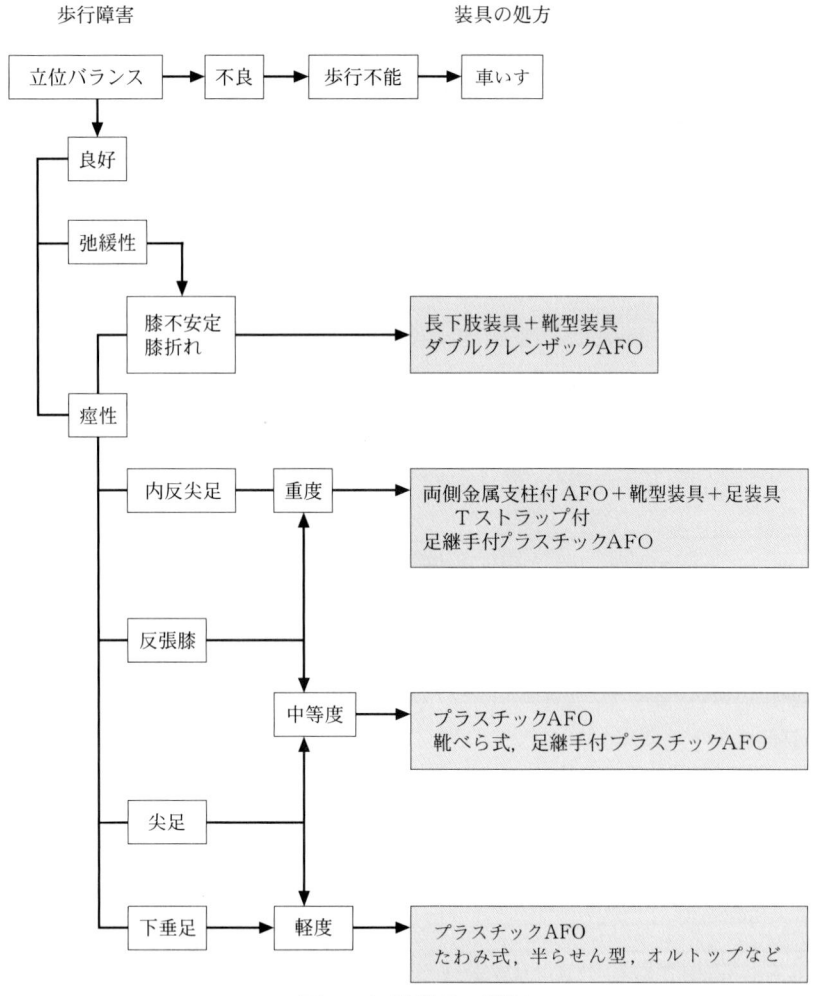

図30 下肢装具の選択

母趾屈筋や長趾屈筋は足趾屈曲変形に関与している（**表8**参照）．

a．アキレス腱延長術

腓腹筋とヒラメ筋の短縮程度によって3つの術式がある（**図32**）[36]．

(1) 腓腹筋短縮の場合

膝伸展位で他動的に足関節背屈制限がみられるが，膝関節屈曲位では背屈が可能の場合，腓腹筋の筋腱移行部で切開し，腓腹筋を延長する．

(2) 腓腹筋とヒラメ筋の短縮が同じ程度の場合

膝伸展や屈曲に関係なく足関節の背屈制限があるときには，アキレス腱延長術を行う．アキレス腱の過延長は立脚中期の足関節荷重安定性を低下させるので，尖足の矯正は他動的に最大5°にとどめるべきである．

(3) 腓腹筋短縮がヒラメ筋より高度の場合

膝屈曲位より膝伸展位のほうが他動的足関節背屈制限がより著明なときには，腓腹筋の筋腱移行部で切開し，さらにヒラメ筋の筋膜部での延長術を行う．

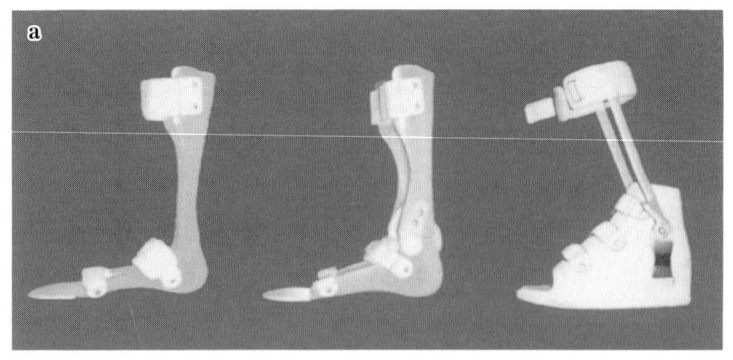

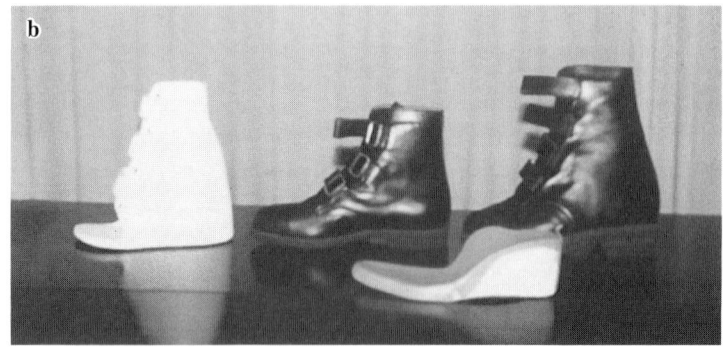

図31 内反尖足拘縮に対する装具
　a：左の金属支柱付AFOを用いる．右，中のプラスチックAFOでは矯正はむずかしい．
　b：尖足拘縮が著明な場合，足部装具によって足部の安定化を図る．

表18　患脚の外科的手術の目的

1. 機能の再建：足背屈力や外反力の再建
2. 変形矯正：足趾変形
3. 拘縮除去：膝屈曲，内反尖足
4. 痙縮・固縮の軽減：股内転筋，足底屈筋，内がえし筋

外科的手術によって訓練が効果的に行われ，装具装着や自助具使用が容易になる．
大腿四頭筋やハムストリングの痙縮については，外科的治療によってむしろ歩行機能が悪化する場合が少なくない．

表19　内反尖足の外科的手術の適応

1. 起立・歩行時に中等度以上の内反尖足になる
2. 理学療法や装具療法で十分な矯正が得られない
3. 治療後，歩行が期待できる
4. 患者のニードと環境に問題ない
5. 禁忌がない：心肺不全など重度の併存疾患，重度の高次脳機能
6. 発症後6カ月以上が経過している

b．内反尖足

(1) 軽度の場合

アキレス腱延長術を行う．内反に対して内果部で後脛骨筋腱切開術を加える．足趾屈曲変形がある場合には，長母趾屈筋腱と長趾屈筋腱の切開術を加える．

(2) 中等度の場合

痙縮が強い症例に対しては，アキレス腱延長のほかに，痙縮の強い腱を選び，前脛骨筋では外側方移行，後脛骨筋では前外方移行，長母趾屈筋では背側移行術を行う（図9参照）．

c．足趾屈曲変形

足趾変形の矯正だけの場合，通常，足趾の足底側基節骨レベルで足趾屈筋腱切開を行う．母趾では中足趾節関節で短母趾外転筋，母趾内転筋，短母趾屈筋なども切離する(図33)．筋腱を完全に切離することが大切で，一部を残した場合，変形が再発する．

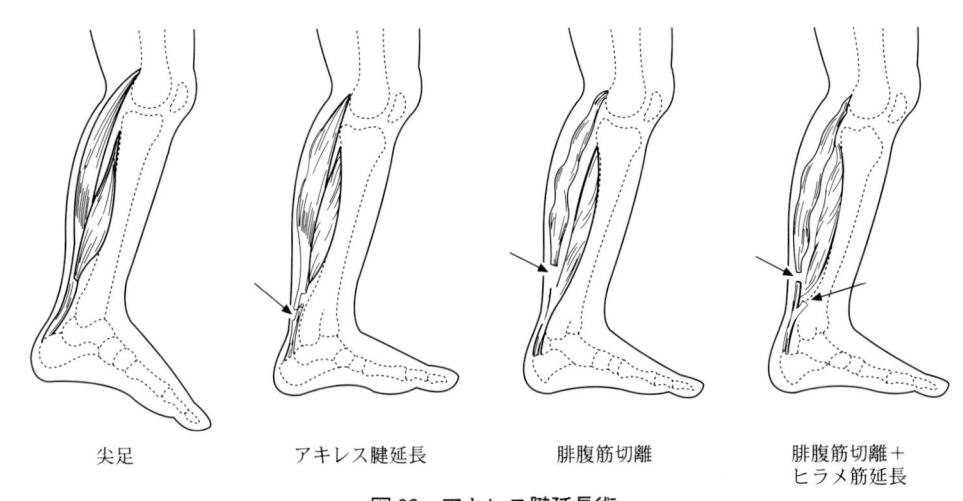

尖足　　　　アキレス腱延長　　　腓腹筋切離　　　腓腹筋切離＋
　　　　　　　　　　　　　　　　　　　　　　　　ヒラメ筋延長

図32　アキレス腱延長術
腓腹筋とヒラメ筋の短縮程度によって3つの術式がある．（岩谷[36]より引用）

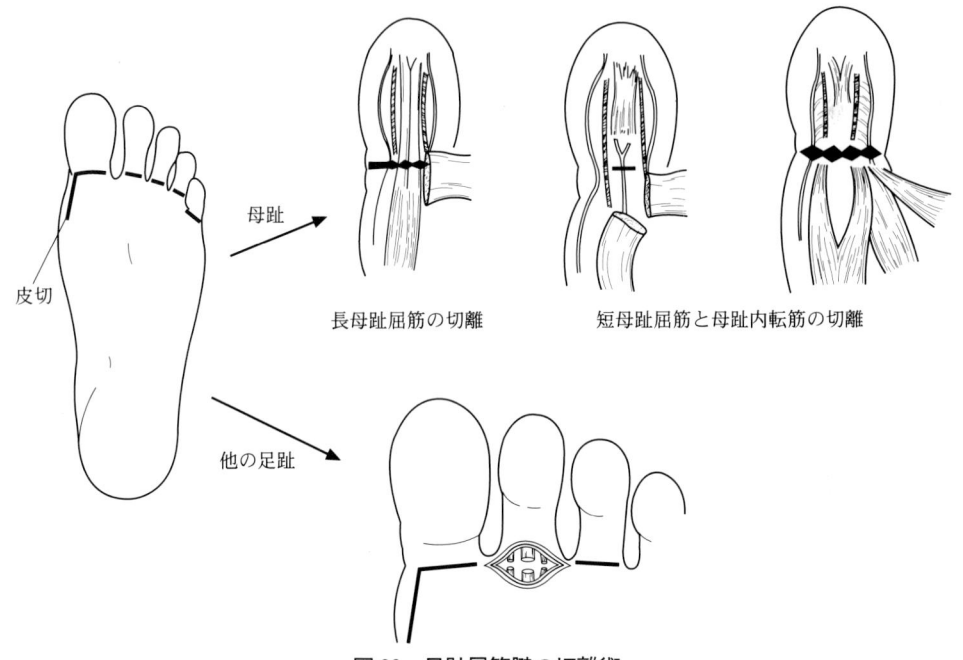

皮切

母趾 → 長母趾屈筋の切離　　短母趾屈筋と母趾内転筋の切離

他の足趾 →

図33　足趾屈筋腱の切離術
足趾変形に対して，足趾屈筋腱切離を行う．（岩谷[36]より引用）

　また，尖足や内反尖足のために，術前は足趾屈曲が目立たないこともあるが，尖足が矯正されると屈筋腱の短縮に伴って，足趾屈曲変形が生じることがあるので，術中，尖足矯正後に足趾を他動的に完全に伸展できない場合，切腱術を行う．

7）適合判定

　装具療法においては，適応決定，処方，採型・採寸，仮合わせ，適合判定，完成，装着訓練，フォローアップまでいくつかの段階があるが，適合判定（チェックアウト）は医師が主導権をもって

施行する重要な項目である．

最初にできあがった装具が処方内容と一致しているか照合する．次に，各パートの座位と立位，さらに歩行時で適合判定をする．最後に，装具を取りはずし，皮膚の状態を調べる．

7. 杖

片麻痺患者では下肢装具と並んで杖が必要となることが多い．

1) 杖の目的

杖の一般的な目的は，①免荷，②歩行の安定性の獲得，③歩行時の駆動と制動の3つある．片麻痺患者では，とくに歩行の安定性のために杖を用いる．尖足拘縮，反張膝，股関節屈曲のために重心線が足の前方にくるために，杖を使うことによって支持基底面を大きくし，立位バランスをよくする必要がある（図34）[37]．また股関節外転筋の筋力低下や足部変形・拘縮に伴う側方不安定性に対して杖が必要になる．

2) 杖の種類

歩行バランスの改善を目標にした訓練初期には，支持基底面がより大きくなる歩行器杖（walk-cane），四点杖，三点杖が用いられる．この順序で，安定性に優れるが，その分だけ重量が増す．歩行バランスの改善に伴ってT字杖が用いられる．

3) 杖の長さ

直立位で，足先より15 cm前方，15 cm外側に杖の先を置き，腰に引きつけ，肘を30°屈曲位で，杖を握った位置で計測する．ほぼ大転子の高さに一致している（図35）．しかし，最終的には，患者の姿勢，歩き方，好みなどの要素も考慮して，杖の長さを決定する．

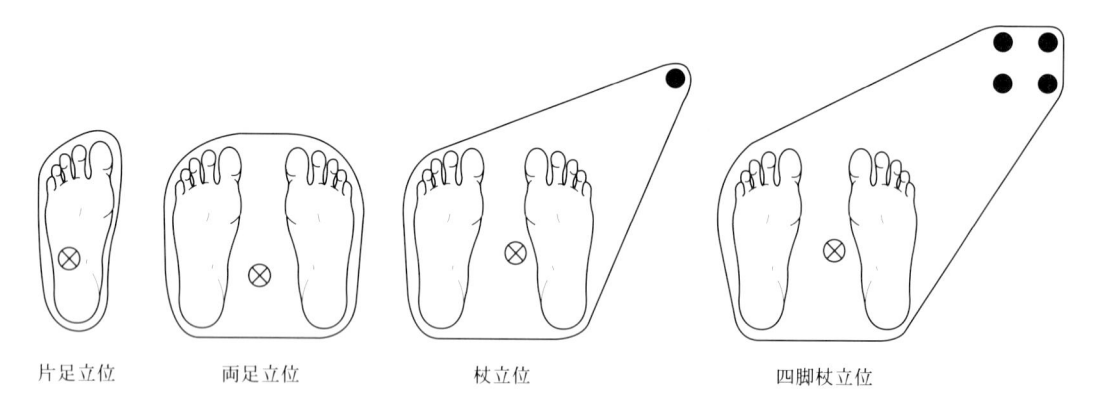

片足立位　両足立位　杖立位　四脚杖立位

⊗：体の重心線の投影点，●：杖接地点

図34　杖の種類と支持基底面

立位姿勢の安定性は，重心の位置と支持基底面の広さが関係している．安定性を保つために，重心線が支持基底面内に入っている必要がある．基底面が大きければ安定性が増し，転倒防止の効果が増す．

片脚立位，両脚立位，T字型杖，四点杖の順に基底面が大きくなる． (Joyce[37] より引用)

4) 杖歩行訓練

杖歩行の仕方には2通りある（図36）[39]．

a．3動作歩行

健側上肢に杖を持ち，①杖を出し，②患脚を出し，③健脚を出し，常時2点支持歩行になっている．

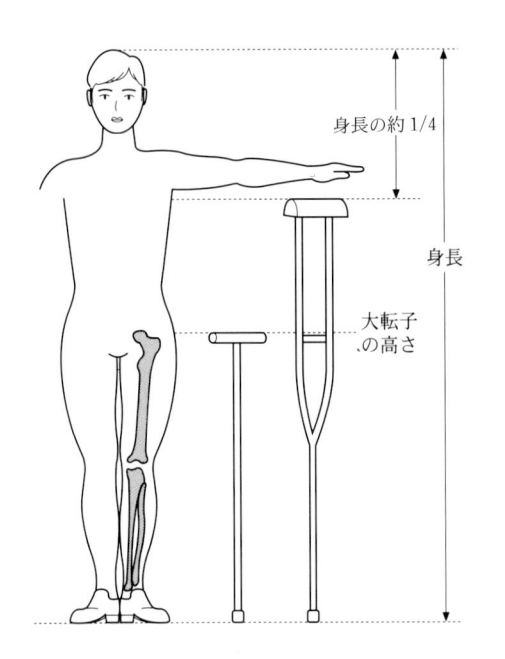

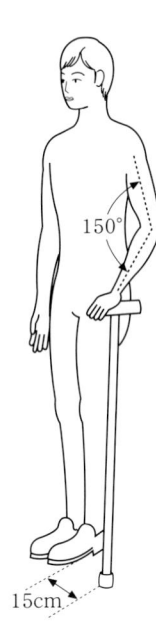

図35 杖の長さと計測方法（服部[38]より引用）

直立位で，足先より15 cm前方，15 cm外側に杖の先を置き，腰に引きつけ，肘を30°屈曲位で，杖を握った位置で計測する．ほぼ大転子の高さに一致している．

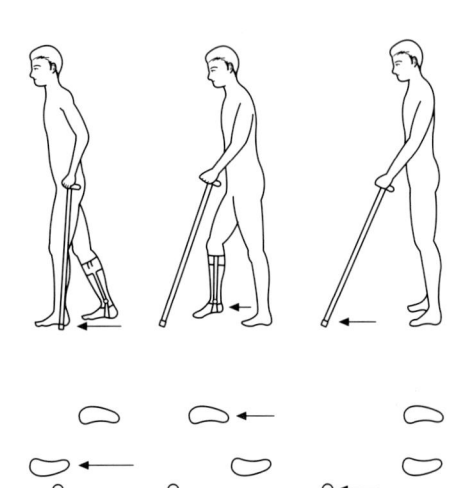

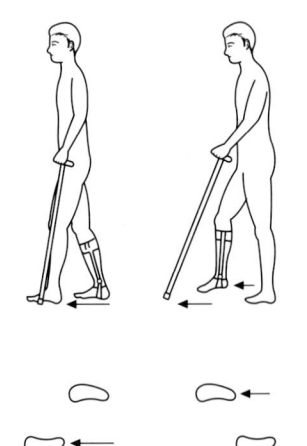

常時2点支持歩行（3動作歩行）
①杖を出す．②患脚を出す．③健脚を出す．

交互2点1点支持歩行（2動作歩行）
①杖と患脚を同時に出す．②健脚を出す．

図36 杖歩行の訓練
片麻痺が軽くなると，3動作歩行から2動作歩行になる．（服部[39]より引用）

b．2動作歩行

健側上肢に杖を持ち，①杖と患脚を同時に出し，②健脚を出す．交互2点・1点支持歩行である．

通常 Brunnstrom ステージ3, 4では2点と3点動作歩行の両方がみられるが，ステージ5, 6になると，2点動作歩行になっている[40]．

8．車いす

歩行が禁忌であったり自立しない場合，移動の手段として車いすが用いられる．駆動方式によって電動と手動がある．片麻痺の運動能力の観点から通常は手動車いすが処方される．さらに使用者自身が後輪を駆動する普通型車いすと，介助者が操作する介助型車いすに大別される．車いすの使用者，目的，使用環境によって，車いすの処方内容が異なる（表20）[41,42]．

表20 車いすの処方内容を決定する因子

使用者	障害の特性と程度 身体寸法 体重 能力 　座位バランス 　駆動能力 　移乗能力 　操作能力
使用目的	常用 作業用 スポーツ用 介助用 格納用（自動車積載など）
使用環境	家庭 屋外 作業上

1) 車いすの処方内容

a．使用者の特徴

車いすが必要な脳卒中片麻痺患者には，高齢，再発，重複障害，併存疾患などのために歩行の実用性が乏しい症例が多い．

b．使用環境と目的

使用環境は，住宅内における移動より，通院，通所，レクリエーション参加など屋外で用いられることが多い．また，自力走行よりむしろ介助者が押している状況が多い．

しかし，家族や介助者はできるだけ多くの機能が付いた普通型車いすを望むことが多く，実際に普通型車いすが処方されている場合が多い．

さまざまなオプションを付け足していけば，それだけ重量も増加し，操作も煩雑さを増していく．社会参加の機会を有効に使い，屋外使用頻度を高めるためには，車積載への格納性があり，介助を容易にした手押し式車いすの処方が望ましい．

2) 片麻痺患者用車いす

アームレスト（肘当て）は，座位保持，肩亜脱臼の支持，移乗動作の際の支えとしての役割を果たしていることが多い．このために，片麻痺患者ではデスク型は不適当のことが多い．また側方への移乗で邪魔になる場合には着脱式にする．

下肢の痙縮が強く，フットプレートから足部が落ちる場合には，足部ストラップ，爪先止め，踵受けを追加する．

a．手押し式

後輪が小さく，軽量でコンパクトに折り畳むことができ，持ち運びに便利である．安全確保のために，介助ブレーキや安全ベルトを処方する．

b．片手駆動式

　左右の駆動輪を回す2つのハンドリムが片側にあり，片麻痺患者が健側上肢で2つのハンドリムを操作することになる．直進走行時には，2つのハンドリムを同時に把持し，左右に曲がるときに別々に操作する．

　麻痺側のハンドリムをはずす場合もある．この場合には，全重量が軽量化し，全幅を小さくできる．進行方向の操舵は健側足で操作することになる．

　足で駆動する場合，レッグレスト（下腿ささえ）は取り付けない．

c．前輪駆動式

　トラベラー車ともよばれており，駆動のための大車輪が前方に付けられている．操作上，上肢の屈筋群を有効に使うことができず，力および速度が出せないので，敏速な行動がむずかしい．自在輪（キャスター）が後方に位置しているために，凸凹道の走行はむずかしい．しかし，操作が簡単で，練習なしで乗車，走行が可能である．高齢者向きである．

9. 上肢装具

　脳卒中片麻痺における下肢機能は下肢装具などの使用によって70％くらいが歩行可能になる．これに対して，上肢機能は逆に70％近くが非実用的のままである[43]．

1）肩関節亜脱臼と痛み

　片麻痺発症より肩関節周囲筋の弛緩性麻痺によって一次障害として肩関節亜脱臼が生じる．しかし急性期では安静臥床のために気づかれず，座位になってはじめて発見されることが多い．しかも，この時点で，亜脱臼自体が肩の痛みの原因になっているとは限らない．寝返りや移動の介助の際に，患肢が無理な肢位を強制される危険がある．さらに，ベッドサイドにおける他動的関節可動域訓練の際に，亜脱臼の状態で関節包，靱帯，筋腱，腕神経叢などが過伸展され損傷される危険もある（図37）．

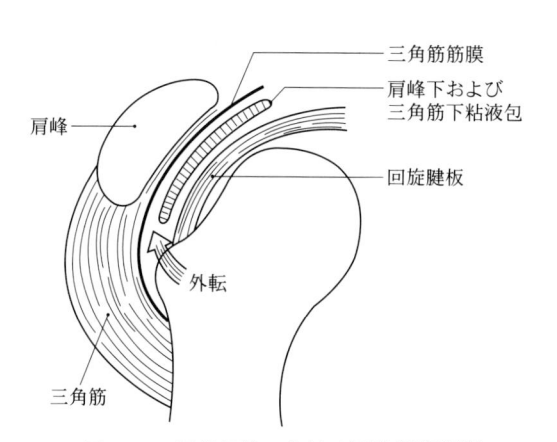

図37　肩外転位における回旋腱板損傷
肩関節可動域訓練で外転80°以上では，肩外旋位にして行う．肩内旋位のままでは，上腕骨大結節と肩峰の間に回旋腱板が挟まれて損傷される．

表21　片麻痺の肩の痛みの原因

亜脱臼
廃用症候群：変形や拘縮，浮腫
誤用症候群：強制肢位による関節包や靱帯の微小損傷
肩手症候群
腕神経叢損傷：腋窩部の過伸展による腕神経叢損傷
腱板損傷：肩関節の過伸展

2) 肩亜脱臼のメカニズム

片麻痺の肩関節には亜脱臼や，廃用症候群による肩関節周囲炎，浮腫，変形・拘縮，さらに誤用症候群による関節包や靱帯損傷によって肩の疼痛あるいは肩手症候群（shoulder-hand syndrome）が生じる（表21）．

肩関節は肩甲骨関節窩と上腕骨頭間の多軸性の球関節である．上腕骨頭が関節窩より3倍の大きさがあり，骨性構造は不安定である．関節窩周囲の関節包，烏口上腕靱帯，三角筋などが力学的弱点を補強している．さらに，回旋筋群が肩関節安定化機構として作用している．

a．ロッキング機構

上腕骨頭の下方脱臼を防止しているのは，垂直方向に作用する三角筋，上腕二頭筋，上腕三頭筋長頭であると従来考えられてきた．しかしBasmajianら[44]の筋電図による検索によって，むしろ水平走行している回旋腱板筋（rotator cuff muscles）（肩甲下筋，棘上筋，棘下筋，小円筋）が主要関与筋であり，三角筋後部が若干関与していることが明らかになった．さらに関節窩は形態学的に5°上向きの傾きをもった斜面を形成している．この上腕骨頭の下方脱臼防止機序をロッキング機構（locking mechanism）とよんでいる[45]（図38a）．

b．関節窩のアライメント

上腕骨頭の関節窩でのロッキング機構が働くためには，関節窩は上向きになっていることが必要である（図38b）．関節窩が下向きになるような肩甲骨のアライメントでは，ロッキング機構は無効になってしまう．このような状況は，肩甲骨の下方回旋と上腕骨が外転位になり相対的に肩甲骨が下方回旋になった場合である（図38c）．

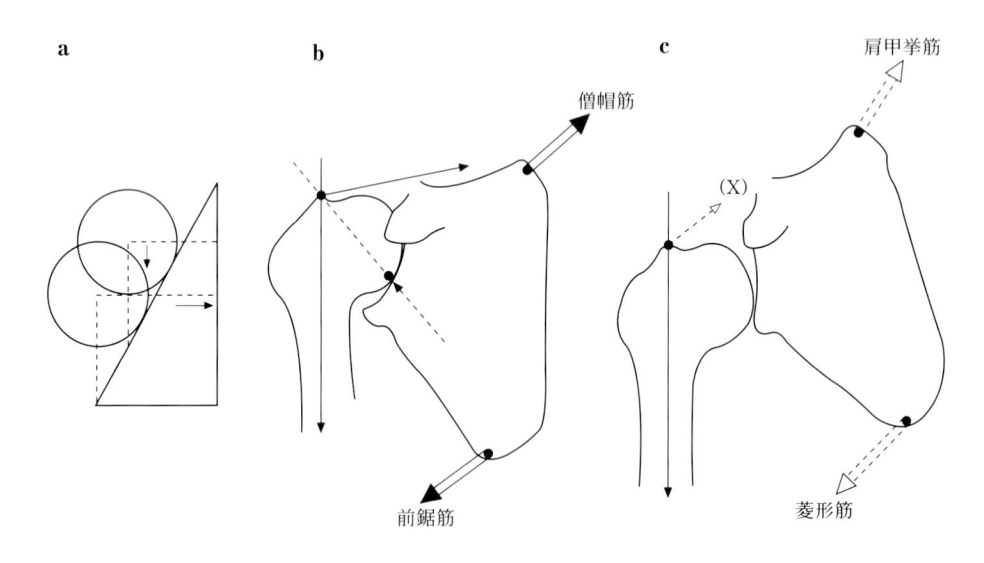

図38 肩関節の亜脱臼防止メカニズム
a：肩関節のロッキング機構．斜面での骨頭落下に伴って回旋腱板筋による水平引っ張り抵抗が大きくなり，落下は抑制される．
b：僧帽筋や前鋸筋の作用によって上方回旋位で関節窩は上向きになっている．
c：片麻痺肩では，肩甲挙筋や菱形筋が優位になり，肩甲骨は下方回旋位になり，ロッキング機構が働かない．

(Basmajian[45]，浅山[46]より引用)

c. 肩甲骨の下方回旋

弛緩性麻痺に伴って上肢の重量によって烏口上腕靱帯などの軟部組織を介して，肩甲骨は下方回旋位になる．さらに回旋筋の弛緩性麻痺も加わり，関節窩のロッキング機構は無効になり亜脱臼が生じ，さらに肩関節は不安定になる[46]．

弛緩性麻痺から他の筋に先駆けて上腕二頭筋の筋緊張亢進が生じる．肘屈曲と同時に上腕骨外転位になり，肩甲骨の下方回旋が生じる．

さらに上肢の屈筋共同運動パターンによって，肩甲骨は内転あるいは下方回旋になる（表1参照）．したがって，痙縮が強い症例では，筋緊張に伴って三角筋や回旋腱板筋が働き，上腕骨頭の挙上や内方移動が生じてもロッキング機構は有効に作動しないために，亜脱臼位は完全に整復されない（図38 c）．

d. Brunnstromステージと亜脱臼

Brunnstromステージ1の弛緩性麻痺があると肩の亜脱臼と不安定が生じる．さらに痙縮の出現とともに，上腕二頭筋，僧帽筋，菱形筋の筋活動が出現し，肘屈曲と肩甲骨の下方回旋を生じる．ステージ2では，上腕二頭筋の緊張がみられるが，回旋腱板筋の筋力は不十分であり，亜脱臼は整復されない．ステージ3では，痙縮で筋緊張は強くなるが，肩甲骨の下方回旋が優位であるために，必ずしもロッキング機構は有効に作動しない．ステージ4以降に，回旋腱板筋の筋力は回復し，肩甲骨アライメントも上方回旋優位になる（図39）[46,47]．

脳卒中の経過とともに，肩関節内転・内旋で肘関節屈曲位になっていることが多い（図2参照）．上腕二頭筋は内旋位では肩の外転作用がなくなり[48]，さらに肩内転・内旋位での回旋腱板筋の痙縮筋緊張によって肩関節安定化機構が有効に作用すると考えられる．ステージ3-4で亜脱臼が不明瞭になる症例は，必ずしも筋緊張ばかりでなく，肩関節や肘関節の変形・拘縮が肩亜脱臼に対して有利に作用している[49]（表22，23）．

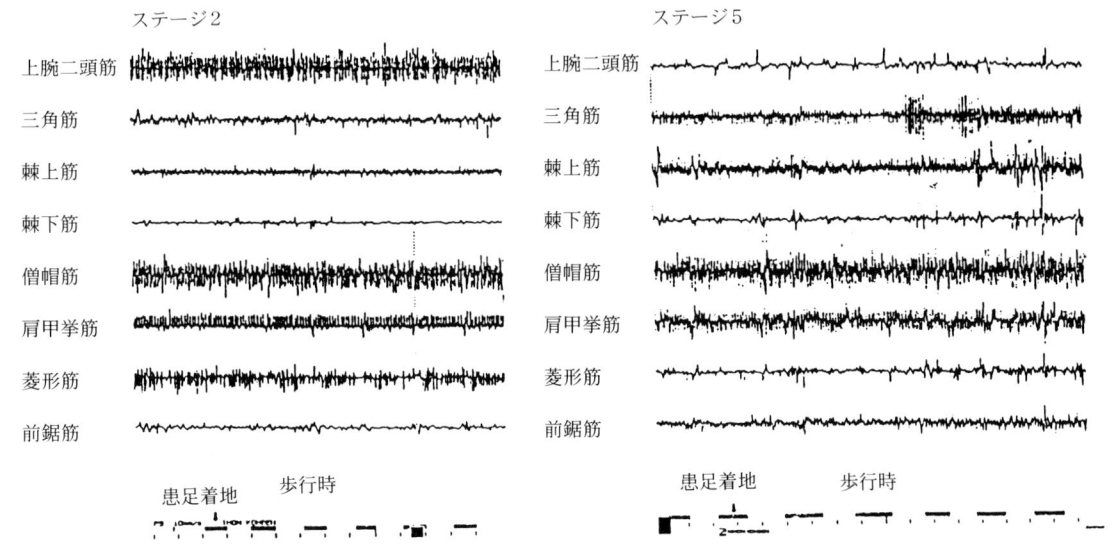

図39 片麻痺患者の歩行時肩甲帯筋の活動
Brunnstromステージ2で上腕二頭筋と菱形筋の筋活動が著明になっている．とくに後者は，肩甲骨を内転，下方回旋させる．Brunnstromステージ5になると棘上筋，前鋸筋の活動が著明になり，肩甲骨上方回旋となり回旋筋による安定化機構が作動する．　　　　　　　　（片岡[47]より引用）

性や筋緊張はむしろ高まる．欠点は牽引方向が一定しないために，上腕骨頭が安定しない．さらに上肢を支持するカフが強い緊縛で血行障害や褥瘡の危険性がある．

6） 手・手指の装具

上肢の痙性片麻痺による屈曲共同運動パターンによって，前腕内旋，手関節・手指屈曲，母指握り変形をきたす．予防のために，良肢位での固定装具が用いられる（図42）．

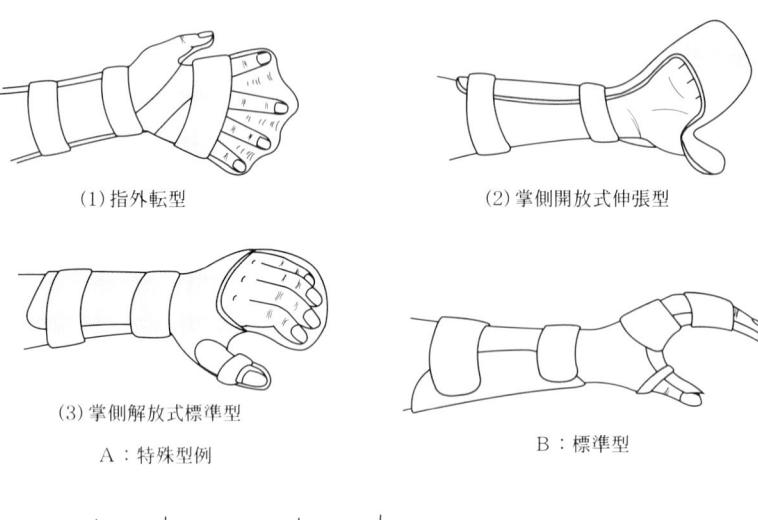

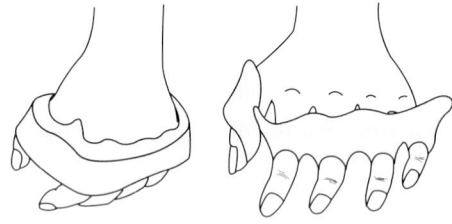

(1) 指外転型
(2) 掌側開放式伸張型
(3) 掌側解放式標準型
A：特殊型例
B：標準型
指間保持用スプリント

図42 手と手指の装具
手関節・手指屈曲，母指握り変形予防のために固定装具が用いられる．

表24 脳卒中の主な自助具

1) 食事 　柄が太く握りやすいフォークやスプーン 　滑り止めマット：食器の固定 　片側ガード付皿：片手ですくいやすく，こぼしにくい 2) 整容 　片手用爪切り 　リーチャー 3) 排泄 　手すり付ポータブルトイレ 　洗浄器付便座 4) 更衣 　ファスナーリングと指かけフック 　ベルクロ付/ファスナー付トレーナー	5) 入浴 　浴槽出入り用椅子 　入浴用ゴムマット 　浴槽内椅子 　ループ付タオル・長柄ブラシ 6) 炊事 　両面吸着盤 　片手皮むき器 　片手鍋押さえ 7) 作業・その他 　リーチャー 　文鎮 　片手用釘・刻印打ち 　手芸作品固定台

10. 自助具

失われた機能を補って，身の回り動作などADLの一部を自立させるものである．

脳卒中片麻痺では，従来両手を使っていたADLを片手動作によって自立させることが特徴である（**表24**）．この際に，利き手が麻痺になった場合には，利き手交換が必要である．

〈栢森良二〉

文 献

1) 大川嗣雄，佐鹿博信：第7章 下肢装具：脳卒中・その他の片麻痺．リハビリテーション医学全書14（福井彦閱編），医歯薬出版，1980，p 231-253.
2) WHO：International classification of impairments, disabilities, and handicaps. A manual of classification relating to the consequences of disease. Geneva, 1980.
3) 上田 敏：目で見るリハビリテーション．東大出版会，1971.
4) Brunnstrom S：Movement Therapy in Hemiplegia. A Neurophysiological Approach. Harper & Row, New York, 1970.
5) 栢森良二，岩倉博光：機能予後と合併症——障害とその予防．脳卒中II，二次障害と合併症の対策（岩倉博光ほか編）．医歯薬出版，1990，p 1-31.
6) 栢森良二：廃用による障害（廃用症候群）．最新リハビリテーション医学（米本恭三監修），医歯薬出版，1999，p 61-65.
7) Perry J：Normal and pathological gait. Atlas of Orthoses and Assistive Devices (Goldberg B, Hsu JD eds), 3rd ed, Mosby, St. Louis, 1997, p67-91.
8) 浅山 滉：変形・拘縮．脳卒中リハビリテーション外来診療（浅山 滉編），CR別冊，医歯薬出版，1997，p 128-133.
9) Magee DJ（岩倉博光，栢森良二監訳）：運動器疾患の評価．第13章 歩行評価，医歯薬出版，1990，p 357-371.
10) Pease WS, Quesada PM：Kinematics and kinetics of gait. Braddom RL(ed)：Physical Medicine and Rehabilitation. WB Saunders, Philadelphia, 1996, p83-103.
11) 服部一郎：片麻痺リハビリテーション・プログラムの実際．総合リハ，**1**(1)：43-64，1973.
12) 猪飼哲夫ほか：車椅子上アームトレイの作製と効果．総合リハ，**27**(10)：963-966，1999.
13) 石神重信ほか：片麻痺患者への装具処方——急性期の処方の実際．総合リハ，**16**(10)：765-771，1988.
14) 渡辺英夫：最近の装具の話題——我々の考え方を主に．総合リハ，**17**：265-270，1989.
15) 渡辺英夫：可撓性プラスチックキャストの運動器疾患への応用．日本義肢装具学会誌，**6**：219-224，1990.
16) 中村隆一，斎藤 宏：基礎運動学，第4版，第7章 歩行．医歯薬出版，1992，p 310-336.
17) Calsöö S：How man moves. Kinesiological studies and methods. William Heinemann, London, 1972.（中村隆一，斎藤 宏：基礎運動学 p322 より引用）
18) Lehmann JF et al：Gait abnormalities in hemiplegia：Their correction by ankle-foot orthoses. *Arch Phys Med Rehabil*, **68**：763-771, 1987.
19) Savinelli E et al：Therapy evaluation and management of patients with hemiplegia. *Clin Orthop*, **131**：15-29, 1978.
20) 加倉井周一：足継手付きプラスチックAFO (Articulated palstic AFO) の現状と今後の課題．POアカデミージャーナル，**5**(1)：3-6，1997.
21) Michael JW：Lower limb orthoses. Atlas of Orthoses and Assistive Devices(Goldberg B, Hsu JD eds), 3rd ed, Mosby, St. Louis, 1997, p209-224.
22) 有薗正一：P.D.C. Ankle Joints-P.D.C. 足継手付 Plastic AFO の製作と臨床経験について．POアカ

デミージャーナル，**5**(1)：21-28，1997．
23) 松本芳樹：Oklahoma ankle joint の製作法と特徴について．PO アカデミージャーナル，**5**(1)：7-12，1997．
24) Frey C：Shoes. Atlas of Orthoses and Assistive Devices(Goldberg B, Hsu JD eds), 3rd ed, Mosby, St. Louis, 1997, p225-239.
25) Wu KK：Foot orthoses. Atlas of Orthoses and Assistive Devices(Goldberg B, Hsu JD eds), 3rd ed, Mosby, St. Louis, 1997, p463-476.
26) 明石　謙：補正靴と靴内挿板．義肢装具のチェックポイント（日本整形外科学会，日本リハビリテーション医学会編），第2版，医学書院，1982，p 190-199．
27) 加倉井周一：靴型装具．義肢装具のチェックポイント（日本整形外科学会，日本リハビリテーション医学会監修），第5版，医学書院，1998，p 233-237．
28) 渡辺英夫：下肢の関節拘縮に対する装具療法．総合リハ，**27**(7)：625-631，1999．
29) Lohman M, Goldstein H：Alternating strategies in tone-reducing AFO design. *JPO*, **5**：21-24, 1993.
30) Marquardt W（加倉井周一訳）：靴型装具のすべて――理論と実際．パシフィックサプライ，1983．
31) 石神重信，永沖英行：脳卒中下肢装具の実践的アプローチ――障害に応じた装具の処方と選択．臨床リハ，**3**(1)：15-20，1994．
32) Michaud TC：Foot Orthoses and Other Forms of Conservative Foot Care. Williams & Wilkins 1993.
33) 三島博信：脳卒中片麻痺における整形外科的手術．総合リハ，**1**(2)：19-31，1973．
34) 田川　宏：片麻痺の下肢の手術．総合リハ，**1**(2)：33-42，1973．
35) 岩谷　力ほか：脳卒中片麻痺患者の痙性内反尖足に対する腱形成術の予後調査．整形外科，**36**：771-780，1985．
36) 岩谷　力：脳卒中片麻痺の下肢変形．臨床リハ，**3**(10)：866-869，1994．
37) Joyce BM, Kirby RL：Canes, crutches and walkers. *Am Fam Pract*, **43**：535-542, 1991.
38) 服部一郎ほか：リハビリテーション技術全書，第2版，医学書院，1984，p 406．
39) 服部一郎ほか：リハビリテーション技術全書，第2版，医学書院，1984，p 572-611．
40) 永田雅章：片麻痺患者の杖歩行の分析．リハ医学，**28**(1)：27-37，1991．
41) 木村哲彦：車いす．義肢装具のチェックポイント（日本整形外科学会，日本リハビリテーション医学会監修），第5版，医学書院，1998，p 245-257．
42) 大川嗣雄ほか：車いす．医学書院，1987，p 10-48．
43) McCollough III NC：Orthotic management in adult hemiplegia. *Clin Orthop*, **131**：38-46, 1978.
44) Basmajian JV, Bazant FJ：Factors preventing downward dislocation of the adducted shoulder joint：an electromyographic and morphological study. *J Bone Joint Surg*, **41A**：1182-1186, 1959.
45) Basmajian JV, DeLuca CJ：Upper limb. Muscles Alive. 5th ed, Williams & Wilkins, Baltimore, 1985, p265-289.
46) 浅山　滉ほか：脳卒中片麻痺の肩関節亜脱臼に対する装具について．日本義肢装具学会誌，**7**(4)：335-340，1991．
47) 片岡泰文ほか：片麻痺患者の肩関節の筋電図学的考察．整形外科と災害外科，**36**(4)：1094-1097, 1988.
48) Basmajian JV, Latif A：Integrated actions and functions of the chief flexors of the elbow：a detailed electromyographic analysis. *J Bone Joint Surg*, **39A**：1106-1118, 1957.
49) Iwasaki T et al：A study on the shoulder in hemiplegia. 福岡大学医学紀要，**16**(1)：5-10，1989．
50) Williams R et al：Evaluation of two support methods for the subluxated shoulder of hemiplegic patients. *Phys Ther*, **68**(8)：1209-1214, 1988.
51) Cool JC：Biomechanics of orthoses for the subluxed shoulder. *Prosth Orthotics International*, **13**：90-96, 1989.
52) 田村　茂ほか：脳血管障害のアームスリングとスプリント．理・作・療法，**18**(6)：379-386，1984．

第2章 麻痺性疾患・神経筋疾患

2 脳性麻痺

1. 脳性麻痺に対する装具適応

　正常の乳幼児の運動発達では，頸が座り，座位がとれ，そして起立へと抗重力姿勢が調節され発達してくるが，抗重力の移動動作も，寝返り，這い這い，伝い歩き，歩行へと進歩する．そしてこれらの正常姿勢，移動能力の発達の裏には，脳の階層構造の発達に伴って脳幹レベルがそれ以下のいわゆる原始反射を消退させ，その代わり，立ち直り反射，パラシュート反射，さらには平衡反応といった正常運動発達に不可欠な正常反射・反応がとって代わって出現してくる．

　脳性麻痺(以下CPと略す)は，このような発達段階における運動機能の障害を示してくるものであり，すでに乳児期から正常の運動発達の遅れが症状としてみられ，そして一方で，いろいろの程度の原始反射の存続と正常反射・反応の欠如や不全がある．したがってCPの治療は，まず，正常運動発達を助長することを目的としていて，早期訓練の目標はまさにそこにある．装具・器具も同じ目的をもって，もっぱら治療用として使われるが，装具といったものでなくても，幼児が使ういろいろの玩具，押し車（カタカタ），歩行器，乗り物が，正常反射・反応を誘発しながらいろいろの動作を覚え（一方で原始反射が抑制されているからともいえる），移動動作，日常生活活動の発達を促すことは，正常幼児の発育段階をみればわかる．この意味において，正常運動発達を促す訓練に関する治療用装具・器具は，幅広い考えの下で作製したり，利用することが必要である．

　CP児が成長してきて，とくに上・下肢の長管骨が長軸方向に伸びるに従い，中枢神経系の障害による主動筋と拮抗筋の筋緊張の不均衡がしだいに大きくなり，そのために成長過程において変形や拘縮を起こしてくることは痙直型CPでよくみられるが，これらの拘縮や変形の予防や矯正のための装具・器具（手術などにより矯正された肢位を保持するものも含む）は，CPではよく使われる．また，不安定な関節に支持を与えて体重負荷に耐えられるようにした立位における体重支持のための装具・器具や，不随意運動を抑えた運動のコントロールをする装具・器具も，運動発達訓練の延長上で必要になることもある．この場合，正常動作ができることと原始反射の抑制とは表裏の関係にあることを忘れてはならず，その意味で，できるだけ原始・異常反射を抑制して正常運動発達を促すが，治療の最終目的は動作ができることであって，とくに学童期に近づけば，具体的な目的をもつ社会生活に必要な動作の獲得の必要性が年とともに強くなっていく．したがって，この時期の装具は，運動発達を助長する治療用装具であると同時に，機能の補完・代償する装具の意味ももってくるのである．

　さらに年長のCP児や大人の年齢となれば，運動発達訓練の意味合いは少なくなり，前記の拘縮や変形の予防や矯正のためと，残存機能をいかに有効にかつ楽に使えるかが大切となり，目的動作が効率的にできるような残存機能増大の装具・器具の使用が主となる．ただCPの，とくに重度障害者では，同じ姿勢・肢位を長く保つことで変形や拘縮が起こってくることが多いので（図1），大人のCP者といえども，広い意味でのgeneral conditioning exercise(GCE)により，これらの合併症を

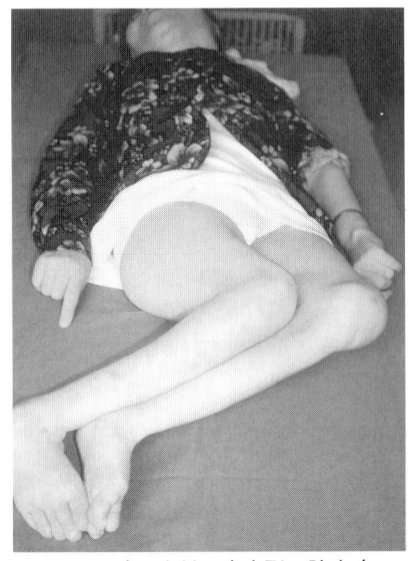

図1 49歳，女性．痙直型四肢麻痺の **wind blown deformity**

重度障害の脳性麻痺では，痙性と同時に運動，姿勢の異常，随意運動の麻痺などで10歳台でその徴候が現れ，固定されてくる．側彎と股関節痙性脱臼を伴うことが多い．

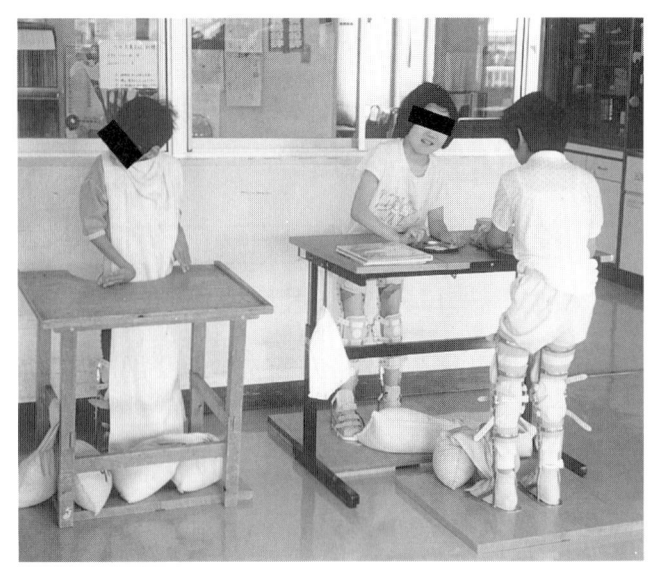

図2

いずれも起立，歩行はもちろん四つ這いもできない重度障害の脳性麻痺児（10～13歳）を毎日定期的にスタビライザー（後述）を装着して立位保持させているが，転倒の危険があるので安定板の上に砂嚢を置いた．

防ぐことも必要であり，それを容易にするための装具・器具の使用も考えなければならない（図2）．

2．脳性麻痺の装具と訓練および整形外科手術

　現在のCPの訓練は，早期に診断して早期に治療を開始するのが一般的である．CPは未熟な脳に損傷を受けるが，未成熟であるがゆえに脳の可塑性（plasticity）が十分にあると考えられ，脳の発達する余地が多いその時期にこそ，脳に対する適切な刺激により，正常の身体像（body image）と運動発達を少しでも育みつくりだすチャンスがあるからといえる．したがって乳児の段階では，頸定をはじめ寝返り，腹這い，座位バランス，四つ這いなど全身の運動発達を促さなければならず，その時期に上肢，下肢，体幹といった局所にのみ目を向けて装具を装着することはむしろ有害である．

　1歳を過ぎて幼児期になると，障害があまり重くなければ起立，歩行訓練がとり入れられてくるが，立位保持のための器具の使用や装具療法が訓練のなかに組み合わされる．もともと下肢装具は，立位保持，そして歩けるならば歩行の安定によく使われるが，発達段階の幼少児期では，成長とともに体が大きくなるだけでなく，活動範囲も広がり，運動量も増え，一方で痙性が強いと，成長とともに肢位の変形，拘縮も増悪するので，経過をみながらCP児の成長と発達に合致した装具・器具を処方することが不可欠である．幼い時期に立位で膝が屈曲するうずくまり姿勢（crouching posture）（後述）をとれば，簡単に弾力包帯などで膝を伸展位に保持して起立，歩行訓練しながら，その経過で下肢装具の処方を考えてよい．障害の程度が重く座位の安定すら得られなければ座位保持装置，また障害が重くなく歩行訓練ができる場合にcrouching postureになりやすければ姿勢制御

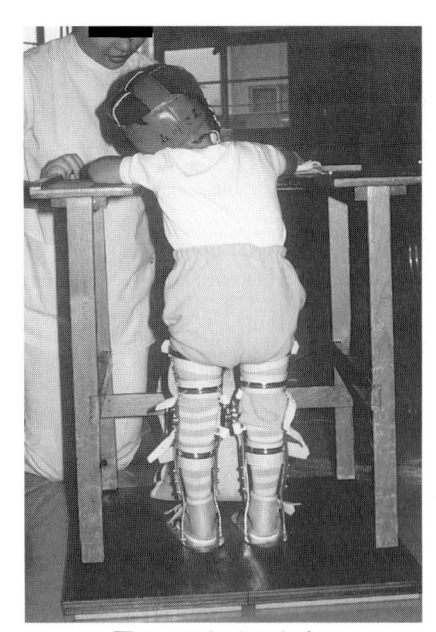

図3 スタビライザー
長下肢装具を安定板に固定してある．

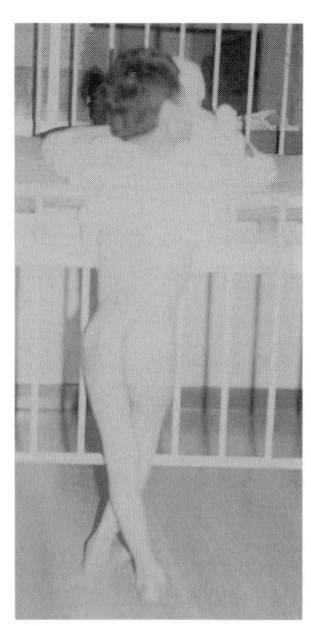

図4 scissoring posture
股関節で内転肢位となるため痙性脱臼（股）が起こりやすい．

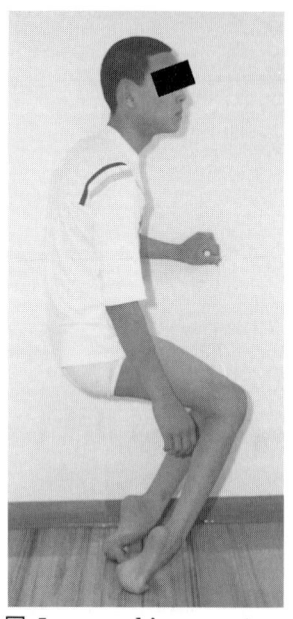

図5 crouching posture
（放置例）

歩行器（posture control walker：PC walker）など，機能の発達に応じた補装具の使用も欠かせない．つかまり立ちができないCP児では，忙しい母親でも，自宅で立位保持装置（スタビライザーstabilizer）（図3）に固定して立位に保持させることで，上肢の使えるCP児では机の上に置いた玩具やクレヨンなどが使え，親は家事をしながらそれを見守ることができる．また平行棒内でつかまり立ちや歩行訓練をする時期には，抗重力バランスと姿勢の異常，肢位の変形や不随意運動の程度に応じて，HKAFO，KAFO，AFOなどの下肢装具を処方する．股内転・内旋・屈曲のはさみ肢位（scissoring posture）（図4）やcrouching posture（図5）になりやすければ，尖足も含めてこれらの変形を予防・矯正する装具を処方する．

さらに年長の幼児期，学童期になると，歩行訓練以外の日常生活のなかで，痙性による変形や拘縮の予防や矯正のために下肢装具を装着することが多い．しかし装具療法の限界も当然あり，その痙性，拘縮が著しく強いと，それに抗しての装具の使用は十分な効果が得られにくいばかりでなく，無理に装着させても矯正されなかったり（図6），装着してかえって別の変形が加わったり（図7），患者の苦痛が強く結局使用されなかったりする．適切な整形外科手術（神経ブロックを含む）で，痙性の軽減，変形・拘縮の矯正，筋平衡の改善が得られれば，長期間着けなければならない装具をはずすことができたり，あるいはもっと簡単な装具に代えることができ，さらに装具では得られない十分な効果をあげることもあるので，装具のみに頼ることは必ずしも使用者のためにならないことを心にとめておくべきである．

上肢では座位または立位で，過度の肘屈曲や不随意運動を抑制して，手で机上の握り棒や平行棒を握りやすくする弾力包帯固定や装具による肘伸展位保持を考えてよい．また歩行器や松葉杖歩行で，握りが麻痺手で十分握れなければ，手袋型の軟性装具[1]をつけて固定することで歩行訓練が可能

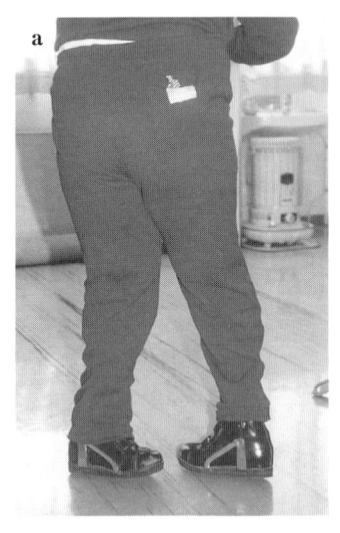

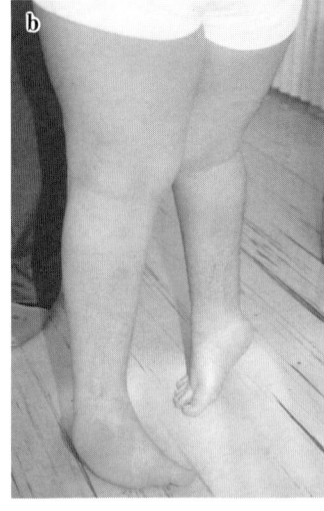

図6
 a：AFOの足底部の接床はよく，内旋歩行であるが歩行できる．
 b：しかしAFOをはずすと著明な尖足である．アキレス腱延長術を幼い時期に行ったが再発し，以来手術を拒んでいる．

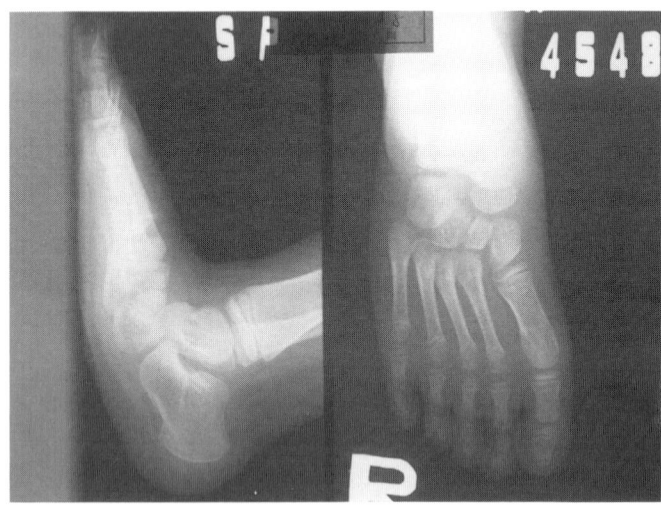

図7
 尖足矯正のAFOで歩いているが，体重をかけた足部X線側面像では踵部の接床はなく，距舟関節は亜脱臼から脱臼に近く，足底長軸アーチはなく，扁平足がさらに悪化して舟底足（rocker bottom）となっている．

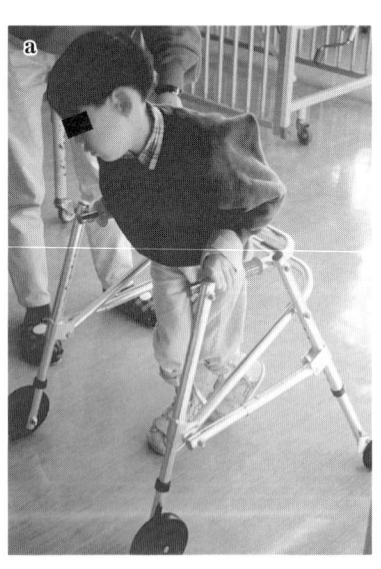

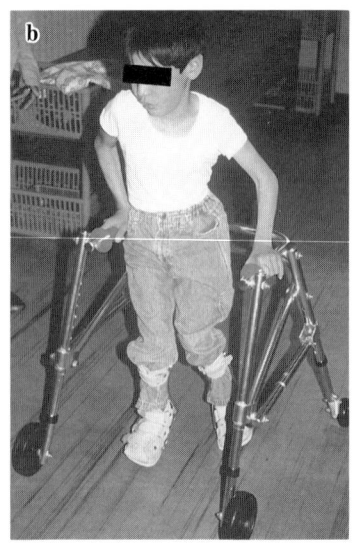

図8
 a：8歳，男児．痙直型両麻痺で麻痺の強い左手に手袋型装具をつけ歩行器（PCW）の握りに固定すると，なんとか起立し歩行訓練ができだした．
 b：1年後には左手装具をつけなくとも歩行器の握りを握って歩行訓練ができている．

となることもある(図8).しかし下肢と違って上肢の装具療法は少なく,とくに日常生活活動における食事や書字などでは,装具による矯正位保持の肢位で訓練するよりは,痙性のある手でも使いやすい自助具の使用が実用的である.整形外科手術による矯正がなされたとしても,幼児期,少年期の発達と機能に応じた使いやすい器具や自助具を考案するのがよい.

身長の伸びが止まる青年期,さらに成人期となれば,それまでに訓練も兼ねて使用していた装具をつける機会は減少し,実利的な日常生活に便利な車いすの使用や,外見上,健常者と違わない靴や服装の使用を好むのは当然である.ただ日常生活の歩行に際しての安定性やエネルギー効率を考えたり[2],主として車いす移動している CP 者の変形・拘縮の予防,矯正,あるいは体力・機能維持のための訓練(GCE)が必要な場合には,既述の重度障害者と同様に(図2参照)従来の装具療法が継続されてよい.

3. 装具処方の実際と限界

1) 痙直型

a. 尖足変形

以前は下腿三頭筋の痙性が強い場合に,尖足予防・矯正の目的で就寝時に足関節を基本肢位0°からやや背屈位に保つべく,夜間装具(night splint)が使われたこともあるが[3],痙性が軽ければ歩行用装具のみで目的が達せられ,また,痙性が強ければいずれ整形外科手術による矯正が必要であることから,最近ではあまり使用されていない.

尖足があると歩行の遊脚期で足関節の背屈が欠如していて足趾が床を離れにくく,かつ立脚期に入ると足趾が先に接床して後で踵が接床する toe heel gait(正常では踵が先に接床して後で足趾が床に着く heel toe gait であるが)となる.これに対して足関節の底屈制限(基本肢位0°より底屈しない)の AFO がよく使われる.起立,歩行訓練を始めたばかりの幼児の場合,拘縮がなくても痙性

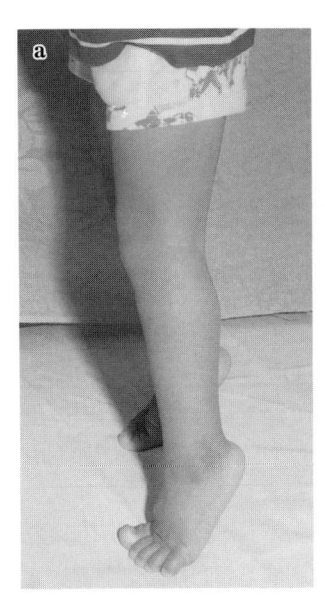

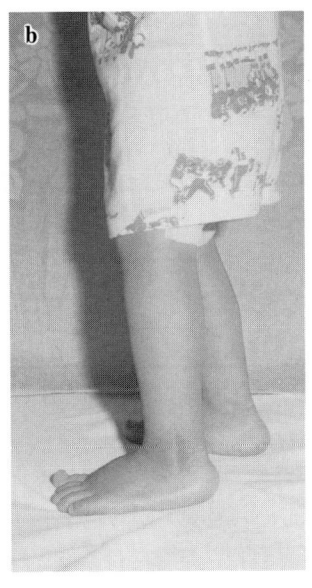

図9
 a:立位では尖足が強く,足底はまったく床に着かない
 b:下腿三頭筋の運動枝のフェノールブロックを行い,2時間後である.足底はよく接床している.

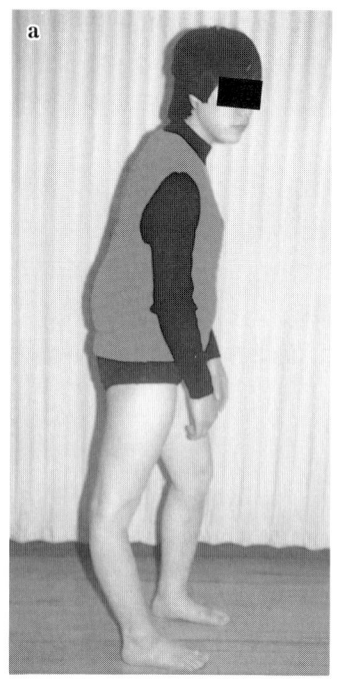

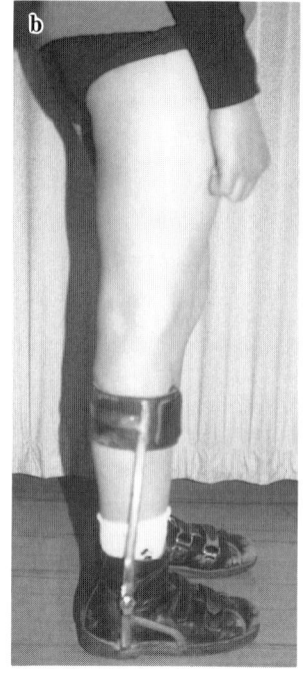

図10
a：13歳，女性．痙直型両麻痺で立位，歩行で膝の反張は30°ある．
b：足関節底屈制限の両側金属支柱AFOで尖足を矯正すると膝の反張も矯正された．

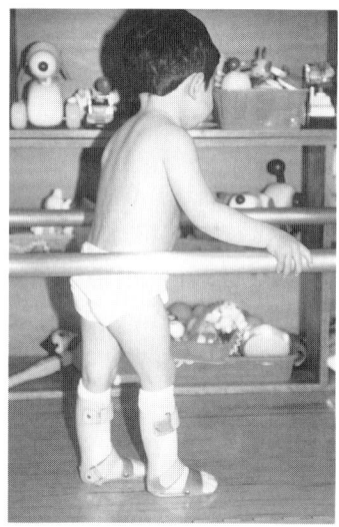

図11 足継手なし後方支柱プラスチックAFO

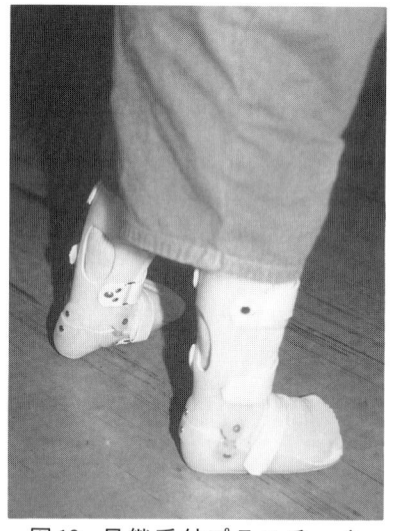

図12 足継手付プラスチックAFO

のために尖足となることが多いが，簡単な経皮的フェノールブロック[4]で痙性を軽減すると容易に尖足は消退する（図9）．その後再発予防のために底屈制限の歩行用AFOをつけると，装具なしで歩行させるよりもその持続効果は長い．かつては学童期CP児に対しては，両側金属支柱で底屈制限足継手付AFO（図10）が一般的であったが，早期訓練の対象が幼少化されてくると軽量のプラスチック製AFOの使用が増え，足継手のないもの（図11）から足継手付プラスチック製AFO（図12）も多く使われている．中等度以下の痙性であれば，足継手付のほうが立脚期と遊脚期に足関節のス

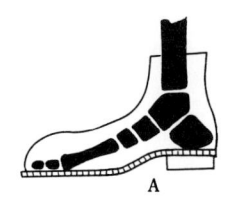

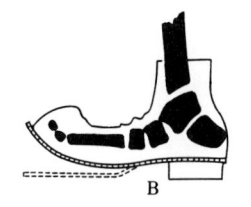

図13
シャンクが短すぎたり，軟らかすぎると，歩行している間にA→Bになっているので注意しておかなければならない．(Cailliet R：Bracing for spasticity. Orthotics Etcetera, p 370, 1966 より)

図14
A：toe hyperextension plate, B：tendon pressure over insertion of gastro-soleus. (日本義肢装具学会誌, 15(3)：265, 1999 より，豊倉穣氏の御厚意による)

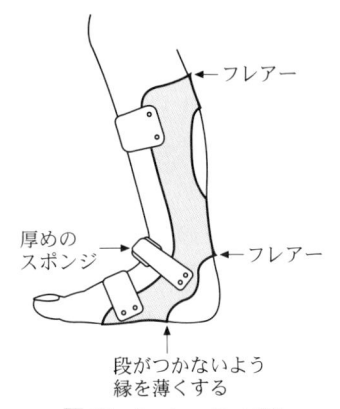

図15　heel gait AFO
(日本義肢装具学会誌, 4(3)：219, 1988 より，川口幸義氏の御厚意による)

ムースな背屈が可能であり，歩容もよくかつエネルギー消費も少ない．

学童期かそれより年長のCP児に使われる金属支柱（多くは両側）の尖足予防・矯正のAFO（図10b）では，靴底が弱いと装具をつけていても舟底足（rocker bottom）（図7）になりやすいので，しっかりした十分な長さのシャンク（ふまずしん）が必要である（図13）．そして歩行時にかかとが靴の月形しんから上方に浮かないように，足の甲を横切るストラップをつけてよい．外科開きの編上靴で，ベルクロ（マジックテープ）止めにしておくと，CP児が一人で装着しやすい．足継手はクレンザック（Klenzak）足継手や，あるいは底背屈の補助と制動が可能なdouble Klenzak継手が使用される．

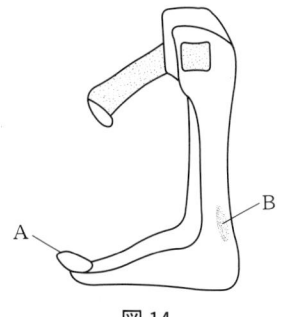

CP児を尖足の状態で立位にすると，下腿三頭筋や足趾屈筋などの痙縮がさらに強くなるが，足関節底屈筋を急激に伸展すると筋固有受容器の刺激で起こると考えられている（既述の原始反射の1つで陽性支持反応 positive supporting reaction という）．さらに足球部の皮膚と床面との接触の外受容性刺激で起こる足趾屈曲の把握反射（plantar grasp reflex）も同時にみられる．この足趾把握反射と陽性支持反応の痙性を抑制するために[5~8]，装具の足底前部でMPJより末梢の足趾を伸展位に保ち（図14），とくに第2，3足趾の足球部の皮膚を圧迫しないように中足（骨）パッドを入れ，さらに足関節の急な背屈による下腿三頭筋の痙性を誘発しないように，痙性が中等度以下なら足関節を軽度（5～10°）背屈位に保ち，また痙性が強ければ無理な尖足を矯正することなく踵部補高して，立脚期にともに踵部に体重がかかるようにすると，前脛骨筋を主とした足関節の背屈が誘発される．またアキレス腱に沿って圧迫を加えることが陽性支持反応を抑制することも知られていて（図14），装具の足底から下腿にかけてこれらの装具内側の構造を加えて，異常な筋緊張を抑制する工夫がなされる．また足関節を軽度背屈位にしたAFOの踵部をくり抜いて，歩行時に直接体重が踵部の皮膚にかかるようにして，足関節背屈筋の収縮を誘発する工夫もされる[9]（図15）．

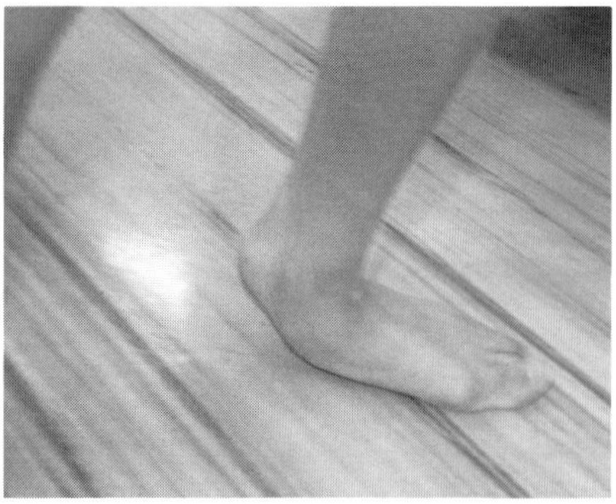

図16 舟底足（rocker bottom）

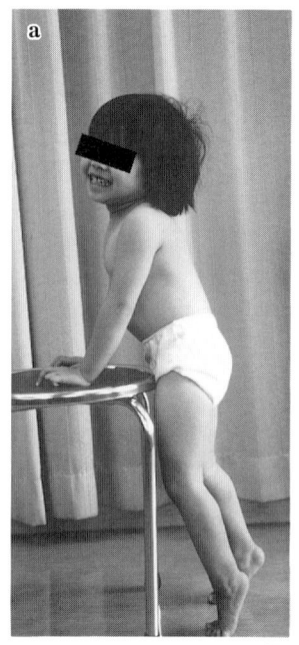

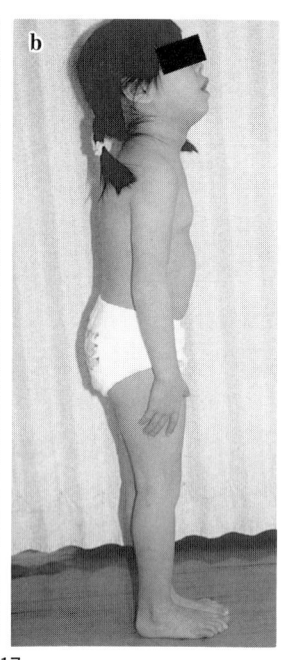

図17
a：4歳，女児．痙直型両麻痺．3歳5カ月ごろ独歩するも crouching posture がみられる．
b：4歳5カ月時に両側の半腱様筋腱の遠位端を大腿骨外顆部に移行術（Baker）とアキレス腱延長術で矯正して術後2年5カ月後である．現在は地元普通小学校1年生で独歩通学している．

b．外反扁平（尖）足変形

尖足を放置して起立，歩行させていると，とくにうずくまり（crouch）の姿勢では，距骨と踵骨，距骨と舟状骨，踵骨と立方骨，舟状骨と楔状骨の関節の間で足外反方向にストレスがかかって，その結果外反扁平（尖）足の変形ができやすい．これがさらにひどくなると舟底足（rocker bottom）（図16，図7参照）となる．この変形は体重負荷で問題になるので，歩行用の矯正靴あるいは AFO が用いられる．外反扁平足の変形に対して，足の内側長軸アーチを支える足板を底部につけ，靴ではトーマスヒール（Thomas heel）とするが，靴あるいは装具の足部内側を（ときに外側も）長い月形しんにしておかないと，歩行による体重負荷で足が内側あるいは外側にずれて矯正位を保持できないことが多い．さらに内側Tストラップをつけてもよい．尖足予防・矯正をかねる場合には，既述の尖足防止用の AFO に外反扁平足を矯正する構造を加える．

CPの外反扁平（尖）足も尖足と同様に早期に予防することが大切で，すでに尖足が存在すれば早めに下腿三頭筋の痙性を弱め，拘縮による短縮を延長して尖足を除去し，さらに crouch の姿勢があれば股，膝の変形も矯正する必要がある（図17）．したがって，幼少児期に起立，歩行で外反扁平足変形を起こす徴候が現れたら，矯正靴か，尖足予防の必要もあれば AFO を装着させて経過をみて，もし増悪するならば手術的に矯正位を保持することを考える．成長期には Grice Green による距踵関節外固定術，そして成長が止まる年齢に近ければ三関節固定術（triple arthrodesis）で外反扁平足を矯正できる．長腓骨筋の痙性が強ければその延長術を加えるが，いずれの手術も尖足の矯正が前提となる．しかし尖足の過矯正は crouching posture を増悪するので，注意しなければならない[10]．

c．内反足変形

下腿三頭筋を主とした足内反筋群の痙性が強いと，尖足に伴って内反傾向を示すが，とくに前あるいは後脛骨筋の痙性が強いと内反がより強くなる．まず尖足があれば矯正しておかなければならないが，編上靴や尖足予防の AFO の底に，外側楔，逆トーマスヒール，外側の長い月形しん，さら

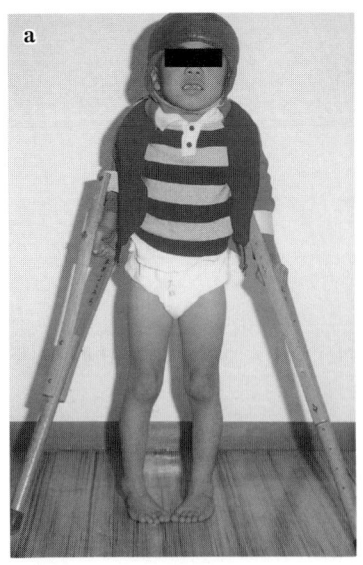

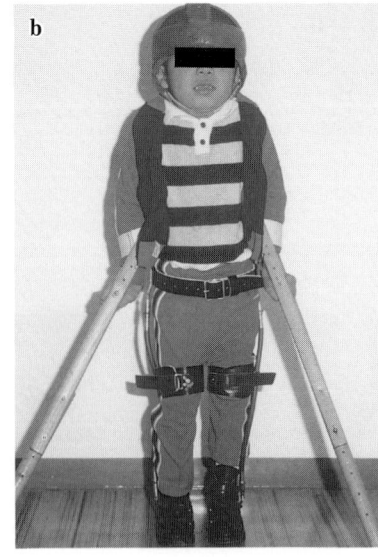

図18
　a：痙直型両麻痺で両松葉杖歩行ができだしたが，下肢内旋がみられる．
　b：足部の（矯正）靴と骨盤帯の間にツイスターをつけると，内旋した下肢の矯正ができる．ツイスターが下肢から離れないようにベルトで大腿部または下腿部に止める．股・足関節に一致した継手をつける．

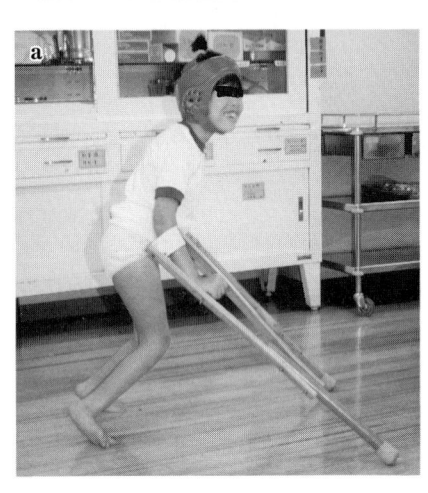

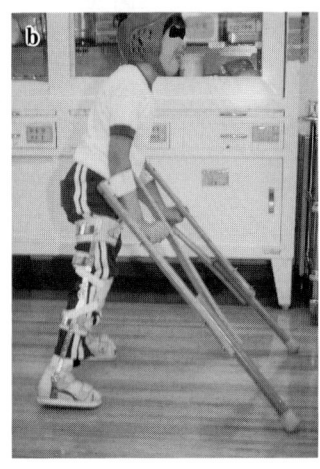

図19
　a：痙直型両麻痺児で，松葉杖による立位では図のごとくうずくまりの姿勢（crouching posture）をとる．
　b：膝継手ロック式で膝パッドをあて，膝を伸展位に保ち，足継手足関節底屈制限付長下肢装具をつけると立位姿勢はよくなる．

に内反矯正の外側Tストラップをつける．toe in gait があればツイスター（twister）（図18）を使用する．矯正が不十分ならば手術的に後脛骨筋腱の延長や anterior rerouting（内踝の上前側を通るように走行を変える）の手術，また痙性の強い前脛骨筋腱を二分割して足背外側への移行術でバランスをとる[10]．

d．膝屈曲変形

装具療法では KAFO で膝をできるだけ伸展位に保って歩行させることが多い．膝継手ロック式（輪止め膝継手）で膝パッドをあて，膝を伸展位に保って変形の矯正，予防と支持性を与えることを目的とし，かつ，うずくまりの姿勢からくる足部の問題にも対処することができる（図19）．O脚では膝パッドを前外側から後内側方向に，X脚では前内側から後外側に押すように固定を工夫すると，膝屈曲に伴う内反・外反膝変形を矯正する力となる．両側 KAFO では松葉杖歩行であるが，その歩容は膝伸展での四点または二点歩行か，大振りまたは小振り歩行となる．

膝屈曲変形が著明であれば，ハムストリングに対する延長術や腱移行術で膝屈曲変形の矯正を図れば（さらに膝伸展力を強めるための patellar advancement もある），そのほうが患児にとって楽

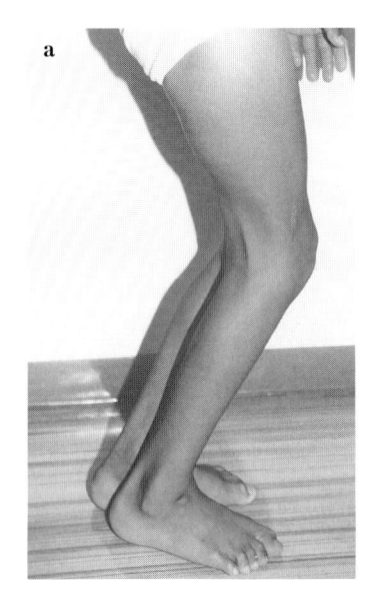

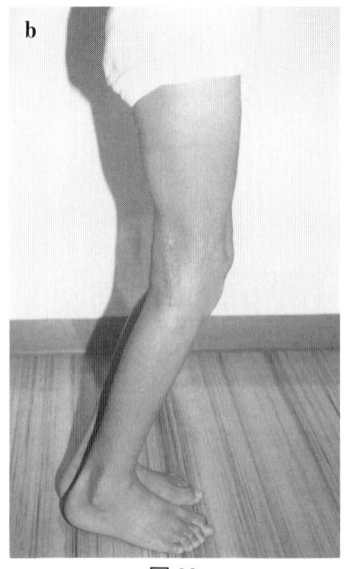

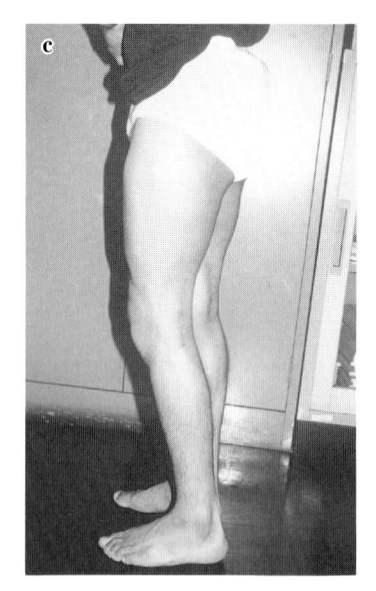

図20

a：術前．13歳，男性．痙直型対麻痺で3歳時より独歩しているが，5歳時両アキレス腱延長術．前脛骨筋腱の anterior rerouting，6歳時に両側半腱様筋腱移行術（Baker），両閉鎖神経ブロックをしたが，再び crouch となる．

b：術後．13歳時に両股内転筋切腱術と両閉鎖神経前枝切離術，内・外側ハムストリング延長術を行った．

c：bの術後9年後でも crouch はなく矯正位は保持されている．

であり，またそれで得られた歩容は KAFO による膝固定の歩行より，遊脚期における膝屈曲が可能であり，律動的である（図20）．したがって KAFO や膝装具による歩行は訓練過程で使われるものであるといえる．ただ，年長あるいは大人の CP 者で起立，歩行ができなくても，KAFO をつけて起立・歩行訓練を続けることは，GCE として，また拘縮予防，廃用性筋萎縮などを防ぐ意義がある．

e．反張膝変形

膝伸展筋の痙性のみで反張膝になることはほとんどなく，尖足があるために体重負荷で二次的に反張となることが多い．したがって反張膝に伴って尖足がある場合には，まず尖足を装具か手術で矯正することが必要である（図10参照）．ハムストリングに対するエガーズ（Eggers）手術の原法がなされていて，加えて下腿三頭筋の延長術が行われると，膝屈筋力が弱くなり，さらに加えて膝伸展筋の痙性があると反張膝になりやすい．

成長期においては，反張膝で膝関節の後部組織が伸張していても，膝装具（たとえば膝装具スウェーデン式 Swedish knee cage）あるいは KAFO で膝過伸展を妨げ，むしろ膝を5〜10°屈曲位にして歩行させていると，しだいに反張膝が減少してくる可能性があるので，反張膝に対する手術を考える場合に，経過をみる間装具を利用することはよい．

f．股内転変形

痙直型 CP の典型的な跛行ははさみ足歩行（scissoring gait）である．その股関節の変形では内転歩行と屈曲・内旋歩行に大別されるが，ともに内転筋が関与している．したがって，この内転筋を伸張して痙性をゆるめ，歩容の改善を図る必要がある．以前は夜間装具が利用されたこともあるが，最近では内転筋解離術や閉鎖神経前枝切離術あるいは閉鎖神経ブロック後に引き続き訓練が行わ

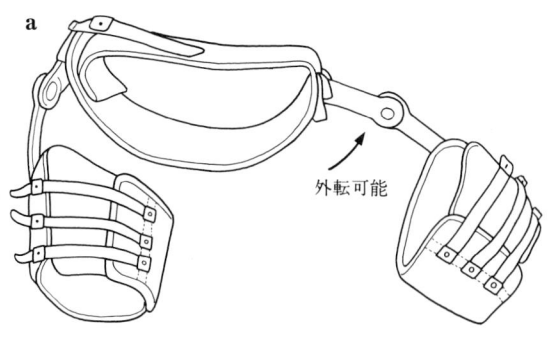

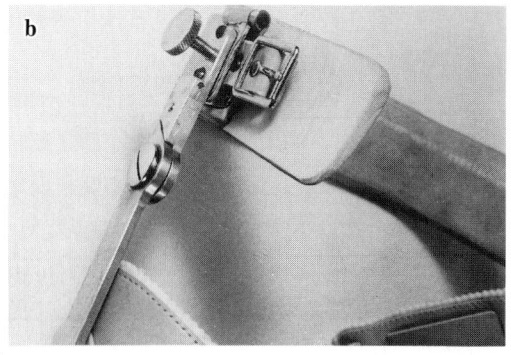

図 21
　a：hip action brace（Garrett AL et al：New concepts in bracing for cerebral palsy. *JAPA*, 46：730, 1966 より）
　b：hip action brace の股継手部分．とりつけたねじで股関節の外転角を調整する（大手前整肢学園　富雅男氏の御厚意による）

れ，その効果も確実に得られている[10]．

歩行用装具　　股関節の内転に抗して外転位に保持して歩行させ，はさみ足歩行を改善するための歩行用装具は，長下肢装具の大腿部内側に外転保持装置をつけたり，骨盤帯をつけて外転位に保持することは可能である．しかしこれでは杖歩行でなければ移動できず，その歩行も律動的でなく，股継手も円滑に作動しにくく，さらに装着の煩雑さを考えると訓練時以外には日常生活の実用的歩行とはいえない．股外転装具蝶番式（hip action brace）[11]（図 21）は，骨盤帯と股継手と大腿カフよりなっているが，さらに股継手の中枢側に外方へ開く蝶番関節をつけたもので，外転の角度はその関節にとりつけたねじで自由に変えられるようになっていて，歩行に際して股関節屈伸ができ，かつ内転を制限しながら歩行できるものであるが，最近では前述の手術的効果より劣るためあまり使われていないようである．

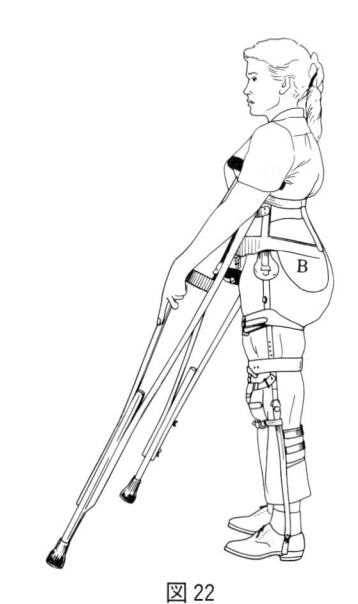

図 22
骨盤帯長下肢装具，腰仙椎装具 Knight 型，殿部伸展装置（B），すなわちバタフライ（butterflies）付である．（Deaver G：Lower limb bracing. Orthotics Etcetera, 1966, p 270 より）

g．股屈曲変形

骨盤帯付長下肢装具で殿部を圧迫して，屈曲を防止するバタフライ（図 22）をつけるのが古典的な方法であるが，腰筋の起始は腰椎部であり，股屈曲を腰椎前彎で代償するので，バタフライではこれを抑えることはできない．たとえ体幹装具を併用したとしてもその効果は疑わしく，しかもこれらをつけての松葉杖歩行となると，およそ実用性からほど遠い．それよりも，腸腰筋を含む早期の手術的な股屈筋腱解離術や延長術を行うことが多い．とくに痙直型 CP の股関節は，屈筋群と内転筋群の痙性が強いと，X線でわかるように，外反股，前捻角増大，臼蓋形成不全，亜脱臼，脱臼の経過をとるおそれがあり，その徴候がでてくれば股屈筋や内転筋に対する手術的な操作により，こ

h．下肢の内旋傾向

　起立，歩行に際しての下肢の内旋は，股関節周囲の内転筋，屈筋，内旋筋によることが多いが，ほかに内側ハムストリング，さらに下腿三頭筋，前・後脛骨筋などの痙性も関与している．これに対してツイスターが骨盤帯の外側から装具の足部や靴の外側にとりつけられる（図18参照）．ワイヤーをコイル状に巻いてばねとして，捻りに対する反発力を利用して内旋を防止するものが多いが，そのほかにバンドを利用したり，torsion cable を利用している．足部に強く外旋力が働くので，足関節や下腿の内旋傾向にはよく矯正力として働くが，股関節部の内旋に対して使用する場合には，その痙性が中等度以上に強いと，外旋のばねの捻りを相当強くしなければならず，そのため膝より下のほうばかりに過度に働き，股関節部における矯正が得られないおそれがあるので，ツイスターは中等度以下の痙性の場合に使用する．その程度が強いときには，筋腱手術のほか，年長児では大腿骨減捻骨切り術が効果がある[10]．なお，ツイスターをつけて歩行させていると，捻りを強制して止めてあるねじがゆるみやすいのでしばしば点検が必要である．

i．上肢装具

　上肢の装具やスプリントは，下肢と違って手指の感覚運動糸を駆使する巧緻性を阻害するものであってはならないので，下肢よりその適応は少ない．以前は脳卒中後の片麻痺の上肢に対する夜間装具を処方することもあったが現在はない．既述の歩行器や松葉杖歩行訓練で，麻痺手に軟性装具[1,12]をつけて握りへの固定（図8参照，図23）や，早期訓練中の幼児期に手関節部の痙性抑制目的の固定と訓練を組み合わせた試みもある[13,14]．

　手指の機能向上に使用する装具で，機能的肢位にするための手関節背屈位，母指対立位に保持する長対立装具，短対立装具を訓練過程で使うことがあるが，実際の日常生活で使う場合には，特定の動作，たとえばタイプやワープロを打つとか食事をするときに使うぐらいである．むしろ手術前にギプスや装具で固定・保持して訓練を行い，手術後の機能を予測したり，あるいは術後一定期間の固定のために使用される．

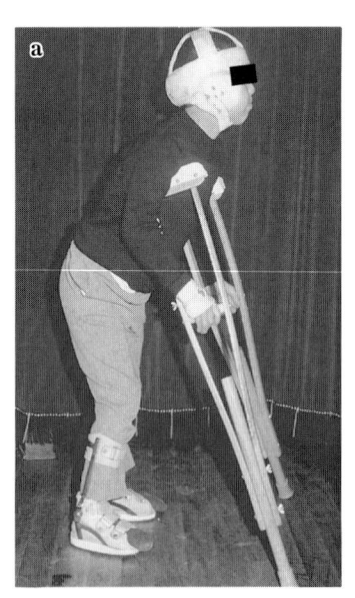

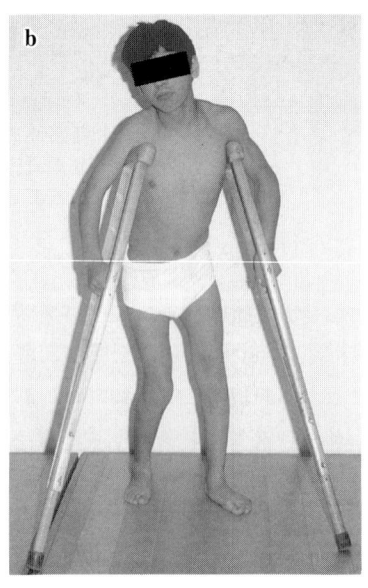

図23
　a：10歳，男性．痙直型三肢麻痺で麻痺の強い右手に手袋型装具をつけて松葉杖に固定すると松葉杖歩行が可能になった．
　b：3年後には手袋型装具をはずしても右手が握りからはずれなく松葉杖歩行ができている．

2) 不随意運動型（アテトーゼ型）

痙直型のごとく変形，拘縮を起こしてくることは少ないが，痙性を伴う重度障害 CP 者では一定の姿勢パターンをとる傾向があり，それに伴って変形，拘縮が脊柱，股，膝，肩，肘の近位関節にみられる．原始反射による体全体の異常反射・運動に抗しての装具療法はむずかしい．したがって，基本的訓練を続け positioning に留意すべきであり，変形，拘縮に対してはむしろ整形外科手術による矯正を考えるべきである．手で体重を支えやすくするために，肘や前腕の不随意運動を抑制する装具を処方することがある．

歩行用装具　アテトーゼ型CP児が起立し歩行する場合，下肢は外転，伸展してバランスをとることが多いが，下肢に痙性を伴っていると痙直型に似たはさみ足歩行を示すものがいる．足部は尖足，内反，外反，踵足変形など患者によって違うが，同一の足が体重負荷や肢位の違いで内反と外反の両極端を示すものもいる．痙直型のように固定した変形であればそれに準じた歩行用装具をつけてよいが，不随意運動により体重支持ができない下肢では，不随意運動を抑制するKAFO（図24）やAFOを使用して，下肢に支持性を与えて起立・歩行訓練を行い，後に装具を除去しても安定性が比較的よく獲得されることを経験する．アテトーゼ型の股関節の内転，内旋に対して既述の hip action brace で効果をあげたとの報告もある[15]．足部では装具着用でも変形が改善せず，あるいは逆に増悪する場合には，手術が比較的よく行われる．すなわち，尖足に対して腓腹筋，アキレス腱延長術，内反が強ければ後脛骨筋腱延長術や anterior rerouting，前脛骨筋，後脛骨筋腱移行術，前脛骨筋腱固定術，外反に対して腓骨筋延長術，Grice Green 手術，三関節固定術など，痙直型CPと

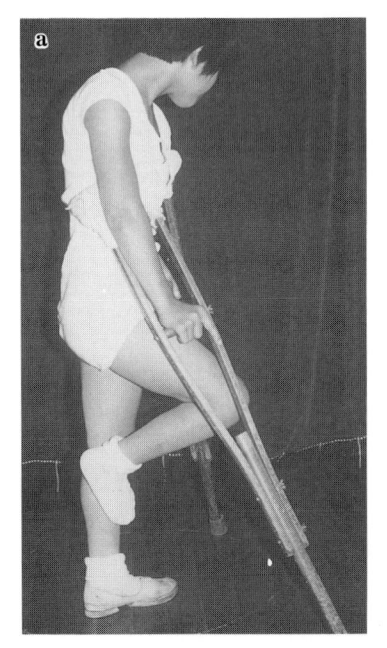

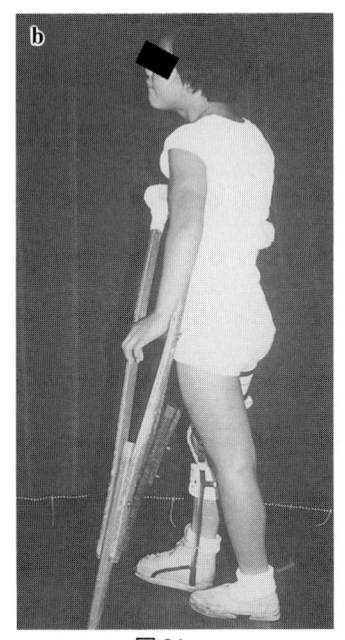

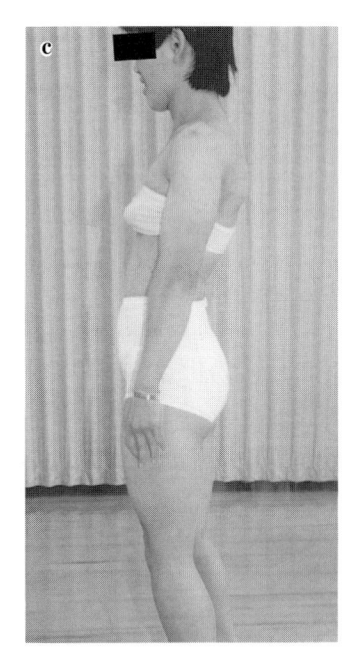

図24

a：13歳，女性．アテトーゼ型両麻痺で，起立すると右下肢が不随意運動で屈曲して杖歩行もできない．
b：右KAFOをつけると，右足に体重をかけることができ杖歩行が可能になった．
c：装具をつけての杖歩行を続けていると，装具をはずしても下肢屈曲が起こらなくなり（屋内）独歩すら可能となった．

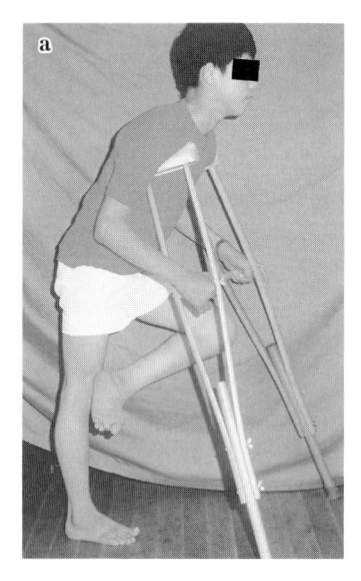

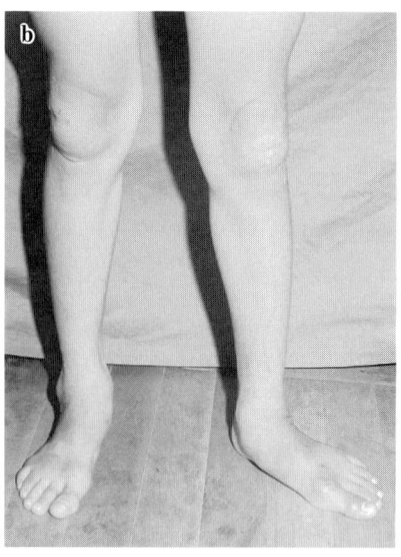

図25
a：15歳，男性．アテトーゼ型両麻痺で両松葉杖で起立すると，左足が床に触れ後脛骨筋の不随意的な痙性が誘発され共同運動により左下肢が屈曲する．
b：左後脛骨筋の運動枝（脛骨神経）を経皮的にフェノールブロックすると，その不随意的な痙性と誘発する共同運動がみられなくなり，足底が接地し，独歩すら可能となった．左後脛骨筋腱のレリーフはみられない．

同様に考えてよいが，腱手術については痙直型のように固定した変形でないこともあり，まず装具療法で経過をみて判断するのが安全である．経皮的フェノールブロックでは緊張の強い筋の痙性を除去して，直接的な効果が期待でき（図25），また装具着用を容易にすることがある[10]．

3) 強剛型

痙直型と同じように考えてよいが，移動も松葉杖歩行までで長時間の歩行は無理であるので，むしろできるだけ装具を除去することを考えたほうが実用的である．

4) 失調型

筋緊張はむしろ低下しているので変形を伴うことは少ない．歩きはじめの幼児のように下肢伸展・外展・外旋して歩行するので，体重負荷で足部の外反扁平足をきたしやすいが，筋緊張が発展してくると好転するものが多い．しかし，その程度が強ければ矯正靴を着用させてよい．

4．その他の装具・器具

1) 抗重力筋を支える装具

a．立位保持用装具（stabilizer）

図3のようにKAFOを安定板に固定したもので，CP児に，下肢の変形，拘縮を予防しながら起立バランスの感覚を覚えさせ，体幹や股関節の抗重力筋を強化する目的でつくられている．この場合，安定板への装具の固定をとりはずしできるようにしておくと，KAFOとしても使える．もし股関節も不安定であれば骨盤帯をつけ，またさらに体幹が不安定であれば体幹装具をつけてよい．反対に，股関節の安定したコントロールが自分でできたとしたら，AFOのスタビライザーとして使って，座位から立位，あるいは立位から座位の，膝のコントロールの訓練に使用でき，さらに膝の安定化が得られたら下腿カフもはずして足部のみ固定としていく．このように体の近位部から，下肢

の関節のコントロールの程度により，起立バランス訓練の支持性を自在に変えられる訓練用器具としての装具である．不安定なところを固定して立位バランスをとらせるので，素人の母親などにも理解しやすい．まだ前に机をおいて上肢訓練や言語訓練が立位あるいは座位で可能であるので，他の訓練も同時にできる利点がある．

b．体幹を支える装具

重度障害で体幹を支えることさえできないCP者に体幹装具をつけることがある[16]．Mitalはミルウォーキー型装具を使用した発表をしているが[17]，筆者は頭部を固定することで脊柱の伸展パターンを誘発してADL上の成果をあげた経験がある[18]．

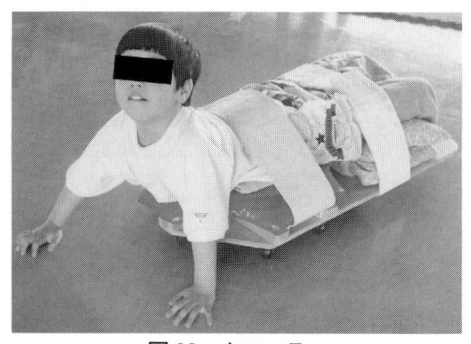

図26 クローラー
この症例はcrouchに対して両下肢腱手術後で両大腿上部〜足まで術後ギプスをまいているが，手術後3日目より両手を使って移動ができる．ギプス除去後の松葉杖歩行のための上肢訓練にもなっている．

2) 移動動作に使われる器具

脳性麻痺児が訓練過程で腹這いができるか，四つ這い位がなんとかとれるぐらいの機能の場合に，クローラー（crawler）（図26）を使わせることで四つ這い位での移動動作を誘発することができる．歩行器（walker）は杖歩行前の段階のCP児に使用するが（図8参照），ときどき座れるようにサドルをつけたり，体幹の安定を図るために歩行器から身体が離れにくい工夫をしておくと安全である．知能障害を伴っているCP児では，立位で移動する意欲を引き出すことにも使える．車いす，電動車いすは障害に合った実用的移動に工夫が必要である[18]．

5．チェックアウト

基本的には他疾患の場合と同じであるが，注意すべきことは，対象者の多くが子供であるので，走ったり跳んだりすることで継手の摩耗や支柱，足部の破損が起こりやすく，他方，成長過程にあるため装具の適合が変化しやすいことである．在宅の場合にはその点を保護者に説明しておくとともに，定期的なチェックが必要である．

装着して立位や歩行のチェックで問題なくても，そのとき以外の日常生活場面の歩行時には，爪先のひきずり（dragging）や立脚期の体重支持が爪先立ちであることはよくある．医師や理学療法士は，訓練時だけでなく，学校や自由時間におけるCP児の行動の観察は欠かせない．歩行時のcrouching postureが強ければ，足関節は背屈せず，前足部の爪先のみが接地して，遊脚期のスムーズな振り抜けができず，とくに急ぐときには，爪先のひきずりとなるからである．

また熱心な保護者や学校の先生による歩行訓練の際には，表現能力の劣るCP児では装具内の皮膚に過度の摩擦や圧迫などで，傷ができていることもあるので注意すべきである．

6．装着訓練

CPの装具は，立位バランスや歩行訓練の続行中にその必要性を認め，装着してからもその訓練を

継続する点が特徴的である．そして装着することで実感としてバランスがとりやすく，歩行しやすくなること，日常生活で装着する場合には自由な遊びを阻害しないこと，そして装具着脱もCP児が独力でできることも必要である．

歩行訓練に際しては，crouchになりやすければ，膝をできるだけ伸展して立脚中期に十分踵にも体重がかかるように指導する．既述のように前脛骨筋を主とした足関節背屈筋が働きやすくなり，スムースな遊脚期に移行できるからである．crouching, scissoring, 尖足，足趾の過屈曲(clawing)の痙性と変形が強ければ，フェノール，アルコール，ボツリヌス毒素[19]によるブロック，さらに整形外科的神経，筋腱手術も必要となる．

（江口壽榮夫）

文 献

1) 江口壽榮夫：脳性麻痺の装具療法．骨・関節・靱帯，**8**：625-628, 1995．
2) Mossberg KA, Linton KA, Friske K：Ankle-foot orthoses：Effect on energy expenditure of gait in spastic diplegic children. *Arch Phys Med Rehabil*, **71**：490-494, 1990.
3) 江口壽榮夫：装具治療マニュアル——疾患別・症状別適応(加倉井周一，初山泰弘，渡辺英夫編)．第2版，医歯薬出版，東京，1999, p 61-72．
4) 江口壽榮夫：脳性麻痺の研究（津山直一編集）．同文書院，東京，1985, p 344-356．
5) Bronkhorst AJ, Lamb GA：An orthosis to aid in reduction of lower limb spasticity. *Orthotics and Prosthetics*, **41**：23-28, 1987.
6) Lohman M, Goldstein H：Alternative strategies in tone-reducing AFO design. *JPO*, **5**：21-24, 1993.
7) 穐山富太郎：痙性と装具療法．総合リハ，**25**：21-28, 1997．
8) 豊倉 穣：中枢神経の障害(2)筋の痙縮と共同運動．日本義肢装具学会誌，**15**(3)：257-267, 1999．
9) 川口幸義，山口和正，坂本善二，穐山富太郎：脳性麻痺の治療用装具．日本義肢装具学会誌，**4**：219-223, 1988．
10) 江口壽榮夫：こどものリハビリテーション医学(陣内一保，安藤徳彦，伊藤利之編集)．医学書院，東京，1999, p 139-144．
11) Garrett AL et al：New concepts in bracing for cerebral palsy. *JAPA*, **46**：728-733, 1966.
12) 江口壽榮夫：リハビリテーション医学全書15 脳性麻痺(五味重春編)．第2版，医歯薬出版，東京，1999, p 275．
13) Currie DM, Mendiola A：Cortical thumb orthosis for children with spastic hemiplegic cerebral palsy. *Arch Phys Med Rehabil*, **68**：214-216, 1987.
14) Law M, Cadrian D, Reosenbaum P et al：Neurodevelopmental therapy and upper-extremity inhibitive casting for children with cerebral palsy. *Develop Med Child Neurol*, **33**：379-387, 1991.
15) 山本和儀ほか：Hip action brace．理・作・療法，**6**(2)：129-132, 1972．
16) 原 行弘，里宇明元，千野直一：脳性麻痺例に対する改良型SSO(sitting support orthosis)の経験．総合リハ，**22**(5)：411-417, 1994．
17) Mital MA：An approach to head, neck and trunk stabilization and control in cerebral palsy by use of the Milwaukee brace. *Develop Med Child Neurol*, **18**：198-203, 1976.
18) 江口壽榮夫：日常生活活動(動作)——評価と訓練の実際(土屋弘吉，今田 拓，大川嗣雄編集)．第3版，医歯薬出版，東京，1999, p 296．
19) Gooch JL, Sandell TV：Botulinum toxin for spasticity and athetosis in children with cerebral palsy. *Arch Phys Med Rehabil*, **77**：508-511, 1996.

第2章 麻痺性疾患・神経筋疾患

3 運動失調・不随意運動

1. 運動失調と不随意運動の現象学

1) 随意運動の運動学的特徴

　随意運動は，健常者の意図的な動作に用いられる意識的な身体運動であり，協調性があり，エネルギー効率からみても経済的である[14]．このような運動に際して起こる筋活動の特徴を掲げる[22]．
(1) 主動筋，補助動筋の活動は，適当量，適切なタイミングに起こる．
(2) 運動の種類に応じて，拮抗筋は，弛緩したり，動筋による運動の制動になるように収縮したりする．
(3) 四肢の運動では，必要に応じて体幹や近位の関節を固定する．指先の運動では，手関節のような中間関節も固定する．
(4) 身体部位の動きにつれて起こる重心移動に伴い，重心線が支持基底から逸脱しないよう，バランスを保持する自動的な運動を起こす．
(5) 抗重力機構として作用する（抗重力筋の働き）．
　これらの条件のいずれか，あるいは複数に異常があると，運動障害が起こる．運動失調，不随意運動に対する装具の適応を判定するためには，その根底にある病態生理の理解が必要である．

2) 運動失調

　運動失調（ataxia）は，文字どおりには，秩序あるいは順序（order）の欠損であり，立位，歩行，四肢の目的運動などにおいて，筋群の活動が協調的，経済的ではない状態，十分な制御が得られない状態，運動が自動的にはならずに，意識的制御を要する状態である．
　解剖学的構造との対比では，
(1) 運動の反射制御，とくに固有感覚系の反射の障害——末梢性（感覚性）運動失調
(2) 運動の協調中枢，小脳への求心性脊髄路の障害——脊髄性運動失調
(3) 小脳における運動に関与する入力と出力の統合の障害——小脳性運動失調
(4) 前頭葉・橋・小脳間の求心路や遠心路の障害——前頭葉性（偽性）運動失調
(5) 前庭系の障害——前庭（迷路）型運動失調

に分けられる．表1に臨床徴候と病変部位の関係を示す．臨床的に運動失調の中心となるのは小脳半球病変であり，その徴候はHolmes[13]によって詳細に記載されている（表2）．なお小脳性運動失調では，しばしば振戦のような不随意運動も併発する．その場合，協調運動障害は運動失調よりも不随意運動によることが多いため，鑑別が重要になる．臨床診断が小脳性運動失調症であっても，動作の障害となっているのは，運動失調よりも，振幅の大きい振戦のような不随意運動である．運動失調だけが運動障害の要因であるときには，装具による治療は必要とはならず，もっぱら薬物療

表1 運動失調の主要徴候と病変部位

- 前頭葉病変
  平衡障害，歩行失調
- 頭頂葉・後頭葉病変
  視覚性運動失調
- 結合腕・歯状核病変
  企図振戦
- 小脳皮質病変と橋腕・橋核病変
  筋緊張低下，協調運動障害，運動測定異常，歩行失調（小脳前葉）
- 前庭器・前庭神経病変
  平衡障害
- 延髄・脊髄・末梢神経病変
  ロンベルグ徴候陽性

表2 Holmesによる，腫瘍や外傷による小脳病変の患者の異常運動の分析

1. 筋トーヌスの障害：他動運動に対する筋緊張低下，重力に抗する姿勢保持の欠損（例：伸展した上肢が下方へ移動する），膝蓋腱叩打により振子運動が起こる，反跳現象，姿勢振戦？
2. 筋収縮の障害：無力，起立不能，筋収縮・弛緩の遅れ，運動測定不能，運動方向の誤り，運動速度の誤り，企図振戦，急速反復運動不能
3. 歩行障害
4. 発語障害
5. 眼球運動障害
6. 感覚障害

(Marsden 1975)[17]

法，理学療法や機能訓練に頼ることになる．末梢性あるいは脊髄性運動失調，小脳の出血あるいは手術後の患者に対してはPNF（proprioceptive neuromuscular facilitation）やフレンケル体操が有効である[20,24,27,28]．

3）不随意運動

不随意運動（involuntary movement）は，ひとつの筋の一部分，ひとつの筋全体あるいはいくつかの筋群の不随意な収縮によって起こる現象であり，四肢や体幹，頭部に運動効果をもたらす場合と筋収縮だけの場合とがある．不随意運動は，不本意（unwillingly）に起こり，意識的な制御が不能（uncontrollable）であり，しかも目的にそわない運動である．

不随意運動の発現機構は多様であり，横隔膜への刺激によって起こるしゃっくり（吃逆）のように末梢刺激に対する反射から，ヒステリーのような心因性反応までがある[16]．また，振戦やミオクローヌスのように，中枢神経系の異なる部位の病変によっても，現象的には同一の不随意運動が現れる．不随意運動は，臨床的には，いくつかの異なる症候の総合されたものであり，診断ではどの型の不随意運動であるか，原因疾患は何かに分けられる．装具の適応判定には，前者が重要である．

病変部位との対応を考慮した不随意運動の分類を表3に示す．痙攣発作は，大脳皮質の刺激性病変に起因することが多い．その他の不随意運動の多くは，上位中枢からの抑制性制御を失った中位・下位中枢の機能亢進によって起こる（解放現象 release phenomenon）．臨床神経学では，健常者において観察される現象が患者では消失している場合，これを陰性徴候（negative sign）という．一方，健常者にはなく，患者に観察される異常な現象を陽性徴候（positive sign）という．たとえば，脳卒中後片麻痺患者の患側の筋力低下（運動麻痺）は陰性徴候であり，深部反射亢進は陽性徴候である．陽性徴候は解放現象であり，不随意運動もその一種である．

装具使用との関連では，不随意運動は，①振戦やミオクローヌスのような反復運動を特徴とする運動，②舞踏病やバリスム，アテトーシス，ジストニアのような複雑な動きを特徴とする運動，に分けるとよい（表4）．そのうえで陰性徴候および陽性徴候の程度を判定する．脳性麻痺や脳血管

表3 解剖学的部位との対応での不随意運動の分類

起　　源	障害・異常
1. 末梢性	1) 間代性顔面痙攣 2) ミオキミア 3) 線維束自発放電
2. 脊髄・神経根	1) 偽性アテトーシス 2) 屈筋・伸筋痙攣 3) ミオクローヌス
3. 小脳前庭結合・脳幹	1) ミオクローヌス 2) 企図振戦 3) 共同運動 4) しゃっくり 5) 注視発症 6) 痙攣(嚥下・喉頭)
4. 基底核	1) 振戦 2) 舞踏運動 3) アテトーシス 4) バリスム 5) 痙性斜頸・ジストニア
5. 皮質	1) 部分てんかん 2) てんかん(大発作) 3) てんかん(ジャクソン型)
6. 皮質・他	1) メージュ症候群 2) 書痙(職業痙攣) 3) 習慣性リズム運動 4) 静坐不能
7. 超皮質	1) チック 2) 眼球痙攣 3) ヒステリー

(Liversedge 1969[16], 一部改変)

表4 不随意運動の分類と主要疾患

●振戦
　静止振戦(安静時, 粗大)
　　パーキンソン病, ウイルソン病, 中脳振戦
　姿勢振戦・動作振戦(両者は相伴って出現)
　　生理的振戦(微細, 不規則)
　　　神経質, 疲労, 甲状腺機能亢進, せん妄状態, 重金属中毒
　　異常振戦(粗大, 規則的)
　　　小脳障害, 本態性振戦, ウイルソン病, 多発性硬化症, 特発性捻転ジストニア, ニューロパチー
　企図振戦(粗大, 目標に近づくと増強)
　　小脳・脳幹障害, ウイルソン病, 多発性硬化症

●複雑な不随意運動
　舞踏病様運動(素早い, 不規則, 四肢遠位, 顔面)
　　ハンチントン病, 小舞踏病, 脳梗塞, 脳出血, ウイルソン病, 薬物中毒
　バリスム運動(素早い, 規則的, 回旋性要素, 四肢近位)
　　脳梗塞, 脳出血
　アテトーゼ運動(四肢・顔面, 持続的, くねるような動き)
　　脳性麻痺, 脳梗塞, レッシュ・ナイハン症候群
　ジストニア(緩徐, 異常姿勢を伴う硬い動き)
　　脳性麻痺, 特発性捻転ジストニア, 脳炎後遺症, 脳梗塞, ウイルソン病, 薬物中毒

(柳沢 1987[36], 一部改変)

障害による不随意運動では，筋力低下を併発していることも多く，その場合には不随意運動を軽減させる治療（薬剤，神経外科的処理など）によって不随意運動を軽減しても，随意運動の改善，動作能力の向上が得られるわけではない．装具は，不随意運動（陽性徴候）を抑制することはできても，運動麻痺（陰性徴候）などを回復させることはできない．

4) 装具の適応

中枢神経疾患の装具治療においては，問題を疾患別にとらえるのではなく，臨床徴候あるいは神経学的機能障害（大きくは錐体路障害と錐体外路障害，運動失調）に従って，その特徴をとりあげる．また不随意運動では，出現の状況や筋緊張との関連にも注意を要する．振戦は，出現の状況によって，①静止（安静時），②姿勢（特定の肢位など），③動作，④企図振戦，に分けられる．その他の不随意運動でも，装具適応の立場から，同様な区分が役に立つ．姿勢保持あるいは動作時に不随

意運動を軽減して，日常生活活動（ADL）の自立を促す目的で装具処方がされることは多い．精神的緊張や患者にとって不自然な姿勢を保持する場合，不随意運動は増悪する．患者が弛緩した状態で，楽に手動作ができるように頭部や体幹を保持する装具は実用性がある．

2．訓練用装具

　不随意運動を意識的に制御できるようになることを目的とした装具は，脳性麻痺，とくにアテトイド型に対する機能訓練用装具[8,15]の応用がある．この装具は機械的関節を利用して，1軸1平面だけの運動を可能にしたものである[2]．まず装具によって望ましくない関節運動を固定する．なお，下肢では立位保持に十分な力（抗重力筋）がない場合にも，このような装具を利用する．装具を用いることを通じて，一定肢位を楽にとらせ，意識的な筋弛緩を得させる．不随意運動を減少（できれば消失）させた後，ひとつの関節の意識的運動を行わせる．これを反復させることにより，次第に自動的，無意識に近い，運動部位を意識しない運動になるようにする．訓練中，不随意運動が増強するようなら，関節運動域を狭くし，運動の速さを遅くして，楽な運動とする．ただし，運動は円滑であるように注意する．次いで2つの関節を同時に動かす訓練へと進み，目的運動が可能になるような関節運動の組み合わせを行わせる．その際，理学療法士や作業療法士が四肢を介助して，機能訓練ができれば，そのほうが好ましい．しかし，患者が自分でも反復訓練ができるように，装具を利用した練習も十分に行う．最後に，獲得した運動パターンをADLにおける諸動作と結び付けて訓練する[15]．

　立位では，不随意運動によって重心点は大きく動揺する．そのため，身体動揺を減少させるような装具を利用するが，アライメントを正しくして，バランスをとることが大切である[2]．多くの錐体外路疾患では，複雑な不随意運動と同時に異常姿勢（abnormal posture）があり，左右対称の正しい姿勢を保持しようとすると不随意運動は増悪する．このような場合，まず異常姿勢を矯正し，その後に不随意運動の減少を図る．動作障害は，不随意運動よりも，異常姿勢や姿勢制御の障害によることが多いためである．訓練の結果，患者が安定した姿勢を保持できるようになれば，装具をはずしていく[2]．両足の間隔は肩幅くらいにした姿勢で訓練を行う．大切な点は，装具は基本的には不随意運動を抑えるものではない，ということである．不随意運動は，患者が努力して動作を行おうとするほど，激しくなる（図1）．そのため，患者が楽に，半ば自動化した状態で運動を行えれば，不随意運動はあまり激しくならないという事実を利用した機能訓練法である[24,25,28]．

　訓練装具は，①不要な運動の防止，②機能的肢位の保持，③協調運動の単純化，の原則に従ったものが利用される[2]．

　訓練用装具の効果は，患者の知的能力，動機づけなどの心理面の影響をかなり受ける．その点を考慮して適応を決定する．

　錐体外路系疾患による不随意運動を対象とした訓練法は，脳性麻痺の小児に用いられていた機能訓練法の応用である[2,8,15]．実際には，多くの患者が成人あるいは高齢者であったり，原疾患が変性疾患であり，しかも比較的進行の速いものであったり，かなりの訓練期間を要するため，適応となる患者は少なく，あまり実用に供されていない．

　DeLisa et al.は，ランス・アダムス症候群（Lance Adams syndrome）にみられるミオクローヌスに対して，装具を利用せずに，理学療法と作業療法だけで移動や身辺処理が可能となった症例を

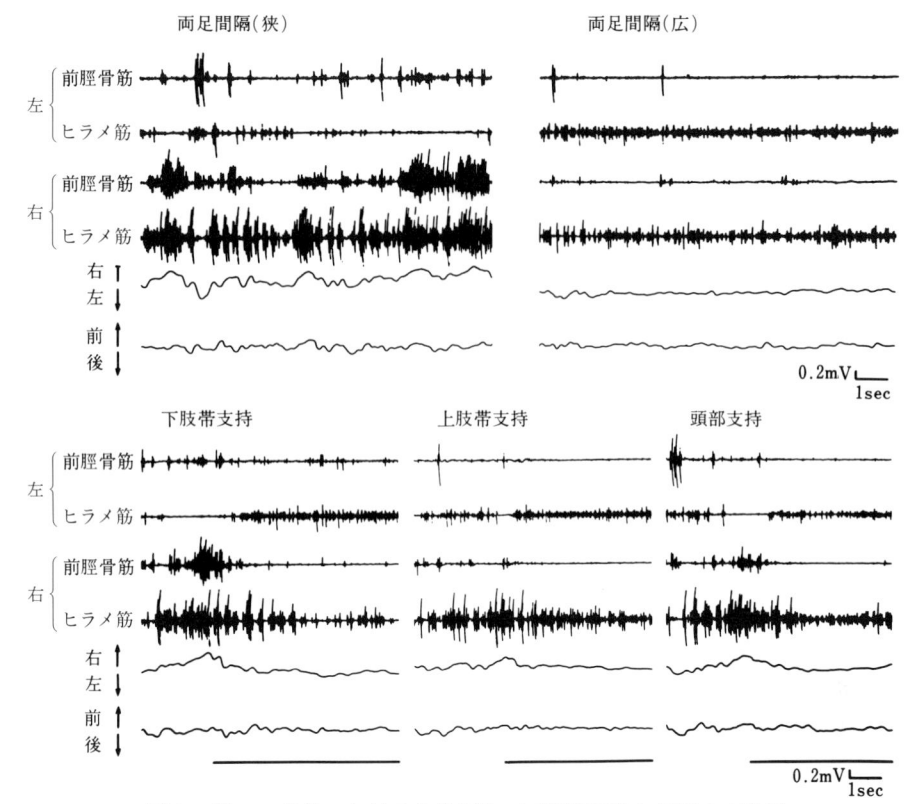

図1　種々の条件における立位保持の下腿筋活動と足圧中心動揺
対象は小脳障害患者．下方の実線部分では身体を他動的に支持している．両足間の幅が広いとき，体幹や頭部が支持されているときには不規則な筋活動（不随意運動を起こす）と足圧中心動揺は減少する．

報告している[6]．訓練は，簡単な部分的運動から始めて，次第に複雑な運動へと移行する．運動中に不随意運動が現れれば，ただちに運動を中断させ，最初からやり直す．また，外部刺激の少ない環境から，徐々に刺激の多い環境（精神緊張によってミオクローヌスが出現する）に慣らしていく（脱感作）．理学療法士や作業療法士が，直接に，十分な介助と指導を加えて治療できる状況にあれば，訓練用装具は必要とされない．

3. 代償的装具

不随意運動を有する疾患で，装具による治療の対象となるのは，小脳性振戦（運動時振戦，企図振戦）やアテトーシスに伴う不随意運動の軽減，ジストニアやパーキンソン病の異常姿勢の矯正である．

1) 重錘負荷と弾性緊縛帯

上肢の振戦は，多くの日常生活活動を困難にする．振戦が中等度以下であれば，特殊なスプーンやフェルトペンの使用によって，食事や書字の自立を維持することができる．しかし，振戦が頭部と上肢に併存するときには，制御は困難である．

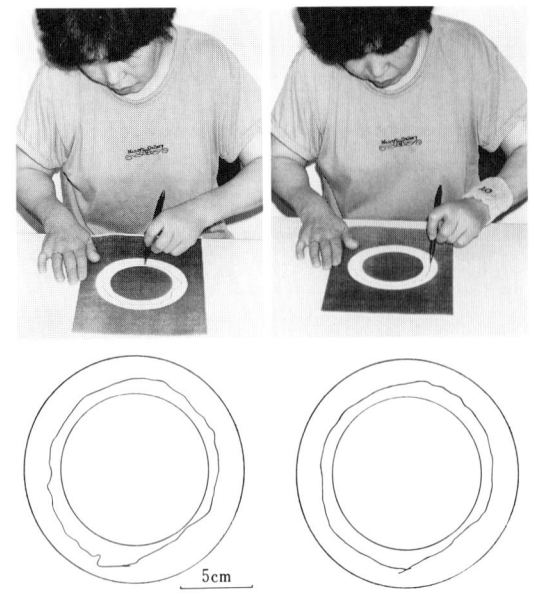

図2 脊髄小脳変性症患者に対する重錘負荷の効果
フェルトペンを用いて円描をする．左：重錘なし，右：重錘負荷．手首に200gの重錘負荷により運動は円滑になる．

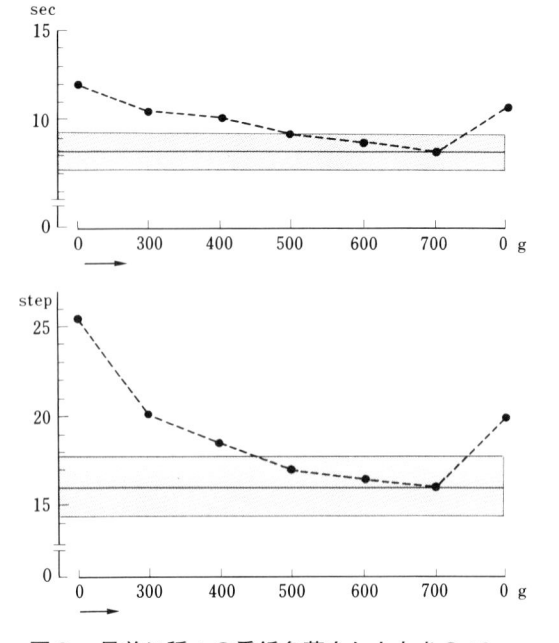

図3 足首に種々の重錘負荷をしたときの10m歩行の所要時間（上）と歩数（下）の変化
対象者は脊髄小脳変性症．

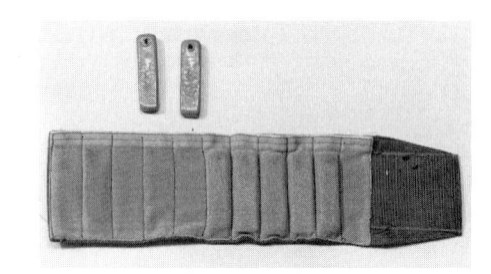

図4 実際に使用している重錘

Holmes[13]は，小脳障害の患者が手に重い棒を持って前腕の回内・回外運動を反復して行うのと，持たないで行うときと比較して，交互運動の頻度の増加，リズムの規則性の向上，運動域の拡大があり，運動パターンが正常に近づくことを見いだした．これは運動肢に加わるモーメントが増加することにより，拮抗筋の緊張が高まり，連続して起こる筋収縮が容易になるためと推定されている．Holmesの報告以後，小脳病変による運動障害に対して重錘を利用することが試みられてきた．しかし，これは運動失調の改善ではなく，企図振戦などの減少である．四肢に重錘を負荷することにより，運動時の四肢動揺を軽減させ，課題遂行の能力を向上させる．Cailliet[1]は多発性硬化症に重錘をつけた松葉杖や靴の使用を勧めている．

Chase et al.[3]，Hewer et al.[9]によって，企図振戦に対する重錘の効果が定量的に分析され，Morgan[19]によって臨床応用が報告された．種々の原因によって運動失調と振戦を示す患者58名のうち，25名（43％）が重錘負荷によって機能改善（運動時の四肢動揺の減少）をみせている．上肢では手首に480～720gの重錘をつける（図2）．振戦が激しい患者ほど，重くする．しかし，各患者にとって最適量があり，重すぎないことが大切である．上肢伸展時に振戦の激しい患者では，効果は少ない．また，3～6Hzの振戦（主として基底核病変によるもの）にも，効果は期待できない．重錘の効果と疾患名とはあまり関連はないが，有効な患者は脊髄小脳変性症に多い．多発性硬化症では，筋力低下や易疲労性のため，それほど実用的ではない．歩行時には，足関節上部に400

~600 g あるいは膝関節上部に 600～900 g，下肢帯に 1～2 kg の重錘をつける．どの部位に重錘をつけるのがよいかは，患者によって異なるため，試用して最適の部位と負荷量を定める（図3）．

図4は装具の具体例である．1個50gの長方形の鉛をビニール被覆し，これを帯具に数個挿入して試用する．1～2週間，患者が試用することによって最適量を決定するが，種々の課題遂行の所要時間や正確さ，運動・動作パターンの変化，患者の主観的評価によって定めるとよい．

上肢帯から上肢近位部や股関節部に弾性緊縛帯（elastic bandage を利用する）を巻くことにより，振戦は減少して，姿勢や肢位保持が容易になる[18,35]．しかし，腰部緊縛帯は，装着による窮屈な感じがあり，日常生活に利用している患者は少ない[35]．

2) 頸椎カラーと垂直懸垂

パーキンソン病患者の一部は，頭部前屈位と自動的な唾液嚥下が困難なこととにより，流涎が多くなる．これに対して頭部前屈を矯正するような頸椎カラーが考案されている[31]．しかし，頭部の姿勢矯正だけでは流涎を防止できないことも多く，現状では実用性は乏しい．

頭部の振戦をヘッドレストにより軽減できることもある．フェルトの頸椎カラーの使用も試みてよい方法である．これらの装具により，座位姿勢における不随意運動が減少し，食事介助は容易になる．なお，頭部の振戦あるいは眼振に対しては，読書時に一側の眼を眼帯で覆うとよい．

アテトーシスやジストニアなどによる頭部や体幹の異常姿勢に対しては，垂直懸垂（vertical suspension）が姿勢の矯正，筋弛緩，不随意運動の減少にかなり有効である（図5）．多くの患者は，頸椎過伸展の異常姿勢を伴う不随意運動を示す．垂直懸垂は，頭部がやや前屈位になるようにして，滑車を介した重錘によって行う．重錘は，成人では 2～4 kg のことが多いが，患者ごとに最適値を求める．スプリングやゴム紐を利用した牽引は，ときとして不随意運動を増強することがあり，用いるべきではない．垂直懸垂によって，患者の上肢機能は向上する（図6）．小児では，テレビを見たり，読書にも利用できる．垂直懸垂による異常姿勢の矯正と不随意運動の減少は，機能的自立を目的として利用すべきであり，この種の装具による訓練が異常姿勢そのものの治療になるわけではない．脳性麻痺児の場合，これを機能訓練の一種とすることもあるが，その成績は報告されて

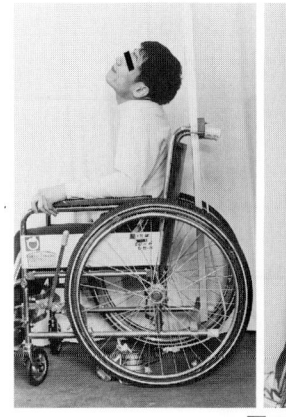

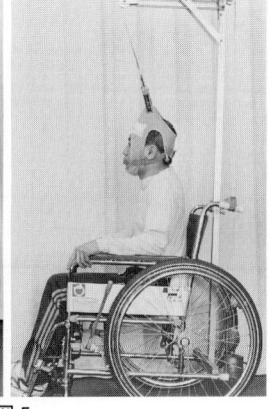

図5
垂直懸垂によって異常姿勢の矯正がされる．対象は成人，脳性麻痺ジストニア型．

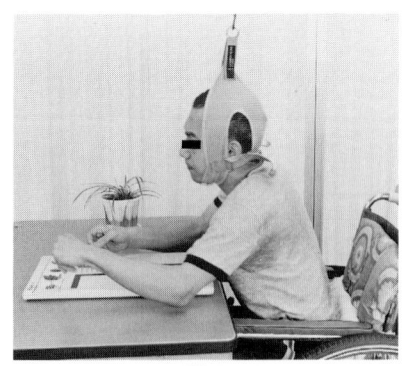

図6
垂直懸垂によって異常姿勢の矯正を図る．その結果，頭部や体幹，上肢の不随意運動は軽減し，手動作が可能になる．対象は成人，脳性麻痺ジストニア型．

いないことから有効とは考えられない．

4．歩行・移動補助具

歩行や移動に利用される補助具の用途は，①体重の支持，②変形の予防，③変形の矯正，④不随意運動のコントロール，である[5]．

運動失調の振戦に対しては，重錘と同じような効果を求めて，鉛を底に入れた靴や重りをつけた杖が有効のことがある[5]．しかし，運動障害が重度の患者では，杖使用は不能である．そのため，屋内移動を目的として，各種の歩行補助具が利用されている．歩行器（二輪式rollator）がよく用いられているが，基本的には上下肢の相反運動で歩行する歩行器（交互歩行式 reciprocal walker）を用いて訓練を進める（図7）．必要に応じて，砂袋を歩行器につけて，抵抗を高めることがある．屋外では，短距離であれば，かなり重度の患者も車いす使用が実用的である．車いすは，軽いほうがよい．電動車いすもよいが，上肢の不随意運動が激しい患者は，使用不能である．成人の慢性進行性神経疾患の場合，歩行補助具の使用は活動制限や他者依存の象徴として拒否されることもある．自立性の維持という現実的なニード，それに対する心構えなどを治療初期から教育しておくことが大切である．

脊髄小脳変性症は，慢性進行性運動失調を主な症状とする代表的な疾患群である．この疾患群には発症後，比較的長期にわたって機能的自立を維持しているフリードライヒ運動失調症から活動制限の進行が早い線条体黒質変性症までが含まれる．わが国における調査によれば，疾患群としては半数の患者が発症後も機能的自立を維持している平均年数は，歩行12年，食事18.8年，洗面16年，排泄15年，更衣14年，入浴13年，発語13年である[12]．活動制限は，体幹下肢バランスを要する動作で早期から生じやすい[21]．なお，歩行能力の維持には，筋力増強訓練が有効である．しかし，立位バランスの不安定性の改善は得られない[7]．10m距離の最大歩行速度が25m/min以下になれ

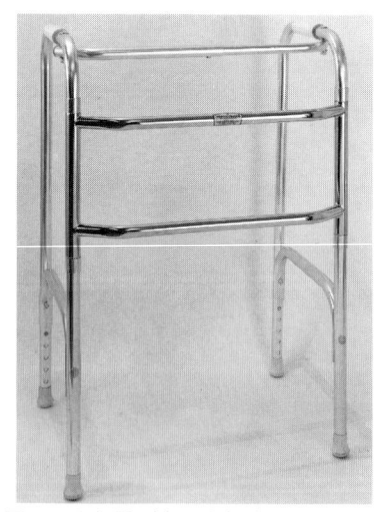

図7　歩行器（交互歩行式 reciprocal walker）

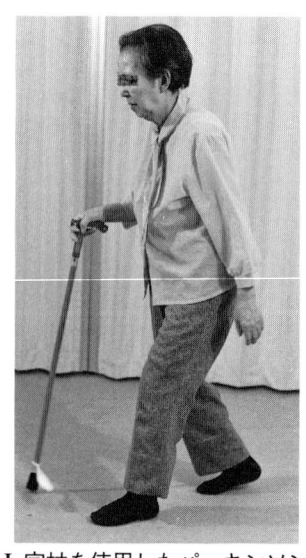

図8　L字杖を使用したパーキンソン病患者の歩行

ば，積極的に車いす使用を勧めるのがよい．

　パーキンソン病患者の歩行障害は，歩行開始が困難（無動），歩行中に歩幅が狭くなり歩調が速まり（加速歩行），転倒するという特徴を示す．患者は，自分では歩き出すことができなくとも，号令をかけられたり，床に一定間隔のマークがあるとふつうに歩ける[33]．患者は，横断歩道や階段はふつうに歩ける．加速歩行は，運動中に5 Hz前後の運動時振戦が出現することによって起こる．床のマークや2 Hz以下のメトロノーム音に対する応答運動として歩行リズムをとらせれば，ある程度は運動時振戦の出現を予防できる[21,23,26]．図8のようなL字杖を持って歩かせると，歩行可能になることもある．しかし，時間経過につれて，慣れのために再び歩行不能になりやすい．

　パーキンソン病患者60例の運動障害を分析した報告[4]によれば，歩行と姿勢，移乗，四肢遠位の運動障害は並行して進行する．主成分分析では，①体幹運動の障害，②無動症による歩行問題，③筋固縮，④振戦がそれぞれ活動制限と関連を示しているが，要因として重視されるのは無動症であり，薬物療法が中心的役割を果たしている．理学療法の効果は，中等度の活動制限がある患者までは認められるが，通常の活動レベルに戻ると，その後の改善はない．

（中村隆一）

文　献

1) Cailliet R：Exercise in multiple sclerosis. Therapeutic Exercises（Licht S ed），2nd ed, E Licht Publ, New Haven, 1965.
2) Cailliet R：Bracing for spasticity. Orthotics（Licht S ed），E Licht Publ, New Haven, 1966.
3) Chase RA, Cullen Jr JK, Sullivan SA et al：Modification of intention tremor in man. *Nature*, **206**：485-487, 1965.
4) Comella CL, Stebbins GT, Brown-Toms N et al：Physical therapy and Parkinson's disease：A controlled clinical trial. *Neurol*, **44**：376-378, 1994.
5) Deaver GG（児玉俊夫監修：明石　謙，寺沢幸一訳）：異常歩行と装具．医学書院，1967．
6) DeLisa JA, Stolov WC, Troupin AS：Action myoclonus following acute cerebral anoxia. *Arch Phys Med Rehabil*, **60**：32-36, 1979.
7) 藤田正明，千田富義，中村隆一：脊髄小脳変性症患者の最大歩行速度と下肢筋力および立位バランスとの関係——理学療法の効果．リハ医学，**29**：211-215，1992．
8) 五味重春：脳性まひ児のリハビリテーション．医学書院，1976．
9) Hewer RL, Cooper R, Morgan MH：An investigation into the value of treating intention tremor by weighting the affected limb. *Brain*, **95**：579-590, 1972.
10) Hewer RL, Rogers EE：Friedreich's ataxia：A study of the major problems encountered by patients. *Occup Ther*, **35**：764-765, 1972.
11) 平山恵造：神経症候学．文光堂，1972．
12) Hirayama K, Takayanagi T, Nakamura R et al：Spinocerebellar degenerations in Japan：A nationwide epidemiological and clinical study. *Acta Neurol Scand*, Suppl **153**：1-22, 1994.
13) Holmes G：Cerebellum of man. *Brain*, **62**：1-30, 1939.
14) Holmes G：Introduction to Clinical Neurology. 2nd ed, Livingstone, Edinburgh, 1952.
15) Keats S：Cerebral Palsy. CC Thomas, Springfield, 1965.
16) Liversedge LA：Involuntary movements. Handbook of Clinical Neurology（Vinken PJ, Bruyn GW eds）．vol. 1, North-Holland, Amsterdam, 1969.
17) Marsden CD：The physiological basis of ataxia. *Physiother*, **61**：326-328, 1975.
18) 宮崎元滋，北原義介，佐藤史郎：小脳変性症患者の歩行記録と解析．厚生省特定疾患脊髄小脳変性

症調査研究報告, 1978.
19) Morgan MH：Ataxia and weights. *Physiother*, **61**：332-334, 1975.
20) 中村隆一：失調症の基礎. 理・作・療法, **10**：1013-1020, 1976.
21) 中村隆一：パーキンソン症候群の基礎. 理・作・療法, **10**：1021-1026, 1976.
22) 中村隆一, 斎藤　宏：基礎運動学. 5版, 医歯薬出版, 2000.
23) Nakamura R, Nagasaki H, Narabayashi H：Arrhythmokinesia in parkinsonism. Advance in Parkinsonism（Birkmayer W, Hornykiewicz O eds）, Roche, Basle, 1976.
24) 中村隆一：脊髄小脳変性症の kinesiology と physical therapy. 神経進歩, **21**：70-85, 1977.
25) 中村隆一：小脳性運動障害とその病態(4), 小脳性運動障害の kinesiology. 臨床神経, **17**：840-844, 1977.
26) Nakamura R, Nagasaki H, Narabayashi H：Disturbance of rhythm formation in patients with Parkinson's disease. Part 1. Characteristics of tapping response to the periodic signals. *Percept Motor Skills*, **46**：63-75, 1978.
27) 中村隆一：小脳症状を考える, Kinesiology より——physical therapy との関連. 神経進歩, **22**：1322-1334, 1978.
28) 中村隆一, 横地房子：小脳性失調の physiotherapy. 神経進歩, **23**：124-130, 1979.
29) 中村隆一, 斎藤　宏：臨床運動学. 2版, 医歯薬出版, 1990.
30) Nieuwboer A, De Weerdt W, Dom R et al：A frequency and correlation analysis of motor deficits in Parkinson patients. *Disabil Rehabil*, **20**：142-150, 1998.
31) Onuaguluchi G：Parkinsonism. Butterworths, London, 1964.
32) 大島知一：随意運動の生理. 理・作・療法, **10**：931-937, 1976.
33) Peszczynski M：Gait and gait training. Therapeutic Exercise（Licht S ed）, 2nd ed, E Licht Publ, New Haven, 1965.
34) Plate M：Eine krankengymnastische Behandlung der Ataxie. *Z Krankengym*, **30**：389-392, 1978.
35) 高橋和郎, 藤本一夫, 深田倍行：弾性緊縛帯による小脳性運動失調軽減効果. 厚生省特定疾患脊髄小脳変性症調査研究班報告, 1978.
36) 柳沢信夫：不随意運動. 診断・治療マニュアル（阿部　裕, 和田達雄編）, 金原出版, 1987.

第2章 麻痺性疾患・神経筋疾患

4 脊髄性疾患

A 脊髄損傷

　外傷性脊髄損傷はリハビリテーション体系の確立した疾患の1つといわれているが，脊髄自体の修復が困難なこと，運動機能以外に知覚，排泄機能，性機能など複数の障害を合併すること，若年受傷者が多いことなど，なお解決すべき問題を抱えている．この疾患に用いられる装具は，訓練用と日常生活用と比較的はっきりと区別されている．また，最近は頸髄損傷者のためADL機能を補完する日常生活支援機器が開発され，そのうちのいくつかは実用化されている．また日常生活上，車いすを常用している例に対して，装具を装着し立位保持・歩行訓練を継続するかどうかについてはまだ関係者の間で論がある．

1. 発生原因と受傷時年齢

　脊髄損傷の発生率は日本パラプレジア学会で行われた全国調査結果によると，年間100万人当たり52.0人である．また，わが国では図1のように若年層と50～60代の層に発生率が高く，いわゆる二層性の発生年齢を示している．

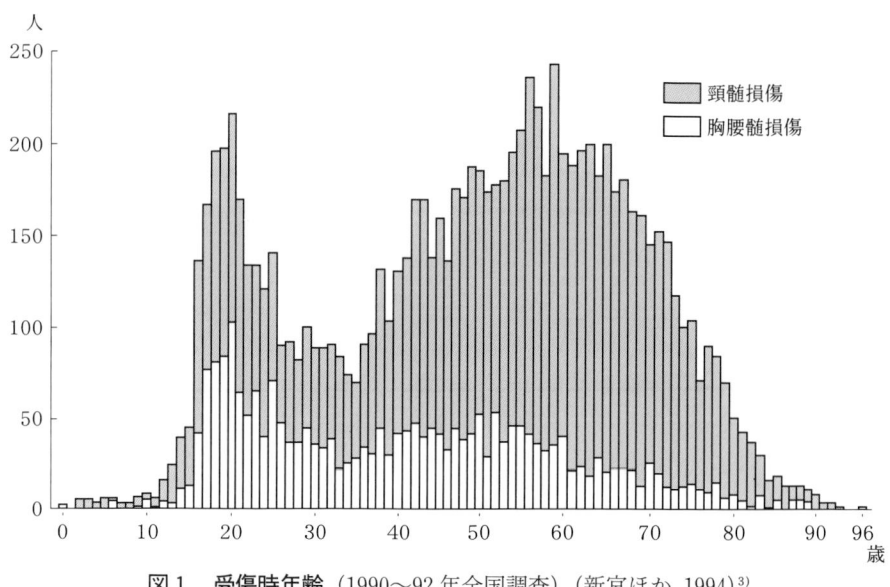

図1　受傷時年齢（1990～92年全国調査）（新宮ほか 1994）[3]

表1 損傷原因と障害レベル（国内）

	事故				疾病		不明	計
	転落, 下敷	交通事故	スポーツ	その他	先天性	後天性		
頸髄	33 (40.2)	28 (34.1)	10(水泳7) (12.1)	2 (2.4)		8 (9.7)	1 (1.5)	82 (100.0)
胸髄(1〜6)	14 (32.5)	13 (30.2)			2 (4.7)	13 (30.2)	1 (2.4)	43 (100.0)
胸髄(7〜12)	88 (64.7)	23 (16.9)	1 (0.7)	2 (1.5)	3 (2.2)	19 (14.0)		136 (100.0)
腰髄	57 (61.4)	18 (19.3)	2 (2.2)	3 (3.2)	8 (8.6)	4 (4.3)	1 (1.2)	93 (100.0)
不明・その他	8 (27.5)	3 (10.4)		1 (3.5)	4 (13.8)	12 (41.3)	1 (3.5)	29 (100.0)
計	200 (52.2)	85 (22.1)	13 (3.9)	8 (2.0)	17 (4.4)	56 (14.6)	4 (0.8)	383 (100.0)

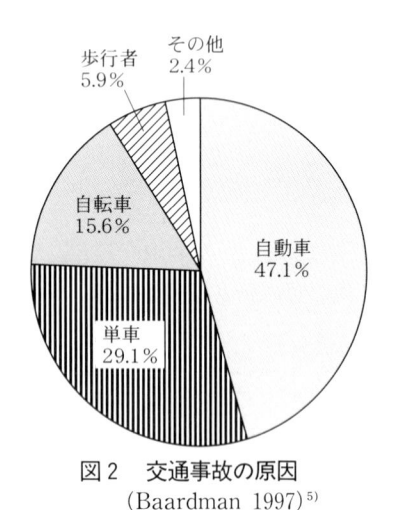

図2 交通事故の原因
(Baardman 1997)[5]

歩行者 5.9%
その他 2.4%
自転車 15.6%
単車 29.1%
自動車 47.1%

表2 脊髄損傷の原因：国別 (%)

	単車事故	射創	刺創	落下
アメリカ合衆国	42.8	12.3	—	19.2
イギリス	46.8	0	—	25.7
オーストラリア	48.7	5.8	—	26.6
スペイン	52.5	3.2	—	27.4
トルコ	35.4	21.9	—	29.5
フランス	50.7	2.0	—	31.5
日本*	42.2			29.5
南アフリカ	25.0	36.0	20.0	2.4

(Hart C et al：Epidemiology of spinal cord injuries. *Paraplegia*, 32：709-714 および * 日本パラプレジア医学会　脊損予防委員会：日本・外傷性脊髄損傷登録統計, 1993（単車のみでは 12.5％）より引用, 一部修正)

　外傷性脊髄損傷の発生原因を損傷レベルと比較すると，表1のように転落, 下敷が第1位を占め，交通事故がそれに続いている．交通事故の原因は図2のように自動車, 単車が圧倒的に多く 76％を超えている．原因の頻度は国の生活文化によって異なる（表2）．

　最近は，スポーツとくに水泳の飛びこみによる頸髄損傷が多く（表3），発生予防が大切といわれている．また胸腰髄損傷に比べ頸髄損傷の発生率が増加してきている．これは，頸髄損傷が増加したことと，治療技術が進み，頸髄損傷者の生存が増加してきたことによるものと思われる．

　脊髄損傷は完全損傷では受傷後2〜4週を経過すると損傷高位は確定し, 予後も推定可能となる．不完全損傷では6カ月から1年は機能回復が期待できる．

　脊髄損傷者が社会復帰するまでの過程を模式図で示すと，図3のようになる．四肢麻痺を伴う頸髄損傷は約1年，胸腰髄損傷ではおおむね6カ月を要する．

　脊髄の損傷レベルはC6, L3などと記載されているが，これはおのおの第6頸髄までは機能が残

る（第7頸髄以下の機能障害），第3腰髄まで機能が残る（第4腰髄以下の機能障害）を示すものとして理解されている．

2．治療経過

1）急性期

受傷直後からショック期が終わる2ないし4週間ほどといえる．運搬時に新たな外傷が加わらないための注意事項と頭部・腹部内臓などの合併症を見逃さないように注意する．最近は早期から呼吸管理を行えば高位頸髄損傷者も生存可能である．この時期は，全身管理，尿路管理，褥瘡予防，関節の拘縮予防などに留意する．全身状態が落ち着きしだい運動訓練を開始する．この時期に損傷高位は診断可能で，他の要因をも含めるとおおよその機能的な予後は推定できる．

表3　頸髄損傷の受傷原因（1980〜1990）

受傷原因	症例数	％
交通事故	85	33.6
スポーツ	59	23.4
水　　泳	33	
体　　操	7	
ラグビー	3	
柔　　道	1	
その他	15	
転　落	25	13.8
労　災	8	3.1
その他	21	8.2
不　明	45	17.9
	253	100.0

（新宮ほか 1994[3]，初山 1996[6]）

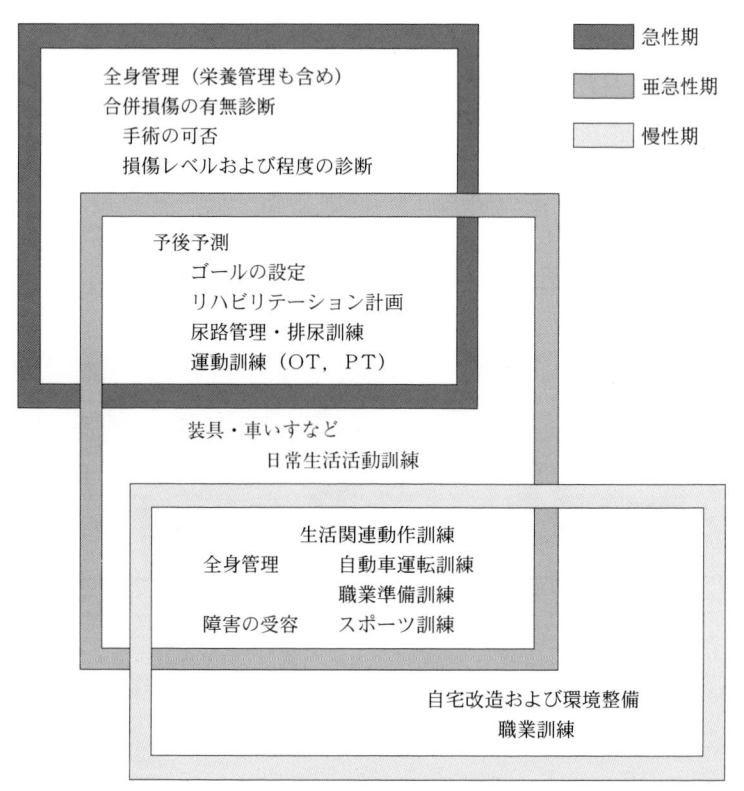

図3　受傷から社会復帰に至る経過と治療・訓練項目

2) 亜急性期

損傷部位も確定し，脊椎の状態および臨床症状に基づいて手術の適否も決められる．各スタッフの評価に基づきリハビリテーション計画も決定する．ゴールの設定もほぼ定まり，全身管理，尿路管理，褥瘡予防に加え運動療法が重要となる．訓練に必要な装具，車いす，自立支援機器なども処方される．心理的には，本人，家族等関係者の「障害の受容」が大切な時期である．

3) 慢性期

不完全損傷例では回復が2年近くまで続くことがあるが，その回復の程度は受傷後6カ月でほぼ上限に到達する．損傷部位に基づいたゴールにもほぼ到達し，日常生活活動の自立度，電動車いす，手動車いす，装具歩行など，移動手段も決まる．さらに家屋改造，自動車運転訓練，職業訓練，スポーツなど，必要なサービスを受け社会に復帰する．

また，高位の頸髄損傷者も各種の自立支援機器を利用し，家庭内での生活の自立を目標とするようになってきた．

3. 損傷レベルと予後

最近は健康管理が整い脊髄損傷者も天寿をまっとうするものが増え，生活習慣病で病院を訪れる例も増えている．

1) 頸髄損傷

C3：従来は呼吸筋が完全麻痺に陥るため生存の可能性はほとんどなかったが，急性期から呼吸管理が十分に実施される環境下では人工呼吸器を使用し，生存可能となってきた．理論的には眼輪筋，口輪筋などを使用し，環境適応装置が利用されるがまだ経験例は少ない．

C4：四肢は完全に麻痺，自発呼吸は可能となるが，補助呼吸が必要な例もある．頭部，顔面の筋のほか呼吸，音声を利用した環境制御装置の応用(図4)，最近は日常生活支援機器の開発で，リフターを利用し電動車いすに移り，食事が自分で可能となる例もある(図5)．入浴，更衣，排泄など

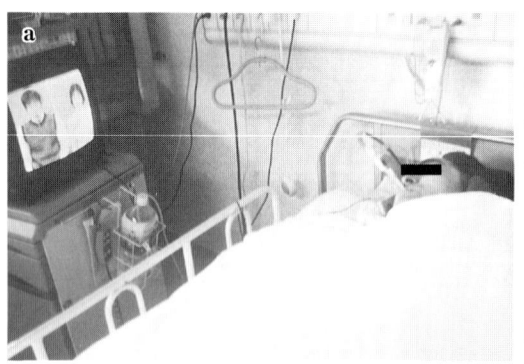

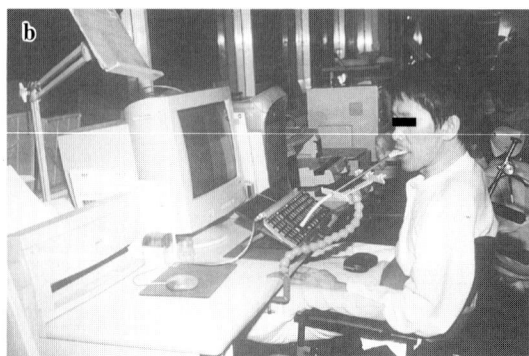

図4　環境適応装置の利用
a：呼吸を利用しテレビのスイッチの on-off，チャンネル変更などをする（第5頸髄損傷）．
b：口と頸部の筋を利用したパーソナルコンピュータの操作（第5頸髄損傷）．

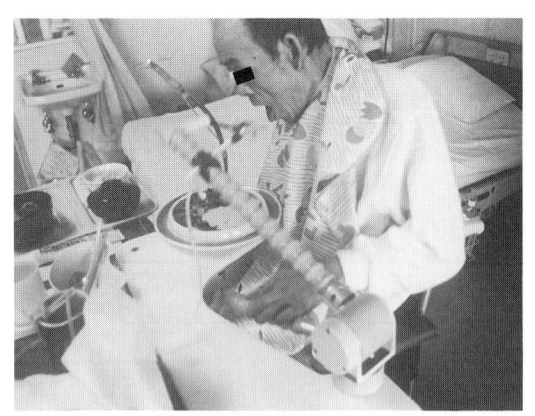

図5 食事支援機器
腕の挙上ができないためバーを下に押して食べ物を口に運ぶ(第5頸髄損傷).

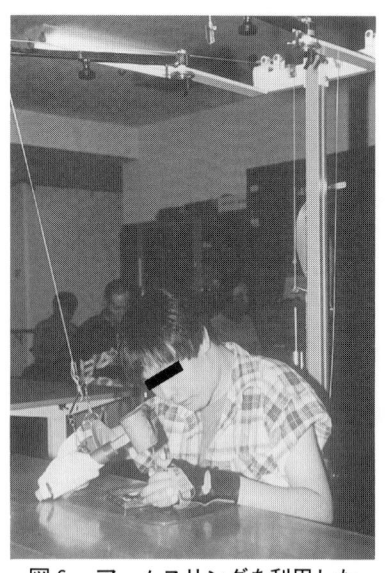

図6 アームスリングを利用した訓練(第5頸髄損傷)

は介助を要する.

C5:肩の挙上,肘の屈曲運動が可能となるため,訓練時にはBFOやアームスリングを用いてコミュニケーション機器の習得に励む(図6).移乗,入浴,更衣,排泄などは介助を要する.

洗面動作の一部は自助具を利用して可能である.

移動には電動車いすを利用する.手関節固定用装具と自助具がしばしば使用される.

C6:上位損傷では肘屈筋が,下位損傷では手関節背屈筋が効くため,ベッド上での移動,体位交換,更衣,排泄などの動作は自立するが,入浴は介助を要する.多くは手動式車いすを駆動する.訓練用に利用される把持装具手関節駆動式は実生活ではあまり見かけない.むしろ手関節固定装具か手関節対立装具に必要な自助具をつけ利用する例が多い(表4).

2) 上位胸髄損傷

初期には呼吸機能の低下,自律神経過反射,起立性低血圧,座位バランスの低下などが認められるが,腹筋背筋の強化とともに,対応ができるようになる.術後を除き体幹装具を用いることは少ない.

通常,移動は車いすと自動車を利用し,その他の日常生活活動は自立する.

3) 下位胸髄損傷

腹背筋が残るため,座位バランスも安定する.車いすで生活は自立する.新たな装具の開発とともに歩行訓練に利用する例が増えてきたが,実生活上で装具と杖で歩行している例は少ない.

4) 腰・仙髄損傷

装具と杖を用い歩行可能な例は多いが,実社会では安全性,荷物の運搬など,車いす移動が実用的なため,日常生活では杖歩行利用例は少ない.

表4　頸髄損傷レベルと機能的予後

損傷高位	最終的な予測機能	使用装具・器具
C3	自発呼吸不能 四肢麻痺 知的活動可能 眼，顎などの開閉可能	人工呼吸器 コミュニケーション機器 環境制御装置 日常生活支援機器 電動車いす
C4	呼吸機能低下 四肢麻痺 電動車いすによる移動 日常生活ほぼ全介助	環境制御装置 日常生活支援機器 装具，自助具，電動車いす
C5	肩挙上筋，肘屈曲筋は可動 日常生活動作要介助 電動車いすによる移動	mobile arm support (MAS) balanced forearm orthosis (BFO) 電動車いす 環境制御装置 装具，自助具
C6	腕橈骨筋可動 手動式車いす駆動可能 日常生活ほぼ自立 移乗動作一部要介助	手関節固定装具，自助具 手動式車いす
	橈側手根伸筋可動 日常生活ほとんど自立	把持装具手関節可動式 車いす

4. 装具の適応

1) 上肢の機能障害

　四肢麻痺者に対する上肢装具は，肩関節挙上の補助として mobile arm support (MAS), balanced forearm orthosis (BFO) などが訓練用として病院内で用いられていたが，家庭内にまで持ち帰って使用される例は少なかった．しかし最近は上肢機能補完機器として，アームスリングを利用した自助具の使用や，リフターを使用して電動車いすに移乗させ食事の補助をするなど，上肢機能障害者に対する新たな試みが実用化の道を開きつつある．また肘のプッシュアップ訓練時に図7のような補強器具が用いられている．
　上肢の機能で手関節の機能的肢位（軽度背屈位）保持装具は電動車いすの操作のほか，食事，髭剃りなど上肢機能を活用するのに有用である（図8）．

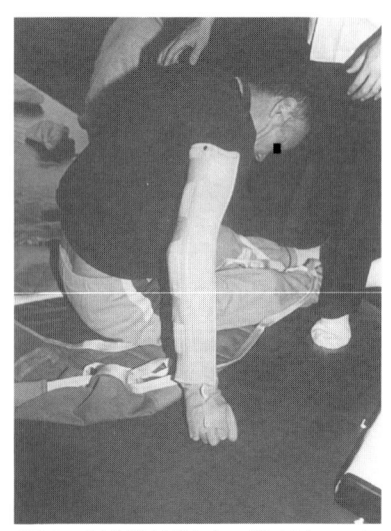

図7　肘伸筋が効かない例の肘ロックが確立するまでの訓練補助装具（第5頸髄損傷）

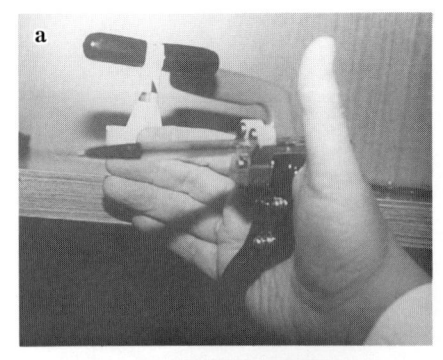

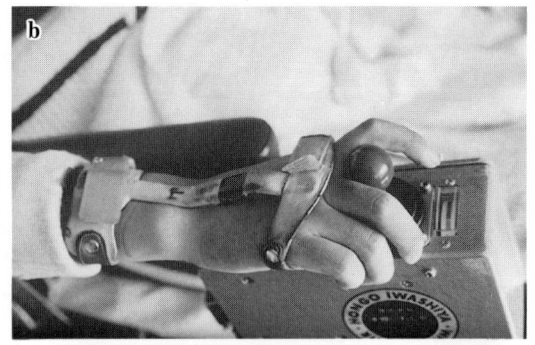

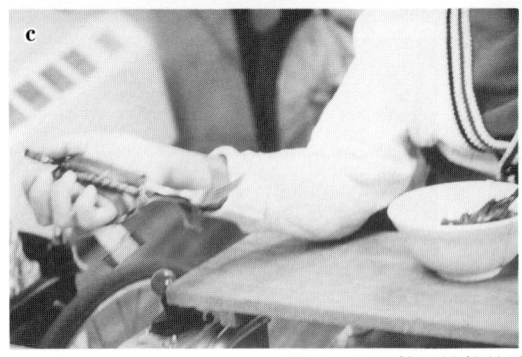

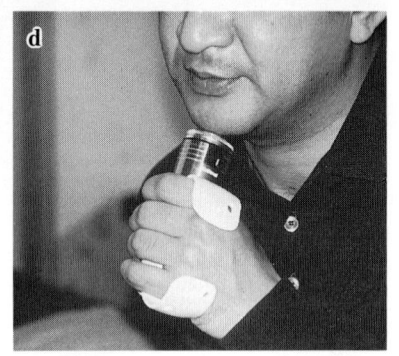

図8 手関節の機能的肢位保持装具
a：短対立装具に筆記用具を取りつけた例
b：手関節固定装具を用い電動車いすの操作を容易にする（第5頸髄不全麻痺）．
c：自助具を用い，食事動作の自立を図る．
d：自助具を用いた髭剃

　手関節の背屈運動を利用して，ものを把持する把持装具（手関節可動式）flexor hinge splint は訓練中に用いられることがあるが，日常生活上は簡便な装具が市販されている（図9，10）．

　BFO は C5 損傷例の訓練に用いられる．ブラケット，proximal arm support，distal arm support，肘関節を支える受け皿（trough）などから構成され，わずかな肩挙上筋で指先の軽い作業が可能となる（図11，12）．

2）下肢の機能障害

　脊髄損傷者に対する下肢装具の目的は，体重の支持と移動である．理論的には身体を支持し両下肢を支え杖を用いれば，胸髄損傷者でも移動は可能となる．しかし実社会は，安全性，移動時の荷物の処理などを考慮すると，車いす移動がはるかに実用的である．ほとんどの例は車いすと自動車による移動が行われている（表5）．

　ただ，荷重による骨代謝への影響，血流の改善，結石の予防などの点から立位，歩行も否定はできない．川井の報告[2]によると，下位胸髄損傷者の短下肢装具利用者は 28％が装具を使い歩行している（表6）．

　胸髄損傷者に対する歩行用装具として股継手部に二重ケーブルを用い両下肢が交互に振り出しできる reciprocal gait orthosis（RGO），新たに Bowden cable を取りつけた advanced RGO（ARGO）などが開発され訓練の場で利用されているが，重量の点と操作が複雑な点でいずれも訓練用が主で，

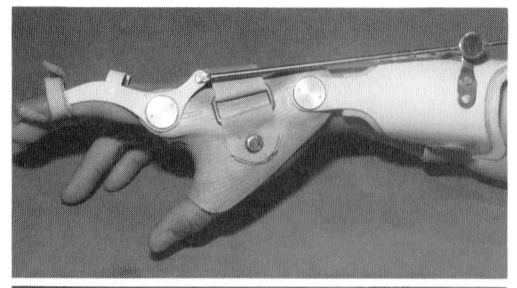

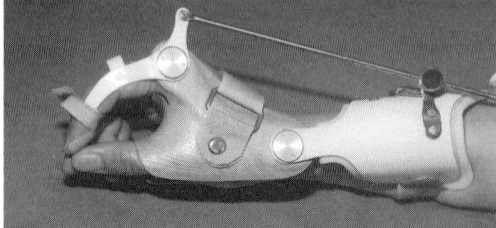

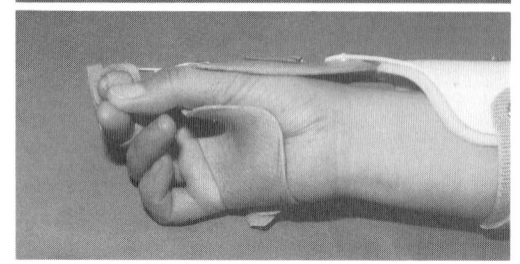

図9 把持装具（エンゲン型）
把持の際の母指，示指，中指の位置関係に注意

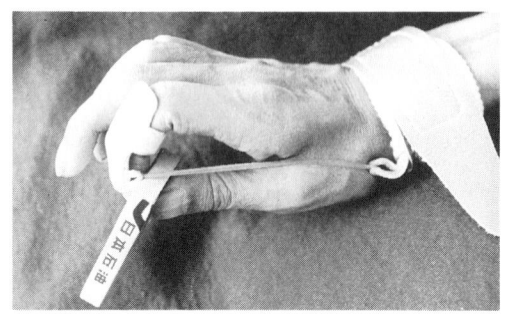

図10 把持装具 RIC 型

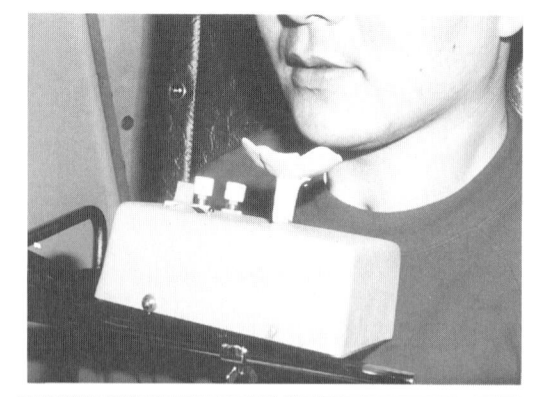

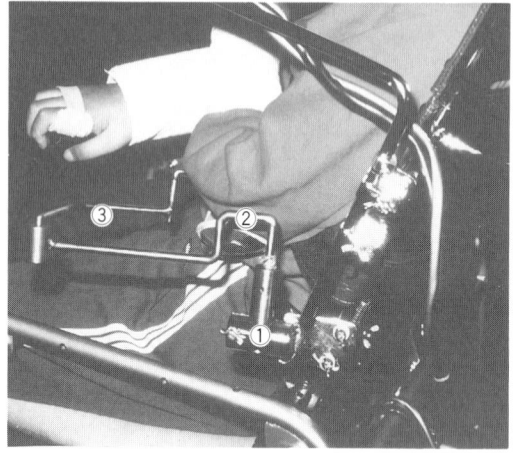

図11 顎により駆動する電動車いすにとりつけた BFO
①ブラケット，② proximal arm support，③ distal arm support

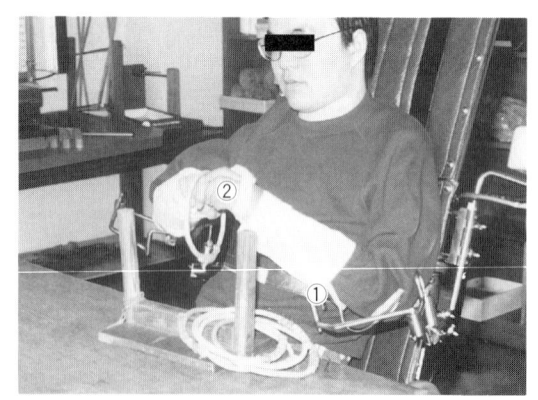

図12 BFO を用いた訓練
①肘関節を支える受け皿(trough)，②前腕機構，手首装具

実用化には至っていない（図13）．
　現段階では，長下肢装具は訓練用装具としてのほか，社会復帰後，ときどき使用するために処方されるのであろう（図14）．最近は不全麻痺者に対する歩行訓練は，下肢筋群の歩行パターンを誘発するという報告[9]も認められるため，下肢装具を用いる歩行訓練がより重視されるようになるかもしれない．骨盤帯は訓練開始時に胸髄損傷では不安感を除き，バランスを良くするために処方する．

表5 車いす使用時間

	対象数	常時	ときどき	室内のみ(不明)	計(%)
頸髄	82	23	24	10	67(81.7)
胸髄(1～6)	43	25	11	2(2)	40(93.0)
胸髄(7～12)	136	86	32	3(9)	130(95.5)
腰髄	93	55	17	3(3)	78(83.8)
不明・その他	29	8	3	2(4)	17(58.6)
計	383	197	97	20(18)	332(86.7)

(水上 1991)[8]

表6 損傷高位別装具使用率（完全損傷者209例）

		頸髄損傷	上位胸髄(1～5)	下位胸髄(6～10)	下位胸髄～腰髄(第11胸髄～第2腰髄)	腰髄(3以下)	合計
長下肢装具	使用者	1	4	6	9	0	20
	経験者	7	36	112	34	1	190
	使用率(%)	14.3	11.1	5.4	26.5	0.0	10.5
短下肢装具	使用者	—	0	2	1	1	4
	経験者	—	4	7	5	2	18
	使用率(%)	—	0.0	28.6	20.0	50.0	22.2

(川井 1992)[2]

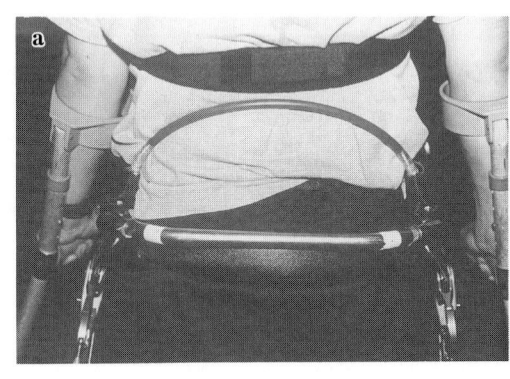

図13 ARGO
a：後方のケーブルにより左右の股関節が屈伸する．
b：股・膝の動きが連動する．

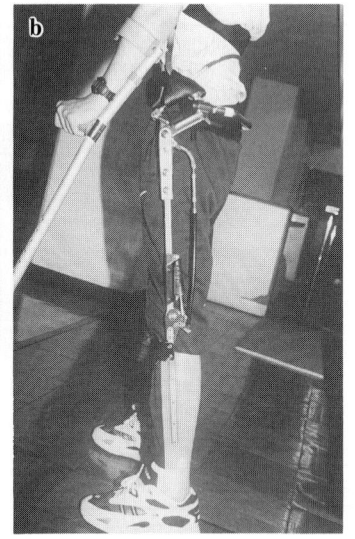

痙性の強い例では，足継手に制御ばね付を処方し訓練中にばねの強さを調節する．なお足部の知覚障害のある例では褥瘡の発生に注意する．

〔処方例〕上部胸髄損傷

骨盤帯付長下肢装具：両側支柱付，膝輪止め式，足継手2方向ばね制御付，靴型装具（要，不

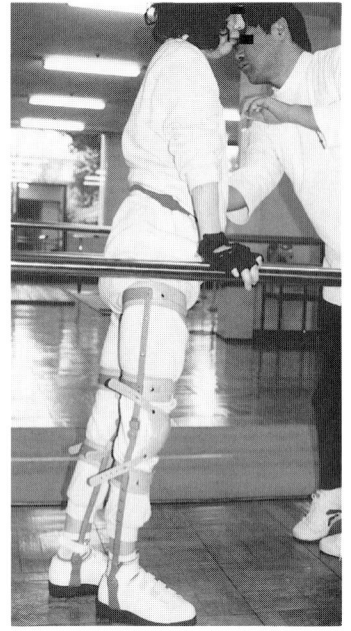

図 14　歩行訓練（平行棒内）
頸髄不全麻痺．

図 15　車いすを自動車に積み込む順序
① 車いすを座席に寄せる．
② 座席に移り，車いすを折りたたむ．
③ シートを後方に倒し，車いすを持ち上げ，前をとおして反対の座席に積み込む（女性では力が弱いため，椅子を前に倒して後方に積み込む）．
④ シートをもとに戻し，終わる．

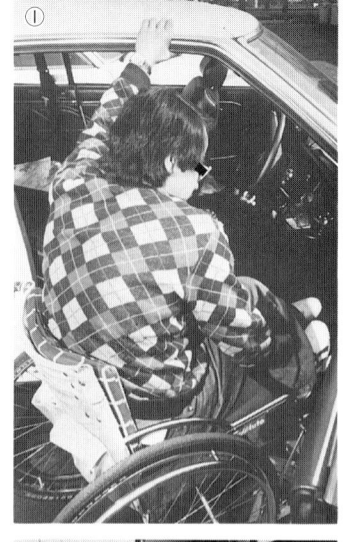

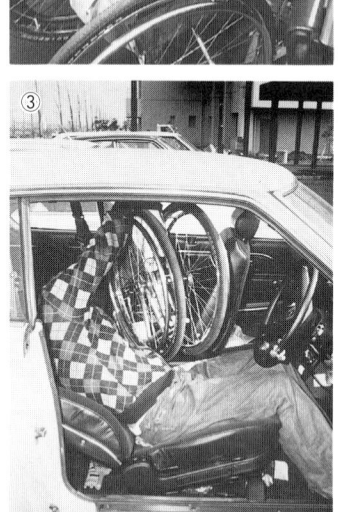

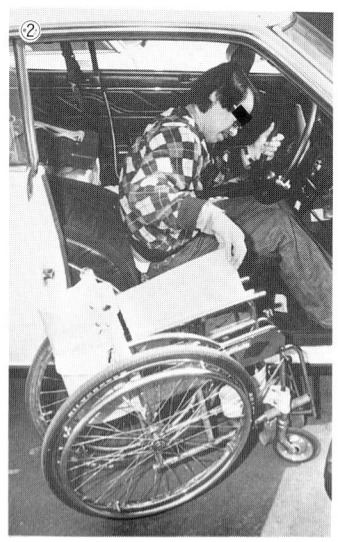

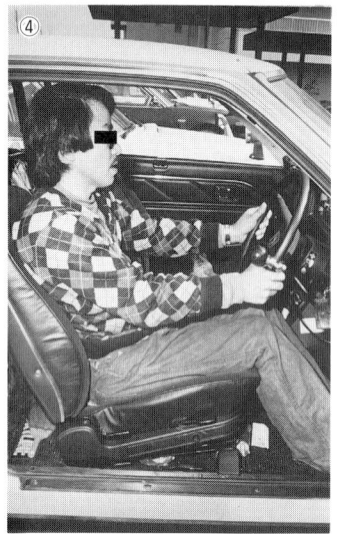

要）

L2，3以下の損傷例では，短下肢装具歩行を目標とする．

車いす，電動車いすは脊髄損傷者にとって必需品であるが，別項で解説されるのでここでは省く．

5. 自動車

　下肢機能の障害者にとって自動車は貴重な移動手段である．現在は，各都道府県にある自動車運転適性検査を受け，必要な場合には自分用に改造された車を試験場に持ちこみ訓練を受け，または運転し，免許の更新または交付を申請できる．全国的にも障害者が訓練できる自動車訓練施設が設置されている．車いすごと乗り降りできる車も開発されているが，現状では，図15のように自分で車いすを車に出し入れする方法が，便利で実用的である．女性で腕の力の弱い人は座席を前に倒し

て，折りたたんだ車いすを後ろに入れる．

(初山泰弘)

文献

1) 加倉井周一ほか編：装具治療マニュアル．第2版，医歯薬出版，1991．
2) 川井伸夫：脊髄損傷者の社会復帰における下肢装具の適応について．理学療法学, **19**：249-253, 1992．
3) 新宮彦助ほか：A nationwide epidemiological survey of spinal cord injuries in Japan from January 1990 to December 1992. 日本パラプレジア医学会脊損予防委員会, 1994．
4) 二瓶隆一ほか編：頸髄損傷のリハビリテーション．協同医書出版社，1998．
5) Baardman G et al：The influence of the reciprocal hip joint in the Advanced Reciprocal Gait Orthosis onstanding performance in paraplegia. *Prostht Ortht Int,* **21**：210-221, 1997．
6) 初山泰弘，二瓶隆一編：脊髄損傷．リハ医学講座12, 医歯薬出版, 1996．
7) Pentland W et al：The effect of aging and duration of disability on long term health outcomes following spinal cord injury. *Paraplegia,* **33**：364-373, 1995．
8) 水上昌文：頸髄損傷四肢麻痺における機能レベルと移動・移乗能力との関係．理学療法ジャーナル, **25**：359-364, 1991．
9) 中澤公孝, 赤居正美：ヒト脊髄歩行パターン発生器と脊髄損傷者の歩行．リハ医学, **40**：68-75, 2003．

B 二分脊椎

1. 疾病概念

二分脊椎は胎生期における神経管の癒合不全に起因する病態 (spinal dysraphism) を総称した疾患概念である．脊椎管癒合不全症(spinal dysraphism)は潜在性二分脊椎と，囊腫性二分脊椎とに大別される(表1)．開放性脊髄髄膜瘤は最も多い病態で，水頭症，脊髄髄膜瘤，骨関節変形に起因する脊柱下肢の変形，下肢麻痺，膀胱直腸障害が身体発育，精神，運動，社会的発達に影響を与える．

2. 発生頻度

わが国における発生頻度は出生3,000に対し1である．発生率に民族差がある．近年出生前診断により低下傾向が認められる．

3. 発生原因

ある種の遺伝子をもっている人が特定の環境要因の影響により発症する多因子遺伝である．環境要因の1つとして母体の葉酸レベルが低いことと開放性脊髄髄膜瘤の発症との間に関連性が確認されている．ヒトの神経管閉鎖は胎齢24～26日ごろに下部頸髄から始まり，頭部方向と尾部方向へと進行する．二分脊椎はこの神経管閉鎖過程に異常を生じ脊髄ならびに脊柱管が管状構造を構成できずに脊髄が脊柱管外に露出した状態である．発生病態として神経管閉鎖が正常に行われなかったと

表1 二分脊椎の分類

潜在性二分脊椎
1) 神経系の合併病態のないもの (isolated vertebral defect)
2) 神経系病態を合併するもの
皮膚洞　　dermal sinus
脊髄脂肪腫　　lipoma
脊髄正中離開　　diastematomyelia
神経腸管囊腫　　neurenteric cyst
終糸牽引症候群　　tight film terminale
仙骨形成不全　　sacral defects (agenesis, hemisacrum)
囊胞性二分脊椎　　spina bifida cystica
1) 開放性脊髄髄膜瘤
脊髄裂　　myeloschisis
髄膜瘤　　meningocele
脊髄髄膜瘤　　meningomyelocele
脊髄脂肪瘤　　lipomyelocele
2) 閉鎖性脊髄髄膜瘤

表2 二分脊椎の障害構造

	病理学的変化	症状・徴候	機能障害，機能的制約
中枢神経機能	水頭症	脳圧亢進	知的障害，運動障害
	Arnold-Chiari 奇形	脳幹機能障害	無呼吸発作，哺乳障害
脊髄機能	脊髄髄膜瘤	麻痺	筋力低下，変形，歩行機能低下
	脊髄空洞症	麻痺	変形，筋力低下
	脊髄係留症候群	麻痺，疼痛	変形，筋力低下
運動機能	下肢変形 麻痺性 構築性	内反足，尖足 踵足，凹足 かぎ爪足	運動能力低下 歩行機能低下
	脊柱変形	側彎，後彎	姿勢異常，運動能力低下
	褥瘡		運動能力低下，発癌
膀胱直腸機能	自律神経麻痺	排尿筋・括約筋協調不全 尿路感染，膀胱尿管逆流 腎機能障害	排尿困難 失禁 腎不全
	排便障害	肛門括約筋麻痺	便秘，失禁

いう閉鎖不全説と，いったん閉鎖された神経管が再開裂したという説がある[1]．

4．病理学的変化

　神経系の発生異常が引き金となって大脳から脊髄に至る中枢神経系，骨関節系，泌尿器系にわたって広範に病理学的変化が生じる．多臓器にわたる病理学的変化は多彩な症状を発現し，身体的，認知的，情緒的，社会的機能の発達に影響を与える．本症にみられる病理学的変化，症状，障害を整理して表に示す（表2）．

1） 神経系

　神経系には脊髄髄膜瘤，水頭症，Arnold-Chiari（以下，キアリ）奇形，脊髄空洞症，脊髄係留などの変化がみられる．

　脊髄髄膜瘤（myelomeningocele）は脊柱管外に露出した脊髄組織とそれを取り囲む髄膜瘤とからなる（図1）．放置すると感染の危険性が高く，ひとたび感染を起こすと，脳室炎に進展し生命の危険が生じる．感染を免れた場合には神経組織表面は周囲から上皮化が進み，瘢痕組織で覆われる．この瘢痕形成の過程で神経組織の変性が進む．脊髄神経の障害レベルに相当した運動麻痺，感覚麻痺，膀胱直腸障害が生じる．

　水頭症（hydrocephalus）（図2）は開放性脊髄髄膜瘤の約90％に合併し，大孔部や第Ⅳ脳室出口での髄液の通過が障害され，脳室内に髄液が過剰に貯留し脳室が進行性に拡大するために，脳組織が圧迫され菲薄化する．知能低下，認知障害の原因となる．

　キアリ奇形は，小脳虫部，延髄，第Ⅳ脳室が尾側に延長して脊柱管内に嵌入したキアリⅡ型奇形

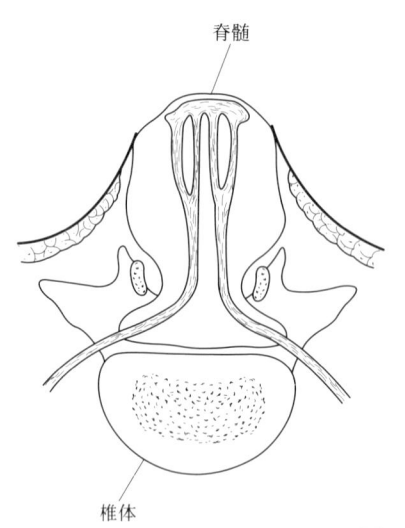

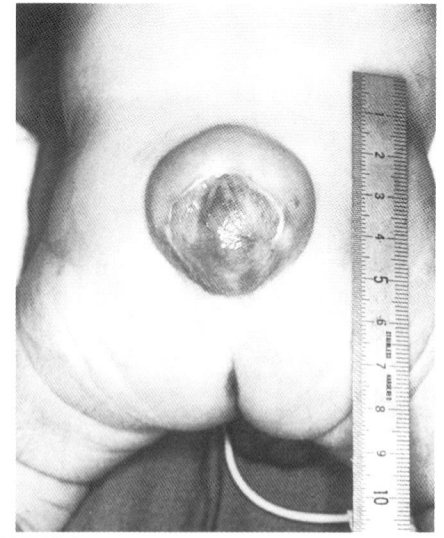

である．開放性脊髄髄膜瘤の約90％にみられる．無症状のことが多いが，延髄，下部脳神経を圧迫して喘鳴，嚥下困難，無呼吸発作を発症する．

脊髄空洞症（syringomyelia），水髄症（hydromyelia）は脊髄中心管に髄液が貯留して拡大し，麻痺，痛み，感覚障害など神経症状を呈する病態で，胸髄に多くみられ，乳幼児期以降に明らかになる．

脊髄係留症候群（tethered cord syndrome）は，開放性脊髄髄膜瘤の閉鎖術後の癒着または脂肪腫，緊張した脊髄終糸などにより脊髄が脊柱管内に固定され，成長に伴い尾部方向へ牽引されることにより生じる牽引性神経障害で，幼児期・思春期の成長期に麻痺，痛み，排尿障害などが進行する原因となる．

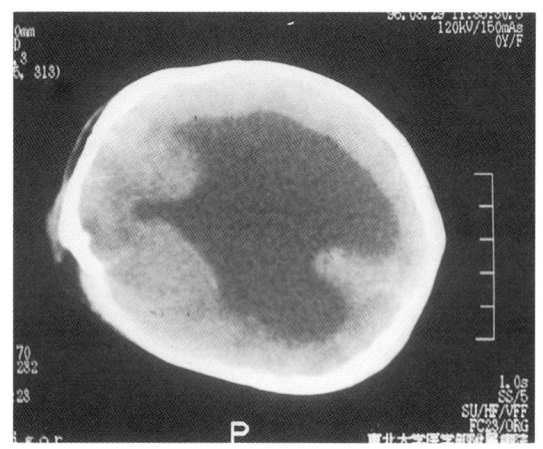

新生児，乳児期の症状に関連する病態は，脊髄髄膜瘤，水頭症，Arnold-Chiari奇形である．これらの症状は幼児期には落ち着き，学童期以降に脊髄空洞症，脊髄係留症候群に起因する症状が顕在化する．二分脊椎の症状，障害は開放性脊髄髄膜瘤に最も典型的に現れ，二分脊髄，脊髄脂肪腫，仙骨形成不全などでは開放性脊髄髄膜瘤の部分症状を呈する．

2) 骨関節系

骨関節系には脊柱，下肢の変形・拘縮，骨折，股関節脱臼，骨髄炎，神経症性関節症などがみられる．変形は先天性と麻痺性に分けられる．麻痺性の変形拘縮は脊髄の麻痺により生じた筋バランスの不均衡により生じる．最も多い麻痺性変形は，L4，L5髄節機能残存例にみられる踵足変形である．

先天性変形は出生時から明らかな構築性変形で，内反足，脊柱後彎が代表である．股関節周囲筋の筋力不均衡により股関節が脱臼する．

脊柱，下肢の変形拘縮は立位，歩行の発達を障害する．脊柱側彎，後彎は座位バランスを不安定にし，上肢動作を障害するほか，褥瘡をつくりやすい．

感覚麻痺は褥瘡，難治性潰瘍，神経病性関節症の原因となる．矯正が不十分な足部変形に難治性潰瘍が多い．長時間の座位は坐骨部に褥瘡を生じる．褥瘡は高位麻痺例に多く，難治で再発しやすく，治療には長期間を要し，医療負担も高く社会的活動性を制限する[2]．また骨折を生じても感覚鈍麻があるために発見が遅れたり，神経病性関節症を発症したりする[3]．

3) 膀胱直腸障害

脊髄麻痺により膀胱直腸障害が引き起こされる．健常者の蓄尿，排尿機能は排尿筋と括約筋は相反的に機能することにより保たれているが，仙髄神経の麻痺により，この相反神経支配が機能できなくなり，残尿，失禁，尿閉などの症状が生じる．除神経による尿路筋層の変化，尿の大量貯留による膀胱容量増加，コンプライアンスの低下，排尿筋，括約筋協調不全，感覚障害などが尿路障害の要因である．感染症，結石，膀胱尿管逆流現象が加わると腎機能低下に進展する．

5．症状と障害

症状と障害は基本的に先天性の脊髄不全損傷である．

表3 麻痺レベルと残存筋，自動運動ならびに変形（Sharrardによる）

麻痺レベル	発生頻度	機能が認められる筋	自動運動と変形		
			股関節	膝関節	足関節足部
L1	3%	腸腰筋 縫工筋	屈曲外旋運動 屈曲外旋拘縮	動きなし 変形なし	動きなし 内反尖足，尖足
L2	2.5%	股関節屈筋群内転筋，大腿直筋は一部機能	屈曲内転運動 屈曲内転拘縮	中等度の屈曲運動	動きなし 内反尖足，尖足
L3	5%	股関節屈筋，内転筋，大腿四頭筋	屈曲内転運動 股関節脱臼	伸展運動	動きなし 内反尖足，内反足
L4	15%	股関節屈筋，内転筋，大腿四頭筋，前脛骨筋	屈曲，内転，外旋運動，股関節脱臼	伸展運動 反張膝	背屈可能 踵足，踵内反変形
L5	12%	股関節屈筋，内転筋，大腿四頭筋，半膜様筋，前脛骨筋は正常．股外転筋，足関節底屈筋，足趾伸筋は一部機能	屈曲，内転，外旋正常，外転筋力は弱い	伸展正常，屈曲可能	背屈正常，底屈筋力は弱い 踵足変形
S1	7.5%	股関節：大殿筋が加わる 膝関節：大腿二頭筋が加わる 足関節：下腿三頭筋が加わる	正常運動 伸展筋力は弱い	正常	底屈筋力が弱い 踵足内反，前足外反 凹足
S2	12%	足内在筋の麻痺	正常	正常	凹足

1) 症　状

a．開放性脊髄髄膜瘤

出生時に背部正中の皮膚欠損を伴った円形の波動性をもつ腫瘤が認められ（図1），下肢は麻痺レベルに特有な肢位をとる（表3）[4]．水頭症がある場合には頭囲が拡大し，大泉門が拡大膨隆する．

b．閉鎖性二分脊椎

皮膚欠損はなく，皮下に髄膜瘤，脂肪腫，仙骨形成不全などが存在する（図3）．脊髄正中離開，皮膚洞では，脊髄病変に対応する部位の皮膚に有毛母斑，皮膚陥凹をみる．新生児，乳児期に診断をつけられることは少ない．髄膜瘤，脊髄脂肪腫は円形の背部皮下腫瘤または膨隆として認められる．乳児期に下肢運動の左右差，繰り返す尿路感染症，凹足，かぎ爪足変形などを契機にMRIで確定診断される．

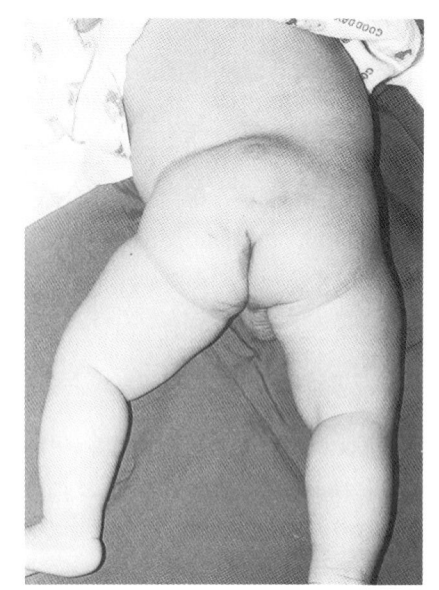

図3　脊髄脂肪腫

2) 障　害

能力障害をふくめた障害構造は，①脳，脳幹，上部頸髄の異常に起因する認知的機能，脳幹症状，②下部脊髄麻痺に基づく脊髄不全損傷としての運動麻痺症状，③膀胱直腸障害としての尿路障害，腎機能不全，④社会生活能力の発達，の側面に分けて考えられる．個々の二分脊椎児の障害の程度は軽症から重症までさまざまで，尿失禁を主とする尿路障害以外に運動障害がない程度の障害から，運動麻痺が重く車いすを移動手段とし，知能低下も尿路障害もある重度障害まで大きな差があるが，過半数の子供たちは自立生活を営むことができる能力を獲得することができる．二分脊椎者が社会で自立した生活を営むことができるためには，健康管理に必要な生活習慣，たとえば自己導尿などの尿路管理を自律的に一人で行うことができ，基本的な生活習慣を身につけ，友人をはじめとする社会における人間関係を築くことができる能力を獲得することが必要である．

6．診断と検査

1) 運動機能

脊髄形態はMRI検査により明らかにされるが，残存神経機能レベルとは一致しない．残存機能レベルの診断は歩行能力の予測，下肢変形治療の方針を決定するうえできわめて重要である．MMTを行うことができない新生児，乳児では，下肢の肢位または変形から下肢筋の支配髄節を参考にし麻痺レベルが診断されている．下肢筋のMRI画像により麻痺筋を同定することが可能で，歩行機能との関連性が認められている[5,6]．4～5歳になるとMMTで麻痺の程度を判定できる．胸髄レベルの麻痺では，すべての下肢筋の機能が失われる．L1レベルの麻痺では，機能している筋は腸腰筋，縫工筋で，股関節自動運動は屈曲外旋位のみ可能で，膝関節，足には動きが認められない．股関節

は屈曲外旋拘縮を起こしやすく，足部変形は胎内肢位の影響をうけ内反尖足または尖足が多い．L2レベルの麻痺では，腸腰筋，内転筋に加えて大腿直筋が一部機能している．股関節の自動運動は屈曲に加え内転が可能である．膝関節以下に自動運動はみられない．膝関節には中等度の屈曲拘縮がみられ，足部は内反尖足または尖足変形を呈する．L3レベルの麻痺では，L2レベルの機能に加えて大腿四頭筋の筋力が増し，縫工筋，薄筋による膝関節屈曲が可能となる．膝関節には屈曲制限が，足部には内反または内反尖足をみることが多い．装具による自力歩行が可能となる．L4レベルの麻痺では，上記の筋群に前脛骨筋の機能が加わり，足関節背屈が可能となる．股関節には屈曲内転外旋拘縮から股関節脱臼に進展する．膝関節は反張膝，足部は踵足内反となる．L5レベルの麻痺では，中小殿筋，内側ハムストリング，後脛骨筋，足趾伸筋，短腓骨筋の機能が加わる．股関節の自動運動は伸展を除き正常となる．膝関節は内側ハムストリングの働きにより屈曲が可能となる．足関節は後脛骨筋，短腓骨筋により底屈がわずかながら可能であるが，前脛骨筋と足趾伸筋の筋力が強く踵足となる．S1レベルの麻痺では，下腿三頭筋，外側ハムストリング，大殿筋の機能が加わる．股関節の伸展筋力は弱い．膝関節は外側ハムストリングの筋力は弱いが運動機能は正常である．前脛骨筋，腓骨筋の筋力は強く，下腿三頭筋，足趾屈筋，足内在筋の筋力が弱いために，足は踵足内反，前足部外反となる．S2以下の麻痺では足部内在筋の麻痺に限局する（表3）．麻痺レベルが同じであっても個々の筋力の程度は症例ごとに異なる．この筋力不均衡により二分脊椎の変形，立位アライメント，歩行パターンが特徴づけられる．

歩行能力は Hoffer の分類により評価される（表4）[7]．community ambulator は日常的に屋外，屋内とも独歩している人々で，装具の有無を問わない．装具を用いる群と用いない群を分けることもある．household ambulator は日常生活で屋外は車いす移動，屋内は歩行している人々である．non-functional ambulator は日常生活は車いすにより過ごし，訓練時にのみ歩行する人々である．non ambulator は歩行が不能で車いすで移動している人々である．

表4 Hoffer 分類

Hoffer の分類	麻痺レベル									
	Th	L1	L2	L3	L4	L5	S1	S2	S3
community ambulator： 杖とか装具を必要とするが，戸外，室内とも歩行可能なもの							CA		
household ambulator： 室内のみ装具使用によって歩行可能であるが，社会的活動には車いすの使用を要するもの				HA					
non-functional ambulator： 家，学校および病院における訓練時のみ歩行可能で，その他は車いすの使用を要するもの			NFA						
non ambulator： 移動にはすべて車いすを要するもの		NA							

2) 感覚低下

診断は乳幼児期には困難である．足底，肛門周囲には感覚障害があるものとして対処する．乳幼児期には，熱傷の予防のために湯たんぽ，あんかなどの使用を避けるなど日常生活において注意を払う．足部，殿部，坐骨結節部など褥瘡が生じやすい部位の皮膚を毎日観察する習慣が大切である．

3) 神経因性膀胱

診断は検尿と排尿記録から始まる．乳児期に尿失禁の有無を確かめるには，乾いたおむつをあて5分ごとにおむつにふれて，濡れるまでの時間（dry time）を測定するのがよい．おむつがすぐに濡れるようであれば失禁があると判断できる．尿路管理の基礎は排尿様式の把握，感染の予防，通過障害の確認と対策，尿失禁対策，定期的診察管理である．その管理のために検尿，排尿記録，残尿測定，尿路放射線学的検査（排尿時膀胱尿道撮影 VCUG），超音波診断，尿流動態検査（ウロダイナミックス検査），腎機能検査が定期的に行われる[8]．

4) 発育，発達

身体発育のチェックには，身長，体重，頭囲の測定記録が必須である．乳幼児期の発達は遠城寺式乳幼児分析的発達検査，日本版デンバー式発達スクリーニング検査などが用いられる．

5) 運動発達

頸すわり，寝返り，四つ這い，つかまり立ち，伝い歩き，独歩などの運動機能の発達時期を確認する．定期的に体幹下肢運動年齢（motor age test：MAT）を検査することが勧められる．水頭症を合併しない低位麻痺例では，頸すわり時期は健常児に比して遅れない．独歩開始時期は麻痺レベルに依存する．仙髄レベル以下の麻痺例では，ほとんどの例が1歳半までに独歩が可能となる．

6) 知的能力

田中・ビネー知能検査，ウェクスラー児童知能検査改訂版（WISC-R），WPPSI 知能診断検査などを用いて検査が行われる．本症患児の知的能力は言語性 IQ が動作性 IQ よりも高く，両者の差が大きいことが特徴とされる．

7. 医学的管理の原則

治療は脳神経外科，整形外科，泌尿器科が中心となった医療チームで行われる．成長発達に伴い，新たな病態が加わり，年齢とともに必要となる医学的治療が変化する（表5）．

1) 新生児期

脳神経外科治療に始まる．開放性脊髄髄膜瘤の閉鎖手術は生後48時間以内に行われる．手術の目的は神経の形態を形成し，神経機能を保持し，露出した神経組織を閉鎖して感染を防ぐことである．水頭症の髄液短絡術（通常は脳室腹腔シャント）は同時に行われることも，脳室拡大の進行を確認してから行われることもある．構築性の内反足に対しては，全身状態が落ち着いた時点で矯正を開

表5 年齢と医学的介入

	脳神経外科	整形外科	泌尿器科
新生児期	<u>脊髄髄膜瘤</u>，<u>水頭症</u> <u>Arnold-Chiari 奇形</u> (治療) 外科的治療	(評価) 呼吸，哺乳状態 麻痺レベル，変形	(評価) 麻痺，尿路感染 (治療) 尿路感染対策
乳児期	シャント機能不全*	(治療) 変形矯正，熱傷予防 運動発達促進 変形，拘縮* (評価) 運動，知能発達	尿失禁* 排尿様式の決定 尿路管理
幼児期	(治療) シャント入れ替え	(治療目標) 移動動作自立 日常基本動作自立 生活習慣の獲得 社会性の育成	(目標) 排尿動作，習慣 の自立 尿路管理，定期 的診察
学童期 思春期	<u>脊髄係留症候群</u> <u>脊髄空洞症</u> (治療) 手術	(評価) 移動能力，変形拘縮 (治療) 変形矯正 装具，手術	

アンダーラインは神経系の病理学的変化を，* は各科に特有な機能障害を示す．

始する．

2) 乳児期

髄液シャント術をうけた子供では，シャントトラブル（シャント機能不全，感染）に十分な注意が必要である．変形拘縮は矯正ギプス，装具などで治療し良肢位，関節可動域を保持する．尿路感染症が繰り返される場合には，泌尿器科検査を行い間欠導尿などを導入する．これらの医学的管理のもとに普通の子供とできるだけ同じように育児をする態度が重要である．体幹下肢運動発達の時間経過は麻痺レベルに依存する．歩行開始時期は麻痺レベルがS2レベル以下で1歳2カ月，L5～S1レベルで1歳半，L4レベルで2歳，L3レベルで3歳までに可能となる例が多い．

3) 幼児期

シャント不全に注意しつつ，尿路管理，変形治療を行い，精神運動発達を促進する時期である．シャント入れ替え術，下肢変形矯正手術，泌尿器科手術が行われる時期でもあるが，基本的な生活習慣を獲得して積極的に保育園，幼稚園に入園し，成長発達を促進し就学に備える．小学校就学までに排尿手技，習慣の自立をはかることも重要である．高位麻痺例では，松葉杖歩行，車いす移動

を自立させる．

4) 学童期

日常的な尿路管理以外に，医学的管理の必要性は大幅に減じる．装具を定期的にチェックし，成長に伴う不適合に再作製を行う．変形が再発したり，歩行機能が低下することがあり，脊髄空洞症，脊髄係留などの病態の関与について検討が必要となる．発育とともに健常児と本症患児の歩行能力の差は拡大する傾向がみられる．脊髄空洞症，脊髄係留などに対する手術が行われることもある．

褥瘡はひとたび生じると長期間の医学的治療が必要となり，ときには切断を余儀なくされることがある．予防のために皮膚を清潔に保ち，日々褥瘡が生じやすい部位を観察し，傷つけないように皮膚を管理することが必要である[4]．この時期での生活動作の自立，友人との交流，社会性の向上などが将来の社会的自立に不可欠である．

5) 思春期

思春期に歩行能力が低下して，community ambulator であった患児が household ambulator や non-functional ambulator となることがある．その原因は脊髄係留症候群，脊髄空洞症，肥満，変形の再発または進行，骨折，褥瘡などの要因が関与している[9,10]．

8. 機能的状態の現況

これまでの報告から二分脊椎児の運動機能，社会機能，就学，就職状況の現況をイメージすると，以下のような姿が浮かび上がってくる．

1) 歩行機能

大腿四頭筋筋力が MMT で 4 以上あれば，ほとんどの患児が歩行が可能になる[11]．高位麻痺児でも股関節の屈曲拘縮，骨盤傾斜，脊柱側弯がなければ歩行が可能である．これらの変形が 1 つでもあると歩行は困難である．高位麻痺児の股関節脱臼は歩行機能に影響を与えない．

下部腰髄から仙髄レベルの麻痺の二分脊椎児の 90％は，10 歳までに community ambulator になり，その歩行機能は思春期に至っても保たれる[12]．胸髄，上部腰髄レベルの麻痺児でも知能障害がなく，装具を用いて歩行を積極的に訓練すると community ambulator となる[13]．

2) 社会生活能力

社会生活能力検査は運動能力，知的能力とは異なった次元の能力で社会生活を円滑に営むうえで必要となる基本的生活習慣，対人関係，コミュニケーション，自己統制などを身につけているか否かを評価する検査である．われわれは，60 名の二分脊椎児の社会生活能力を S-M 社会生活能力検査を用いて検査したところ，ほぼ月齢相当の社会生活能力をもつことが確認され，全般的な社会生活能力の獲得に顕著な遅れは認められなかった．移動能力の発達は健常児に比べて遅れが認められたが，社会生活能力に対する移動能力の寄与率は 30％であった[14]．

3) 就学，就職

　1999年に日本二分脊椎・水頭症研究振興財団が行った二分脊椎症協会会員1,800名に対する調査によると，就学については453名から回答が得られ，そのなかで特殊学級，養護学校に就学した児童は124名（27.3％），普通学級に就学した児童数は329名（72.6％）であった．身障手帳1，2級の障害をもった271名では102名（37.6％）が特殊学級・養護学校に，169名（62.4％）が普通学級であった．特殊学級または養護学級在籍者の91％に水頭症が合併していた．就職については155名から回答が得られ，就業状況は無職39名，作業所11名，パート22名，自営業7名，正規職員70名であった[15]．尿失禁，歩行障害は教育の場の選択に大きな影響を及ぼしていないことは，以前の報告においても明らかにされている[16,17]．

9．整形外科治療

1) 変形治療の原則

　足変形は plantigrade foot を得ることが治療の目標である．足変形の外科矯正は軟部解離手術を原則とし，腱移行術，関節固定手術の適応は限定される．松葉杖歩行者の両側股関節脱臼は歩行能力に影響を及ぼさないので，整復，臼蓋補正術などの対象にはならない．また股関節外転機能再建のための腸腰筋移行（Sharrard 手術）は，歩行時の下肢振り出しを不良にし，歩行能力が低下するので行われなくなった．

　最も多い踵足変形をもつ子供の立位時の下肢アライメントは，足関節背屈，膝関節屈曲，股関節

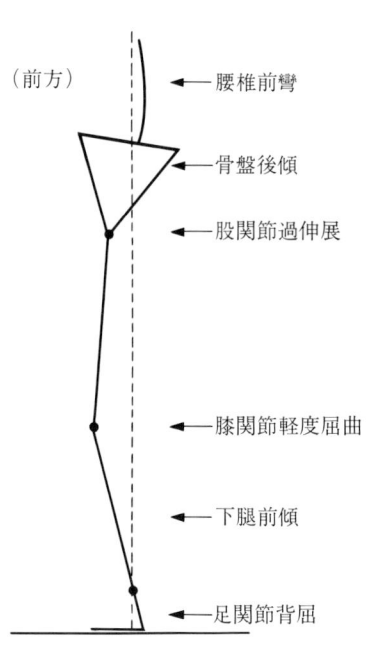

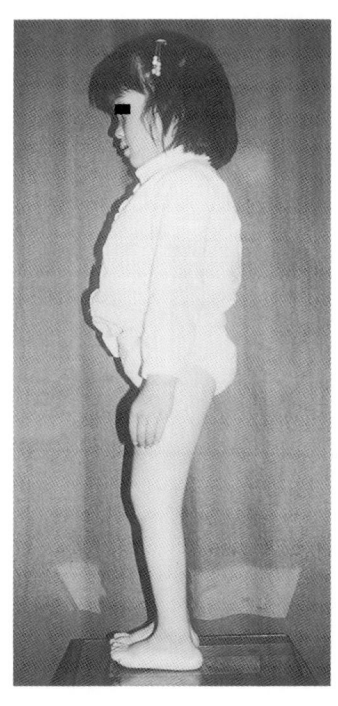

図4　下位腰髄，上部仙髄レベルの麻痺児の立位アライメント

伸展，腰椎前彎の姿勢で，下腿三頭筋，股関節伸展筋の筋力低下を補っている（図4）．この起立姿勢では，重心線は股関節の後方，膝関節の後方，足関節の前方を通過し，股関節伸展筋力の弱さを補い，膝関節の屈曲位は大腿四頭筋により保持される．足関節を尖足位としてこのアライメントを崩すと，膝関節は伸展，股関節は屈曲し，大殿筋筋力が弱いために体幹を起こすことができず，立位姿勢の維持が困難となる．

2） 手術療法

手術療法の適応は構築性内反足変形，尖足，内反足，難治性潰瘍，脊柱変形である．

出生時からみられる構築性内反足は，麻痺レベルに関係なく矯正する．最初は通常の内反足と同様に矯正ギプス包帯での治療が行われる．ギプス矯正にあたっては，本症患児には感覚障害があるので，褥瘡を生じないように注意が必要である．保存療法にて矯正が困難な場合には内側，後方，外側の解離術が行われる．

麻痺が重いほど手術適応が増えるが，手術が必要となる患児が成長期にうける手術回数は平均4～5回で，麻痺レベルとは関連性がない[12]．先天性内反足に対する手術は歩行訓練のためには必須である．実用的な歩行の獲得が困難と考えられる場合においても，立位，歩行訓練を行うことは子供の身体発育，運動発達，心理的，社会的発達にとって大きな意味がある．手術は関節固定を避け，軟部解離術で plantigrade foot とし，装具が問題なく装着できる足に矯正する[18]．踵足変形に対する前脛骨筋腱後方移行術は，適応と考えられる下位腰髄レベル麻痺の患児に行われた結果，歩行時の爪先 push off の改善が確実でなく適応は限られてきている[19]．

難治性潰瘍（図5）は足部，仙骨部，坐骨結節部に発生しやすく，日常のスキンケアによる予防が重要である．足底部の難治性潰瘍は変形が残存する足に発生することが多く，装具による潰瘍部の免荷によっても治癒しない潰瘍は足変形の矯正が必要となる．骨髄炎を生じ切断を余儀なくされる場合も少なくない．また難治性潰瘍が長期間放置されると皮膚癌を発生することもある．

仙骨部，坐骨結節部の褥瘡は，脊柱変形により

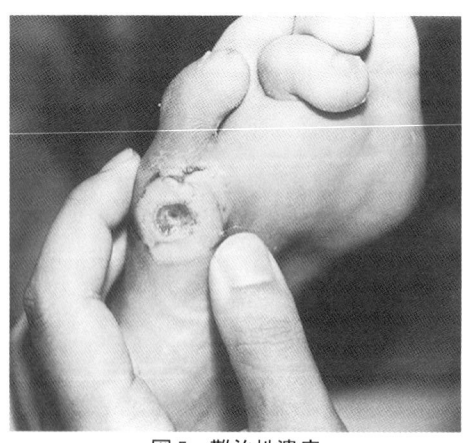

図5　難治性潰瘍

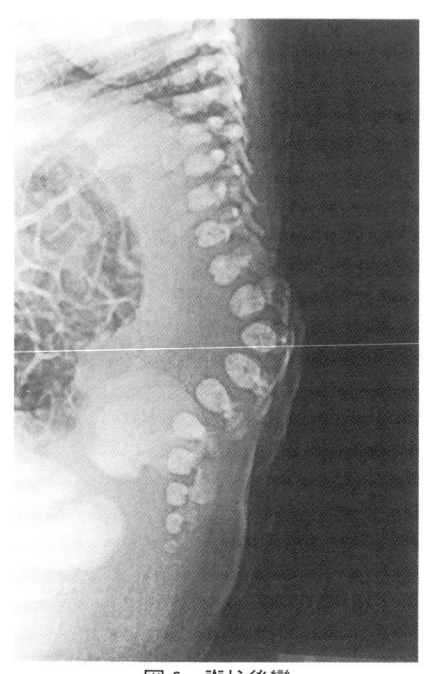

図6　脊柱後彎

座位における殿部の体重負荷圧の不均等に起因することが多く，脊柱変形矯正も含めた座位における肢位，姿勢を調節する座面の変更が必要となる．褥瘡の閉鎖には筋肉皮弁を用いた手術が行われる．

脊柱変形は，胸髄レベルの麻痺児にみられる後彎（図6）と腰髄レベルの麻痺児にみられる側彎が手術の対象となることがある．後彎変形は頂椎部の褥瘡，座位の不安定などの問題を生じる．側彎は脊髄空洞症，脊髄係留症候群と関連する場合もある．股関節外転筋力が弱い例では，側彎の矯正固定で歩行機能が失われることがある．脊柱の手術は身体運動能力に影響を与えることが多いので，慎重に適応を決定する必要がある．

3）装具療法

装具は変形矯正，歩行補助具として使われ，二分脊椎の整形外科的治療の主要な治療手段である．乳児期には矯正位保持，起立，歩行など運動発達訓練に用いられる．幼児期以降は，歩行補助具としての役割が重要となる．

a．足装具（FO）

扁平足，外反足，凹足に処方される．

扁平足に対しては足底挿板（アーチサポート），外反足，凹足に対して足底アーチ支持の足装具が処方される．足底の難治性潰瘍の治療にも用いられるが，その潰瘍予防，治癒効果には限界がある．

b．短下肢装具（AFO）

踵足，内反足，尖足に処方される（図7）．

短下肢装具は二分脊椎児に最も多く処方される装具である．下部腰髄レベルの麻痺による踵足には，プラスチック短下肢装具が適応となる．足関節は背屈5〜10°とし，立位で膝関節軽度屈曲，股関節伸展の下肢アライメントが保たれるようにする．

c．長下肢装具（KAFO）

L2，3レベルの麻痺，L4，5レベルの麻痺で，下肢内旋，内転が強い場合に処方される．

d．骨盤帯長下肢装具（LSHKAFO）（図8）

胸髄レベル対麻痺例に処方され，立位，歩行訓練に用いられる．高位レベル麻痺児に歩行訓練を

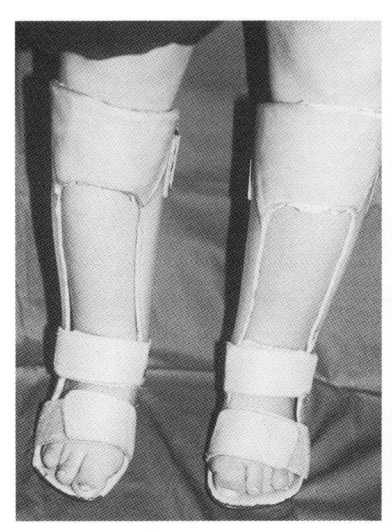

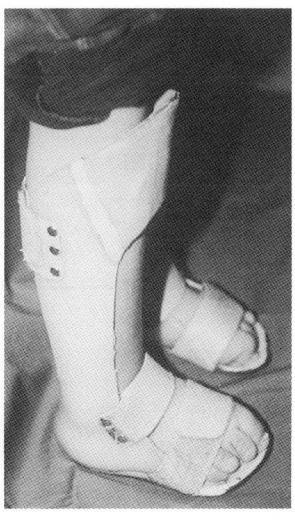

図7　短下肢装具

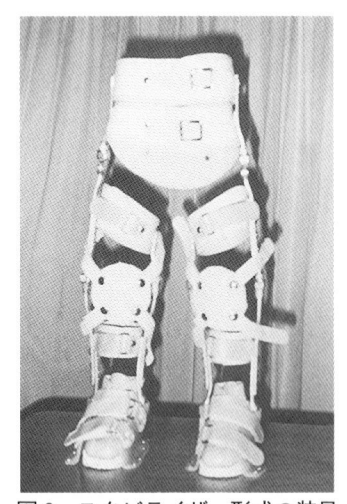

図8 スタビライザー形式の装具
ベルトで足部を安定板に固定している．固定をはずせば骨盤帯長下肢装具として使用できる．

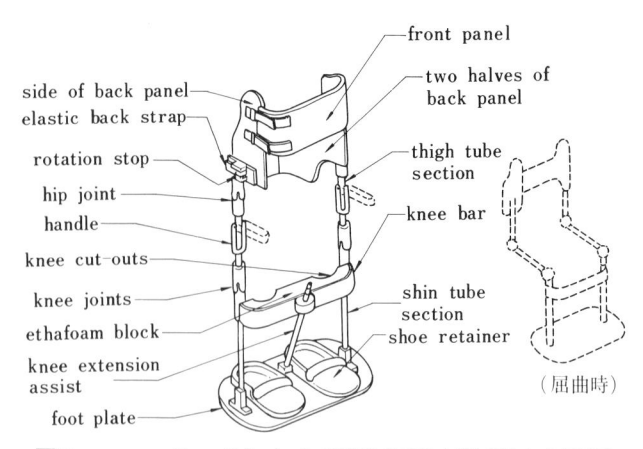

図9 parapodium(Motloch W[21])(図は文献22)より引用)

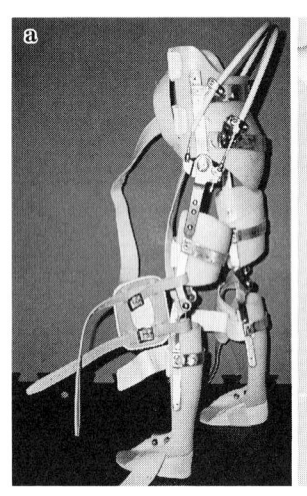

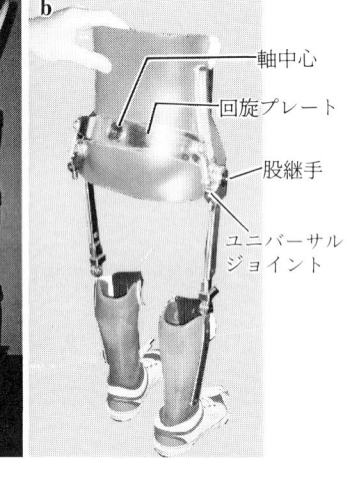

図10 reciprocating gait orthosis (RGO)
a：ルイジアナ方式：背面の2本のケーブルで左右の股継手を連結している．
b：同心円方式：後正中線上に軸中心をもつ回旋プレートがユニバーサルジョイントを介して左右の股継手を連結している．

行っても実用歩行に至る例は少ないが，長期的には歩行を経験しなかった児に比べると骨折回数，褥瘡が少なく，移乗動作能力も高い[20]．parapodiumも同様の目的で利用される（図9）[21,22]．

e．reciprocating gait orthosis (RGO)（図10）

股関節屈筋が機能している例に処方される．両側の股関節継手は2本のケーブルで連結され，一方の股関節を前方に振り出すと，対側の股関節に伸展力が働く．松葉杖，歩行器を併用することで下肢を交互に振り出した歩行が可能となる．骨盤帯付き長下肢装具による振り出し歩行に比べ，速度が早く，エネルギーコストも優れる[23]．

（岩谷　力）

文　献

1) 大井静雄，庄瀬祥晃，奥田裕啓，山田洋司，伊治智昭宏，松本　悟：二分脊椎のetiopathogenesis．

小児の脳神経, **11**：295-305, 1986.
2) Harris MB, Banta JV：Cost of skin care in the myelomeningocele population. *J Pediatr Orthop*, **10**：355-361, 1990.
3) Nagarkatti DG, Banta JV, Thompson JD：Charcot arthropathy in spina bifida, *J Pediatr Orthop*, **20**：82-87, 2000.
4) Sharrard WJW：Pediatric orthopedics and fractures. Third edition, Blackwell, London, 1993, p1020-1106.
5) 中村　茂, 芳賀信彦, 中嶋耕平, 岩谷　力, 吉田一成, 谷口和彦：二分脊椎児の大腿筋肉MRI画像の検討. 日小整会誌, **5**：1-4, 1995.
6) 阿久根徹, 芳賀信彦, 岩谷　力, 吉田一成, 中村　茂：二分脊椎児の股関節伸展筋群のMRI画像と歩行能力. 日小整会誌, **6**：100-103, 1996.
7) Hoffer MM, Feiwell E, Perry P, Perry J, Bonnett C：Functional ambulation in patients with myelomeningocele. *J Bone Join Surg*, **55A**：137-148, 1973.
8) 臼田和正：泌尿器科的治療と管理. 小児リハビリテーションII（岩谷　力, 土肥信之編）, 医歯薬出版, 東京, 1991, p53-66.
9) Asher H：Factors affecting the ambulatory status of patients with spina bifida cystica. *J Bone Joint Surg* **65A**：350-356, 1983.
10) Menelaus MB：The evolution of orthopedic management of myelomeningocele. *J Pediatr Orthop*, **18**：421-422, 1998.
11) Stillwell A, Menelaus MB：Walking ability in mature patients with spina bifida. *J Pediatr Orthop*, **3**：184-190, 1983.
12) Selber P, Dias L：Sacral-level myelomeningocele：Long-term outcome in adults. *J Pediatr Orthop*, **18**：423-427, 1998.
13) Charney EB, Melchionni JB, Smith DR：Community ambulation by children with myelomeningocele and high-level paralysis. *J Pediatr Orthop*, **11**：579-582, 1991.
14) 吉田一成, 岩谷　力, 窪田　誠, 中村　茂, 芳賀信彦：二分脊椎児の社会生活能力. 日小整会誌, **6**：104-107, 1996.
15) 九十九そのえ：患者及び家族による医療や福祉に対する問題と要望. 道 No 62, 日本二分脊椎症協会.
16) 村上白士：二分脊椎症の教育・社会問題. 総合リハ, **5**：270-278, 1977.
17) 陣内一保：普通学級における二分脊椎児. 総合リハ, **10**：513-516, 1982.
18) Neto J de C, Dias, Gabrieli AP：Congenital talipes equinovarus in spina bifida：Treatment and results. *J Pediatr Orthop*, **16**：782-785, 1996.
19) Duffy CM, Hill AE, Cosgrove AP, Corry IS, Mollan RAB, Graham：Three-dimentional gait analysis in spina bifida. *J Pediatr Orthop*, **16**：786-791, 1991.
20) Mazur JM, Shurtleff D, Menelaus M Colliver J：Orthopedic management of high-level spina bifida. *J Bone Joint Surg*, **71A**：56-61, 1989.
21) Motloch W：Parapodium：orthotic device for neuromuscular disorders. *Artif Limb*, **15**：36-47, 1971.
22) Carroll N：The orthotic management of the spina bifida child. *Clin Orthopedics*, **102**：108-114, 1974.
23) Guideta KJ, Smith S, Raney E, Frost J, Pugh L, Griner D, Ogden JA：Use of the reciprocating gait orthosis in myelodysplasia. *J Pediatr Orthop*, **13**：341-348, 1993.

C 脊髄性小児麻痺（急性灰白髄炎）

　脊髄性小児麻痺（以下ポリオと略す）は主に乳幼児を襲い，感冒様症状の寛解期に手，足，体幹筋などの麻痺を起こす感染症として欧米で恐れられていたが，第二次世界大戦後1960年代になると，わが国でも毎年多発するようになった．ただし，ポリオ罹患患者のなかで麻痺を残すものはわずかで，99％は症状を示さない不顕性感染型といわれている．

　1909年にポリオウイルスが発見され，1954年にアメリカでSalkワクチンが，翌年経口服用可能なSabinワクチンが開発された．わが国はSabinワクチンをいち早くとり入れ予防に努めた結果，ポリオ患者の発生は激減し，現在では自然感染による発生はほとんど認められない．しかし宗教上ワクチン接種を実施しない地域や，ワクチン接種が不十分な国々では現在でも発生している．WHOの報告によると，ヨーロッパ，アメリカ，西太平洋地域はポリオ撲滅に成功したが，アフリカ，東南アジア，東地中海地域の国々ではまだ絶滅にはいたっていない[1]．したがって，この疾患による麻痺肢に対する機能回復訓練，手術，装具療法などの知識は関係者にとってなお必要である．

　また高齢化が進むにつれて，ポリオ罹患患者の長期経過者に新たな障害が発生することが各国で問題となっており，これらへの対策も必要となっている．

　現在，わが国の肢体不自由児施設にはポリオ患者はいないと考えられているが，平成13年度の厚生労働省で実施された身体障害者・児の調査によると，脊髄小児麻痺が原因とみられる18歳以上の在宅身体障害者は55,000名（身体障害者の1.7％），18歳未満の身体障害児は200名（身体障害児の0.2％）と推計されている．実際には，特別な場合を除き乳幼児期のポリオ患者をみることはまれである．

1．ポリオによる麻痺肢の特色

　(1) 上肢筋に比べ下肢筋が侵されることが多く，非対称性麻痺（片側）を示す例が多い．
　(2) 知覚麻痺を伴わない．
　(3) 肋間筋の筋力低下に伴う呼吸機能障害を除き，他の器官の合併症は少ない．
などがあげられる．

2．ポストポリオ症候群[2〜4]

　幼児期にポリオに罹患した中年以後の人々に新たに加わる症状群の総称を，ポストポリオ症候群（post-polio syndrome：PPS）とよぶが，その原因，症状については，まだ正確な定義はない．

　報告によると，若年時に罹患したポリオ麻痺者のかなりの人々が，50歳前後から四肢の痛み，夜間睡眠時の筋痙攣または収縮，呼吸不全などを訴えるようになり，筋力低下（疲労しやすい）などを伴い，その症状は年齢とともに強まる．この症状群の経過を3〜5年追うと，知的活動にはみるべき変化はないが，身体的には明らかに障害が進行している例が多い．たとえば独立歩行から杖歩行に，杖歩行から車いす移動にと後退する例がある．

原因については，①加齢による運動単位の減少，②単なる易疲労性，③新たな神経筋疾患の合併，④精神的な因子，などいくつか推論はされているが決定的なものはない．

治療は，筋力低下例に対しては訓練や装具の適応を考慮し，痛み，筋収縮や睡眠時に起こる筋痙攣については投薬による治療が行われている．このように，ポリオに罹患し長期間を経過した壮年期以後の症例には，身体状況の変化について注意深く観察することが肝要であろう．

3. ポリオ麻痺肢に対する装具療法

わが国では幼児青年期のポリオ罹患患者に遭遇することは皆無に近いが，近隣諸国の状況を考慮すると，装具は回復期と固定期，成長期とそれ以後とに分け配慮する必要がある．

1) 装具療法の目的

装具療法の目的には，①変形・拘縮の予防，②機能の補完(体重負荷，移動など)，③術後の固定，などがある．

2) 経過と装具の適応

ポリオによる筋麻痺は通常発病後2年間は回復するといわれているが，罹患時当初の6カ月の回復が最も著しい．6カ月を経過しても徒手筋力テストで0〜2程度にとどまっている筋は将来の実用性はないと考え，残存筋，とくに拮抗筋とのバランスを考慮に入れ，最終的な機能を予測し，装具を用い変形，拘縮の予防に努める．なおこの時期に装具を装着した場合には，装具固定による関節拘縮の予防と，拮抗筋の筋力低下を防ぐための運動訓練を毎日確実に行わなければならない．装具による固定の影響は関与する筋群に与える影響が大きく，放置すると関節拘縮のみでなく，関与する残存筋の筋力低下が起こるからである．

症状が落ち着き全体の麻痺像が確立した段階で，患者の年齢などを考慮に入れ，手術の適応，それに対応する訓練，装具の適応など総合的な計画を立てる．成長期で骨の成長に影響を与えるような関節固定術などは，他の合併症が加わらないよう注意しながら適齢時まで待つ．その間装具による変形予防が必要である．とくにポリオでは抗重力筋麻痺の有無とそれへの対応が大切である．

3) 上 肢

両上肢の重度麻痺例は少なく，多くは片側の麻痺または両側上肢のまだら状麻痺が多い．これは両上肢の完全麻痺を起こすような脊髄の高位麻痺例では，肋間筋麻痺も高度となり，そのような呼吸機能障害者の長期管理が困難であったことと関係があると思われる．

機能再建手術として腱移行術，関節固定術などが行われる．とくに手指の機能再建には多様な腱移行術が行われ，術後患部を固定保持するため装具が処方されることが多い．ほとんどは一時的な使用である．肩関節可動筋麻痺例のように幼児期に一時的に装具で補うことはあっても，後に関節固定術を行い，骨癒合が完成すれば装具は不要となる．図2は肩関節挙上筋麻痺例に対して麻痺性肩関節脱臼予防用の装具を装着している．適齢期に達し手術を受けた後は図3のように骨癒合が完成するまで固定装具を用いる．また，指の対立機能再建手術(多くは腱移行術)後も長・短の母指対立装具が用いられる．このような場合，上肢では，現在はほとんどプラスチック装具が適応となろう．

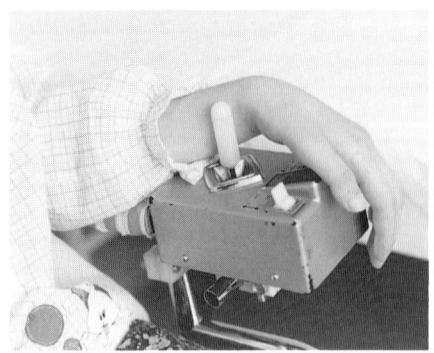

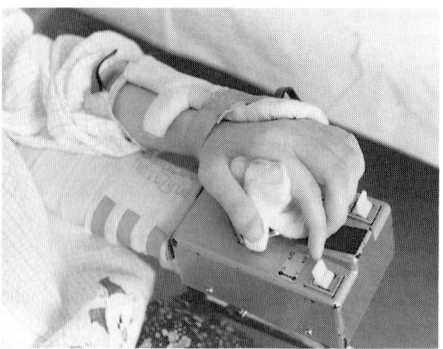

図1　上肢麻痺例に対する手関節背屈装具
電動車いすのコントロールが可能となる．

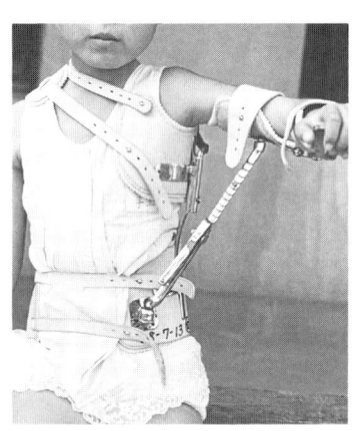

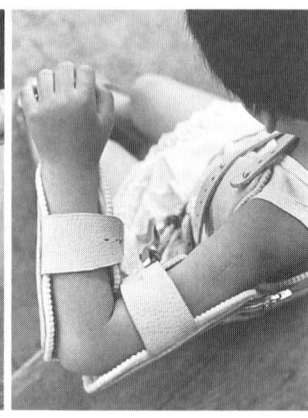

図2　麻痺性肩関節脱臼予防用装具

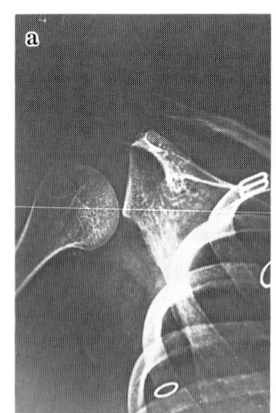

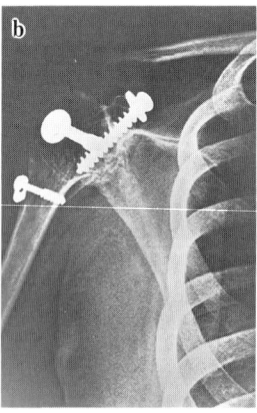

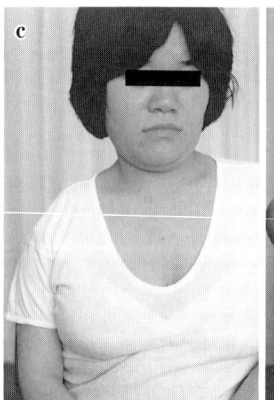

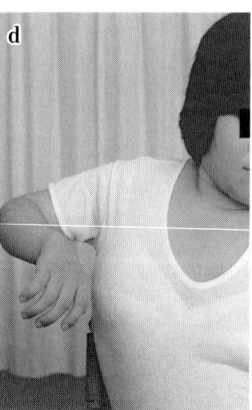

図3
a：麻痺性肩関節亜脱臼
b：肩関節固定術
c,d：肩関節固定術(b)後の症例．車いす常用者

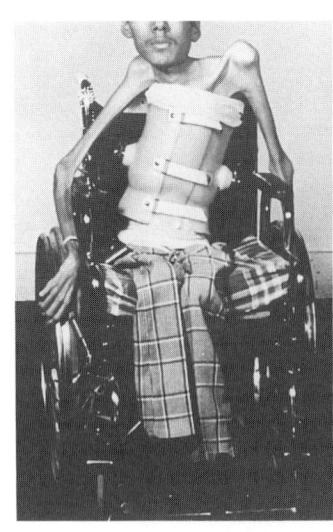

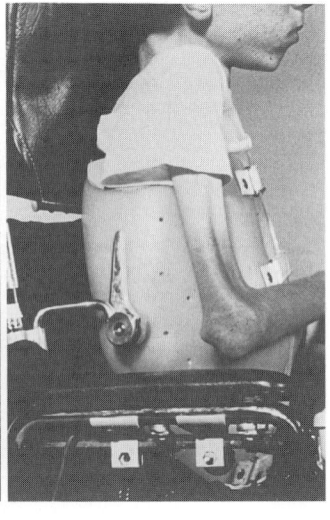

図4 重度の麻痺性側彎症に対する体幹装具と車いすの併用例

4) 体幹筋麻痺

ポリオによる呼吸筋麻痺患者には，当時限られた数の「鉄の肺」といわれる人工呼吸補助器で呼吸筋の回復を待つほかに良い手段がなかったため，重度の呼吸麻痺者に対しては長期の管理は困難であった．自発呼吸が回復した症例のなかには腹背筋の麻痺が残り，左右の筋力の不均衡のため，成長とともに側彎が増悪する麻痺性側彎症が発生した．この治療は，装具による矯正や脊椎固定術後の成績などが報告されているが，ほとんどの例は，下肢の麻痺を伴い車いすの生活を送っている．

図4は重度の麻痺性側彎症に対する体幹装具と車いすの併用例であるが，このような大掛かりな体幹装具を日常生活上で使用している例は少ない．

5) 下 肢

下肢装具は，関節拘縮と変形予防，体重負荷と移動が主な役割である．ポリオ麻痺肢は片側性が多く，両側でも完全麻痺とともに左右の麻痺の程度が異なる例も多い．麻痺肢に知覚障害がなく，筋萎縮で軽くなるため，短下肢装具，長下肢装具が効果的に使用できる．小児の片側麻痺例では長下肢装具を装着し，杖なし歩行が可能な例も少なくない．脚長差の補高の際には，患側は健側に比べ最大1cm程度短めにしておくと歩きやすい．高度の両側性麻痺肢例では体幹筋の麻痺をも伴う例が多く，そのような例の多くは車いすに依存するが，小児では両側長下肢装具で杖歩行する例もある．ただし，成人になると，日常生活では車いすによる移動を選択する例が増加する．

軽量化の観点からはプラスチック装具が便利であるが，活動量，耐用度などを考慮して装用する必要があろう．また動揺性足関節にはプラスチック装具は耐用性の点で適応に問題がある．

麻痺足に対する手術は脚延長術，大腿骨顆上骨切り術，腱移行術，足関節固定術などが試みられている．下肢の長さを調節する骨延長術は，身長の低い日本人には適応があると考えられたが，筋力低下，血行障害などを伴う例が多いため，もともと麻痺のあるポリオでは延長術の適応は慎重にすべきであろう．また膝関節伸展筋の麻痺例に対して膝関節の安定性を強めるため人工的に反張膝を作るために，大腿骨の顆上部を楔状に切り取る骨切り術を行い，長下肢装具からより実用性の高い

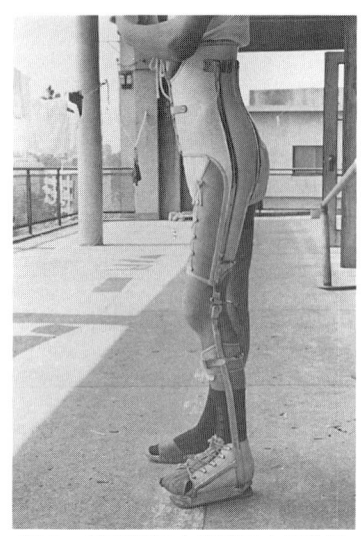

図5　股関節固定術後固定用装具

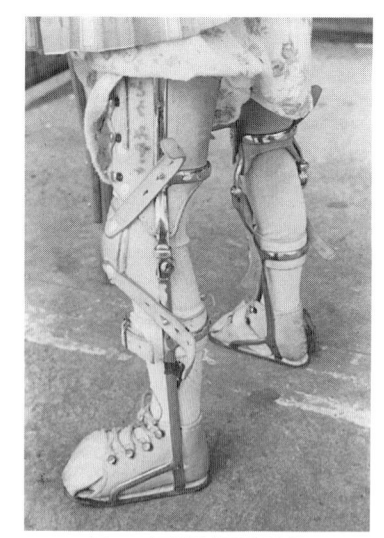

図6　両側長下肢装具

短下肢装具使用へ変更する方法も行われたが，長期間観察すると膝関節などに二次的な変化が現れる例も認められるため適応の選択がむずかしい．

　足関節に対しては腱移行術，関節固定術，関節制動術など優れた手術が実施され，術後装具が用いられる．

　長下肢装具では膝継手はスイスロック式を用いることもあったが，ズボンやスラックスを使用する際に不便なためほとんどは輪止め式が用いられている．足継手は固定式が多い．また青少年期の手術で安定した関節も，加齢とともに変化が現れ新たな障害が加わり装具を必要となる例もある．

　プラスチック装具は材質的にも機能的にも改良され，各種の型が開発されているので，小児には有用と思われるが，活動範囲の広い成人の下肢装具は従来型が用いられることが多い．また動揺性足関節には無理と思われる．

　図5は左下肢完全麻痺例に股関節固定術後固定用装具を装着したものである．患側は補高されている．骨癒合が完成すれば，長下肢装具で荷重歩行可能である．図6は両側下肢麻痺例で両側長下肢装具装着例である．両側支柱付，膝継手は輪止め式，足継手は固定式である．現在ではコルセット部はプラスチック材が用いられている．

（初山泰弘）

文　献

1) WHO(WPRO)：Situation of Polio Eradication. WHO 報告書 2002，May より引用．
2) Kumakura N et al：Dificulties in later life post-polio and post-SCI persons. WHO Symposium on Clinicl Epidemiology of Secondary Condition of Disabled Persons, 1999, p18-25.
3) Slanghelle JK et al：Postpolio syndrome：a 5 year follow-up. *Spinal Cord*, **35**：503-508. 1997.
4) LeCompt CM：Post polio syndrome：an update for the primary health care provider. *Nurse Pract*, **22**：133-136, 1997.
5) Huckstep RL：Poliomyelitis. Churchill Livingstone, 1975.

第2章　麻痺性疾患・神経筋疾患

5 末梢神経損傷

A 上　肢

　末梢神経麻痺の治療法は保存療法と手術療法とに分けられ，保存療法としては薬物療法，理学療法と装具療法，手術療法としては神経修復術と腱移行術，関節固定術などの機能再建術とがあるが，それらの治療法の選択においては神経麻痺の病態がまず第一の決定因子となる．病態の分類にはSeddonの分類が最もよく用いられ，neurapraxia（一過性局在性伝導障害），axonotmesis（軸索断裂），neurotmesis（神経断裂）とに分類される[1]．前二者は保存療法で治癒するが，後者では手術療法が適応となり，神経修復術を行うか機能再建術を行うかの選択は損傷部位，患者の年齢，受傷よりの期間，職業などを考慮に入れて決定する．すなわち，末梢神経麻痺の治療にあたっては診断がすべてといっても過言ではなく，どの神経がどこで障害されているか，その病態はいずれかの的確な診断が必須である．

　末梢神経麻痺における装具療法は，絞扼神経障害に対し局所安静を目的として使用する治療用装具，神経麻痺回復待機中の肢位保持や固定，変形の防止，変形の矯正に使用する治療用装具，および神経修復不能例における失われた機能，または弱い筋力の機能の補助，代償を目的として処方される機能代償装具とに分けられる．後者については，機能再建術の進歩により永久的に装具を使用する頻度はきわめて少ない．

　装具処方にあたっては，装具が本当に必要か，装具着用を患者が十分理解しているか，をよく考えるべきである．装具により機能を補うには限度があり，とくに上肢の末梢神経麻痺ではほとんどが片側性であるので，脊髄損傷とは異なり，患側に装具を処方しても片手で作業が可能な場合には健側の上肢を使用して，装具を付けた上肢を使用しないことが少なくないことをよく理解して処方すべきである．

　装具作製にあたって注意する点は，感覚障害があるため，不注意に作製，装着すると褥瘡をつくることがあり，細心の注意が必要である．これとともに，患者にそのことを知らせ，1日何回か皮膚の状態をチェックする必要性を教え，患者自らがその予防に努めることが大切である．またできる限り簡単で，軽く，耐久性のあるものをつくらなければならない．

1．腕神経叢損傷

　腕神経叢の解剖を図1に示す．腕神経叢損傷が他の末梢神経損傷と異なる点は，①損傷の病態として有連続損傷，神経断裂（節後損傷）とともに非修復性の脊髄からの神経根引抜き損傷（節前損傷）があること，②損傷高位が高く，有連続損傷であっても前腕筋や内在筋の回復は不十分である

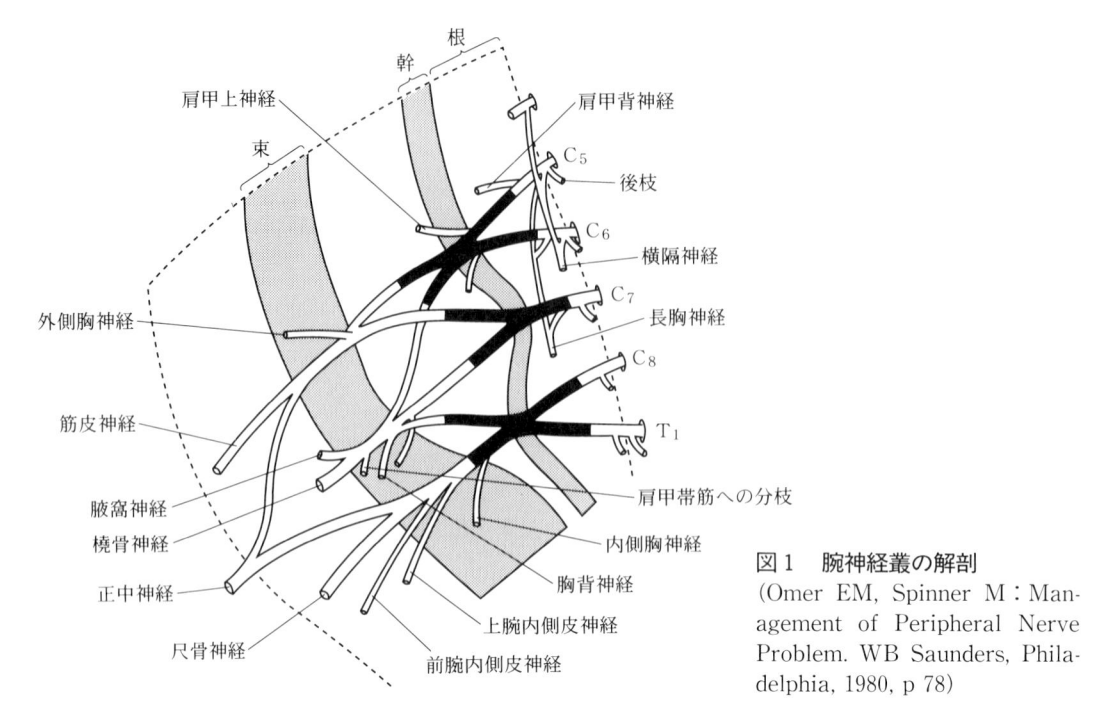

図1 腕神経叢の解剖
(Omer EM, Spinner M：Management of Peripheral Nerve Problem. WB Saunders, Philadelphia, 1980, p 78)

ことである．したがって，本症診断，治療の要点は，早期に損傷部位，損傷程度を的確に診断し，時期を逸することなく適切な治療を開始することにある．

治療に際しては，まず，保存的にそのままみてよいか，ただちに神経修復を行うべきかを決定しなければならない．この鑑別は腕神経叢展開術により決定する．

1） 腕神経叢展開術の適応

(1) 切・刺創による場合は可及的早期に腕神経叢を展開し，神経修復を行う．
(2) 臨床所見，脊髄造影より1根でも節前損傷が疑われる場合は，他の根も断裂など重篤な損傷を受けていることが多いので，早期に腕神経叢展開術を行う．
(3) 鎖骨下動脈損傷を合併している場合は，鎖骨下腕神経叢での神経断裂を伴っているので，可及的早期に手術を行う．
(4) 節後損傷と考えられる場合，病変としては有連続損傷と神経断裂とがあるが，現在これを臨床像，補助診断から鑑別する方法がない．全型の場合は安全をとって早期に腕神経叢を展開する．上位型の場合は回復の有無，Tinel 徴候の推移を3カ月みて，それらがみられない場合は腕神経叢展開術を行う．

2） 腕神経叢展開術

腕神経叢展開術の目的は節後損傷か節前損傷かの確定，節後損傷の場合は，有連続損傷か神経断裂かの診断にある．

節後損傷か節前損傷かの鑑別は肉眼所見のみでは不十分で，必ず術中電気診断を併用する．腕神経叢損傷の病態としては図2のごときものがあり，このなかで肉眼所見のみに頼ると判断を誤るものは，肉眼的には正常と判断される apparent continuity（e）と節後損傷と思われるが，節前損傷

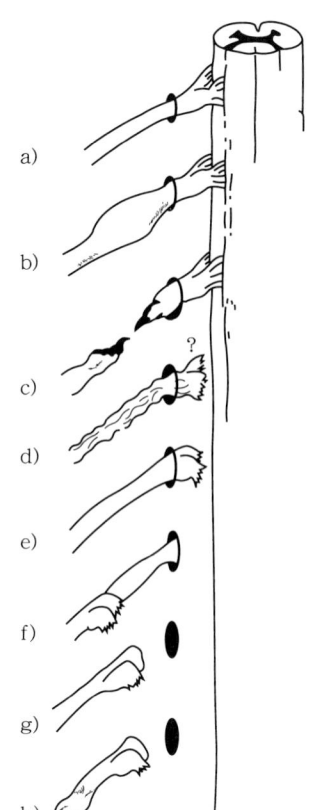

病態	NAP	SEP, ESCP
a) 正常	+	+
節後損傷		
b) 有連続損傷	－/＋	+
c) 神経断裂	－	+
d) Ⅱ(＋Ⅰ)	－	－
節前損傷(Ⅰ)		
e) apparent continuity (Ⅰa)	+	－
f) vacant sheath (Ⅰv)	+	－
g) 根引き抜き	+	－
h) Ⅰ＋α	－/＋	－

NAP：神経活動電位
SEP：体性感覚誘発電位
ESCP：脊髄誘発電位

図2　腕神経叢損傷の病態とその術中電気生理学的所見

を合併しているか，節後損傷が椎間孔内まで及んでいる zone Ⅱ（＋Ⅰ）(d) である．これらの診断には体性感覚誘導電位，脊髄電位と神経活動電位の測定を行う．

3) 治療の実際

　修復方法には，神経移植術，神経移行術の神経修復術，腱移行術，関節固定術の機能再建術と陳旧例に対する遊離筋移植術とがあり，病型，損傷程度，年齢，受傷より手術までの期間，職業などを考慮にいれて治療方法を決定する[2]．15〜50歳，受傷後6カ月以内の症例の治療法を表1に示す．
　小児の場合は神経修復術の成績が良好であるので，極力神経移植術や神経移行術等の神経修復術を行う．関節固定術は小児には行えないので，腱移行術か装具を用いる．50歳以上の場合は，神経修復術の成績が不良なこと，社会復帰までの期間に余裕がないので，可能ならば腱移行術等の機能再建術を行う．

a．肩関節機能再建

　再建法としては，神経移植術と筋腱移行，肩関節固定術による機能再建術とがある．
　節後損傷で神経断裂であれば当然神経移植術を行う．
　節前損傷では，12歳以前であれば筋腱移行術を，13歳以後では，C 5,6型では筋腱移行術を，その他では肩関節固定術を行う．最近は副神経を肩甲上神経に移行して肩関節の外旋と挙上再建が行われている．筋腱移行術による機能再建では，僧帽筋を上腕骨頸部に，肩甲挙筋を棘上筋へ，広背筋を棘下筋に移行する．

表1 腕神経叢損傷の治療法（15〜50歳，受傷後6カ月以内の症例の治療法）

			肩関節	肘	前腕
全根		節前	肩固定	ICNT	ICN →正中神経 または遊離筋移植
C5 C6〜Th1		節後 節前	神経移植 C5→SS.N, AX.N, pectoral N	ICNT	ICN →正中神経 または遊離筋移植
C5, C6 C7, C8, Th1		節後 節前	C5-SS.N＋後束　神経移植 C6―外束		
全根		節後	神経移植		
C5〜C8 Th1		節前 正常	肩固定	ICNT	EDC腱固定
C5〜C7 C8〜Th1		節前 正常	肩固定	ICNT	不要 また手関節伸筋再建
C5, C6 C7, C8, Th1		節前 正常	腱移行また肩固定	ICNT または腱移行	不要
C5〜C7 C8, Th1		正常 節前また節後	不要	不要	ECRL → FDP ECRBにFPLを側端縫合 BR → EDC EPB → FCU, 母指MPJ, IPJ固定 lasso法
鎖骨下損傷			神経移植		

SS.N：肩甲上神経　　EDC：総指伸筋　　FPL：長母指屈筋　　MPJ：中手指節関節
AX.N：腋窩神経　　　ECRL：長橈側手根伸筋　BR：腕橈骨筋　　IPJ：指節間関節
ICNT：肋間神経移行術　ECRB：短橈側手根伸筋　EPB：短母指伸筋
ICN：肋間神経　　　　FDP：深指屈筋　　　FCU：尺側手根屈筋

b．肘屈筋再建術

再建法としては，神経移植術，肋間神経移行術と筋腱移行術とがある．C 5,6 根が節後損傷の場合は神経移植術を行う．全型，C 5-8 型，C 5-7 型節前損傷とC 5 節後C 6-T 1節前損傷の場合は肋間神経移行術を行う．C 5,6 型節前損傷の場合は，30歳以下であれば肋間神経移行術を，30歳以上であれば回内筋総屈筋起始を上腕骨遠位に持ち上げるSteindler変法で再建する．神経移植術，神経移行術ともに40歳以下，受傷後6カ月以内に手術を行った場合には，80％の例で肘屈曲が可能となっている[3,4]．

受傷後10カ月を過ぎている場合は，可能であれば腱移行術により，不可能であれば遊離筋移植術と肋間神経移行術の併用により再建する．Steindler変法で再建する場合には，手関節伸筋の筋力が[4]以上あることが必須で，弱い場合は腱移行術，腱固定術，または関節固定術で強化する．

c．前腕機能再建術

節後損傷の場合は神経移植術を行うが，その成績はかならずしも良くない．

節前損傷の場合は，C 5-7 型では腱移行術により再建する．C 5-8 型では手関節，指伸展は，総指

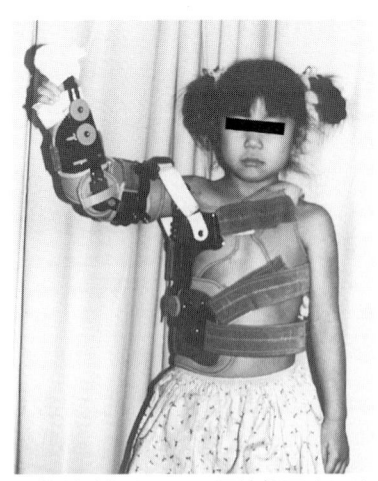

図3 筋腱移行術による肩機能再建術後の固定装具
挙上角度，回旋角度を変更できるジョイントを肩関節部に付ける．

伸筋腱固定術により良好な機能が獲得できる[5]．全型では神経移行術の成績は不良で，遊離筋移植術と神経移行術の併用手術が行われている．

4）装具療法

肩関節では，機能代償用装具は用いられないが，筋腱移行術による肩機能再建術後に術後固定装具が用いられる（図3）．この場合術

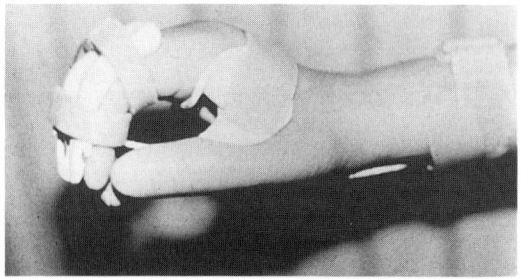

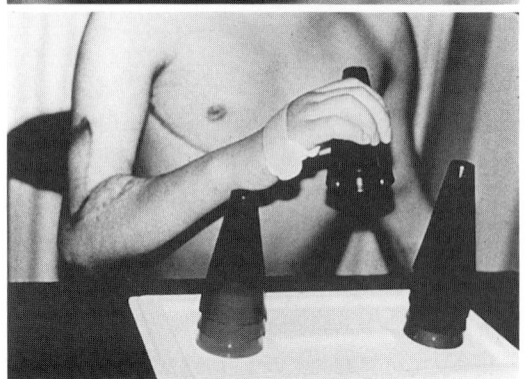

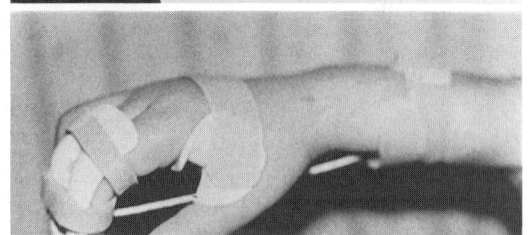

図4 遊離筋移植術と肋間神経移行術の併用による手関節背屈機能再建後の把持装具手関節筋駆動式

後6週間挙上，外旋位で固定し，その後1週間に10°ずつ挙上，外旋角度を減じていき，30°挙上位で装具をはずす．肩関節固定術後の固定具として用いる場合もある．

肘関節については，過去に全型麻痺に対して肘屈伸，手指屈伸のため8字ハーネスを用いた装具[6]が試みられたことがあったが，現在は神経修復術が進歩したため用いられない．しかし，肘関節屈曲再建不能例には，上腕，前腕にカフを付け肘関節にラチェット式継手を付けた装具を用いることがある．

手の機能では，患者の仕事上の必要に応じ，単純な機能を与える固定用装具を作製することにより補助肢として有用となることがある．図4は遊離筋移植と神経移行術との併用により手関節の背屈が可能となった症例で，それに動的腱固定効果を利用し，母指対立装具により物を把持することが可能となっている．

2．分娩麻痺

分娩麻痺に対する最も良い治療法はその発生の予防であるが，不幸にも本症が生じた場合には，その治療方針は腕神経叢の損傷範囲と損傷程度とにより決定される．

分娩麻痺の治療の歴史をみると，本症を最初に報告したのは Smelli W (1768)[7] で，以後保存的に治療されていたが，1903年 Kennedy R[8] は3例の神経移植例を報告し，その後 Wyeth JA[9] らや Taylor AS[10] らは多数例に手術を行い，詳細は不明であるがその成績は良好であったと報告した．しかし，1925年 Sever JW[11] はそれまでの手術例1,100例の成績を集計した結果，そ

表2　分娩麻痺に対する神経修復術の適応

頭位分娩型
　1）3カ月で手関節背屈・指伸展不能
　　　⇒手術
　2）3カ月までに手関節背屈回復，肘屈曲不能
　　　⇒6カ月まで待機し，肘屈曲不能であれば手術
骨盤位分娩型
　　6カ月で肘屈曲不能
　　　⇒手術

の成績は不良であったと結論した．以後50年間，本症に対する治療は，まず保存的に治療し，遺残する障害に対して4～5歳以降に機能再建術を行うという治療法がとられてきた．しかし，その予後をみると，ほぼ完全回復，または日常生活に不自由ない程度への回復は，上位型では52％から97％であるのに対し，C5-8型や全型では0％から33％と不良で，これが大きな問題であった．これに対し，1976年 Narakas A[12] や Gilbert A[6] は，外傷性腕神経叢損傷の治療経験と微小外科手技と麻酔学の進歩もあいまって，重度な損傷例に対しては再び神経修復を行うようになり，上位根支配筋については保存的治療より良好な結果がえられたと報告し，現在はわが国でも症例を選んで早期神経修復術が行われ，良好な成績が報告されている．

したがって，現在の分娩麻痺に対する整形外科的治療は，以前とは異なり保存療法が基本ではあるが，その麻痺型，回復過程によっては，生後3カ月から9カ月の間に神経修復術が行われるようになっている．

1）神経修復術の適応

神経修復術の適応を表2に示す．頭位分娩型では，3カ月で手関節背屈・指伸展，6カ月で肘屈曲ができない場合に，骨盤分娩型では6カ月で肘屈曲ができない場合に手術を行う[13]．

2）遺残麻痺・拘縮に対する手術

保存療法，または神経修復後，遺残した麻痺，拘縮に対しては，拘縮解離術を2歳から，腱移行術を6歳以降に行う．

分娩麻痺で問題となる拘縮は肩関節の内旋拘縮，全型での回外拘縮と手指の拘縮である．肩関節の内旋拘縮に対しは大胸筋延長，肩甲下筋切離が行われる．回外拘縮は頭位分娩全型麻痺で上位根支配域が回復し，下位根支配域回復不良例でみられるが，これに対しては橈・尺骨の骨切り術と上腕二頭筋腱の rerouting による回内再建を行う．手指の拘縮に対しては関節解離術を行う．

機能再建術は主に骨盤位分娩型で回復不良例に行われる．基本的には腕神経叢損傷の治療法と同じである．

3）装具療法

以前は出生時期に腕神経叢に対する緊張を緩める目的で肩外転装具が用いられたが，その必要性はなく，かえって関節拘縮を生じ，また肩関節脱臼の原因ともなりうるので，使用しない．

成長につれて生じた拘縮に対しては理学療法とともに MP 屈曲補助装具（ナックルベンダー）（図

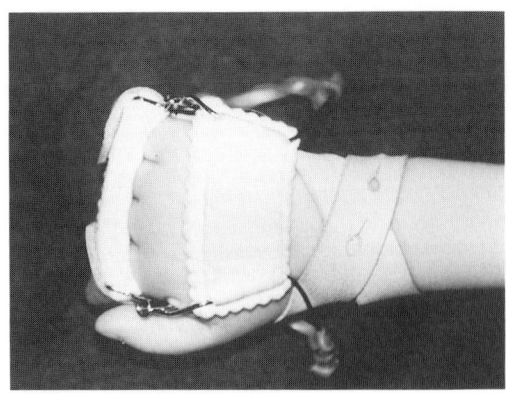

図5　MP関節拘縮に対するナックルベンダー

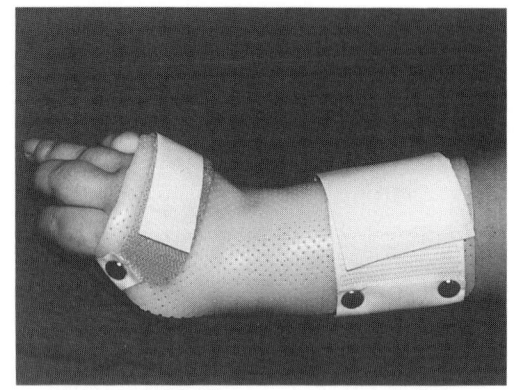

図6　分娩麻痺　C5, C6, C7根損傷例
総指伸筋は効いているが，尺側手根伸筋は弱く，橈側手根伸筋が効いていないため手関節の背屈力は弱く，かつ橈屈している症例に用いた手関節固定装具．

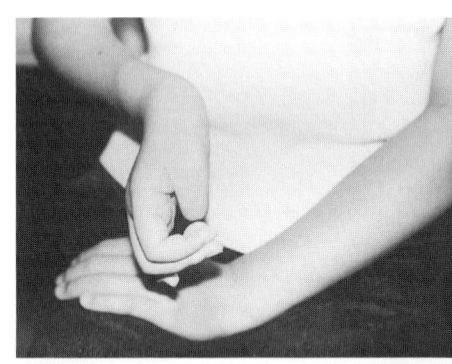

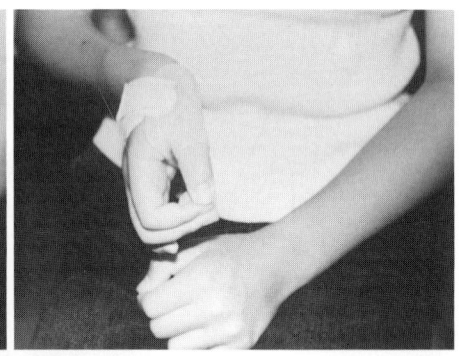

図7　分娩麻痺
全型麻痺で，指屈筋は効いているが，母指伸筋と内在筋が効いていない症例．短対立装具と母指MP関節固定装具の組み合わせによりピンチが可能となった．

5）などの矯正装具が用いられる．

　遺残麻痺については，肩，肘機能に対する装具は小児には実用的でなく，用いられない．手の機能障害に対しては，幼児では機能再建術が行えないので，手術が可能となる時期までの間，麻痺の遺残程度，拘縮の程度に合わせ種々の装具が用いられる．いずれにおいても複雑な機能の代償は無理で，関節を固定して軽度の変形に対する矯正，拘縮の予防，支持性の獲得を目的に処方する（図6, 7）．

3．橈骨神経麻痺

　橈骨神経は腋窩で腕神経叢後束から分れ，上腕三頭筋に筋枝を出した後，上腕骨の後方を回って上腕骨の外方，橈骨神経溝を通り，肘前面で運動枝（深枝，後骨間神経）と感覚枝（浅枝）に分かれる．その筋，感覚支配範囲を図8に示すが，最も損傷されやすい部位は神経が上腕骨に接して走行する上腕骨中央部から下端部と，肘前面の回外筋の近位部により形成される線維性腱弓（Frohse

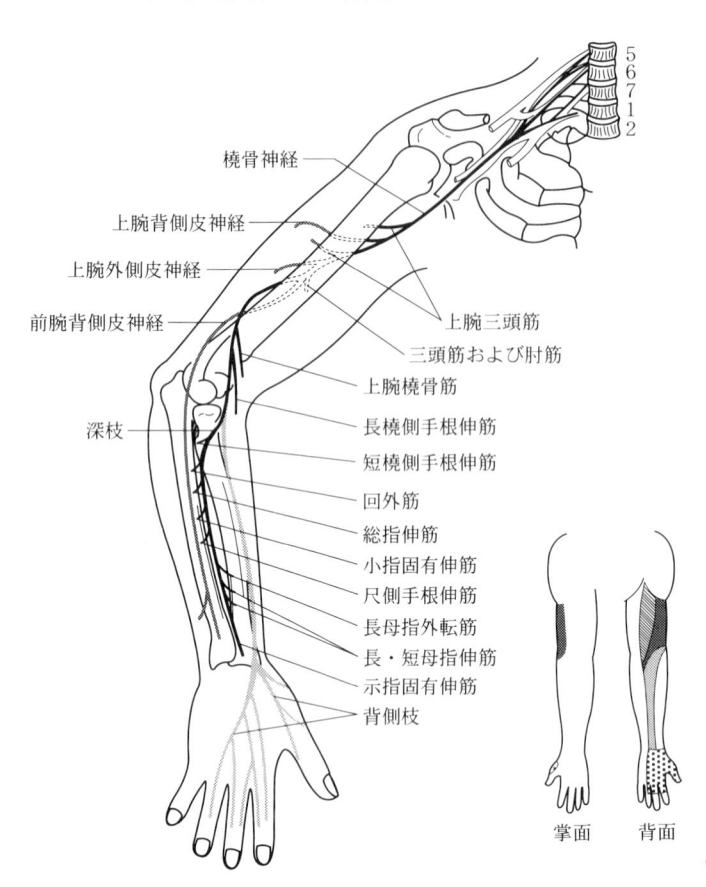

150   第2章 麻痺性疾患・神経筋疾患

図8 橈骨神経の筋，感覚支配範囲
(Haymaker W, Woodhall B : Peripheral Nerve Injuries, WB Saunders, 1967, p 265)

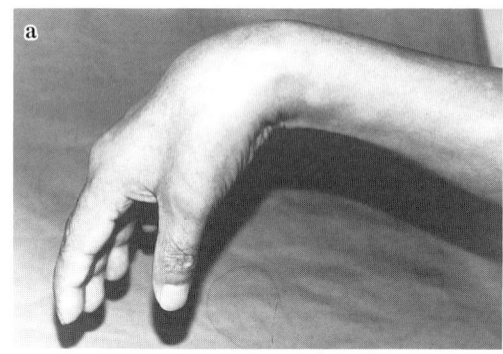

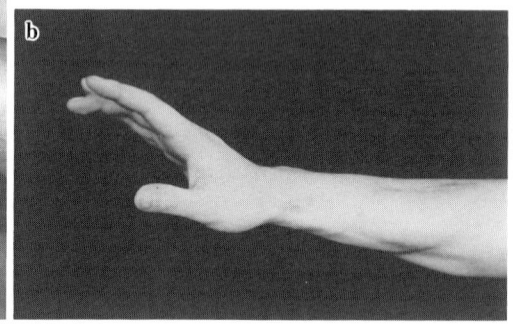

図9 橈骨神経麻痺
a：高位麻痺の下垂手，b：高位麻痺に対する腱移行術後

の腱弓）部である．上腕骨中央部で損傷（高位麻痺）されると，手関節の伸展，指の伸展，母指伸展・外転が不能となる（図9a）．Frohseの腱弓部で障害されると，後骨間神経のみが障害され，運動麻痺のみを呈し，手関節の背屈は可能であるが，指の伸展と母指の伸展・外転が不能となる（図10）．

高位麻痺の原因としては睡眠圧迫麻痺と上腕骨骨幹部骨折，上腕骨顆上骨折に随伴するものが最も多い．後骨間神経麻痺では絞扼神経障害によるものが多い．

1) 上腕骨骨折に随伴する橈骨神経麻痺

骨折に随伴する場合は有連続であることが多く，3カ月保存的にみて，回復がなければ神経を展開する．神経が断裂，または骨片間に陥入，挫滅されている場合は，神経縫合，または神経移植術を行う．

2) 後骨間神経麻痺の治療

原因により次のごとく治療する．腫瘍によるもの，橈骨頭脱臼後遅発性発症麻痺を繰り返すもの，麻痺を繰り返すものでは神経を早期に展開し，神経剥離術を行う．過度の筋収縮に起因するものと特発性の場合には3カ月間保存的治療を行い，回復徴候がなければ神経を展開する．

3) 機能再建術

神経断裂後回復不良例では，腱移行術により再建する．円回内筋を短橈側手根伸筋に，橈側手根屈筋を総指伸筋と長母指伸筋に，長掌筋を短母指伸筋に移行する．この再建法は腱移植術の中で母指対立再建術とともに安定して良好な機能が得られる再建術である（図9b）．

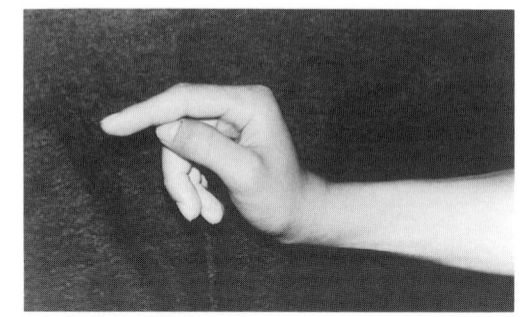

図10 橈骨神経麻痺　低位麻痺の下垂指

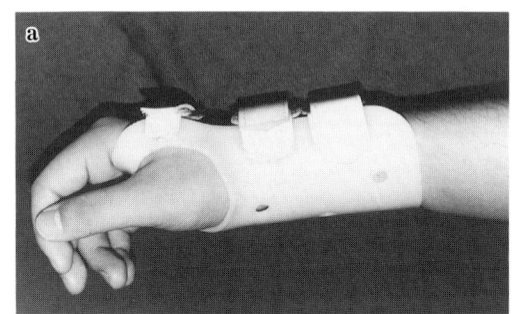

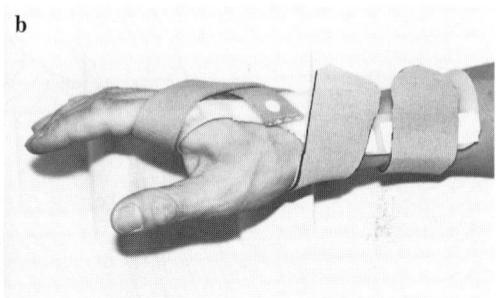

図11 橈骨神経麻痺に対する静的装具
a：掌側装具，b：背側装具

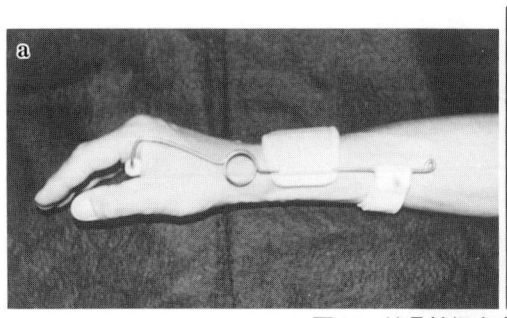

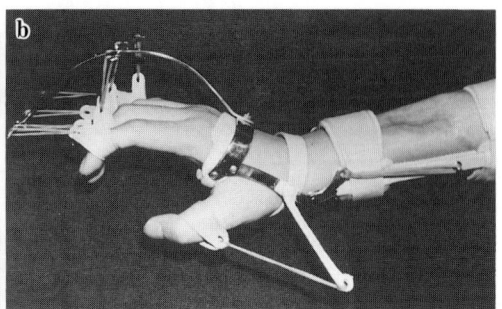

図12 橈骨神経麻痺に対する動的装具
a：背側装具，b：掌側装具

4) 装具療法

橈骨神経麻痺は神経麻痺のなかでは総腓骨神経麻痺とともに装具が最も使用される麻痺である.

有連続損傷で変性型(axonotmesis)の場合と，神経修復後回復待機中では回復までの期間，手関節背側保持装具（cock-up splint）を用いる．手関節背側保持装具には静的装具（図11）と動的装具（図12）とがある．職業に応じ強固な固定を要するときは静的装具を，手関節の掌屈を要するときは固定力は落ちるが動的装具を処方する．手関節の背屈角度は20°から30°背屈とする．また装具は本体を付ける位置により掌側装具と背側装具とに分けられる．固定力は掌側装具のほうが強いが，手掌側に装具があると邪魔になるので，一般的には背側装具のほうが実用的である．指の伸展に対してはワイヤーなどによりoutriggerを出して牽引するもの（図12 b）がよく使われているが，大きくなって実際には使いずらい．MP関節の伸展にはベルトを用いているが（図11 b），ベルトがずれるのが問題で，さらなる工夫が必要である．

4. 正中神経麻痺

正中神経は腋窩で腕神経叢外束と内束から形成され，上腕二頭筋の内側を通り，肘関節，前腕の中央前面を下降し，手関節部で手根管を通過して手に入り，運動枝と感覚枝とに分かれる．その筋，

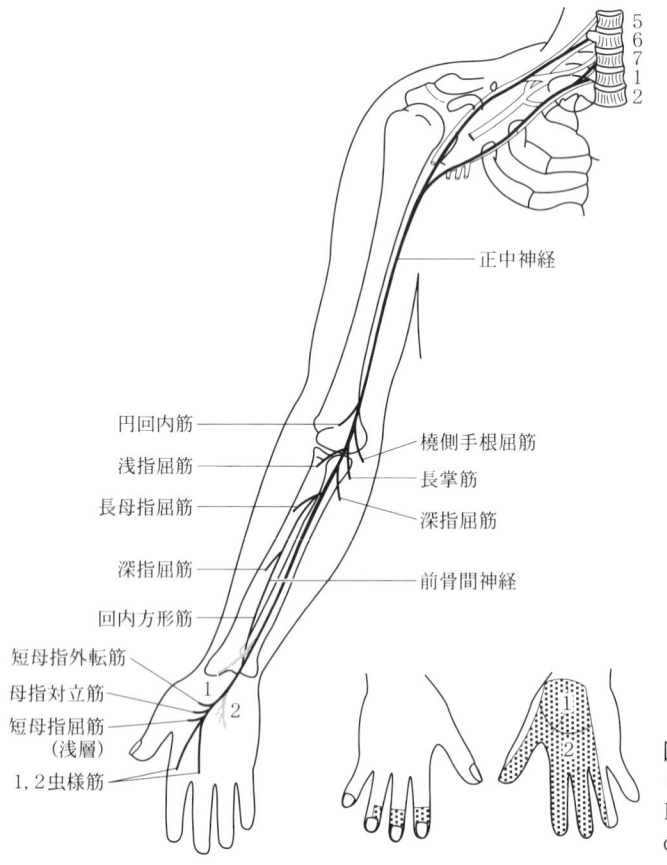

図13 正中神経の筋，感覚支配範囲
(Haymaker W, Woodhall B: Peripheral Nerve Injuries, WB Saunders, 1967, p 242)

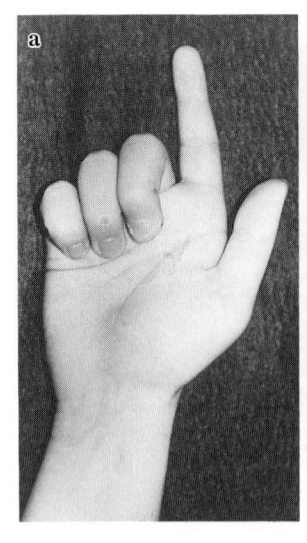

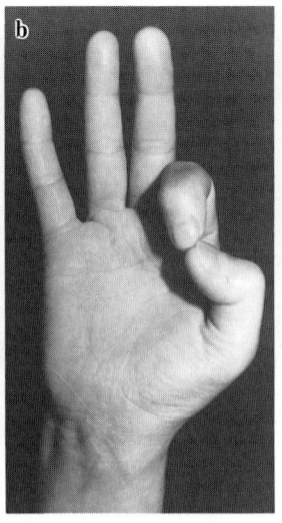

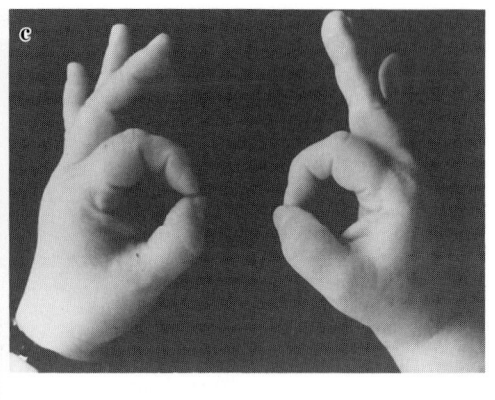

図14 正中神経麻痺
　a：高位麻痺，b：低位麻痺，c：長掌筋を用いた右手母指対立形成術後

感覚支配範囲を図13に示す．感覚は母・示・中指と環指橈側の感覚を支配するが，この部の感覚は第二の眼として非常に重要であり，なんらかの方法で再建することが必須である．運動機能は，肘関節部から前腕近位で障害（高位麻痺）されると，回内，母・示指の屈曲，母指対立が不能となり（図14 a），前腕中央以下で障害（低位麻痺）されると母指対立のみの運動麻痺（図14 b）と母指球を除いた手指正中神経支配域の感覚が障害される．

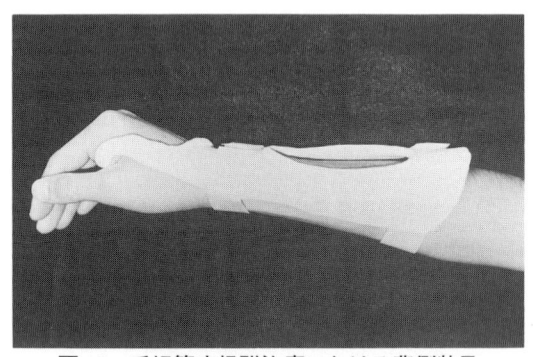

図15 手根管症候群治療における背側装具

麻痺の原因としては絞扼神経障害である手根管症候群が最も多く，ついで切創，挫滅創による神経断裂と上腕骨顆上骨折によるものが多い．

1) 手根管症候群の治療と装具療法

　手関節部での正中神経の絞扼神経障害である手根管症候群は，絞扼神経障害のなかで最も頻度の高い疾患で，症状としては正中神経低位麻痺を呈する．

　その治療としては，短母指外転筋の筋萎縮がみられない軽症例には保存的治療がまず行われ，その方法の1つとして手関節固定装具が用いられる[14,15]．装具は理学療法士に依頼して可塑性プラスチックを用いて作製しているが，これはかならず背側装具（図15）とする．これを掌側につけると決して長時間使ってくれず，その治療効果は得られない．短母指外転筋の筋萎縮がみられない症例では約半数で改善が得られ，有効な症例では1～2週で効果がみられる．1カ月の時点で症状が改善するものは効果が持続することが多い[14]．

　一方，保存療法を1カ月行っても無効な症例，および筋萎縮のある症例は手根管開放術が適応となる．手術方法には従来の開放式方法と鏡視下法[16]とがあり，いずれにおいても術前に短母指外転筋が効いている症例では良好な結果が得られている．鏡視下法は手関節近位に小切開を加え，鏡視

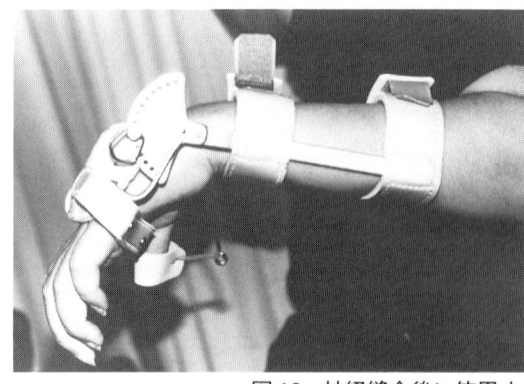

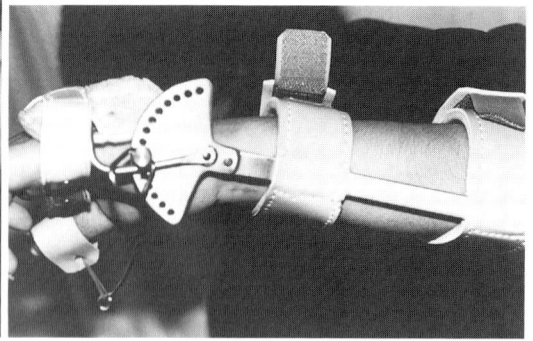

図16　神経縫合後に使用する手関節ストッパー付き装具
　　掌屈は自由であるが，背屈を制限する装具で，1週間に10°ずつ背屈をゆるめ，神経に無理な緊張がかからないようにする．

下に横手根靱帯を切離する方法で，術後の手関節部の痛みが少なく，社会復帰が開放式に比べ早い利点を有するが，問題は正中神経，指屈筋腱や浅動脈弓を損傷することが少なからずあることである．手技を十分習得してから行うべきである．

2）神経縫合例に対する治療と術後装具

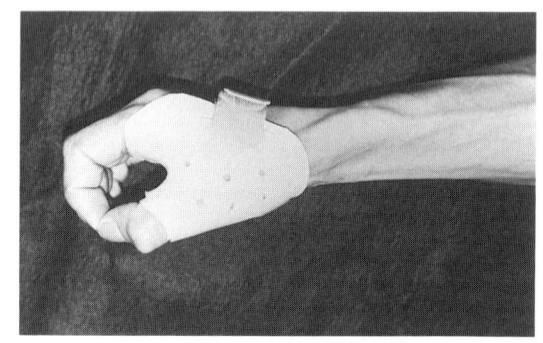

図17　短対立装具

神経断裂例に対する治療法とその術後装具について正中神経損傷で代表して述べる．

　神経断裂では損傷部を切除すると神経両断端間に間隙ができるが，これに対する手術法には神経縫合と神経移植術とがある．その選択は，近位断端を6〜8 cm剝離したうえ，肘関節または手関節を45°屈曲して神経断端が容易に接合できる場合には神経端端縫合を，接合できなければ神経移植術を行う．縫合は顕微鏡下に9-0ナイロン糸を用いて縫合する．前腕部での端端縫合の場合であれば，神経に緊張がかからない肢位で4週間ギプス固定し，その後は図16のような手関節ストッパー付き装具を装着させ，神経に急激な緊張が加わらないよう1週間に10°ずつ角度をゆるめていく．神経移植の場合は，4週間関節中間位で固定し，その後は自動運動で拘縮を取り除く．

3）機能再建法

　神経修復不能，または神経修復後，機能回復が不良な例には腱移行術で再建する．高位損傷では示指深指屈筋腱を環指深指屈筋腱に縫合，腕橈骨筋を長母指屈筋へ移行し，小指伸筋を用いて母指対立再建を行う．低位損傷に対する母指対立機能再建術には多くの術式があるが，このなかで浅指屈筋，小指伸筋，長掌筋（図14 b）がよく用いられる．

4）装　具

　腱移行術の力源がない場合には装具が用いられるが，正中神経単独損傷では腱移行術が可能であ

5 末梢神経損傷　155

るので，永久的な機能代償装具はほとんど使用されない．しかし回復待機中に母指の内転拘縮予防と母指対立位の補助具として短対立装具（short opponens splint）（図17）が用いられる．

5．尺骨神経麻痺

　尺骨神経は腋窩で腕神経叢内束から起こり，上腕二頭筋と上腕三頭筋の間を通って肘関節部内側に達した後，上腕骨内側上顆，肘頭，尺側手根屈筋の上腕頭と尺側頭間に張る線維性腱弓とにより形成される肘部管を通過する．ついで前腕では尺側手根屈筋の下層を走行して手関節に達し，手関節部では，その天井を掌側手根靱帯と短掌筋，床面を屈筋支帯と豆状有鉤骨靱帯，尺側を豆状骨，橈側を有鉤骨により形成される尺骨管（Guyon管）に入り，運動枝と感覚枝とに分かれる．

　筋，感覚支配範囲を図18に示すが，肘関節周辺で障害されることが多い．その原因としては，絞扼神経障害である肘部管症候群が最も多く，その他に肘部管あたりでの尺骨神経の断裂，打撲がある．また手関節部では頻度は少ないが，絞扼神経障害である尺骨神経管症候群（Guyon管症候群）がある．

　症状は，前腕近位より中枢での損傷による高位麻痺と，それ以下での損傷による低位麻痺とに分けられる．運動機能については，高位麻痺では手関節の尺掌屈，環指，小指のDIP関節の屈曲と内

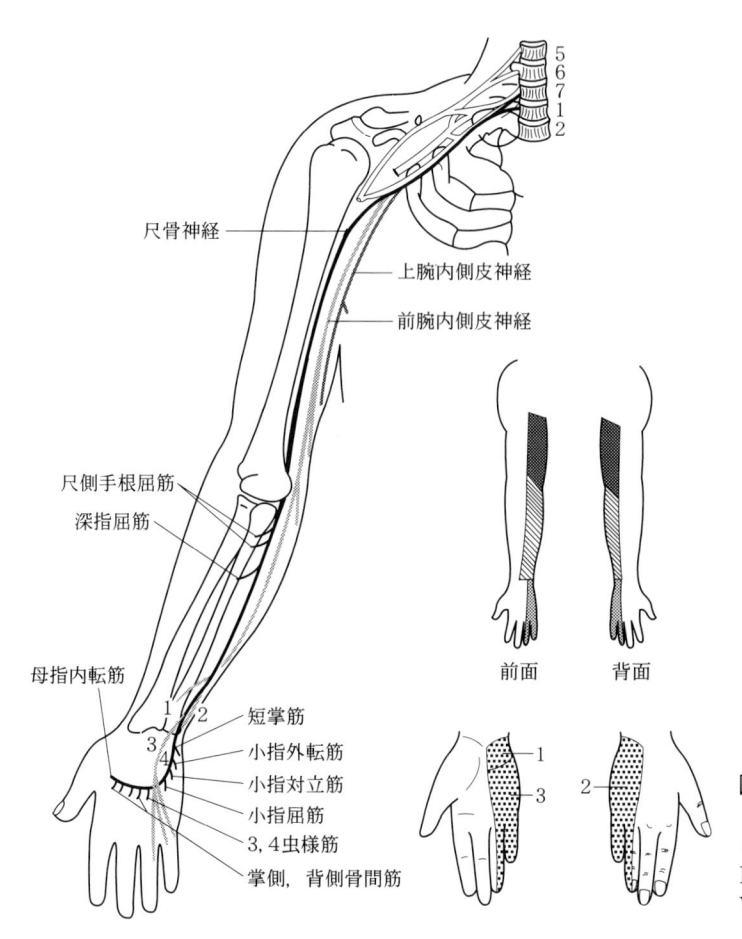

図18　尺骨神経の筋，感覚支配範囲
(Haymaker W, Woodhall B：Peripheral Nerve Injuries, WB Saunders, 1967, p 252)

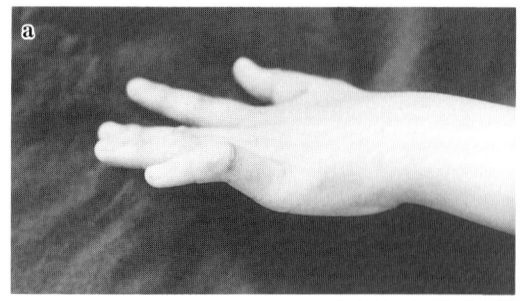

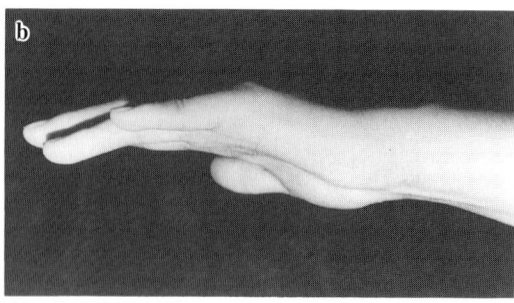

図19 尺骨神経麻痺による鉤爪変形
a：術前，b：lasso 法による再建術後

在筋麻痺を生じるが，低位麻痺では内在筋麻痺のみとなり，鉤爪変形（図19a）とピンチ力の減弱を生じる．感覚は，手関節より 8 cm 近位での麻痺では支配域全域の感覚障害を生じるが，それ以下では手掌側のみの障害となる．

1) 肘部管症候群

本症と診断がつけば基本的には手術的治療が適応であるが，小指にしびれ感がある程度の非変性型の軽症例においてのみ肘伸展位固定装具が用いられる．

手術的治療法[18]には，腱弓切離（Osborne 法），上腕骨内上顆切除（King 法），上腕骨内上顆切除＋神経剝離（King 変法），皮下前方移動術，筋層下前方移動術（Learmonth 法），肘部管拡大術と鏡視下剝離術がある．後二者の長期成績はまだわかっていない．筆者の治療方針は，内反肘による場合は線維性腱弓切離のみを行う．30°以上の外反肘，肘をつく仕事に従事する例と再手術例には筋層下前方移動術を，スポーツ選手は皮下前方移動術を，その他の場合には尺側手根屈筋腱弓の切離と内側上顆の切除を併せて行う King 変法を行っている．

2) 機能再建法

感覚障害は正中神経ほど重要でなく，内在筋麻痺による巧緻性障害が問題となる．

低位麻痺では[19]，第1背側骨間筋再建には長母指外転筋腱の一部を用い，これに長掌筋腱を移植して示指 MP 関節橈側に縫合して再建する Neviaser 法を用いる．母指の内転再建には，示指固有伸筋か浅指屈筋を用いて再建するが，母指内転力は長母指屈筋により代償されるので Neviaser 法のみを行うことが多い．

鉤爪変形に対しては種々の再建法があるが，最もよく行われる術式は浅指屈筋を用いる lasso 法である．これは MP 関節の屈曲力を再建するとともに過伸展を押さえ，これにより総指伸筋により IP 関節の伸展をもたらす術式である（図19b）．このほかの術式でも鉤爪変形はよく矯正されるが，MP 関節の屈曲力の改善は少なく，機能的改善度より美容的改善のほうが大きい．

高位麻痺では環指，小指の屈曲力再建が必要となるが，これには環指，小指の深指屈筋を中指の深指屈筋に縫合する．

3) 装具療法

鉤爪指に対しては虫様筋バー（lumbrical cuff）（図20）があるが，日常生活上ではほとんど用い

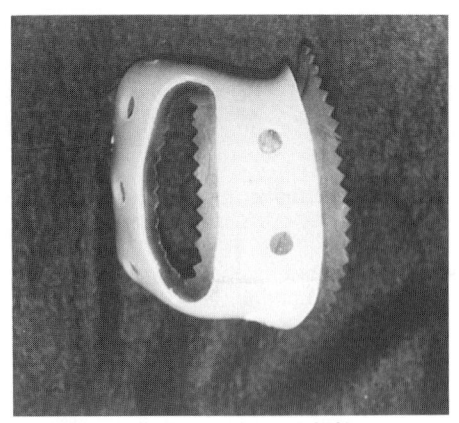

図20　鉤爪指に対する虫様筋バー

られない．

6. 重複末梢神経損傷

上腕，前腕で切創，挫滅創により同時に橈骨神経，正中神経，尺骨神経が損傷されることがある．神経が断裂している場合には神経縫合術か神経移植術を行うが，外在筋の回復は期待できるが，内在筋の回復は手関節部の損傷でないと困難である．回復不良な場合には力源があれば腱移行術により再建する．

装具は各末梢神経損傷の装具を組み合わせて作製するが，多くの場合，関節の固定性を

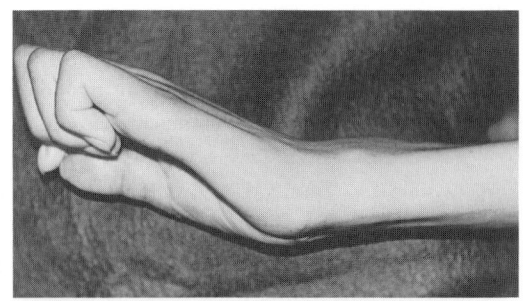

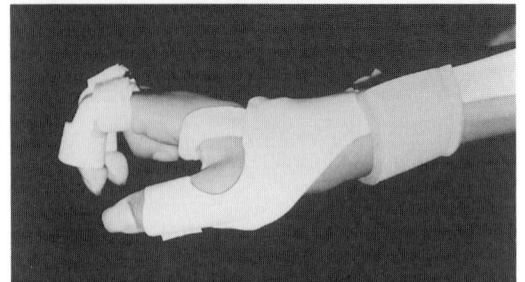

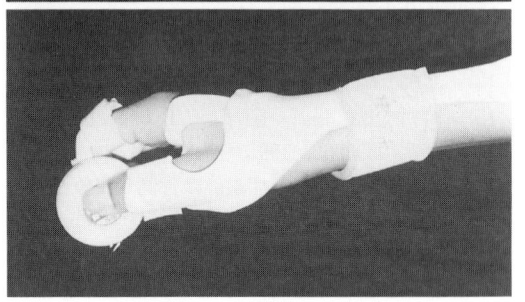

図21　橈骨神経，正中神経，尺骨神経が損傷された症例で各神経を縫合した症例
手関節固定装具などにより手関節を固定すると，指の屈伸が円滑に行えるようになった．

得ることが目的となる．図21の症例は上腕部で橈骨神経，正中神経，尺骨神経が損傷された症例で各神経を縫合した症例である．この症例の場合，外在筋の回復は良好であったが，手関節とMP関節の伸展，および手関節とIP関節の屈曲がともに同時に起こるため，指の屈伸が円滑でなかったが，手関節固定装具により手関節を固定すると指の屈伸が円滑に行えるようになった．このように重複損傷では装具は個々の症例の回復状態をよく評価したうえ，その症例にあった装具を処方することが肝要である．

(長野　昭)

文　献

1) 長野　昭：末梢神経麻痺．整形外科クルズス(長野　昭ほか編)，改訂第3版，南江堂，東京，1997，p 352-358．
2) 長野　昭：治療方針のすすめ方．腕神経叢損傷診療マニュアル(原　徹也編)，全日本病院出版会，東京，1995，p 96-101．
3) Nagano A：Instructional lecture, The treatment of brachial plexus injury. *J Orthop Science*, 3：

71-80, 1998.
4) 長野 昭：腕神経叢損傷の治療のポイント．*MB Orthop*, **5**：25-33, 1992.
5) Ochiai N, Nagano A, Yamamoto S, Nakagawa T, Shibata K：Tenodesis of extensor digitorum in treatment of brachial plexus injuries involving C5,6,7 and 8 nerve roots. *J Hand Surg*, **20B**：671-674, 1995.
6) Gilbert A, Tassin JL：Obstetrical palsy：clinical, pathologic and surgical review. Microreconstruction of nerve injuries, Philadelphia, Saunders, 1987, p 529-553.
7) Smellie WA：Correction of preternatural cases and observations in midwifery complicating the design of illustrating this first volume on that subject, Vol. III. London, 1768, p 504-505.
8) Kennedy R：Suture of the brachial plexus in birth paralysis of the upper extremity. *Br Med J*, **1**：298-301, 1903.
9) Wyeth JA et al：The fields of neurological surgery in a general hospital. *Surg Gynecol Obstet*, **24**：29-36, 1917.
10) Taylor AS：Brachial birth palsy and injuries of similar type in adults. *Surg Gynecol Obstet*, **30**：494-502, 1920.
11) Sever JW：Obstetrical paralysis. Report of eleven hundred cases. *JAMA*, **85**：1862-1865, 1925.
12) Narakas A：Brachial plexus surgery. *Orthop Clin North Am*, **12**：303-323, 1981.
13) 大井淑雄：神経・筋疾患の診断とリハビリテーション．上肢装具について．整形外科 Mook 2，整形外科的神経・筋疾患，金原出版，東京，1978, p 194-215.
14) 長野 昭：分娩麻痺に対する整形外科的治療．小児外科，**28**：735-738, 1996.
15) 時村文秋，長野 昭ほか：Prospective study による手根管症候群の保存療法の成績．日手会誌，**11**(6)：959-962, 1995.
16) 土田浩之：手根管症候群の背側装具療法．骨・関節・靱帯，**11**(2)：121-126, 1998.
17) 奥津一郎ほか：手根管症候群―奥津法．整形外科，**50**(8)：862-869, 1999.
18) 阿部正隆ほか：肘部管症候群の手術．神経の手術 II　上肢神経障害　整形外科手術 11-B（長野　昭，平沢泰介編），中山書店，1995, p 145-154.
19) 金谷文則ほか：低位尺骨神経麻痺の再建．神経の手術 II　上肢神経障害　整形外科手術 11-B（長野　昭，平沢泰介編），中山書店，1995, p 162-185.

B 下肢

　以前は下肢末梢神経損傷の原因の大半は外傷に起因するものであった．しかし，悪性腫瘍に対する集学的治療の進歩により，最近では治療後の下肢麻痺の後遺が問題となる症例も増えつつある．その他，悪性腫瘍の腰神経叢・腰仙骨神経叢への圧迫や浸潤・炎症・内出血（とくに血友病などの出血性素因のある病態）による麻痺もみられる．また，医原性（神経幹への注射・手術過誤による神経損傷など）も依然として少なからず存在する．

　原因が何であれ神経麻痺にのみ起因する障害に対しての取り組みは比較的容易である．しかし，これれらの原因による運動障害の多くは，骨関節障害・筋肉損傷を伴っており，単純な神経麻痺による対応だけでは解決しない．

1. 解剖学的基礎知識と臨床との関係

　脊柱管から出た神経根は腰神経叢・腰仙骨神経叢を形成し，さらに末梢神経となって下肢に分布する（図1）[1]．各神経の脊髄高位・神経叢レベル・末梢神経・各関節運動との関連を図2に示す．腰神経叢は第2腰神経から第4腰神経で構成され，ここから閉鎖神経と大腿神経が起始する．一方，腰仙骨神経叢は第4腰神経から第3仙骨神経で構成され，坐骨神経が起始する．腰仙骨神経叢は骨盤後方の大腰筋の深部に位置し，坐骨切痕から骨盤背側に出て下降する．各神経による筋肉支配レベルについて図3に示す[2]．外傷の際の機能予後の推測の一助となる．

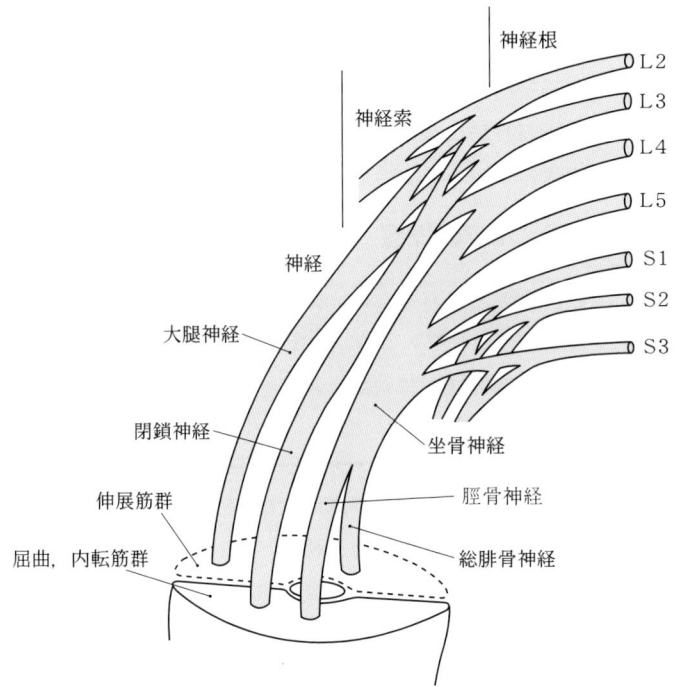

図1　腰神経叢・腰仙骨神経叢（Daube et al 1982）[1]

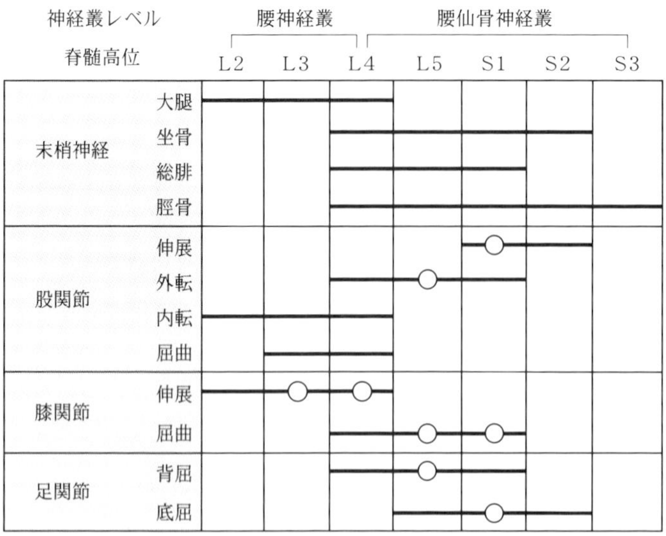

図2 脊髄・神経叢・末梢神経レベルと各関節運動との関係

なお，病変が神経叢にある場合には，①複数の神経根によって支配されている近位筋の障害と，②複数の皮膚節（dermatome）にわたる感覚障害があるにもかかわらず，③傍脊柱筋麻痺がみられない，ことから診断できる[1]．神経叢レベルでの障害では，運動・感覚障害とともに高度の場合，発汗障害・皮膚の栄養障害など自律神経障害もみられる．

2. 神経障害レベル別からみた主要症状と臨床上の問題点

腹側傍脊柱・骨盤腔内病変による腰・腰仙骨神経叢障害では，知覚・運動・自律神経などの多彩な症状を示す可能性はあるが，それほどの障害では同時に総・内外腸骨動脈の循環障害や静脈還流障害を伴うことが多い．原因としては，傍脊柱・後腹部腔から骨盤腔にかけて存在する悪性腫瘍による圧迫や浸潤など，また血友病患者に多いが腸腰筋内や腸骨翼内壁上に形成された巨大血腫などがあげられる．MR検査の普及により診断が比較的容易となった．

各神経叢およびそれに連続する遠位の神経障害について以下に記載する（表1）．

1) 腰部神経叢・閉鎖神経・大腿神経レベルでの障害

腰部神経叢レベルおよび骨盤腔内レベルでの神経障害においては，腸腰筋の麻痺や，閉鎖神経麻痺としての長短内転筋・大内転筋・薄筋などの機能不全症状，また大腿神経麻痺としての大腿四頭筋・縫工筋機能不全症状などがみられる．それぞれの神経固有の感覚支配領域の感覚鈍麻や異常知覚などの刺激症状が出現する場合もある．

股関節内転筋は立脚相において，大腿四頭筋・ハムストリング・大殿筋・中殿筋などと同時収縮し，歩行中の股関節の安定化に関与している[3]．高度の股関節内転筋麻痺では歩行時の股関節を安定化できない．外転筋麻痺ではDuchenne歩行で示されるように重力を利用した外転筋の代償作用がみられるが，内転筋の高度の麻痺例ではこのような代償作用がみられないため，下肢を振り出しても外転し，また荷重に対して下肢が外側に流れ荷重できなくなる．骨盤帯または腰仙椎コルセット付股関節装具による外転防止が必要となる．

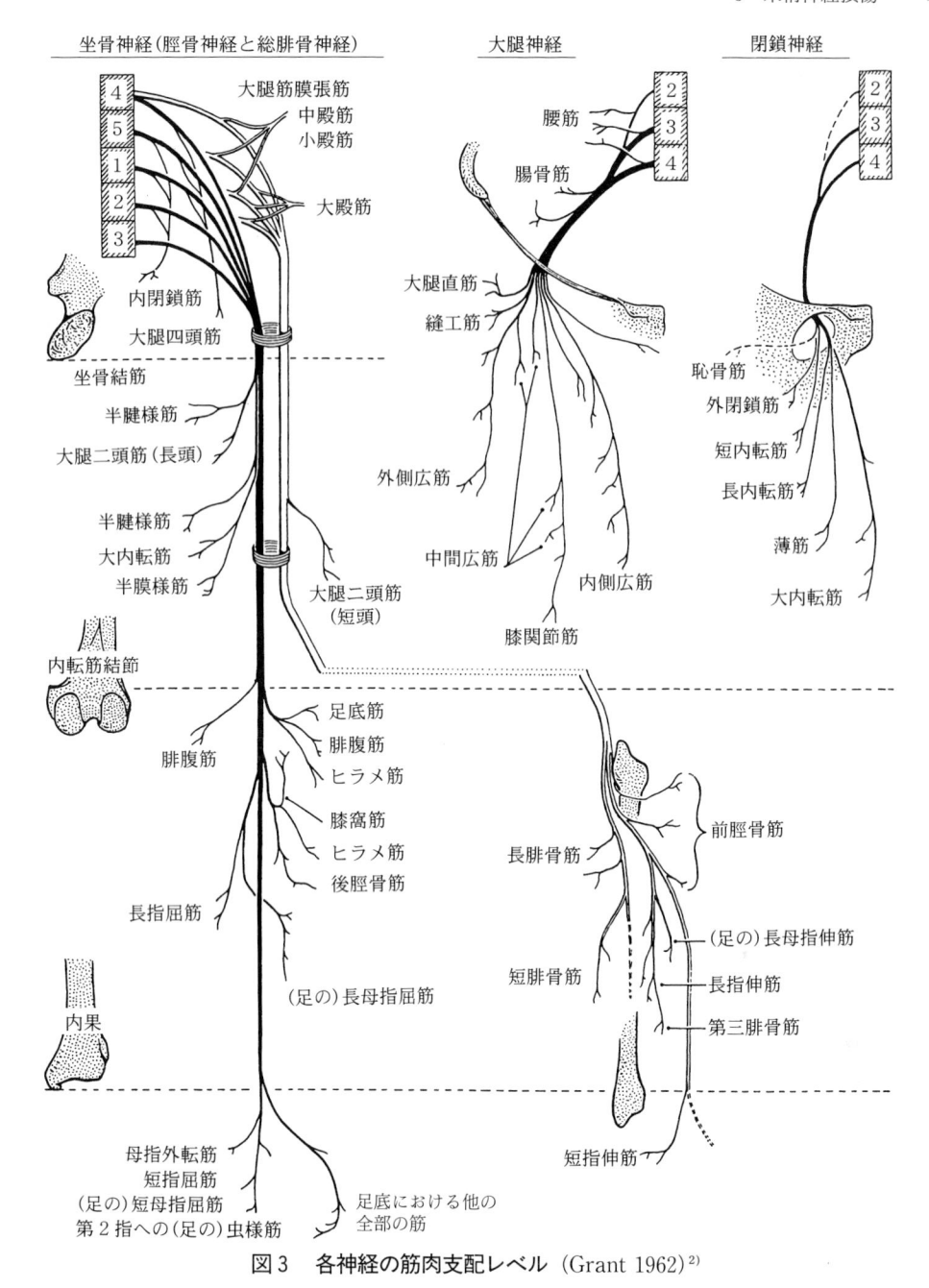

図3 各神経の筋肉支配レベル (Grant 1962)[2]

　腸腰筋麻痺単独例では階段を登る際の困難がみられるが，縫工筋や大腿直筋が健全であれば，10〜15 cmまでの段差には対応可能である．しかし，縫工筋や大腿四頭筋も障害されておれば，up-stepの障害のみならず股の振り出しも不能となり，歩行の困難性は増大する．装具では対応できず，また外科的にも再建困難な障害である．
　また，大腿四頭筋麻痺に起因する膝伸展障害では，膝関節・股関節の固有の関節障害（変形性関節症などに起因する荷重時の疼痛や可動域制限）がなければ，膝関節過伸展位で荷重することによ

表1 神経損傷レベルと罹患関節・症状など

麻痺レベル	影響を受ける関節	臨床症状など
腰神経叢	股関節	腸腰筋・股内転筋・縫工筋・大腿四頭筋に麻痺症状出現する.
大腿神経	膝関節	膝関節伸展位固定歩行，膝関節屈曲拘縮，大腿前面の感覚障害を伴う
腰仙骨神経叢	股関節 膝関節 足関節	股外転筋・股伸筋・膝関節屈筋および膝以下の筋肉に麻痺症状が出現する.
坐骨神経	膝 足関節	腓骨神経領域の麻痺が多い（完全麻痺は坐骨神経から生じた悪性腫瘍の広範切除後にみられる）下垂足・動揺足関節・外反踵足（完全麻痺例では荷重により足底部に形成される難治性潰瘍が問題となる）
総腓骨神経	足関節 足・足趾	下垂足・内反尖足 屈曲趾
脛骨神経	足関節 足・足趾	膝よりも上のレベルでの損傷では踵足，膝以外での損傷ではほとんど生活動作に影響を及ぼさないが，足底感覚障害は患者を煩わせる.

り膝関節をロックして歩行することは可能である．股・膝関節に固有の屈曲拘縮がある場合には膝伸展ロックでの歩行が困難となり，膝装具や KAFO などが必要となる．しかし，膝固有の屈曲拘縮が 20〜30°以上であれば装具による実用歩行は困難である．膝関節屈曲拘縮に対する解離術や大腿骨過伸展骨切り術などの治療法があるが，中年以降の患者への適用はない．装具で制御できなければ，松葉杖を用いるか車いす生活となる．

2) 腰仙神経叢-梨状筋部までの障害

骨盤腔内での原因については前述した．また坐骨切痕から梨状筋部までの障害原因については，後述するように外傷が主たる原因となる．

この部位での外傷では，併走する上殿動脈損傷を合併することが多く，緊急処置による止血操作を行わなければ出血死に至ることも多い．鋭利な切断創では神経縫合による修復も考えられるが，中高年者では神経再生に限界があり，適用されない．

この部位での完全麻痺では，股関節の外転・伸展筋の麻痺をきたし患肢への単独全荷重は困難となる．理屈のうえからは，股関節過伸展および過外転位で荷重することにより股関節はロックされ荷重可能肢となるが，実用歩行には至らない．腰椎-骨盤帯装具を付け加えた長下肢装具（軽症例では股関節外転・伸展位装具）が必要となる．しかし，装具歩行時の消費エネルギーは大きく，中年以降では装具を用いずに松葉杖歩行または車いす利用になることが大半である．整形外科的な再建術として，歩行という観点だけで考えれば股関節固定術も成り立つが，固定術のほうが ADL 障害が大きく若年者以外には実際に施行されることはない．

3) 坐骨神経レベル

原因は外傷・腫瘍性疾患・医原性などである．以前は殿部への注射による坐骨神経麻痺もみられたが，注射部位の配慮の徹底により減少している．

股関節-坐骨結節レベルでの坐骨神経障害の原因としては，上記に加えて手術侵襲（主に股関節手術）による神経損傷があげられる．股関節脱臼骨折・股関節手術などに伴う坐骨神経障害の多くは，坐骨神経腹側が損傷されるため，その部位を走行する総腓骨神経の麻痺症状が出現する．多くは不全麻痺であるが，まれに完全麻痺がみられる．総腓骨神経麻痺への対応と同様でよい．

一方，股関節-坐骨結節レベルでの外部からの損傷では，坐骨神経の背側部に傷害をより受けやすいため，ハムストリング筋や脛骨神経支配筋の麻痺症状が出現する．ハムストリング筋の麻痺症状として問題となるのは股関節伸展力の弱化である（股関節伸展力の1/3はハムストリング筋に依存）が，他の伸筋に異常がなければ臨床上の問題は少ない．膝関節の屈曲障害は荷重歩行には大きな影響を及ぼさないが，歩行時の振り出しや階段の昇降に多少の影響がある．装具によるハムストリング筋の代用はできない．

4) 総腓骨神経レベルの障害

原因として，外傷・腫瘍などのほかに，とくに医原性麻痺が多い．すなわち，手術（高位脛骨骨切り術など）やベッド上での療養中（股関節屈曲外旋位での長期臥床では，腓骨頭部への圧迫に起因する麻痺が多い）やギプス治療中に生じるものである．このような麻痺例では近位脛腓関節の可動性の著明な例が多いとの報告がある．高齢者では麻痺の回復不良な例も多い．麻痺発生後3カ月の時点で回復状況が思わしくなければ，神経剥離術の是非の検討が必要である．高齢者以外では試みるべきである．

臨床的には，下垂足歩行と後足部内反変形に起因する歩行障害が問題となる．若年者では額面どおりの麻痺であるが，高齢者では，変形性脊椎症・変形性膝関節症などの問題を有する例も多く，このような症例に生じた腓骨神経麻痺に起因する下垂足は，ADL障害もより高度となる．

距骨下関節の不安定性のみられない下垂足（主に深腓骨神経麻痺）では，ブーツやshoe-horn type AFOによって歩行障害は改善する．手術的に下垂足を治療することも可能であるが，腱移行によるsling operationのみでは装具以上の結果を出せず，古典的なbone block法の併用が必要である．実際には何も用いずに歩行（fall to heel gait）している患者も多い．総腓骨神経麻痺の場合には，距骨下関節における内反不安定性がみられ荷重時の足部の安定性は障害される．さらに二次障害として出現する距骨下関節での内反位拘縮は歩行障害を倍加せしめ，三次障害として前距腓靱帯機能不全または断裂から足関節不安定性・距骨滑車の離断性骨軟骨炎・変形性足関節症などを惹起する．距骨下関節での不安定性や内反位拘縮の存在に対する装具療法は，程度が軽い場合に限り適用となる．shoe-horn type AFOでは効果が十分でないことが多い．両側支柱付短下肢装具でなければplantigrade footを維持することは困難である．装具装着時に褥瘡（装具ずれ）ができるようであれば，保存療法の限界を示すものであり，手術治療が必要となる．三関節固定術による距骨下関節の安定化と下垂足に対する対応が必要となる．

5) 脛骨神経麻痺レベル

ほとんどの原因は外傷である．膝窩部までの損傷では同時に血管障害を合併する頻度が高い．下腿三頭筋・後脛骨筋・足趾屈筋麻痺が損傷レベルに応じて出現する．下腿以下のすべての支配筋に麻痺が生じても踵部荷重による歩行は可能であるが，爪先での蹴りが障害されるため早い速度での歩行は不能である．外反踵足の傾向がみられ進行性に拘縮が生じる可能性もある．不全麻痺による外反踵足では外科的に矯正し機能再建も可能ではあるが，多数の腱移行を行っても下腿三頭筋力を生み出すことはできない．短下肢装具に逆クレンザック足継手を用いて，下腿三頭筋力弱化を補うことは可能であるが，小児例には有効であっても成人例では体重の関係もあり，効果的とはいいがたい．

3．代表的装具とその処方

1) 骨盤帯または腰仙椎コルセット付股関節装具（外転防止）

股関節軽度外転位を保つだけでよい場合には，骨盤帯と関節で接続した一側大腿部のみの装具を作製する．外側支柱は股関節外転位を保持しなければならないので，かなり太いアルミ支柱が必要となる．股関節外転に制限を付けない遊びのジョイントもあるが，国産品の入手は困難である．体型によっては骨盤帯では腰部の固定が不十分であり，腰仙椎コルセットを必要とする場合もある．

2) 脊椎-骨盤帯装具を付け加えた長下肢装具

股関節伸展・外転筋不全の場合には，大腿部のみの装具では荷重歩行はむずかしい．長下肢用の仕様が必要である．股関節の安定度によっては，大腿部を坐骨支持や quadri-lateral socket 風にする必要がある．このような例では股関節にリングロックなどのロック機構を付けなければ安全な歩行はできない．しかし，多くの成人では，このような重い不自由な装具を用いて歩くことをしないで，両松葉杖を用いて歩くことが多い．作製する前に患者とよく話し合うことが必要である．高価な装具を作製したあとで，不都合で高価な装具を作らされたといってトラブルになる場合もある．

3) 膝装具・KAFO

双方ともよく知られた装具であり，ことさらここで述べる必要はないと思われる．軟性の膝装具による膝折れ防止は，膝関節に屈曲拘縮がみられず大腿四頭筋力が2＋から3－の症例には有効である．それ以上の筋力低下例や膝関節屈曲拘縮例には，膝関節に伸展位ロック機構のある膝装具が必要となる．しかし，一般に両側にアルミ支柱の付いた膝装具は，装具の重みで下方にずれやすく内外果部に褥瘡を作ったり痛みのために使用できない場合もある．できれば足部の付いた KAFO のほうが勧められる．

4) shoe-horn type AFO

下垂足に用いられる．足関節背屈筋が2＋から3－程度効いている場合には，簡易式の short type（図4）が便利で有用である．ほとんど背屈筋力が効いていなければ通常のポリプロピレン製 AFO

を用いる．足関節は背屈5°ぐらいに処方するとつまずくことなく歩きやすい．しかし，腓骨筋群の麻痺も高度で，距骨下関節の不安定性や内反変形を伴っている場合には，この装具では足部の安定化を得られない場合もある．

5) 両側支柱付短下肢装具

距骨下関節の著明な不安定性や内反変形を伴っている場合には，両側支柱付・足関節付のAFOが必要となる．外側アーチ・外側楔・逆トーマスヒール・T-strapなどの処方を適宜加える．足関節の底屈は−5°ぐらいに制限する（背屈5°以上の底屈を許さない）．支柱付靴型装具は重たくて使用されないことが多い．

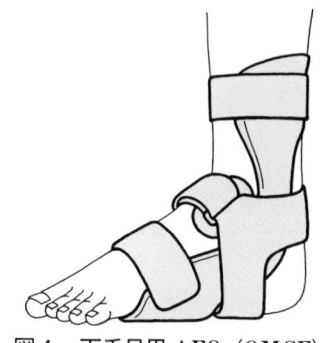

図4　下垂足用AFO（OMCF）

6) 短下肢装具逆クレンザック足継手付

アキレス腱が切れていても歩行可能であるので，下腿三頭筋単独の筋力低下では，あまり不都合は生じない．しかし，他の底屈筋までが弱力化すれば，歩行時の蹴りもなく，足関節の過背屈を伴う歩行となる．このような場合，理屈のうえでは，逆クレンザック足継手付AFOにより歩きやすくなる．小児では有効であるが，体重の重い成人ではその効果は疑問であり，装具を使用する煩わしさから作製しても使用されない可能性も大きい．よく患者と話し合ってから作ることが勧められる．

4．治療法の選択と装具治療の限界

1) 変形矯正と装具効果

神経障害による筋力不均衡が存在する限り，原因である神経病理が非進行性であっても下肢変形は進行する．用手矯正可能な変形に対して，装具を用いて変形を矯正し，かつ変形拘縮の進行を予防することには効果がみられるものの限度がある．まして拘縮を伴った変形を装具によって矯正しようとしても無効である．拘縮を伴う変形に対する装具の目的は，安定性・支持性を求めることにあり，矯正を目的とすべきではない．

当初は装具の適合が良好であっても，徐々に上述した理由から適合困難となり，装具に修正を加えても装具擦れができ適合不良が改善しなければ，装具治療の限界と考えられる．末梢神経障害に起因する下腿以下の筋力低下と足部変形例においては，装具への適合を目的として足部変形に対する矯正手術を施行することも多い．図5はCharcot-Marie-Tooth病（CMT）の患者である．長期間にわたりAFOを用いていたが，徐々に内反凹足と足関節内反変形が進み，装具装着が不能となったために，三関節固定術および前距腓靱帯再建術を行い，現在術後11年経過しているが，その後の装具装用におけるトラブルはない．

2) 支持性を目的とした装具の使用とその限界

神経麻痺に起因する場合には，たとえ装具装着によりその目的が得られて歩行機能の改善がみられても，一定期間の装着によって問題が解決するわけではなく，そのために，装具からの離脱を希

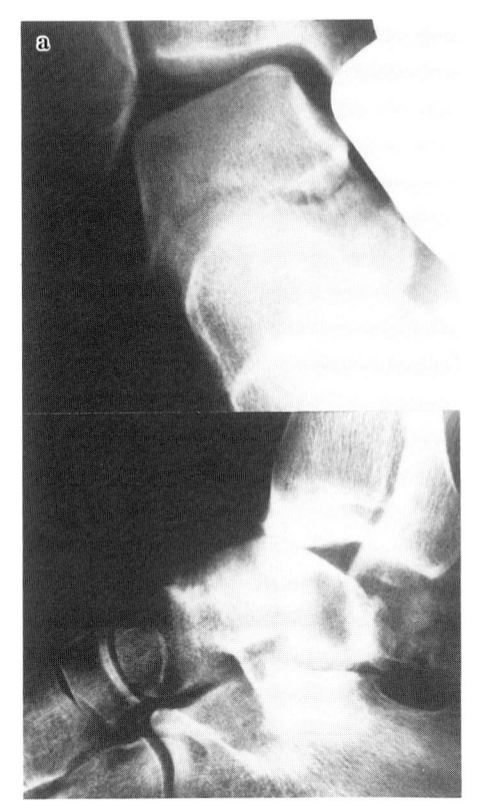

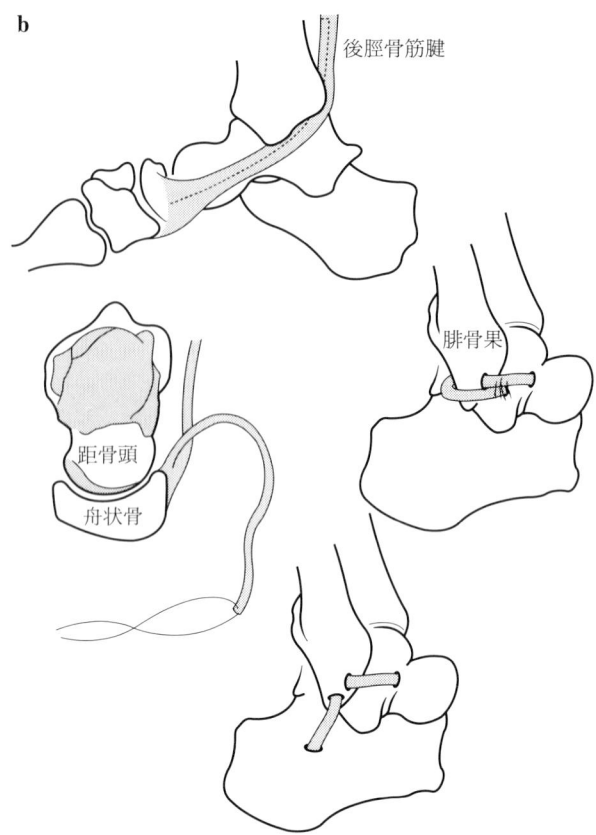

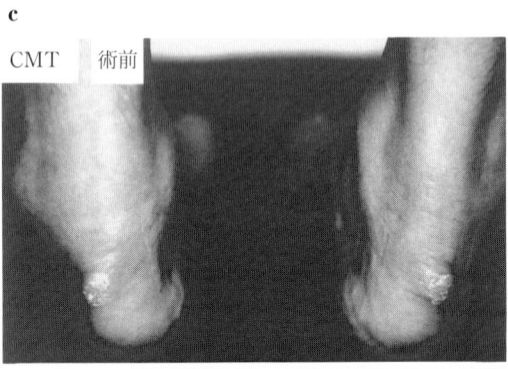

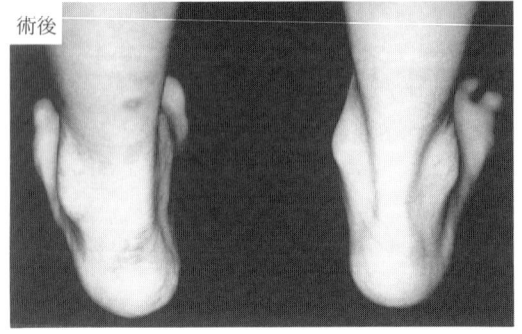

図5 足部変形による AFO 不適合に対する手術矯正例

Charcot-Marie-Tooth 病（CMT）に起因する両内反凹足例．shoe-horn type AFO を使用していたが，変形の進行とともに装具不適合となり，褥瘡形成により歩行障害をきたす．より良好な装具適合を求めて矯正手術を施行する（足底靱帯切離・三関節固定術・後脛骨筋腱を利用した前距腓靱帯再建術）．現在，術後 11 年経過しているが，装具内でのトラブルは生じていない．

a：術前 X 線像（足関節内反不安定性もみられる），b：後脛骨筋腱を用いた前距腓靱帯再建術，c：術後 11 年時の立位後足部

望する患者も少なくない．そのような場合には，手術治療により装具からの離脱を図る．

3) 装具の適合が得られない場合の対応

これには，装具からの離脱を求めた外科的な対応と装具適合の改善を求めた外科的対応（術後も継続して装具を用いる事例，前述）とがある．前者の場合，装具を作る前によく患者と話し合い，①手術治療をすれば変形は矯正でき，さらに歩行機能も改善する見込みがあること（ただし手術治療が成り立つ場合），また②装具を用いれば変形足でも安定して歩くことが可能であるが，装具には変形矯正能力を有していないこと，③装具を使用していても変形が進む可能性のあること，などを患者に伝え，そのうえで治療法を選択させることが必要である．装具の役割とその限界を患者に知らしめることも，装具治療を行ううえでの留意点である．

（廣島和夫）

文 献

1) Daube JR, Sandok BA（大西晃生ほか訳）：臨床神経学の基礎．メイヨー医科大学教材，メディカル・サイエンス・インターナショナル，東京，1982，p 265.
2) Grant JCB：An atlas of anatomy. The Williams & Wilkins, Baltimore, 1962, p250.
3) シグネ・ブルンストローム：臨床運動学．医歯薬出版，1966，p 255.

第2章 麻痺性疾患・神経筋疾患

6 筋ジストロフィー

　筋ジストロフィー症の病因をめぐる研究の進歩は目覚ましいが，根本的な治療法はまだなく，障害状況に合わせた適切なケアにより，quality of life（QOL）を高めることがリハビリテーションの大きな目標となる．わが国では約2,000床の専門病床をもつ国立療養所が筋ジストロフィー医療の中心を担い，多くの成果をあげてきたが，近年，ノーマライゼーションの観点から在宅ケアの方向も模索されつつある[1]．本症において装具療法は拘縮・変形の進行遅延，移動能力の賦与，日常生活の容易化，QOLの向上などの観点から重要な役割を果たすが，マネージメント全体のなかで位置づけられて初めて意味をもつ．以下，各病型の特徴と装具療法の実際を紹介する．

1．デュシェンヌ型進行性筋ジストロフィー症（DMD）における障害の進み方[1]

　遺伝形式は性染色体劣性遺伝で，筋ジストロフィー症のなかで患者数が最も多い．処女歩行は17〜19カ月とやや遅れ，このころより下腿三頭筋の仮性肥大が認められる．3〜4歳ごろに動揺性歩行がみられ，8歳ごろには階段昇降が困難になる．9〜11歳で独歩不能となり，その後数年間は装具歩行が可能だが，13歳ごろに不能となる．15歳ごろには自力座位が困難になり，末期には呼吸不全を合併し，18〜20歳で死に至る．ただし，近年は呼吸管理を核とするケアの進歩により，30歳を越えて生存する例もまれでない．このような特徴的な障害の進行過程から，図1に示す障害度分類が行われる．以下，装具療法で問題となる点を中心に述べる．

1）筋障害

　筋障害は一定の順序で進み（表1）[2]，拘縮・変形とともに運動機能の喪失をもたらす．筋力減弱には左右差があり，また一般に伸筋群のほうが屈筋群より減弱程度が大きい．当初高値を示す血清CPK値は，歩行不能となる10歳ごろに低下し，以後ADLの低下と並行して推移する．運動負荷量に応じて増減し，訓練の量を調節するための指標として有用である．

2）拘縮・変形

　拘縮・変形の発現には，筋力不均衡，重力の影響，姿勢，筋の過使用・不使用，習慣，痛みなどが絡み合う．その進展には一定の順序があり，ハムストリング→大腿筋膜張筋→腓腹筋→足内反筋→頸部伸筋の順に短縮がみられる（図2a, b）．上肢の拘縮は，障害度V以降にみられ，肩屈曲制限・内転拘縮，肘屈曲拘縮，前腕回内拘縮，手指のスワンネック変形が多い（図2c）．脊柱変形は，ADLの低下，呼吸障害の増悪，局所の圧迫，介護度の増加などをもたらし，生活全般に大きな影響を与える．歩行能力喪失後，車いす生活となるころに変形の増悪がみられる．
　Gibson[3]は脊柱変形の進み方を後彎から著明な側彎に至る不安定な過程と，脊柱が伸展し変形の

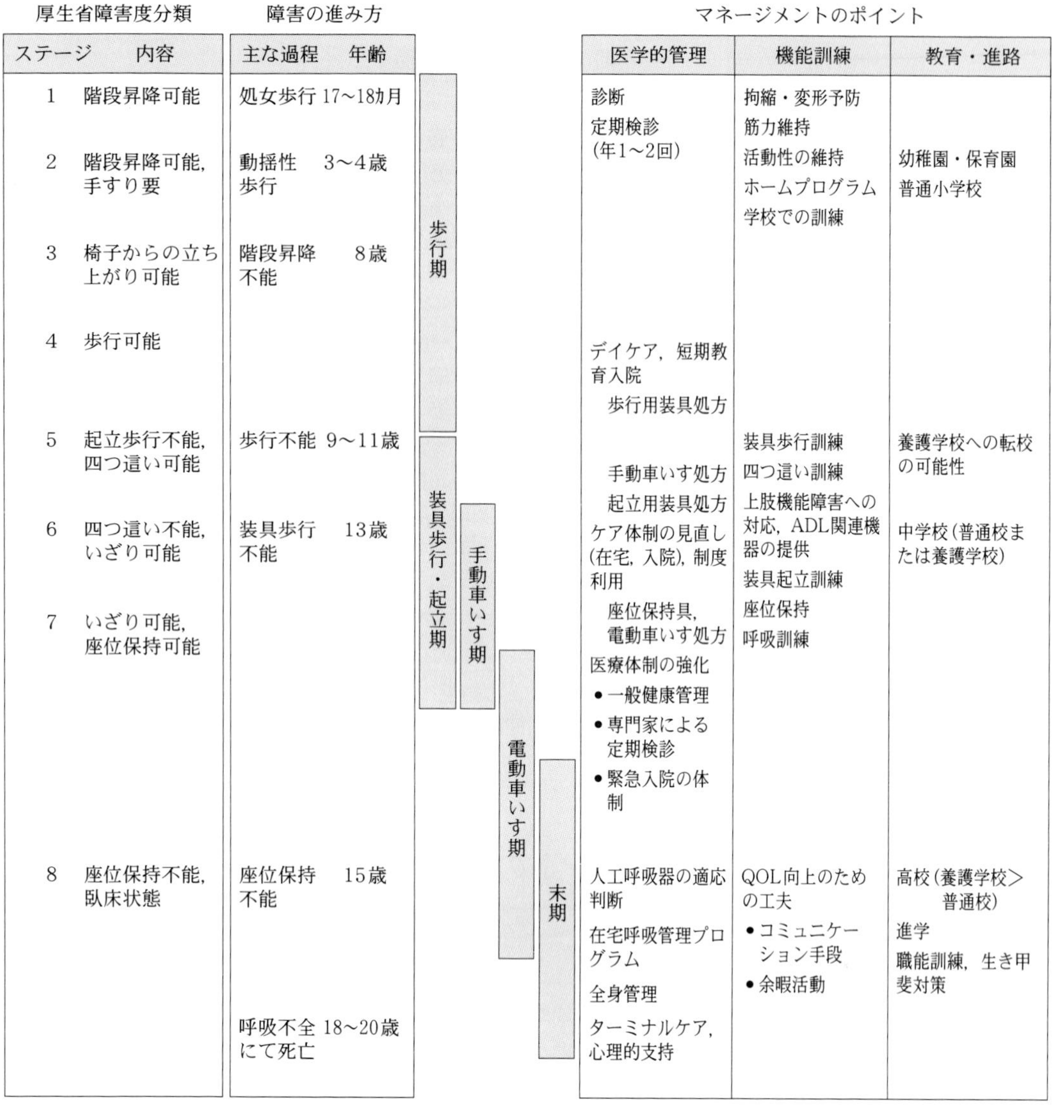

図1 障害の進み方とマネジメントのポイント

厚生省障害度分類		障害の進み方		期	マネジメントのポイント		
ステージ	内容	主な過程	年齢		医学的管理	機能訓練	教育・進路
1	階段昇降可能	処女歩行	17〜18カ月	歩行期	診断 定期検診 (年1〜2回)	拘縮・変形予防 筋力維持 活動性の維持 ホームプログラム 学校での訓練	幼稚園・保育園 普通小学校
2	階段昇降可能, 手すり要	動揺性 歩行	3〜4歳				
3	椅子からの立ち 上がり可能	階段昇降 不能	8歳				
4	歩行可能				デイケア, 短期教 育入院 　歩行用装具処方		
5	起立歩行不能, 四つ這い可能	歩行不能	9〜11歳	装具歩行・起立期	手動車いす処方 起立用装具処方 ケア体制の見直し (在宅, 入院), 制度 利用 座位保持具, 電動車いす処方 医療体制の強化 ●一般健康管理 ●専門家による 　定期検診 ●緊急入院の体 　制	装具歩行訓練 四つ這い訓練 上肢機能障害への 対応, ADL関連機 器の提供 装具起立訓練 座位保持 呼吸訓練	養護学校への転校 の可能性 中学校(普通校ま たは養護学校)
6	四つ這い不能, いざり可能	装具歩行 不能	13歳				
7	いざり可能, 座位保持可能			手動車いす期 電動車いす期			
8	座位保持不能, 臥床状態	座位保持 不能	15歳	末期	人工呼吸器の適応 判断 在宅呼吸管理プロ グラム 全身管理 ターミナルケア, 心理的支持	QOL向上のため の工夫 ●コミュニケー 　ション手段 ●余暇活動	高校(養護学校> 普通校) 進学 職能訓練, 生き甲 斐対策
		呼吸不全 にて死亡	18〜20歳				

増悪が少ない安定した過程に分類した(図2d). この分類には異論もあり[4], 治療法の選択という観点から脊柱変形の自然歴の解明は, 今後の重要課題である.

3) ADL

　入浴, 排泄, 更衣は早期より要介助となるが, 整容, 食事などの上肢動作は末期まで保たれる. 生活場面ではさまざまな代償動作が観察される[5].

表1 DMDにおける筋障害の進み方

部　位	初　期	中　期	後　期
骨盤帯・体幹	大殿筋 中殿筋 大腿筋膜張筋	腸腰筋 腰方形筋 傍脊柱筋	腹直筋 腹斜筋
大腿	大腿二頭筋 股関節内転筋群 大腿四頭筋	半腱様筋 半膜様筋	縫工筋 薄筋
下腿	腓腹筋 腓骨筋	前脛骨筋 ヒラメ筋	後脛骨筋
上肢・上肢帯	僧帽筋 広背筋 肩関節内旋筋	肩関節屈曲筋 肩関節外転筋 肩関節内転筋 上腕三頭筋	前腕筋群 手内筋
頸部	頸屈筋		頸伸筋

・定量的筋CTおよび徒手筋力テストによる結果
・共同筋間での障害の選択性，左右差，伸筋群と屈筋群の差（伸筋群のほうが減弱度が大）が知られている　　　　　　　　　　　　　　　　(Liu 1993)[2]

2．DMDにおけるマネージメントのポイント（図1）[1]

1) 歩行期（Ⅰ～Ⅳ度）

拘縮の進行遅延と筋力維持による歩行期間の延長が鍵になる．短縮が起こりやすい部位を中心に伸張を指導するとともに姿勢に注意し，左右差の矯正に努める．風邪による臥床や休暇中の訓練中断などを機に機能が低下するので注意する．生活面では，過保護や社会からの孤立を避け，可能な限り普通校に通わせる．

2) 装具歩行-車いす期（Ⅴ～Ⅵ度）

装具による歩行期間の延長，歩行喪失後の装具による起立訓練，車いすなどの移動手段の提供および座位保持が課題となる．歩行不能を契機に機能障害の進行，体重増加，ADLの低下や心理的問題が起こりやすく，介護度の増加に伴い通学が困難になる．養護学校への転校や入院を考慮する場合もあるが，社会資源の活用により在宅生活の維持に努める．短期入院による訓練や介護指導も効果的である．

3) 電動車いす期（Ⅵ～Ⅷ度）

介護度や医療的ケアの増大により在宅生活が困難になるので，支援体制の強化と入院も含めたケアの見直しを行う．車いす駆動が非実用的になったら，生活範囲の拡大とQOL向上のために電動車

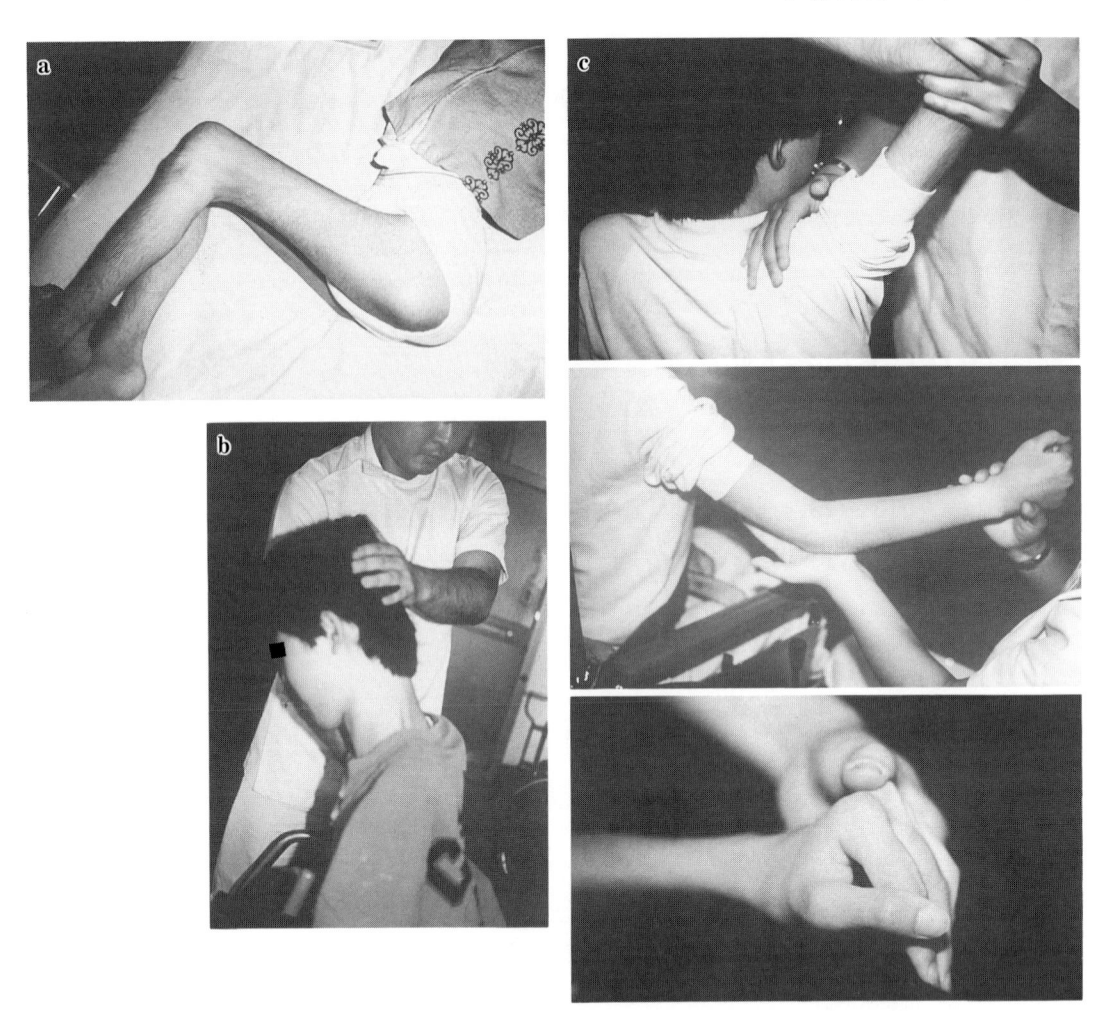

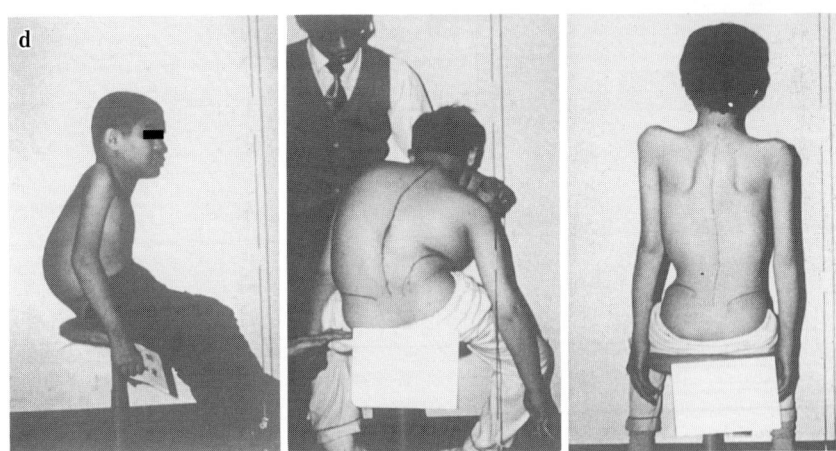

図2　DMDでよくみられる拘縮・変形

a：下肢．経過とともに尖足，股関節，膝関節の屈曲拘縮が著明になる．
b：頸部．伸筋群の短縮がみられる．
c：上肢．肩屈曲制限・内転拘縮，前腕回内拘縮，手指のスワンネック変形がみられる．
d：脊柱変形．Gibson[3]は早期伸展型，後彎型，後側彎型，側彎型，伸展型の5型に分けた．写真は後彎型，側彎型，伸展型の例を示す．伸展型は変形の増悪が少なく（安定した過程），後彎型，後側彎型，側彎型は変形が急速に進むとされる（不安定な過程）．

いすを考慮する．この時期には上肢の障害も目立ってくるので，伸張運動やスプリントの工夫を行うとともに機器の活用による ADL の容易化と QOL の向上を図る．

4）末期（Ⅷ度）

呼吸管理を核とした全身管理と心理的ケアが課題になる．条件が整えば在宅生活を続けられることもある．

3．DMD における下肢の装具療法

1）病態力学

立位の特徴を図 3 a に示す[5]．重心線は股関節後方，膝関節前方を通る．尖足は左右差があることが多く，バランスを保つために手で壁を押さえるなどがみられる．腰椎前彎と尖足は，膝伸展筋力

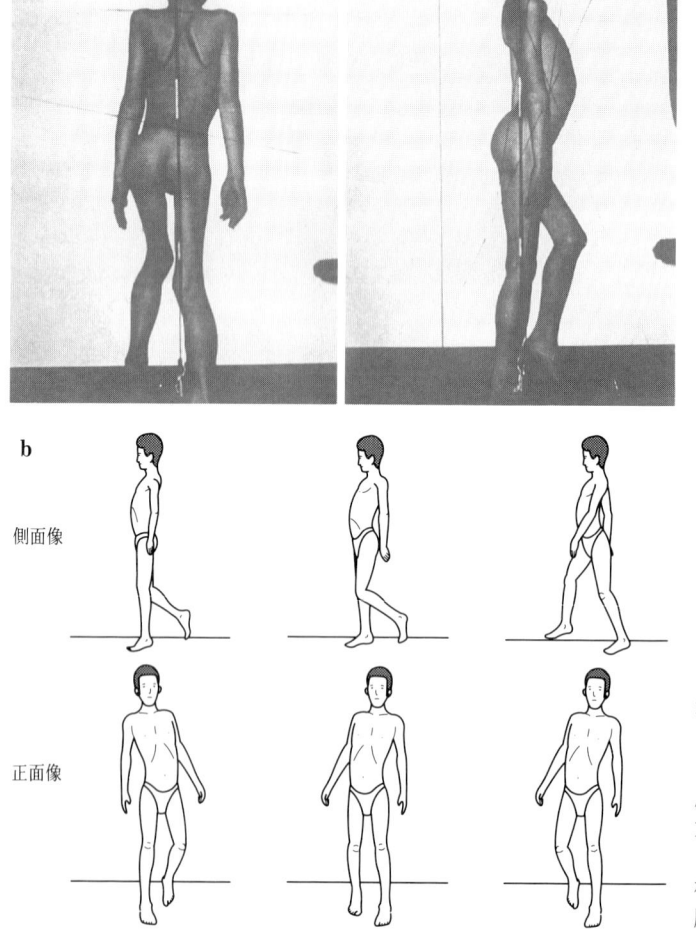

図3　立位・歩行の病態力学
　a：立位姿勢．尖足，骨盤前傾・傾斜，腰椎前彎の増強，左右の非対称性が特徴的である．
　b：歩行動作．尖足，広い支持基底，膝関節伸展，腰椎前彎，左右への大きな重心移動，上半身の捻転による遊脚肢の前方への振り出し，立脚相延長と遊脚相短縮，振り子様の上肢の振りが特徴的である．

の減弱を補う代償機構と考えられる[6]（膝伸展筋力減弱→膝屈曲位保持不能→膝を伸展位に保持し安定化→体幹を前傾し重心を前方に移動→尖足・腰椎前彎によりバランスをとる）．残存する足底屈筋は，尖足保持，体重支持および歩行時の駆動力の役割を果たす．

DMD児の歩行の特徴を図3bに示す[5]．遊脚肢の振り出し・接地に際し脚が内旋するが，これは腸腰筋により股関節を内旋し，上半身を支持しようとする代償と考えられる．膝伸筋群の弱化とともに膝の安定性が失われ，徒手筋力テストで［3］以下になると歩行困難となり，下肢主要筋の筋力が半減すると歩行能力を失う[7]．股・膝関節の屈曲拘縮は膝の安定性をいっそう低下させ，内反尖足も不安定性を増加させる．

以上は残存する体幹筋，股・膝屈筋，足底屈筋を巧妙に活用した代償機構といえる[6]．したがって，下肢装具の処方は，膝伸展筋力の補助とアライメントの保持を念頭に行われる必要がある．

2）立位・歩行の意義

起立・歩行の意義は，①移動能力の賦与，②廃用性筋萎縮の予防，③下肢関節拘縮・脊柱変形の増悪予防，④心理的賦活，⑤心肺系への適度の負荷，⑥骨粗鬆症の予防などにあり[6,7]，その重要性は広く認識されている．一方では，電動車いすのほうがはるかに実用的な移動手段であり，貴重な時間とエネルギーを装具歩行のために費やす価値があるのかという批判もある[8]．

3）装具歩行の適応

Bowkerら[9]，Ziterら[10]は表2に示す患者選択基準をあげている．また，Vignosら[11]は，手術と装具療法後の歩行可能期間の予測に有用な因子として，残存筋力％，肺活量，クレアチニン係数（体

表2　装具による歩行再獲得のための患者選択基準

・Bowker（1978） 〔身体的基準〕 　(1) 残存歩行能力の程度（とくにバランス．要介助でもバランスがとれ，数歩歩ける例は歩行再獲得の予後良） 　(2) 手術前の歩行していなかった期間（3〜4週以上立位・歩行不能であれば歩行の可能性はほとんどなし） 　(3) 体格：両親も肥満である肥満児は最も歩行能力の維持の予後が不良 　(4) 肺機能 〔心理社会的基準〕 　(1) 歩行再獲得に対する家族の態度 　(2) 家族の安定性：再獲得した歩行能力の維持のために 　(3) 家族の理解
・Ziter（1979） 　(1) 最低10歳まで独歩能力を維持 　(2) 装具適合時に50％近くの筋力が残存 　(3) 肥満，精神発達遅滞，長い車いす使用歴，心理的ストレスなどなし 　(4) 進行が速い例および残存筋力が40％以下の例では装具の適応なし 　(5) 集中的歩行訓練のための入院および進行の速い例におけるより早期の装具装着は結果を改善しうる

（Bowker 1978[9]，Ziter 1979[10]）

表3 主なDMD用長下肢装具の構造と特徴

発表者	大腿部	膝関節	下腿部	足関節	足部	重量	特徴	装具歩行可能期間
●膝固定式								
Spencer[12]	プラスチック製半月	リングロック膝継手	プラスチック製半月	クレンザック足継手	編み上げ靴，Tストラップ	約2kg	クレンザック足継手によりアライメント調節可能だが，装具が重い	3.4年
Siegel[13]	プラスチック製半月	リングロック膝継手		靴べら式		680g	装着が容易，外観がよい，靴を選べる	3〜5年
Siegel[14]	プラスチック筒状カフ	リングロック膝継手		靴べら式			半筒状構造より捻れに対する抵抗力が強い	
鈴木ら[15]	プラスチック製半月，カフ上端に握り手	リングロック膝継手		靴べら式	踵補高	約900g	アライメントは膝伸展，足関節軽度背屈を基本に変形に応じ，膝継手角度と踵の補高を股関節が最大伸展位をとり，重心線が足部中央を通るように調整	
松家[16]	プラスチック製半月（深め）	リングロック膝継手	靴べら式	後方制動	踵補高，Tストラップ	約900g	股関節屈曲拘縮の程度に応じて膝は軽度屈曲で適合．足関節後方制動，足部は軽度底屈位の踵補高で重心線のバランスを調整	3.4年
●膝伸展補助付								
徳大式[16]	オルソレン製，幅10cmと広く，体重を支持	屈曲25°制動，伸展補助用の2条のばね		90°後方制動	靴型，踵補高，Tストラップ	約1.5kg	アライメントの調整と膝伸展力の補助が可能	3.4年
東埼玉式[17]		シリンダーとシャフトにより屈曲制動，膝後方のばねで膝伸展補助		クレンザック足継手	靴型，踵補高	0.8〜1.0kg	アライメントの調整と膝伸展力の補助が可能	3年

重 kg 当たりの 24 時間尿中クレアチニン排出量），患者の意欲をあげている．個々の装具の適応は各項で述べる．

4） 歩行用装具

膝固定式長下肢装具，膝伸展補助付長下肢装具，その他に分けられる．

a．膝固定式長下肢装具

Spencer[12]，Siegel[13,14]，鈴木ら[15]，松家[16] の装具がある（表3，図4）．機構的に股・膝関節伸展位での歩行となり，立脚期に体幹の側屈で重心移動が行われる．下肢の拘縮・変形が強いと適応が

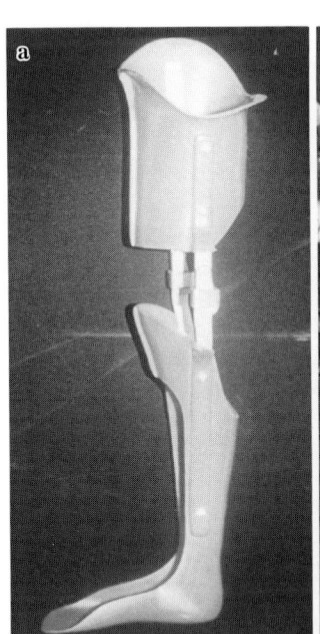

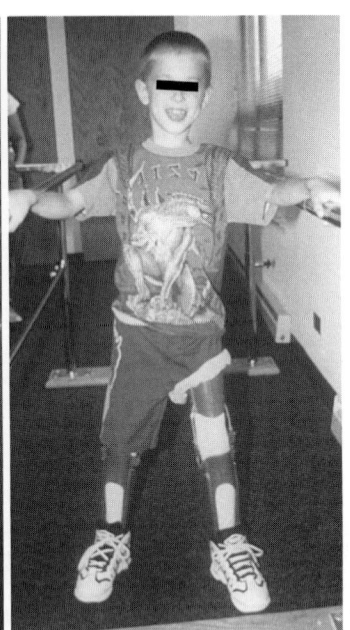

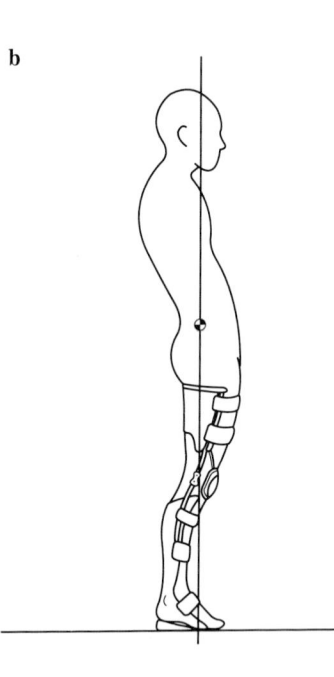

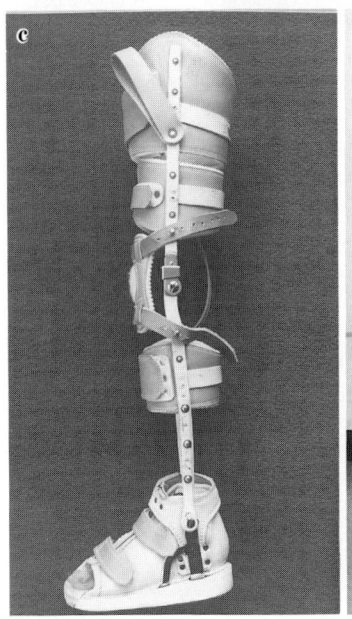

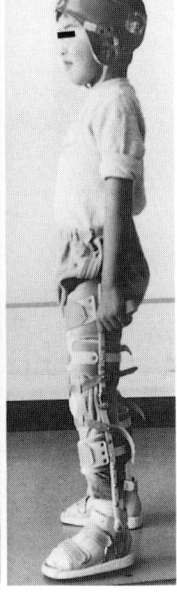

図4　膝固定式長下肢装具の例
　a：Siegel[14] の筒状長下肢装具（写真は，Gene Bernardoni 氏，CPO の御好意により提供）
　b：鈴木ら[15] の軽量長下肢装具（鈴木ほか 1984)[15]
　c：松家[16] のリングロック膝長下肢装具（写真は，松家豊先生の御好意により提供）

むずかしいが，手術的矯正後に装着されることが多い．装具による歩行延長期間は，Spencer[12]は介助を含めて平均3.4年，最長5.2年，Siegel[13]は3〜5年，松家[16]は後述のばね付長下肢装具と同様（平均3.4年）としている．歩行用装具全般についていえることだが，治療成績は，装具の種類，装具歩行開始時期，下肢手術を行うか否か，装具歩行の実施時間と回数，生活環境（在宅か入院・入所か）などにより差が出てくるものと思われる．

b．膝伸展補助付長下肢装具

(1) 徳大式ばね付長下肢装具

わが国におけるDMDリハビリテーションのパイオニアである野島[6]，松家[16]らにより開発され

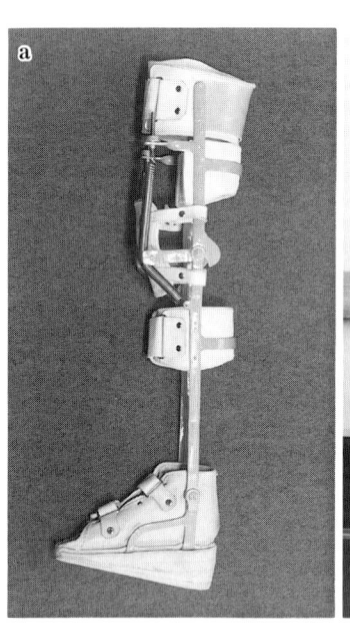

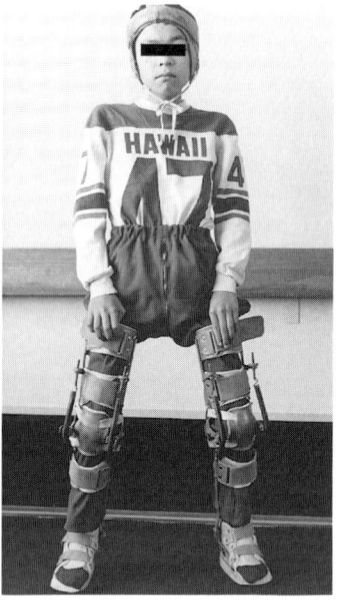

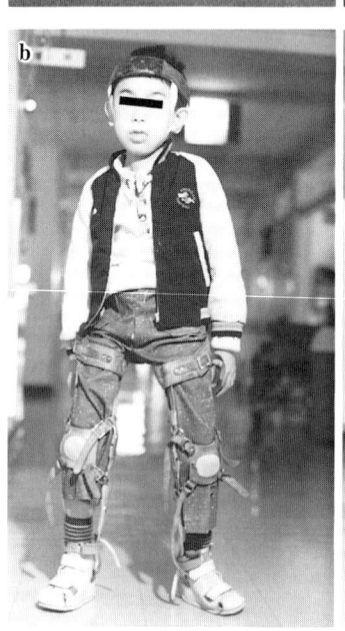

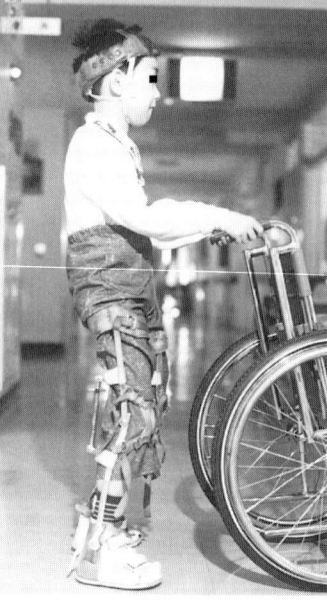

図5 膝伸展補助付長下肢装具

a：徳大式ばね付長下肢装具．①屈曲25°制動の膝継手により，立脚期に膝を屈曲位に保持して骨盤前傾を矯正し，腰椎前彎を減少，②足継手は90°後方制動とし，遊脚期の尖足を防ぐとともに，尖足の程度に応じて踵補高を調節し，重心線が足部中央を通るように調整，③膝前面の2条のばねにより，立脚期から遊脚期にかけ弱化した膝伸展筋力を補助．ばねの強さは，片側につき体重の約30％を基準とし，尖足，腰椎前彎の程度，残存筋力，体重などを考慮して決定，④オルソレン製大腿上位半月は，幅10cmと広くし，スポンジを入れた半月後面で体重を支持，⑤両側支柱は，強度とばねとりつけのために鉄製の筋金を使用，⑥足底板は尖足予防と残存する足底屈筋の活用のために踵より中足趾関節までとし，足部は軽量の靴型で，内反にはTストラップを使用．重量は片側約1.5kg（写真は，松家豊先生の御好意により提供）．

b：東埼玉式装具．①膝後方のばねにより膝伸展を補助するとともに，シリンダーとシャフトにより屈曲制動，②ロッド入りクレンザック継手により足関節角度を調節可能とし，さらに踵補高により全体のアライメントを調整，③ばねの強さは体重の2分の1を目安．装具重量は0.8〜1.0kg．

た装具で，膝屈曲制動と踵補高によるアライメントの調整および膝前面のばねによる膝伸展力の補助を特徴とし，残存する膝屈筋，足底屈筋，体幹筋を活用して歩行を再獲得させる．本装具の構造上の特徴を図5aに示す．

（i）適応：①起立動作不能，②物につかまり起立，③歩行距離5m以下，④転倒の危険性増加，⑤手の介助，伝い歩きなど不安定な歩行，⑥起立位での肢位の左右差増悪あるいはバランス不良が適応とされる[16]．一方，装具歩行の限界は，①筋力；股関節屈曲［2＋］，伸展［2－］，膝関節屈曲［3］，伸展［2］，足背屈［3］，底屈［4〜5］，②拘縮；股関節伸展－30°，膝関節伸展－20°，足関節背屈－20°までで，体幹が安定し，バランスがよいこととされる．体重増加，脊柱後側彎，知能障害，心理的要因は負の影響を与える．

（ii）装着訓練：訓練開始当初は，体幹装具が追加されることもある．アキレス腱延長術後では，足関節を底屈位に固定したまま介助で立位，移動のバランス訓練を行う．通常2〜3週間で独立歩行に至るが，以後毎日6〜8時間装着させ，朝夕15分ずつ歩行を行う．施設内移動は装具歩行を原則とし，起立車か車いすを併用する．下肢の伸張運動を励行するが，風邪や外泊などに伴う訓練中断により容易に歩行不能になるので注意する．

（iii）心機能への影響：装具歩行中のエネルギー代謝率（RMR）は0.88と少なく，10分間の連続歩行では心機図は変化を示さない．20分間では心負担の影響がでるが，休みながらの間欠歩行であれば問題ない[6]．

（iv）治療成績：松家[16]によると，装具装着年齢（81例）は平均11.3歳（7.1〜16.2），歩行期間（61例）は3.4年（0.10〜8.7），独歩不能年齢は10.6歳，装具歩行不能年齢は14.8歳である．一方，在宅児8例の装具歩行期間は平均1.6年と短く，集中訓練の必要性を示唆している．

(2) 東埼玉式装具

観血療法を前提とせずに，アライメントの調節と膝後方のばねによる伸展補助により歩行を可能にする装具である[17]．構造上の特徴を図5bに示す．当初，ステンレス製カフと軽合金製支柱を用い，約1.2kgあったが，カフ，膝継手，短靴部分をポリプロピレンにする，大腿部の支柱を省く，踵の補高に発泡ウレタンを用いるなどの工夫により，約20％軽量化した（0.8〜1.0kg）．

（i）適応：独歩可能でも歩行が不安定となり1日3回以上転倒したり，左右の非対称性や尖足・内反傾向がみられたら処方する．歩行停止前に作製したほうが歩行停止年齢が高い傾向がある．

（ii）装着訓練：平行棒内で安定した歩行が可能になるまで練習し，以後日常生活の中で毎日2時間以上装着させる．在宅では訓練実施がむずかしい場合が多いが，家庭や学校の協力を得るようにする．装具は定期的にチェックし，アライメントやばねの強さを調節する．

（iii）治療成績：軽量化前に処方した28名では，歩行停止年齢は平均10.7歳（7.8〜13.5），装具作製年齢は10.6歳（8.6〜13.7），装具歩行停止年齢は12.4歳（9.6〜14.7）で，装具歩行期間は約2年であった．軽量化以降は平均3年とやや延びている．

これらの装具はわが国独自のものであるが，海外でもAllardら[18]がばねを利用した動的膝機構により，立脚期に膝の安定性を保証しつつ屈曲も許し，より自然な歩行を作り出す試みを報告している．

c．モジュラー装具

完成までの時間がかかるのが個別製作の難点だが，早期に提供可能なモジュラー装具も報告されている[19]．DMD26名の下肢計測をもとに複数サイズが用意され，膝はOtto Bock膝関節システム

を用い，大腿部，下腿部ともに垂直方向の調節が可能で，足部は適合時にカットされる．既存の装具と比べ，①完成までの時間が短縮（2～3カ月→1時間），②23％軽量化，③歩行中のphysiological cost index（心拍数/単位歩行距離）が10％節約，④歩行速度が8％増加，⑤装着所要時間が短縮という結果が得られている．効率的な装具の提供という観点から今後検討すべき課題である．

d．swivel walker

Sibertら[20]は，装具歩行の受け入れは，適合が複雑，不安定，歩行延長期間が短いなどの理由で一般的でないとし，DMD 11名（平均12.4歳，ほとんどの例でアキレス腱を延長）にswivel walker（回転式歩行器）を試み，①装着所要時間の短縮，②歩行距離と速度の向上，③心理面への好影響，④体重増加と側彎発生の予防が得られたとしている．ただし，変形進行例には適合がむずかしい．このような例にも対応できるように工夫されたORLAU VCG（variable center of gravity）swivel walkerも報告されている[21]．尖足に対するウェッジ，調節可能な膝パッドと仙骨バンド，胸椎バンドによりアライメントを調節し，さらに基板上の連結された2本の垂直軸の回りに回転可能な足板により，患者が一方から他方に体を揺らすと一方の足板が前方を向くようになっている．

e．夜間装具

尖足予防にしばしば用いられるが，その効果には疑問が出されている．膝を伸展位に固定する長下肢装具は受け入れが悪く，また，短下肢装具ではアキレス腱の伸張に伴う不快感を緩和するために膝を曲げてしまい，屈曲拘縮を助長しかねない[22]．専門家の監督下であくまで伸張運動の補助として用いられるべきものと思われる．

5) 装具療法中のケア

定期的に装具の破損やゆるみの点検，アライメント，立位・歩行の状態，成長や拘縮・変形の進行による不適合をチェックし，調整・修理および再作製を行う．短かすぎる装具は脊柱の後彎変形を発生し，高度の側彎をもたらすリスクがあるので[14]，成長に合わせた作り替えが必要である．装具装着中も下肢・体幹の伸張運動の励行が重要である．また，歩行中に転倒の危険もあり，ヘッドギ

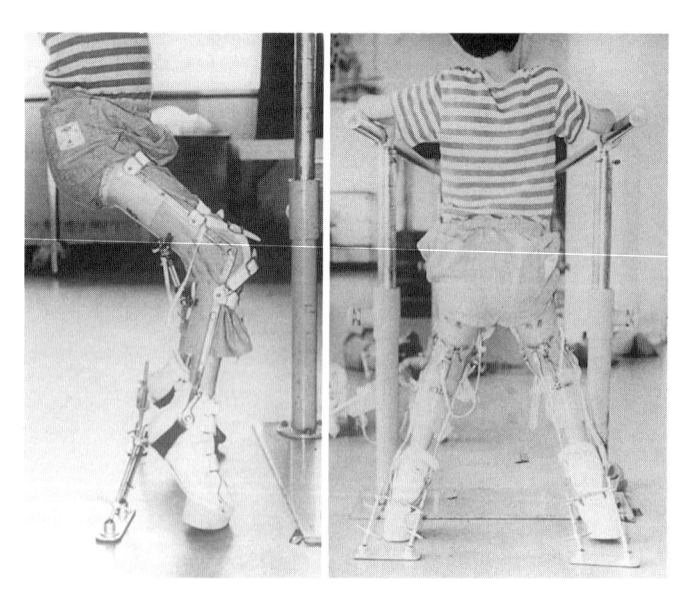

図6　東埼玉式起立用装具
①膝後方のターンバックルにより膝角度を調節，②ロッド入りクレンザック継手により足関節角度を調節，③ネジで調節可能な足底板により高さ，前後・左右のアライメントを調節，という特徴がある．

アの着用や環境整備を行う．

6) 手術療法

膝固定式装具では股関節屈曲・外転30°，膝関節屈曲20°，尖足20°以下であれば歩行可能だが，それ以上では股関節屈筋，大腿筋膜張筋やアキレス腱の延長を要する[16]．尖足は0°に矯正し，同時に左右差も除いておくことが歩行期間の延長につながる[16]．できるだけ侵襲の少ない術式を用い，術後早期に立位・歩行訓練を行い，廃用性変化を最小限にするように心がけることが大切である．

7) 起立用装具

装具歩行が困難になると，可及的長期間立位をとらせ，廃用性変化を最小限にする目的で起立用装具が処方される．

a．東埼玉式起立用装具[17]

図6に示す調節機構により下肢の変形が強い例でも良好なアライメントで起立可能で，さらに拘縮・変形の進行に対応しうる．本装具も，①大腿カフをポリプロピレンとし，上端にフレアをつけ圧を分散し，大腿後面の痛みを軽減，②ハムストリングスのレリーフを考慮して採型し，同部の圧迫を防止，③足部内反による痛みに対し，外顆まで覆うソフトインサートを使用，④足趾過伸展による痛みに対し，アブミ板を爪先まで延長，⑤装着介助が容易なように，ターンバックル上端に取りはずし式のピンを追加，などの改良が行われてきた．

（i）適応：装具歩行が困難になれば，アライメントの調整が容易な側彎出現前に処方し，1日15分程度の起立訓練を行う．条件が整えば在宅でも実施可能な場合がある．

（ii）治療成績：20例の装具作製年齢は平均12.8歳，障害度はⅥで，装具起立継続中の8例を除く12例では，装具起立停止年齢は平均14.7歳，装具起立期間は平均1.9年であった．装具の改良後は，起立期間が平均2.5年に延長した．

（iii）心肺系への影響：10名（平均14.3歳，装具起立期間平均2.8年）において装具起立中の心拍数，酸素採取量，換気量を測定したところ，臥位および座位より高くなる傾向を示したが有意な変化ではなかった[23]．装具起立5，10，15分後の各指標にも変化はみられず，各部の調節機構により，筋活動に頼ることなくアライメントを保って起立するため，心肺系の負担にはならない．

b．体幹装具付長下肢装具

松家[16]は，長下肢装具に体幹装具を追加して立位をとらせている．股継手は膝継手と同じ20°屈曲制動とし，左右2条のばねをつけ，股関節の補助ばねとするかリングロック継手とする．

4．DMDにおける座位保持

1) 座位保持の問題点

歩行不能後，車いす生活になるとさまざまな座位の問題が出てくる．入院中のDMD 97名（8〜33歳，平均15.9±4.4歳，障害度Ⅳ；2名，Ⅴ；17名，Ⅵ；24名，Ⅶ；33名，Ⅷ；21名）における調査では，以下のような問題が認められた[24]．

a．脊柱変形

早期伸展型34％，側彎型21％，後側彎型19％，伸展型24％，後彎型2％で，年齢と障害度もこの順に高かった．

b．座位保持能力

hand-free（支持なし座位可）35％，propped（支持あれば座位可）62％，poor（座位不能）3％であった．proppedまたはpoorは年齢と障害度が高く，障害度の進行とともにその割合が増加した．座位保持能力は，脊柱変形の型と関係し，早期伸展型（33名）ではhand-free 86％，propped 14％，poor 0％なのに対し，脊柱変形群（64名）ではおのおの10，77，13％であった．

c．痛み・圧迫

41％が座位に際して痛みや圧迫を訴え，その割合は障害度とともに増加した（Ⅳ；0，Ⅴ；6，

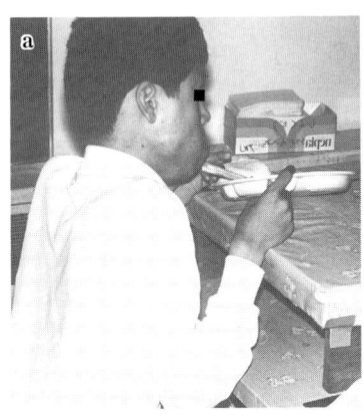

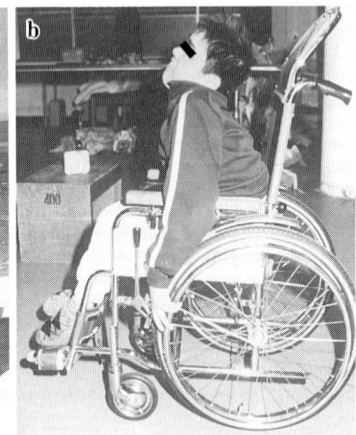

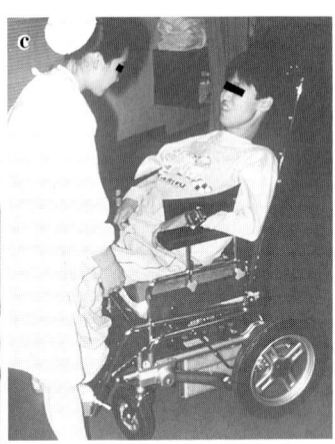

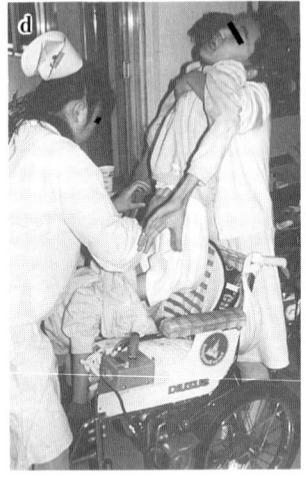

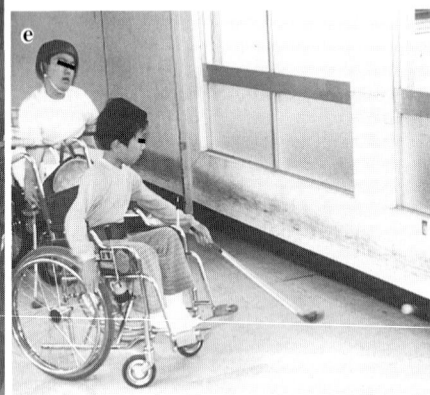

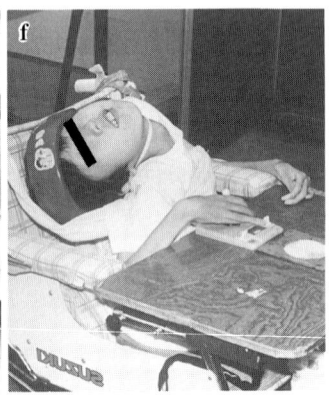

図7　生活場面と座位保持

a：食事動作．到達機能障害を補うためにテーブルをかさ上げし，体幹前屈位を保つためのベルトを工夫．
b：車いす駆動．弱化した上肢筋を体幹の前後屈で代償して駆動．
c：排尿介助．軽度リクライニング位で殿部を前方にずらして介助．
d：車いす上の介助．後方からの持ち上げを行う際に介助者が患者に密着できる必要がある．
e：余暇活動．車いすホッケーを楽しんでいるところ．
f：仮死のリスク．頸部屈筋弱化のため，頭部を挙上できず，仮死に陥るおそれがある．

Ⅵ；21，Ⅶ；56，Ⅷ；67％）．部位は脊柱変形の型と関係し，側彎型と後側彎型はカーブ凸側，伸展型は大腿後面，後彎型は仙骨部と腰部が多かった．

d．ADL・介護

（ⅰ）食事：通常，食事動作は，自助具や座位保持の工夫により末期まで可能だが，困難であった10名は全例脊柱変形が高度で，座位保持能力はpropped（7名）かpoor（3名）であった．手を口まで挙上できず，テーブルのかさ上げや体幹前屈位保持用のベルトを要した（図7 a）．

（ⅱ）車いす駆動：46名が手動，51名が電動車いすを使用し，後者の年齢と障害度は有意に高かった（年齢平均13.9歳と18.4歳，障害度平均5.8と7.5）．駆動が困難な15名は全例脊柱変形を有していた．駆動パターンは上肢群（両上肢を有効に利用），体幹前後屈群（弱い上肢筋を補うため体幹前後屈による代償を利用）（図7 b），体幹側屈群（体幹側屈による代償を利用），手首群（わずかに残る手内筋を利用）に分けられ，この順に障害度が高く，5m走行所要時間が延長した．駆動はⅥからⅦの間に非実用的となり，移動能力の維持には電動車いすのタイムリーな処方が重要であった．処方上，手動車いす群では，駆動力との関係で車軸の位置と車輪の大きさが，電動車いす群ではコントロールボックスの位置とスティックの硬さがポイントであった．さらに排尿時にセミリクライニング位で介助を受けることが多い点も配慮を要した（図7 c）．

（ⅲ）代償操作：ADL全般において頸部・体幹の巧みな代償動作を用いており[5]，座位保持のために体幹を強固に固定し過ぎるとADLの妨げとなることがみられた．

（ⅳ）介護：座位保持のためには車いすをできるだけフィットさせ，装具などを併用することが望ましいが，介護の立場からは車いすは幅が広く，余計なものがないほうがよいという意見が多かった．介護者の58％が車いすに関連した外傷を経験しており，なかには肋骨骨折を受傷した者もあった．コントロールボックス，補強フレーム，握り手などの突出物が患者や介護者の衣服にひっかかったり，後方から抱き上げる際に患者に体を近づけて介助できずに腰痛を起こすなどの問題が指摘された．座位保持システムを患者だけでなく介護者にも適合させる必要があった（図7 d）．

e．余暇活動

患者は机上作業にとどまらず，車いすホッケー，農耕作業など種々の余暇活動を楽しんでおり（図7 e），座位保持のアプローチによりそれらを妨げない配慮が必要であった．

f．リスク

DMD患者は頸部屈筋が伸筋より弱く，頭部が後方に倒れると自力で起こせずに仮死に陥る危険

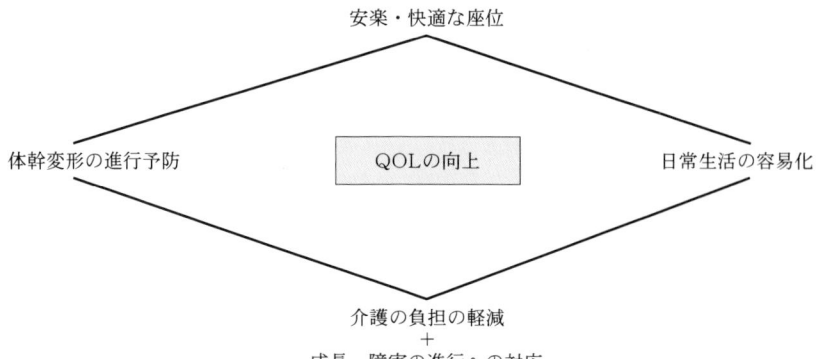

図8　座位保持のアプローチにあたり考慮すべき因子
患者のQOL向上を核として，個々の症例ごとに図に示した諸因子を考慮する．

が見受けられた（図7f）．

以上から，座位保持においては QOL の向上を前提に図8に示す各因子をバランスよく考慮することが必要である．さらに作製時に適切であっても経過とともに障害状況が変化するので，定期的にチェックし，修正や改良を加えることが大切である．

2） 座位保持のアプローチ

座位保持のアプローチは，保存療法と手術療法に大別される．保存療法の基本は腰椎前彎を促し，ファセット関節をロックさせることにより，側方カーブの進行を予防しようとするものである[3]．この目的で体幹装具や座位保持装置が試みられてきたが[3,25~27]，腰椎前彎を強めても側彎への抵抗は

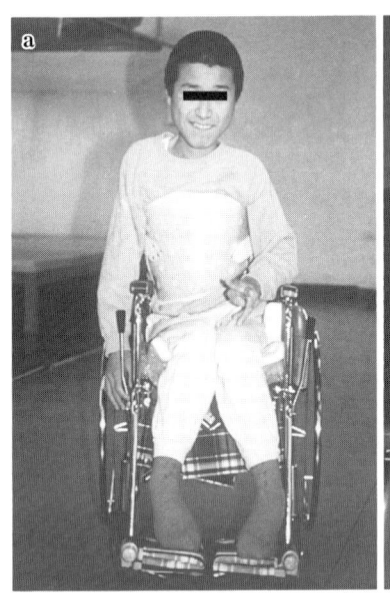

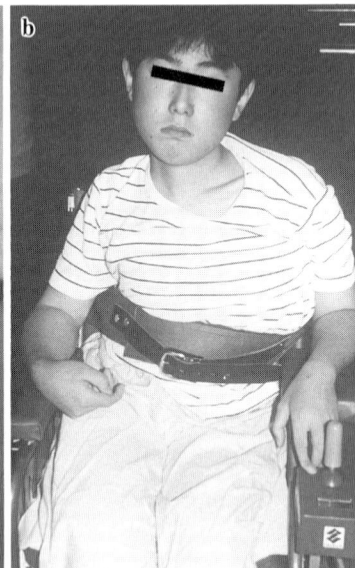

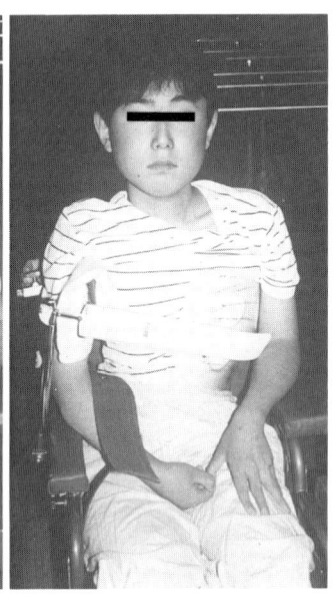

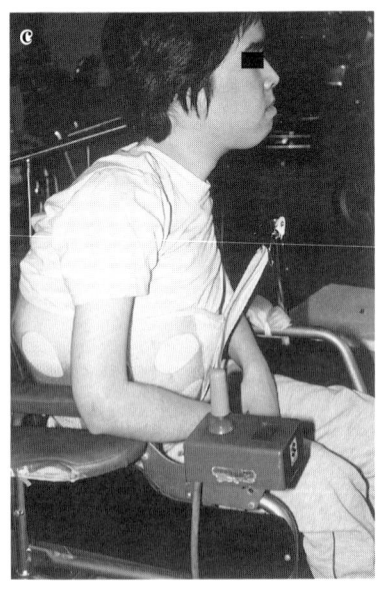

図9 脊柱変形の型と座位保持装具の処方

 a：伸展型．体幹が前に倒れるのを防ぎ，前傾姿勢を保ちやすいように体幹前面の軟性コルセットと車いすへの固定装置を用いる．牽引力と方向が調節可能なベルトにより，安楽かつ機能的な姿勢を調整．

 b：側彎型．体幹側方部や凸側坐骨部の痛みを生じやすい．三点支持に従い，ポリプロピレン製側方支持部，対側パッド，矯正力を働かせるための長さ調節可能なベルト，骨盤安定用の側方インサートを使用．

 c：後彎型．仙骨部や背部の痛みを訴える場合が多く，また体が前方に倒れ，座位が不安定，後彎矯正用のモールド型背部コルセット，体幹前面の軟性コルセット，側方支持用ポリプロピレン製板，ウレタンフォーム製軟性インサートおよび車いすへの固定用皮ベルトを使用．

高まらないという報告もある[28]．保存療法は脊柱変形の進行予防には無効とする見解が一般的である[29]．そのため脊柱固定術が行われてきたが，心肺系合併症の発生，固定による体幹バランスの喪失，ロッド破損などの問題があり，広く普及するには至らなかった[29,30]．最近，これらの欠点を考慮した術式が開発され，良好な結果が報告されつつある[30]．このように欧米では早期の予防的手術が推奨される傾向にあるが，わが国ではまだ経験が限られており，また変形が進む例の予測や長期予後に関しては課題が残されている[4]．ここでは手術を前提としない座位保持の工夫を紹介する．

a．座位保持装具

変形の進行遅延のために装具に十分な固定力や矯正力をもたせると胸郭の拡張を妨げて呼吸を阻害し，またADLや介護の妨げとなる．そこで座位を保持しつつも頸部・体幹の動きを許すために，脊柱変形の型により，図9に示す工夫を行っている[24]．変形予防や矯正は期待できないが，一定の姿勢保持力があり，上肢を使いやすくする，ADLを妨げない，介護の負担が少ない，呼吸への影響が少ないなどの利点がある．

b．車いす

障害度Ⅵまでは体幹の代償により実用的な駆動が可能だが，Ⅶ以降，実用性が失われる．したがって，Ⅳ，Ⅴでは手動，Ⅵでは手動と電動の併用，Ⅶ，Ⅷでは電動車いすが適切と考えら

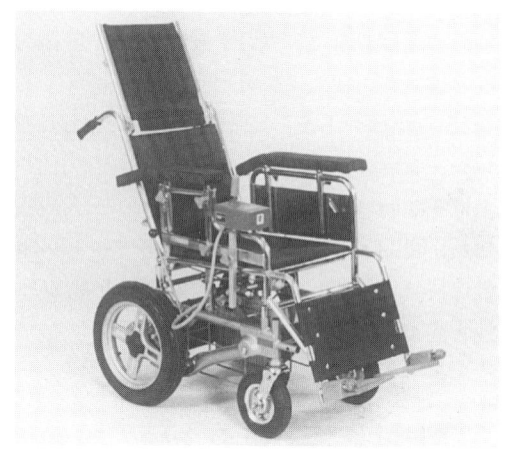

図10　電動車いすの処方
手動リクライニング式，頭部延長，肘台高さ可変式，幅広の胴ベルト，足台クッション，コントロールボックス位置可変式，ブレーキ延長，フロテーションパッド，テーブルを基本とし，必要に応じ，座位保持具を併用．

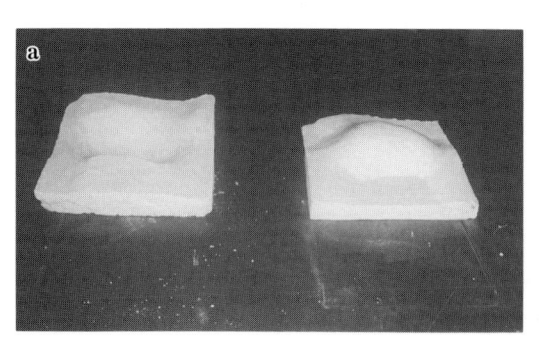

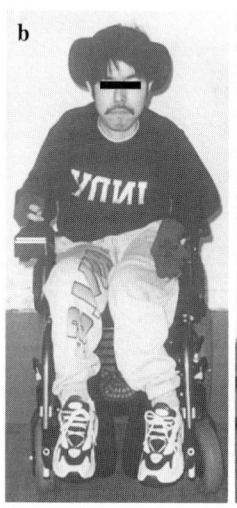

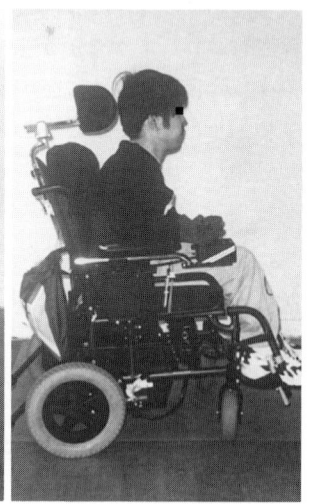

図11　座面の工夫
a：石膏モールドシート．ビニール袋に水と石膏を混ぜて密封したものを発泡スチロールの型枠にはめ，殿部の型を採型．それにフロテーションパッドを重ね，体幹保持装具やインサートと組み合わせて使用．
b：Jシステムを利用した座位保持の例（国立療養所東埼玉病院リハビリテーション科花山耕三先生の御厚意により提供）

れる．

(ⅰ) 手動車いす：車いすへの移行期は体幹変形が進みやすいので，駆動性とともに変形予防を重視する．このため座幅を安楽さを損ねない範囲で狭くし，必要に応じて座位保持装具を併用する．

(ⅱ) 電動車いす：基本構造を図10に示す．洗面台やテーブルに近づきやすいように座面の高さやコントロールボックスの位置に注意する．排尿介助は殿部を前方にずらして行うことが多いので，手動リクライニングと頭部支持の延長が必要となる．車いす上で腰を持ち上げて除圧したり，衣服を上下することもあり，介護者が車いすに密着しやすいように後方の突出物を少なくする．さらに変形の進行や座位・車いす操作能力の低下に対応できるように，肘台の高さとコントロールボックスの位置を可変式にする．

(ⅲ) 座面の工夫：長時間の座位で生じる痛みやしびれは，自ら体幹を動かし，除圧できる間はフロテーションパッドなどで対応可能だが，体幹バランスが不良となり，除圧できなくなると，持ち上げを頻回に求めたり，移乗介助のたびに殿部の位置決めに難渋するなどの問題が生じる．これに対し，図11aに示す石膏モールドシートが開発された．この上にフロテーションパッドを重ね，体幹保持装具やインサートと組み合わせることにより，座圧分布が均一になるとともに座面での支持性も向上し，殿部の位置決めが容易になる．最近ではJシステムも試みられている（図11b）．

5．DMDにおける上肢の装具療法

1) 障害の進み方

上肢の筋力は近位から失われ，肩の安定性と自由度の喪失から肘の伸縮性の喪失へと進み，動作は前腕以下の残存筋により行われるようになる[31]．拘縮は障害度Ⅴ以降目立つようになり，ADLを阻害する．Price[32]は，手の挙上動作を7段階に分類し，肩→肘→前腕を支持しての手の機能に至る過程を記述した．松家[31]は，上肢挙上を5段階，机上での手の水平移動を4段階に分けた9段階分類を考案し，筋力との関係を検討している（図12）．

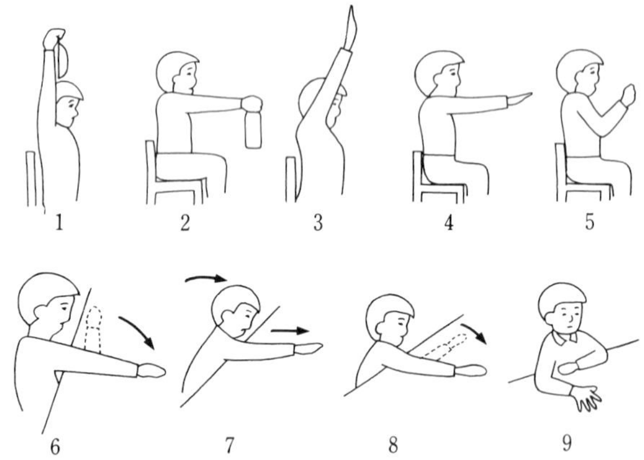

2) 代償動作

厚生省障害度Ⅲ以降になると，残存機能を活用した代償動作がみられ（図13）[5]，装具療法を行ううえで配慮を要する．

1. 500g以上の重量をきき手にもって前方へ直上挙上する．
2. 500g以上の重量をきき手にもって前方90°まで挙上する．
3. 重量なしできき手を前方へ直上挙上．
4. 重量なしできき手を前方90°まで挙上する．
5. 重量なしできき手を肘関節90°以上屈曲する．
6. 机上で肘伸展による手の水平前方への移動．
7. 机上で体幹の反動を利用し肘伸展による手の水平前方への移動．
8. 机上で体幹の反動を利用し肘伸展を行ったのち手の運動で水平前方への移動．
9. 机上で手の運動のみで水平前方への移動．

図12　上肢機能障害段階分類（9段階法）（松家 1985）[31]

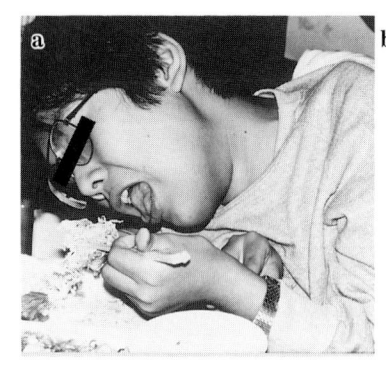

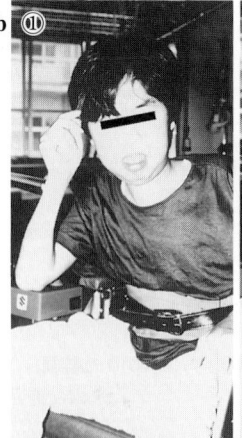

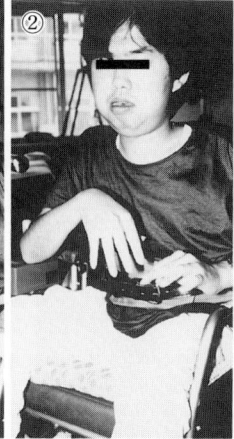

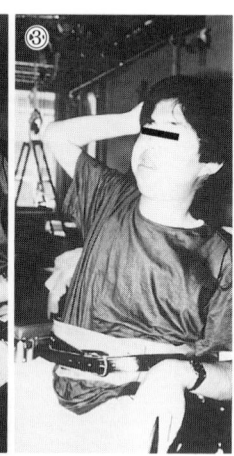

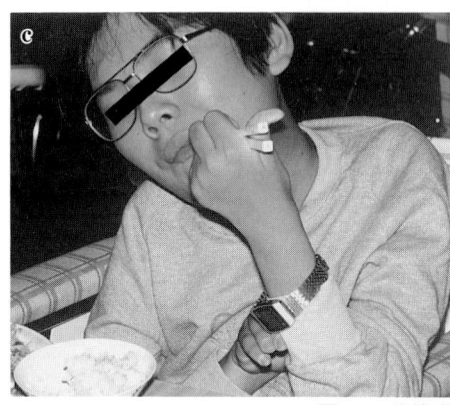

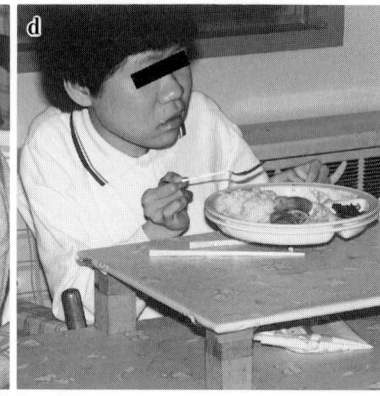

図 13　代償動作の例

a：逆さま動作．上肢を固定した状態で，頭部・体幹の動きでリーチ障害を補ったり，動作を遂行．図は食物を箸でつかんだ手を固定し，体幹，頸部を屈曲して口に運んでいるところ．

b：変則的手移動．目的物へ上肢を近づけるために，手指の尺取り虫運動や体幹の側・後屈を利用，肘をアームレスト上に固定し①，前腕を垂直に立て，頸部と体幹を前屈して，手に顔を近づけ，手を顔から頭部に尺取り虫のように昇らせていく②．手が頭部に達したら頸部，体幹を伸展させ，反動で頭上に持ち上げる③．

c：非利き手による補助．テーブルに利き手の肘を立て，それを非利き手で支えているところ．

d：外的環境での支持．フォークを持つ手に手関節部分をかさ上げした小テーブルの縁で固定し，てこの原理を使って口まで運びやすくしている．

3）装具療法の実際

a．伸張用装具

ADL に支障をもたらす手指の拘縮に対し，ターンバックル付手指伸展装具が用いられる場合がある（図14）．

b．balanced forearm orthosis（BFO）

肩と肘の動きにより手を任意の位置に移動できる BFO は，上肢 ADL の向上に有用とされるが，近位筋の障害が強い DMD では実用的でな

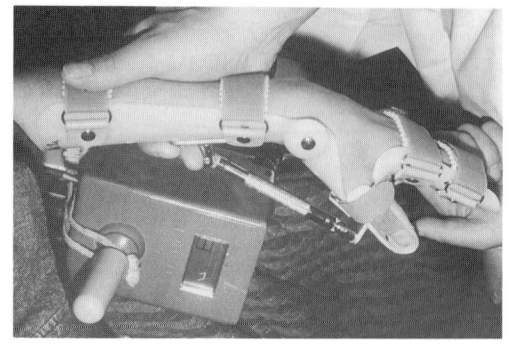

図 14　手指伸展用ターンバックル付装具

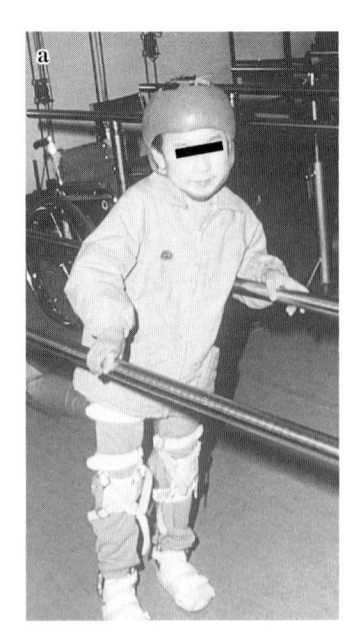

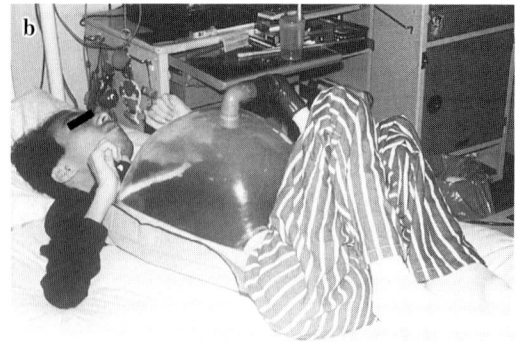

図15 その他の装具
a：ヘッドギア．転倒時の外傷を防ぐために使用．
b：体外式人工呼吸器．胸郭とコルセットの間に 10〜20 cmH$_2$O の陰圧を加えて，他動的に胸郭を拡張させ，換気を行う．コルセットは強度，弾力性，透明度に優れるサーリンを用い，仰臥位で型取りし，ラバーを内張りして気密性を高めるとともに圧迫を防ぐ．背面はラバーを用いる．

い[16]．

c．ロボット

Bach ら[33]は，上肢近位筋機能を喪失した DMD に対する車いすの肘台に設置できる操作ロボットの応用について報告している．食事，環境制御装置の操作，余暇活動に活用され（使用時間 3±1.8 時間），介護時間は 2 時間以上減り，介護者が患者から離れられる時間が増加し，また背中も自分で掻くことができ，患者の自発性と自立感が高まったという．

6．DMDにおけるその他の装具

歩行例では転倒時の外傷を予防する目的で，ヘッドギアが処方される（図 15 a）．呼吸不全末期にはコルセット型体外式人工呼吸器（図 15 b）も使用されるが，最近では鼻マスクを用いた間欠的陽圧換気が主流である．その他食事，排泄，コミュニケーション，余暇活動用にさまざまな機器が工夫されている[34]．

7．その他の病型

DMD 以外の病型においては，まだ自然歴の解明が不十分で，症例ごとの違いも大きいため，リハビリテーションアプローチ自体が体系化されておらず，装具療法の位置づけも不明確な点が多いのが現状である．以下，各病型の障害像の特徴[14,35]と処方の可能性がある装具について解説する．

1）Becker 型

性染色体劣性遺伝で，5〜25 歳ごろ発症し，腰帯筋，大腿四頭筋が主に障害される．障害の進行は緩徐だが，発症後 25 年，35 歳くらいで歩行不能となる．拘縮・変形は軽度である．杖などの歩行補助具および歩行喪失後の車いすの検討が必要となる．

2) 福山型先天性筋ジストロフィー

常染色体劣性遺伝で，乳児期から発症し，四肢近位筋，顔面筋が侵されるが，足内反筋は比較的残存する．肘屈曲拘縮，前腕回内拘縮，股・膝屈曲拘縮，足内反拘縮，顎関節拘縮が起こりやすい．知能障害，痙攣など中枢神経系症状を伴う．経過は歩行可能群，中間群，運動発達不良群に分けられ，歩行可能群はほぼ女児に限られる[36]．家庭での伸張運動を指導し，座位が安定したら早期にスタビライザーによる股・膝関節の伸張と起立訓練を行う．つかまり立ちが可能となった例は，通常の長下肢装具で訓練を行えばほとんどが歩行可能になるという[37]．装具歩行可能期間のデータは限られているが，菊地[37]は2～5カ月と報告している．バギーや車いすの処方および座位保持も必要になる．

3) 肢帯型

常染色体劣性遺伝で，多くは成長期を過ぎて発症し，発症後20年以上も自力歩行可能な場合が多い．大殿筋，股内転筋，腸腰筋，僧帽筋，菱形筋，広背筋，肩内旋筋の障害が中心となる．変形は少ないが，尖足をとりやすい．登攀性起立，動揺性歩行，腰椎前彎はDMDに似る．リハビリテーションは職能，社会活動に重点をおいたプログラムになる．歩行困難になると杖や歩行器の使用が必要になることもあるが，装具に対するニードはほとんどなく，実用性から車いすが考慮される．

4) 顔面肩甲上腕型

常染色体優性遺伝で，上肢挙上困難で発症し，通常，左右非対称で，翼状肩甲がみられる．前脛骨筋の弱化により階段昇降が困難となるが，50～60歳まで歩行可能の場合がある．下垂足に対し，短下肢装具が適応となることもあるが，装具への関心は薄い．上肢関連のADLは代償動作で遂行されることが多いので，装具へのニードは少ない．翼状肩甲に対して，各種の装具[38,39]や手術[40]が試みられてきた．その基本は，肩甲骨の安定化により，体幹と上腕骨の間にモーメントを有効に働かせ，有用な可動域を増すことにある[39]．Barnettら[39]は，挙上に際し肩甲骨内側縁が突出し，かつ正常の肩甲上腕リズムと反対方向に肩甲骨が回旋することから，肩甲骨安定化に必要な要素は，内旋を制御する外方からの力と翼状肩甲をもたらす力に対抗する前方からの力であるとした．これを踏まえ，肩甲骨と体幹ジャケットの間に膨張性のあるパーツを置いた肩甲骨安定化装具を考案し（図16），上肢挙上と顔や頭の周りでの手の使用の改善を認めている．手術療法は，肩甲骨を肋骨に

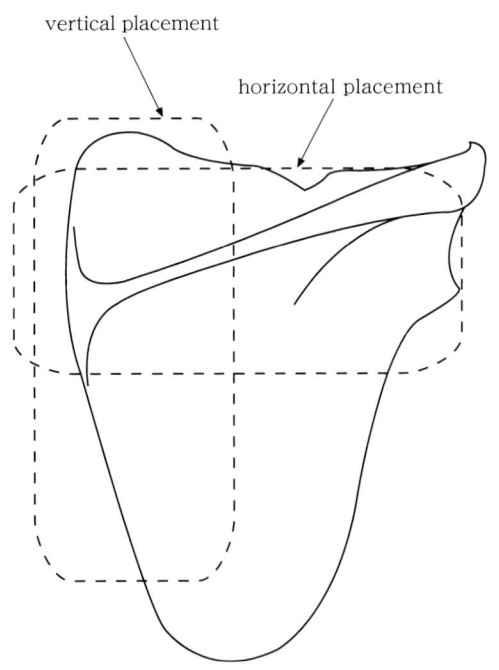

図16 翼状肩甲に対する肩甲骨安定化装具
肩甲骨と体幹ジャケットの間に膨張性のあるパーツを図のように置き肩甲骨を安定化させる（Barnett 1995）[39]．

固定し，胸郭後壁における位置を回復させることを目的に行われ，肩の外転・屈曲が確実に 30～40° 改善するとされる[40]．

5) 筋緊張性ジストロフィー

常染色体優性遺伝で，20～30 歳で発症し，四肢遠位筋，側頭筋，咬筋，胸鎖乳突筋が障害され，筋強直現象がみられる．白内障，禿頭，心筋障害，肺胞低換気，内分泌異常，骨変化，知能障害など多彩な症状を呈する．下腿三頭筋の短縮による steppage gait に対し，短下肢装具が処方されることもあるが，受け入れはあまりよくない．歩行困難となったら，車いすが処方される．母指対立筋の弱化に対し，対立位でのつまみ動作を安定させるプラスチック装具が処方されることもある[14]．

6) 遠位型ミオパチー

rimmed vacuole 型では，前脛骨筋，頸屈筋，小手筋の減弱が特徴的である．下垂足に対し，短下肢装具が検討される．通常，発症 20 年以内に歩行不能となり，車いすが必要となる．三好型では，腓腹筋，ヒラメ筋は強く障害されるのに対し，前脛骨筋，腓骨筋は残存するため，爪先立ちは不能となるが，踵立ちは可能である．両手で踵を持ち，起立する独特な登攀性起立がみられる．前腕筋は軽度障害され，握力は減るが，手内筋は残り，巧緻性障害は軽度である．本症では装具の適応は少ない．

（里宇明元）

文 献

1) 里宇明元, 浅野 賢：デュシェンヌ型筋ジストロフィー症 (DMD) の在宅リハビリテーション．総合リハ，**23**：569-579, 1995.
2) Liu M, Chino N, Ishihara T：Muscle damage progression in Duchenne muscular dystrophy evaluated by a new quantitative computed tomography method. *Arch Phys Med Rehabil*, **74**：507-514, 1993.
3) Gibson DA, Koreska J, Robertson D, Kahn A, Albisser AM：The management of spinal deformity in Duchenne's muscular dystrophy. *Ortoped Clin Nor Am*, **9**：437-450, 1978.
4) Oda T, Shimizu N, Yonenobu K et al：Longitudinal study of spinal deformity in Duchenne muscular dystrophy. *J Pediatr Orthoped*, **13**：478-488, 1993.
5) 里宇明元：デュシェンヌ型進行性筋ジストロフィー症における代償運動．臨床リハ，**8**：536-544, 1999.
6) 野島元雄ほか：進行性筋ジストロフィー症．リハビリテーション医学全書20 各種神経筋疾患（上田敏編），医歯薬出版，1979，p 159-271.
7) Vignos PJ, Archibald KC：Maintenance of ambulation in childhood muscular dystrophy. *J Chron Dis*, **12**：273, 1960.
8) Gardner-Medwin D：Controversies about Duchenne muscular dystrophy：(2) Bracing for ambulation. *Dev Med Child Neurol*, **21**：659-662, 1979.
9) Bowker JH, Halpin PJ：Factors determining success in reambulation of the child with progressive muscular dystrophy. *Orthoped Clin North Am*, **9**：431-436, 1978.
10) Ziter FA, Allsop KG：The value of orthoses for patients with Duchenne muscular dystrophy. *Phys Ther*, **59**：1361-1365, 1979.
11) Vignos PJ, Wagner MB, Kaplan JS, Spencer GE：Predicting the success of reambulation in patients with Duchenne muscular dystrophy. *J Bone Joint Surg*, **65-A**：719-728, 1983.

12) Spencer GE : Orthopedic care of progressive muscular dystrophy. *J Bone Joint Surg*, **49-A** : 1201-1204, 1967.
13) Siegel IM : Muscle and its diseases. Year Book Med Pub, Chicago, London, 1986, p 218.
14) Siegel IM : Muscle and its diseases. Mosby Year Book, St Louis, 1991（野島元雄，松田芳郎，沖 貞明，首藤　貴訳：神経筋疾患のマネージメント．インテグレイテッド・アプローチ．三輪書店，東京，1992）．
15) 鈴木重行，川村次郎，膳　棟造，陣内研二，三原仁志，橘　利一：進行性筋ジストロフィー症に対する軽量長下肢装具の試み．理と作，**18** : 259-261，1984．
16) 松家　豊：筋・神経疾患の装具療法．*MB Orthop*, **9** : 105-112，1996．
17) 里宇明元：筋ジストロフィー症に対する東埼玉式歩行用および起立用装具の紹介．日本義肢装具学会誌，**4** : 241-242，1988．
18) Allard P, Dujhaime M, Thiry PS, Drouin G : Use of gait simulation in the evaluation of a spring-loaded knee joint orthosis for Duchenne muscular dystrophy patients. *Med Biolog Eng Comput*, **19** : 165-170, 1981.
19) Taktak DM, Bowker P : Lightweight, modular knee-ankle-foot orthosis for Duchenne muscular dystrophy : design, development, and evaluation. *Arch Phys Med Rehabil*, **76** : 1156-1162, 1995.
20) Sibert JR, Williams V, Burkinshaw R, Sibert S : Swivel walkers in Duchenne muscular dystrophy. *Arch Dis Child*, **62** : 741-742, 1982.
21) Stallard J, Henshaw JH, Lomas B, Poiner R : The ORLAU VCG (variable centre of gravity) swivel walker for muscular dystrophy patients. *Prosthet Orthot Int*, **16** : 46-48, 1992.
22) Vignos PJ : Physical models of rehabilitation in neuromuscular disease. *Muscle Nerve*, **6** : 323-338, 1983.
23) 里宇明元，高橋守正，園田　茂，浅野　賢，熊井初穂，石原傳幸，千野直一：Duchenne型筋ジストロフィー症児に対する起立用装具の心肺機能に与える影響の検討．日本義肢装具学会誌，**5**（特別号）: 25-26，1989．
24) 里宇明元：進行性疾患（筋ジストロフィー症）の座位保持の問題点とアプローチ．日本義肢装具学会誌，**14** : 277-284，1998．
25) Young A, Hohnson D, O' Gorman E, Macmillan T, Chase AP : A new spinal brace for use in Duchenne muscular dystrophy. *Dev Med Child Neurol*, **26** : 808-813, 1984.
26) Drennan JE et al : The thoracic suspension orthotics. *Clin Orthop*, **139** : 33-39, 1979.
27) Seeger BR, Sutherland AD, Clark MS : Orthotic management of scoliosis in Duchenne muscular dystrophy. *Arch Phys Med Rehabil*, **65** : 83-86, 1984.
28) Seeger BR, Sutherland AD : Lumbar extension in Duchenne muscular dystrophy : effect on lateral curvature. *Arch Phys Med Rehabil*, **66** : 236-238, 1985.
29) Hart DA, McDonald CM : Spinal deformity in progressive neuromuscular disease. *Phys Med Rehabil Clin North Am*, **9** : 213-232, 1998.
30) Duport G, Gayet E, Pries P, Thirault C, Renardel-Irani A, Fons N, Bach JR, Rideau Y : Spinal deformities and wheelchair seating in Duchenne muscular dystrophy : twenty years of research and clinical experience. *Semin Neurol*, **15** : 29-37, 1995.
31) 松家　豊：上肢機能障害．筋ジストロフィー症の臨床（祖父江逸郎，西谷　裕編），医歯薬出版，東京，1985，p 105-118．
32) Price A : Regression of function in pseudohypertrophic muscular dystrophy（寺山久美子ほか訳，上田　敏監訳：進行性筋ジストロフィー）．医学書院，1974．
33) Bach JR, Zeelenberg A, Winter C : Wheelchair-mounted robot manipulators : long term use by patients with Duchenne muscular dystrophy. *Am J Phys Med Rehabil*, **69** : 55-59, 1990.
34) 山内邦夫：デュシェンヌ型筋ジストロフィー者用機器．OTジャーナル，**37** : 1043-1048，1993．
35) 埜中征哉：臨床のための筋病理入門．日本医事新報社，東京，1989．

36) 大川弥生,上田 敏:福山型先天性筋ジストロフィー.こどものリハビリテーション医学(陣内一保,安藤徳彦,伊藤利之編),医学書院,東京,1999,p 218-231.
37) 菊池延子:先天性筋ジストロフィーの運動療法.理と作,**12**:383-397,1972.
38) Wolf J:The conservative treatment of serratus palsy. *J Bone Joint Surg*, **23A**:959-961, 1941.
39) Barnett ND, Mander, Peacock JC, Bushby K, Gardner-Medwin D, Jonson GR:Winging of the scapula:the underlying biomechanics and an orthotic solution. *Proc Instn Mech Engrs*, **209**:215-223, 1995.
40) Bunch WH, Siegel IM:Scapulothoracic arthrodesis in facioscapulohumeral muscular dystrophy. Review of seventeen procedures with three to twenty-one-year follow-up. *J Bone Joint Surg Am*, **75**:372-376, 1993.

第3章

骨関節疾患

1 骨　折

1．総　論

1）骨折治療の原則

a．3つの原則

　整復，固定，リハビリテーションが原則となる．骨折は，まず解剖学的な正しい位置に整復されることが第一であり，その位置を保持するなんらかの固定が行われることにより修復過程が導かれる．そのためには，骨折部の良好な血行と適度な圧迫力がなによりも大切である．骨折は強固な内固定を行い，外固定なしに早期より動かしたほうがよいという考えがあったが，あまり強固な固定は，むしろ骨癒合を遅らせると考えられている．強固なプレートで固定された骨折部は適度な圧迫力がかからず，仮骨は形成されない．また，プレートに荷重力が分散され，皮質骨は弱くなり，プレート抜去後に再骨折する例もみられる（皮質骨の海綿骨化）．またリハビリテーションは，骨折したその時から始まるもので，骨が癒合してからやギプスが取れてからでは遅いことはいうまでもない．後療法という言葉が今もって使用されているが，後から訓練やリハビリテーションをするという意味合いが強いので，その使用は，厳に慎むべきであろう．たとえば，下腿骨折でギプスが巻かれていても，足趾の運動や足関節の底背屈による等尺性運動（calf pumping exercise）のほか，大腿四頭筋訓練（patella setting exercise）も可能である．筋の収縮は，心臓への血液の静脈環流にとっては大きな働きがあり，骨への圧迫力ともなる．いいかえれば，骨折の治療は，骨折したそのときから始まっているのであり，3つの原則は同時に進行していくものである．

b．RICEの原則

　骨折や捻挫などの外傷や手術後などでは，RICEとよばれる原則がある．Rは安静（rest），Iは氷冷・冷却（icing），Cは圧迫（compression），Eは挙上（elevation）である．安静とは静かにしていることではなく，骨折や靱帯などの切れた局所のみの安静であり，それ以外は積極的に動かすべきである．冷却は出血による腫れを防ぐものであり，受傷直後から12～24時間以内が原則であろう．それ以後は，血行を良くする温熱療法や入浴などを行うことによりむしろ組織の治癒は促進される．圧迫はやはり，出血や浮腫を予防するもので，適度な圧迫が必要である．挙上も大切で，原則として骨折部位や手術部位を心臓より高くして，静脈環流を助けるものであり，受傷後の1週間ほどはとくに大切であろう．RICEの原則を守りながら早期より動かせるところは動かすことが重

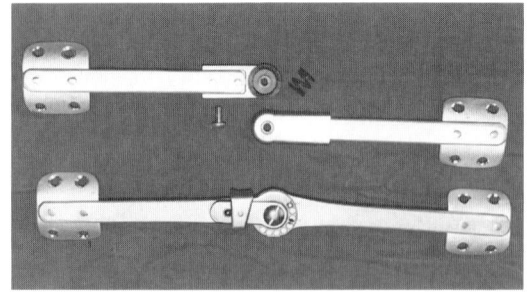

図1 ロック可能な角度制限付継手
ギプスに巻き込んで使用する．上はセレーションタイプで，訓練時以外や夜間などに自分でロックできる金具を取り付けることができる．大きさやタイプの異なるものを常備し，いつでも使用できるようにする．

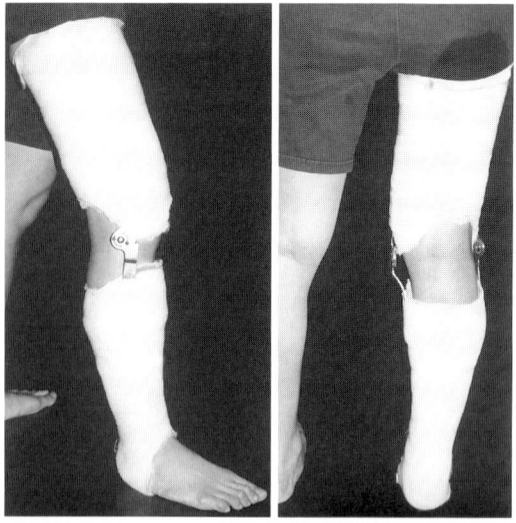

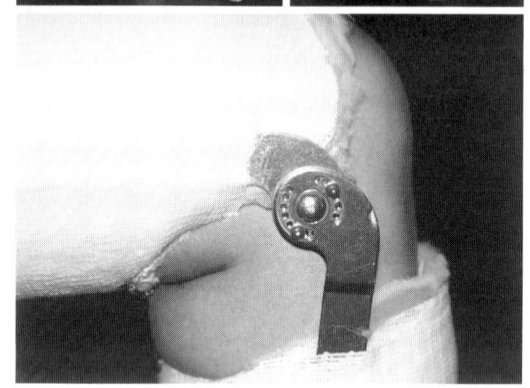

図2 角度制限付継手を巻き込んだギプス
膝の屈曲，伸展が任意の角度で可能なように，大腿前後面および下腿も切り込んでおく．取り付けるときに，膝軸に注意する．

要である．このほかにも，軟骨の栄養や関節包などの修復にもSalterらが実験で証明したように，早期より動かすほうがよいことが知られている．実際に，continuous passive motion (CPM) として，術後早期より関節を動かす器械が実用化されて成果をあげている[1]．拘縮を生じやすい肘関節や膝関節周辺の脱臼骨折にもできるだけ早期より，ロックのできる角度制限付ジョイントによるギプスや装具を用いて，動かしながら治すことを心掛けるべきである（図1，2）．このためには肢位や角度を変更できる装具（機能的骨折治療装具）は重要な役割を占めている．

2) 骨折の治療方法と歴史的変遷に伴う装具の意義の変化

a．手術療法と保存療法

手術療法は観血的療法ともいわれ，積極的，根治的治療をイメージし，保存療法（非観血的療法）は消極的で姑息的な治療と考えがちである．保存療法のほうが手間と時間がかかり，手術をしたほうが管理が容易だという理由で手術が行われることも多い．手術を中心とした医療体制のできている一線病院や大学病院では，手術こそが大切で，医療のなかで大きな比重を占めていると錯覚してしまっているところがある．若手医師の教育を担っている大きな病院でこそ，保存療法の大切さと基本を研修できるシステムが必要である．手術をしないで治すことが医療の原点であり，手術は現在の医療水準からは他の方法がなく，やむをえず行うものであろう．手術成績を向上させるためには術前の疾患の理解や訓練，術後の回復や再発予防を踏まえた訓練や日常生活での注意が大切であり，骨折ではギプスや装具の処方を含めたリハビリテーションへのきめ細い配慮が重要である．

骨折治療では骨折部位に隣接する上下の関節の固定が必須と考えられてきた．そのため関節の拘

縮や筋萎縮は避けられないものであった．麻酔や感染予防の進歩と不銹鋼の開発により，1790年代から行われていたギプスによる固定から手術による内固定法が発展した．とくにRöntgenがX線を1896年に発表したことは骨折の診断，治療を大きく進歩させた．

　1950年にKüntscherの出版した"Die Marknagelung"という著書に発表された髄内固定法は画期的なものであり，従来のプレート固定と異なり骨膜を損傷しないことに加え，骨への適度の圧迫力がかかる点で優れていた．その後，V字釘からクローバー釘へと変化し，現在では骨幹部の横骨折だけでなく，不安定な骨折や骨幹端の骨折へも適応を広げ，細くて丈夫なシリンダー釘や回旋防止のできる横止め法が開発されている．Ender釘による髄内固定とともに，髄内のリーミングを最小にして骨癒合を促す方法が長管骨では主流となり，早期荷重が可能となっている．

　1955年にMüllerらにより発表された，丈夫で厚いAO圧迫プレートによる内固定も広く普及している．わが国でも1968年ごろから導入され，盛んに用いられてきたが，骨癒合の判定が困難なことがあり，圧迫による骨折面の壊死を生じたり，皮質骨の海綿骨化による抜釘後の再骨折の報告もみられ，髄内釘適応となりにくい場合に用いられている．最近では骨皮質との接触面を波形にして海綿骨化を生じないよう工夫された圧迫プレートも使用されているが，その効果は実証されるに至っていない．

　近年，関節周辺では骨の解剖学的形態に合わせたanatomical plate（図3）や創外固定法（図4，5）も進歩し，広く利用されるようになり，ギプス固定を必要とすることが減少してきている．さらにマイクロサージャリーの進歩により，従来なら切断となるような挫滅を伴う骨折でも，筋肉皮弁や血管付皮弁，血管付骨移植などが顕微鏡下に手術可能となり四肢を温存することが可能となった．これらに対しては装具がきわめて有効である．

　一方，保存療法ではBöhlerが第一次世界大戦で多くの負傷兵を治療したが，骨折が癒合してからいわゆる後療法を行うのでなく，ギプスや副木固定したままで可能な筋肉を動かし，関節の拘縮を

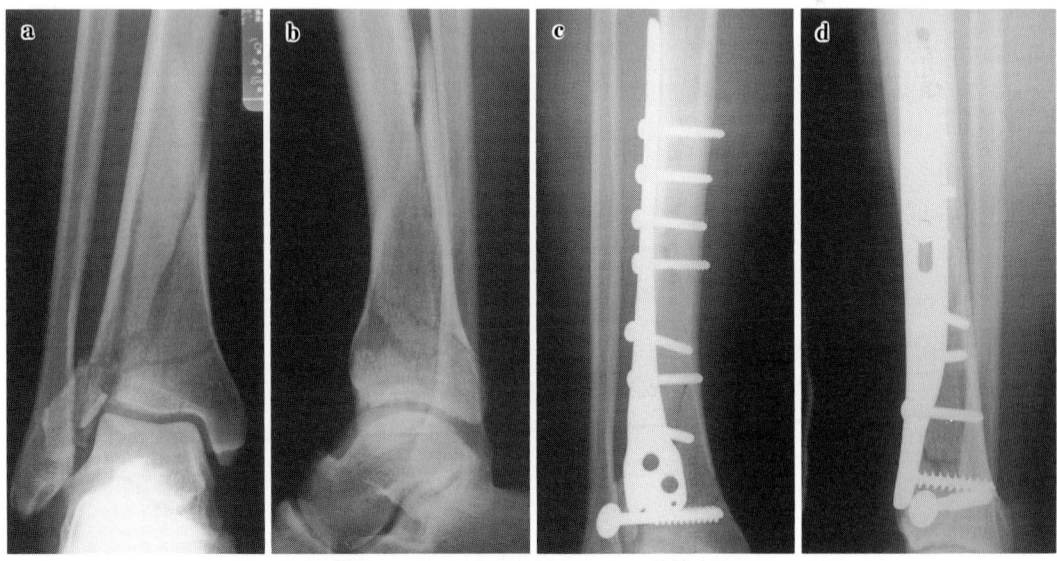

図3　anatomical plateによる骨接合術
脛骨遠位端用のプレートによる手術の術前（a：正面，b：側面）と術後（c：正面，d：側面）．脛骨近位や大腿骨顆部，上腕骨頸部などの形態に合わせたプレートもつくられている．

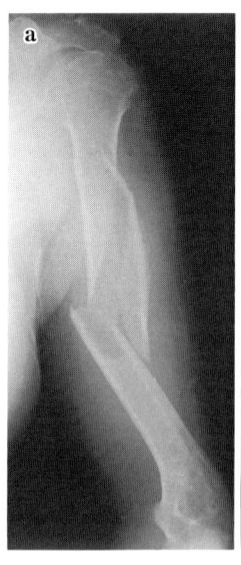

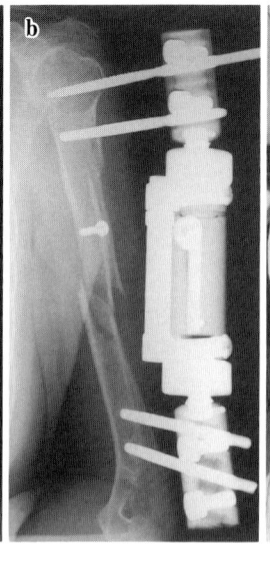

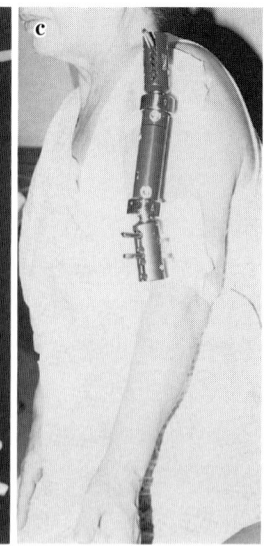

図4 上腕骨骨幹部の骨折に対する創外固定

肩や肘を動かすことができる．途中から固定器を除去して機能的骨折治療装具に変更する．受傷時(a)，整復固定時のX線像(b)と装着時の状態(c)．

防止した．その1つが脊椎骨折の反張位整復後，ギプス固定とともに行うBöhler体操として知られている．第二次世界大戦でもDehneは多くの下腿骨折患者を移送するためのimmediate weight bearing法を発表した（1961年）．大腿から足尖まで膝伸展位，足関節軽度尖足位でギプスを巻き，両松葉杖で1～2週後から部分荷重していくものであった．207症例で最短7週，最長14カ月，平均治療期間は5カ月で，機能的にも良好であったと報告している[2]．

1958年にBiomechanics Laboratory of University of Californiaで完成したPTB義足は，従来の下腿義足のソケットとまったく異なる概念であった．1963年Sarmientoが脛骨骨折にPTB義足の考えをとり入れ，below-the knee castを考案し，早期からの荷重と膝関節の機能障害を残さずに治療できたことを発表した[3]．この考え方は，上腕骨骨折や前腕骨骨折，大腿骨骨折にも応用され，その成績が相次いで発表された[4~6]．わが国でもSarmientoの発表以後，機能的骨折治療装具としての保存療法の優れた成績が報告されてきている[7~14]．

b．早期リハビリテーションと装具の重要性

早期離床，早期歩行に基づく早期リハビリテーションは，安静に伴う種々の廃用性合併症を防ぐことにより全身状態を改善し，食欲や気力を早期に回復することに役立つことが認められた．これが第二次世界大戦時の医師不足，病床不足ともあいまってアメリカ全土に広がり，術後のみならず，あらゆる疾患に対する過度の安静の害が認識され，廃用症候群を予防することが重要であると強調されるようになった．わが国でもこの考え方がとり入れられ，骨折においても早期よりの運動が筋萎縮を防ぎ，ひいては拘縮の予防にもなり，手術後の創治癒ま

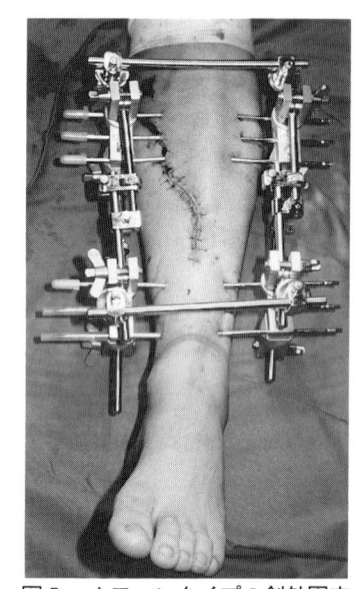

図5 ホフマンタイプの創外固定

下腿開放骨折に対し，デブリドマン，創縫合し，骨折を整復して創外固定した．途中から固定を除去してギプスや機能的骨折治療装具にする．

でも促進することから，動かしながら治すことが原則となってきている．循環障害，呼吸障害，排泄障害，褥瘡のほか，整形外科疾患では筋萎縮，骨萎縮，関節拘縮が問題となる．骨萎縮の予防には荷重や筋力による負荷（圧迫力）が不可欠であり，コラーゲンを主体とする関節包がコラーゲン線維の不動化による拘縮を生じることや，血管のない軟骨は動かすことによる圧迫力（ポンプ作用）により関節液が拡散して栄養を受けることから，常に関節を動かすことが大切である．また，筋力は1週間の安静で10～15％，5～6週では30～40％低下し，その予防には最大筋力の20～30％を出すこと，その強化には最大筋力の40％以上を出すこといわれている．この考えに立てば，骨折では入院直後よりの筋力強化は必要であり，ギプス固定中や牽引中でも等尺性収縮を主体とした運動は可能である．その他の疾患でも術前からの訓練は可能であり，関節は動かせなくても筋収縮による血行改善や筋萎縮の予防には効果がある．

　以上の点からみても，医療の原点からみても，骨折のリハビリテーションとは，疾患や外傷が治癒してから始まるものではなく，術前を含めた治療開始時点から始まり，二次的に発生する後遺障害や合併症を防ぎ，結果的に筋力や可動域を維持し，拘縮の予防を図るものである．そのためにはできる限り早期からのリハビリテーションを行いうるよう工夫することが重要であろう．そのためにも，動かしながら治療できる装具が必要であり，手術をしても，保存療法でもその補助としての機能装具の新たな役割が注目されている．

　医療改革が進むなか，医療と福祉の分離が行われつつあり，なかでも急性期医療は病院で，慢性期は介護保険を中心とした福祉でという考え方が急速に広がっている．このため，急性期病院での入院期間の短縮が必要となり，骨折治療でも手術をして早く退院させうる方法が主流となっている．したがって，ギプスや装具を中心とした保存療法の位置づけも変化してきており，手術後の補助療法としての活用が注目されるべきである．しかし，前述のような状況のなかで，手術を行う割にはその後の装具の利用は忘れがちとなっている．早期の機能回復や社会復帰のためには，この点に注目した教育や技術の修得が大切である．幸い義肢装具士（PO）も国家資格となり，専門職としての学校教育が行われるようになっているので，医師やPT，OTなどとも連携を高めていく必要がある．そのためには，互いのコミュニケーションも重要であろう．

2．装具の目的と機能的骨折治療装具の適応

　装具は，①変形や拘縮の予防，矯正，②免荷，③整復位の保持や固定，機能の補助などに用いられている．広い意味では疼痛の寛解や除去のほか，手術適応を決定するためにも用いられる．これらの装具の目的を実現するためには適合性や支持性，可撓性，衝撃吸収性のほか，軽量で耐久性にも優れていることは大切であるが，スポーツ障害では，より過酷な条件下でのこれらの点に加え，相手や自分を損傷しない安全性やファッション性も求められている．

　骨折の治療は早期の骨癒合と社会復帰を目的とする．早期リハビリテーションの考え方が導入され，早期社会復帰が図られるなかで，装具の目的も変化してきている．基本的には禁忌となる動きを制限し，一定の動きを許容して固定することが大切であり，早く動かすことにより組織の修復や骨癒合が促進されることから，治癒機転の促進も装具の重要な目的と考えられる．この実現のためには，急性期から回復期に至る治療経過に対応できるように，肢位や可動域の変更ができ，運動療法の変化にも追従できることも大切な点となる．さらに早期の社会復帰のためには，より軽量で耐

久性に優れるほか，ファッション性も要求される．したがって，慢性疾患ではあらかじめ装具を準備できるが，外傷では急性期の固定に用いるためのモジュラー化や規格化も大切な要素となろう．

機能的骨折治療装具による骨折治療の目的として次のようなことが考えられる．

(1) hydraulic mechanism による骨折部の固定
(2) functional な動きによる血行の促進と筋萎縮，関節拘縮，骨萎縮の予防
(3) 部分荷重や筋収縮による骨折部への圧迫力

たとえば本来の PTB 装具やギプスは部分荷重を目的としたものであるが，functional brace としての inner を用いることにより hydraulic mechanism を働かせることもできる．骨折での治療過程や骨癒合に影響する要因を考えれば機能装具による治療は合理的であることが理解できよう．動かしながら適度な荷重をかけながら治療することはきわめて大切なことである．骨折の固定は骨折の部位，状態，年齢，職業などの条件を考慮に入れて手術による内固定を行う場合もあり，開放骨折では牽引治療や創外固定なども多用されており，保存的治療としての機能的骨折治療装具にこだわる必要はないであろう（図6）．

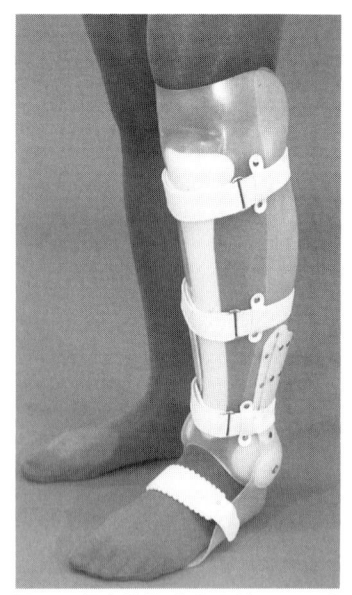

図6 保存的治療を目的とした本来の機能的骨折治療装具
足関節の底背屈も可能で，ベルトによる圧迫も容易である．使用時はストッキネットや巻き綿を用いることもできるが，通気性に劣る．

機能的骨折治療装具の適応は次のような点があげられる．

(1) hydraulic mechanism による固定と骨癒合の促進
(2) 本来の適応でない骨折の不確実な内固定の補助
(3) 再手術の準備としての関節可動域獲得，筋力維持，骨萎縮の改善
(4) 部分荷重や可動域訓練を行いながら水治，温熱療法などの併用

とくに(2)，(3)，(4)については，手術が優先される現在では重要な適応であり，もっと広く装具が利用されてよいであろう．

下腿骨折を例に適応を考えてみる．機能的骨折治療装具のみで治療する場合は，脛骨骨幹部の骨折が良い適応であり，骨端部は適応となりにくい．また，骨折型による分類でも，横骨折は良い適応であり，斜骨折や粉砕骨折は適応が少なくなる．しかも，神経損傷や血管損傷，回旋変形，軟部組織の損傷を伴う重度の開放骨折（Gastilo 分類 III 度）では適応がないといわれている[15]．しかし，筆者らは骨端部の骨折や粉砕骨折などでも手術による内固定を行った後にも機能的骨折治療装具やギプスによる治療の適応はあると考えている．つまり適応外といわれている開放骨折や神経損傷を伴う例でも，創外固定や牽引後にも途中から機能的骨折治療装具やギプスに変更して治療することにより適応となる．この考えに立てば装具による保存療法にこだわることなく手術を行い，固定性の悪い部分を装具やギプスで補うことにより，関節の拘縮や筋萎縮を予防できる例もある．

また，遷延癒合例でも装具やギプスによる積極的な荷重により治癒する例も経験している．さらに，偽関節となり骨移植などの手術を必要とする場合でも，それまでの固定などによる長期の治療により関節の拘縮や筋萎縮，骨萎縮を残している例では，装具を用いて荷重させたり，温熱や水治

療の併用により拘縮を除去してから手術を行うという適応もあろう．このほか，距骨の骨折や足関節の骨折などで，長期の部分荷重を必要とする場合も良い適応となる．いずれにしても目的や適応は，骨折治療の原則や治癒の過程を考えれば，十分理解できるであろう[16]．

3. 下腿骨骨折

1) PTBギプスの巻き方

PTB式（膝蓋靱帯荷重式）下腿義足の採型方法を応用したギプス巻きの方法である．主に膝蓋靱帯中央部，後方からのカウンターとしての膝窩部の押さえ，および脛骨内側上方のフレアー部により体重を支え，骨折部を免荷させるとともに回旋を防ぐ目的で行われる．

患者を腰掛けさせ膝関節は約20°屈曲位，足関節は90°で保持する．術者は患肢に正対し，足先から上方へギプス包帯を巻き上げる．アキレス腱部にはとくに十分な強度をもたせるようにする．上部は膝蓋骨上縁までギプス包帯を巻くが，前方に対し後方が低くなりやすいので注意する（図7）．ギプス包帯を巻き終えたら，全体をよくこすりギプスを馴染ませる．次に，膝蓋骨の輪郭より膝蓋靱帯の位置を見極め，術者の両母指で押さえ込みながら，第2指は患肢の側方に添え，第3〜5指は膝窩部を支える．このとき手掌部でハムストリング，下腿三頭筋の付着部を圧迫しないよう注意する．膝蓋靱帯部は指跡を基準とし膝蓋骨下縁の形状に沿ってPTBバーを形づくる（図8〜10）．

上方の手技を終えたところでかかとに歩行用のヒールを取り付ける．ヒールの位置は矢状面で足部のMP関節と踵後縁の中間に設定し，前額面では下肢のアライメント線に直交するようにする（図11）．

ある程度硬化した時点で上縁をPTB式下腿義足に準じてトリミングする．前面は膝蓋骨中央の高さ，側面は前面より約15 mm高

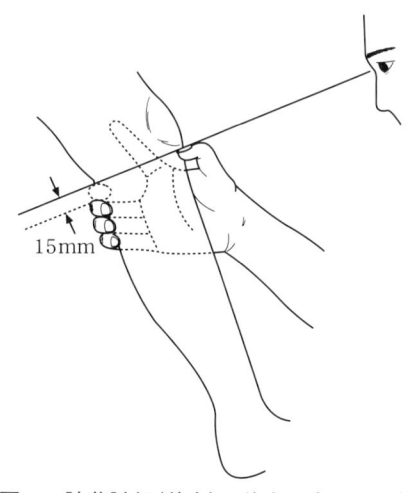

図7 膝蓋腱部（前方）と後方の高さの関係

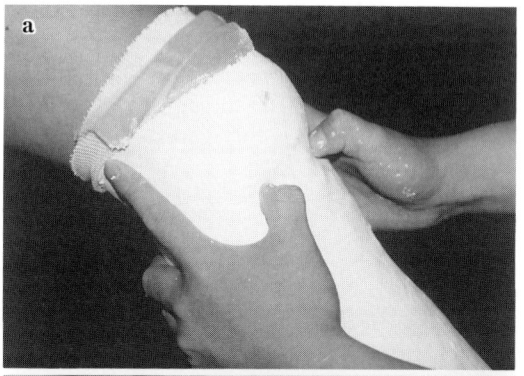

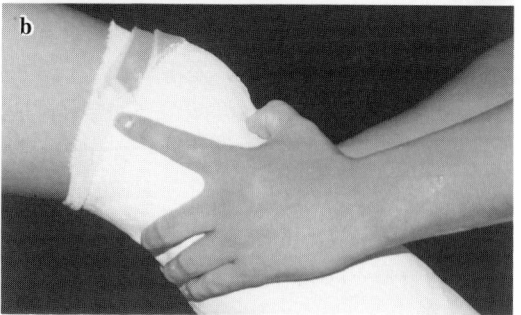

図8 前方（a）および側方（b）からみた手指による圧迫

図9　圧迫部位の横断面

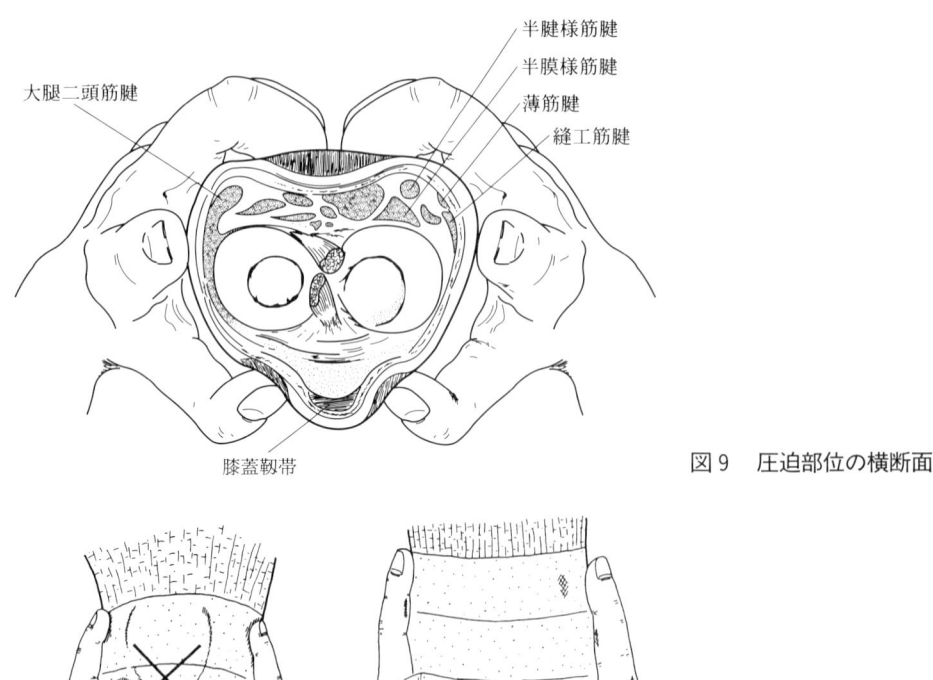

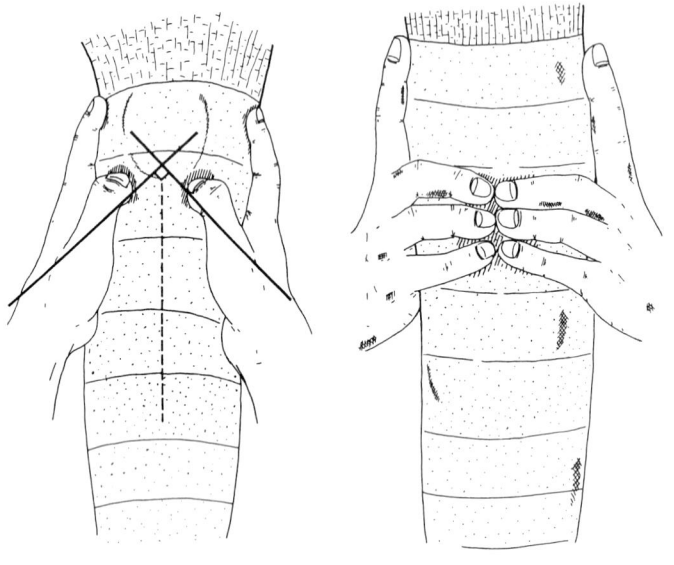

図10　前後の指による圧迫

く残し，後面は膝蓋靱帯の押さえより約15 mm 低くする．また，膝を屈曲したときにハムストリングの腱に圧迫が加わらないよう両側のチャンネルを必要に応じて切り取る（図12）．

　現在は，ポリエステル繊維やガラス繊維に樹脂をしみ込ませた，いわゆるプラスチックキャストが主流となっており，軽量，堅牢なものを容易に巻けることから医師，患者双方からの受け入れも良い．しかしこのPTBギプスのように手技を加えなければならないものについては，ギプス包帯に比べると正確な形状を形づくることが困難なことから，向いているとはいいがたい．患肢に下巻きを巻き，その上からプラスチックキャストを用いて巻かれたPTBギプスで靱帯部の支持が十分でなく，膝蓋骨下端に痛みを訴え傷をつくるケースも少なくない．患肢の状態にもよるが，可能な限り下巻きは薄くして，ギプス包帯を用い，十分なモールディングを行うことが望ましい．膝関節は90°以上曲がるようにし，膝窩部のギプスによる傷に注意するよう指導する．

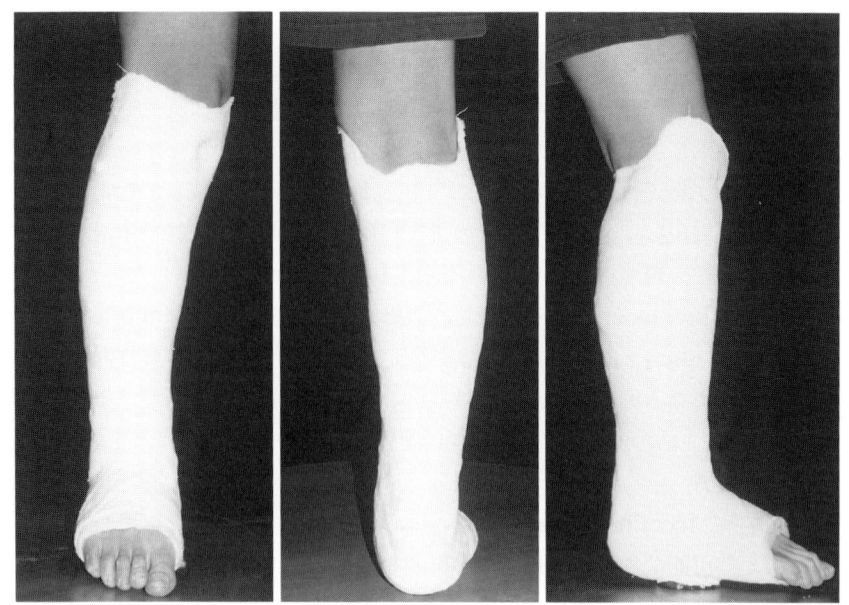

図11　PTBギプスとヒールの位置

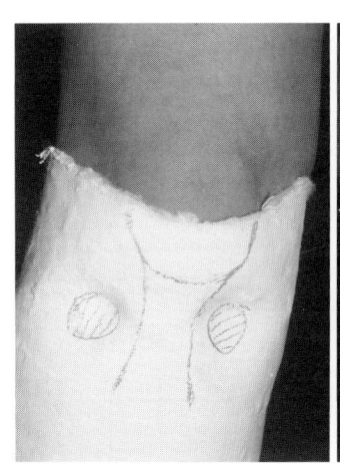

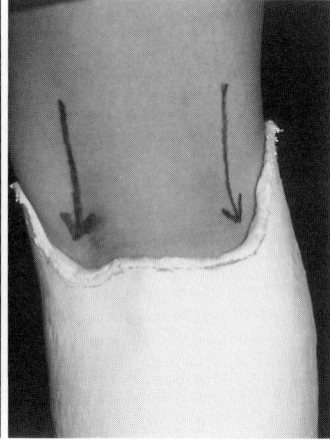

図12　前後の切り込み
　膝蓋骨と膝蓋腱の位置を目印に前方から側方をトリミングし，左右の安定性と回旋を防止する．後面のハムストリング（矢印）とチャンネルの関係は膝を屈曲すると確認できる．膝が90°以上曲がることを確かめる．

2）PTB装具による治療

a．長所と短所

　長所として，①入院期間の短縮による早期の社会復帰，②入浴や水治療が可能，③屋外での履物の着用が可能で，日本家屋での歩行も可能などが考えられ，短所としては，①患者の理解と協力を必要とする，②足関節を固定する場合には，calf pumpingによる血行改善，筋萎縮の予防ができないなどであろう．肥満や小児や老人では適応がむずかしく，装具を勝手に取ってしまったり，いい加減なつけ方をする理解に乏しい人も問題となる．この場合は，ギプスとするしかないであろう．また，職業によっては装具やギプスを用いての社会復帰がむずかしいこともある．一方，学生では，通学という点で，最もよい適応があると考えられる．

b. 方 法

骨折後，転位の少ない例では膝上ギプス（AK cast）による固定を行い，先に述べた筋力強化や血行改善を行う．RICEの原則を守り浮腫の消退や骨折治療に影響する種々の要因を検討し，PTBギプスに変更する．症例によりPTNB（Nはnon weight bearingの意味）castとよんで，荷重をしないこともある．その後，荷重を進めながらPTB装具を採型し，完成までは再ギプスとするか切割したギプスを前後とも用いてふたをしてそのまま利用する．装具完成後は水治を始める．荷重を増やしていくために支柱を短縮可能とし，これを短くしていく．また，歩行しないときは狭義のfunctional brace（PTB装具のinnerとする）とし，最終的にはこのfunctional braceのみとする．基本的な流れは手術をした場合も同様であり，創外固定後や，牽引治療後もほぼ同様に行う．当然，ギプスを省略して装具になる例もある．期間は症例ごとに異なるものであり，単なる骨折の状態だけでなく，年齢，職業，性格，理解力などに細かい配慮が必要であることはいうまでもない（図13）．

c. 装具の実際と処方

PTBギプスや狭義のfunctional castは装具と同じと考えている．処方にあたり大切なことは，①荷重に合わせて短縮可能なこと，②足関節は可能な限り動かすこと，③靴が履けること，④症例によりinnerとしての狭義のfunctional brace（図14d）を用いる，⑤できるだけ反対側の補高をしない，などである．当然のことながら，PTBの原則を守って採型する．先にも述べたが，PTBだからといって必ずしも荷重をしなくても接地のみでも膝が曲がることはADL上便利なこともあり，PTNBと称して荷重をさせない症例もある．足関節の可動域は症例ごとに決める必要があり，靴が履けるかどうかは社会復帰には大きな要因となることを認識する必要がある．実際には支柱があるので大きめのスニーカーとする場合が多い．functional braceとしてのinnerは，軟らかい材質としベルクロでしめ具合を加減できるようにし，ストッキネットや巻き綿を用いてかぶれの予防とhydraulic mechanismに有利なように多少の圧迫をかけられるようにしている．手術により内固定をしたような症例では，部分荷重や膝，足関節の可動域改善と動かすことによる血液循環を促進して骨癒合を図る目的でPTB装具を用いるので，innerはつくらないこともある．しかし，これのみでもfunctional brace

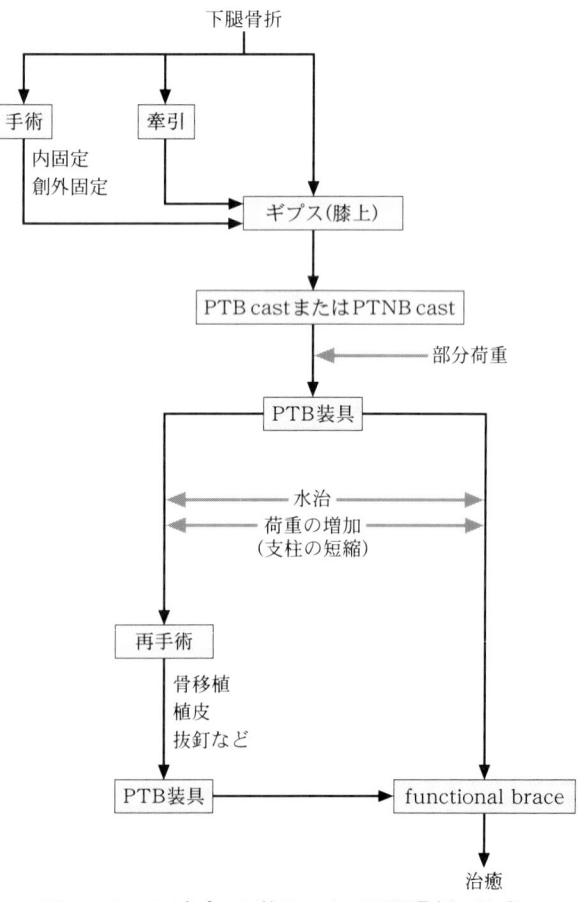

図13 PTBギプスや装具による下腿骨折の治療
PTNBのNは非荷重（non）の意味

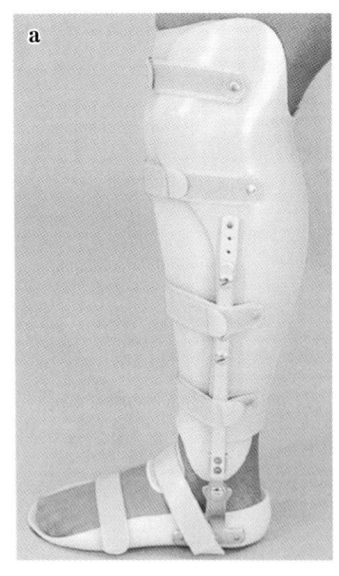

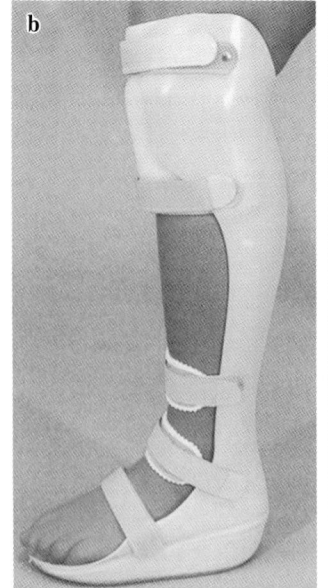

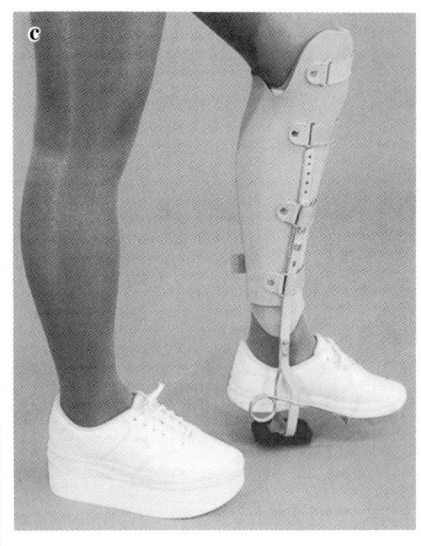

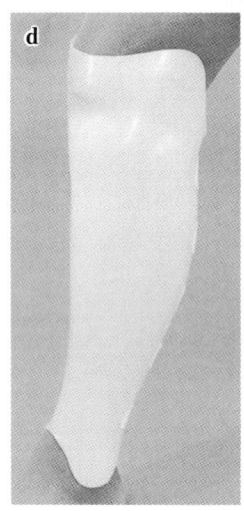

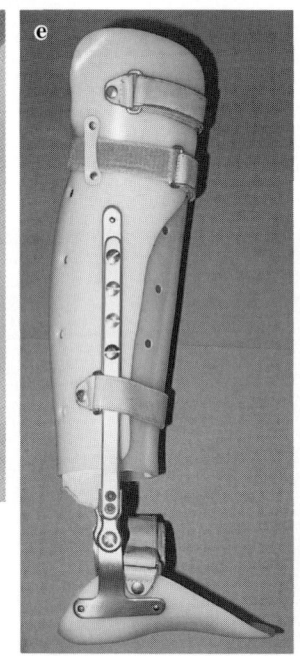

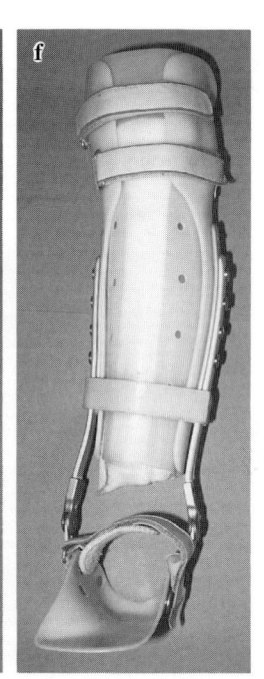

図14　PTB装具

としての機能もあり，night splintとして使用するにも便利で処方することが多い．
　荷重量はPTB部分の締め具合に影響されるので，体重の1/2か1/3かを目安として支柱の長さとともにヒール部にかかる感じで患者と相談し決めているのが実状である．当然のことながらX線による骨癒合状態のチェックは大切である．よく処方されるPTB装具には図14のようなタイプがみられる．図14aでは足部が大きく靴が履けないので通院治療や社会復帰には不向きであろう．免荷という点からは足部はもっと小さくてよいであろうし，足関節も可動域制限は必要がなくもっと小さなjointでもよいといえよう．図14bはDemopoulos型として知られており，パッドの厚さで荷重を調節するが，動きを制限するなら必要最小限とし，むしろ可動域を増やせるようにするべき

である．図14cのような"あぶみ"（Bügel）付きのタイプもよくみかけるが，健側の補高は使いにくいものであることを知るべきであろう．やむをえない場合を除き避けたいものである．図14e，fは脛骨近位部の開放粉砕骨折の遷延癒合に対し処方したもので，近位側の骨折のためinnerは短かめとし，足部をできるだけ小さくしてスニーカーを履いての職場復帰を可能とした．支柱も経過をみながら短縮できるようにし，6カ月で骨癒合が完成したもので，装着感も良好であった．

4．大腿骨骨折

下腿切断におけるPTB義足と同様に，大腿切断でも全面接触ソケットによる術直後義肢装着の成功が報告され，断端の浮腫の軽減，創の治癒にも好影響があることから，1970年Mooneyは骨折治療にも応用できると考えた[17]．

しかし，大腿骨骨幹部の骨折は，髄内釘による治療が優れており，第一選択となっている．斜骨折や粉砕骨折，重複骨折のほか，髄腔の太くなる遠位部などでも，リーミングを最小にして細いが丈夫なシリンダー型の釘や横止め法が開発され，その適応も広がっている（図15）．また，創外固定法も改良され，開放骨折や脚延長などにも用いられている．高齢者に多い頸部の転子部骨折や内側骨折では圧迫のできるスクリューを用いたプレートが多く用いられ，顆部を含む顆上骨折でもブレードやスクリューによるアングルプレートが主流となり，外固定を必要としないことから，優れた成績をあげている．

安静や免荷の目的としての装具は，股関節を越えて骨盤を固定することとなり，装具が大きくな

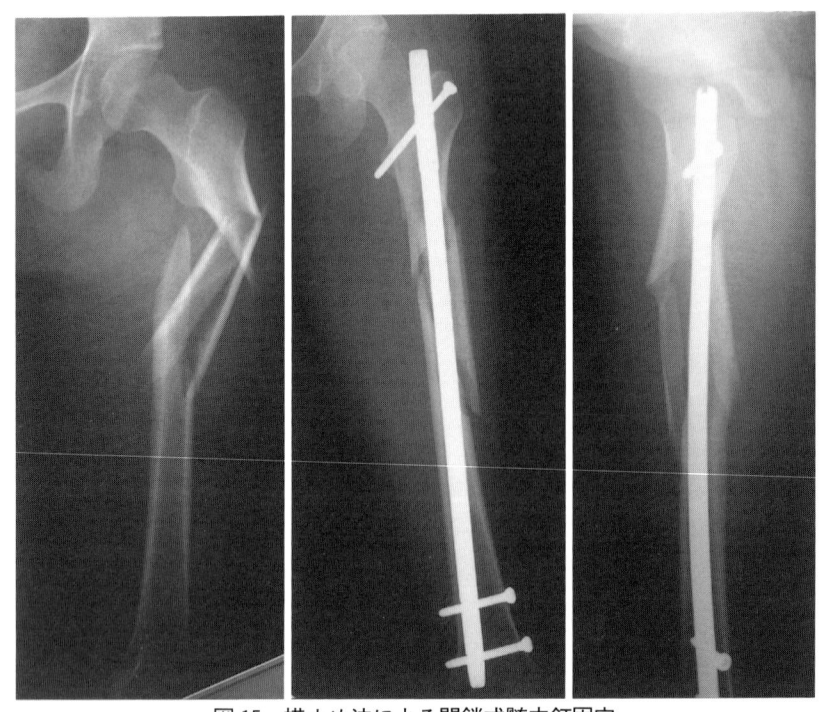

図15　横止め法による閉鎖式髄内釘固定
骨折部を開けずに釘を挿入し，回旋防止のための横止めねじを用いる．圧迫力が加わりにくいので，経過により一方を抜去することも行われる．

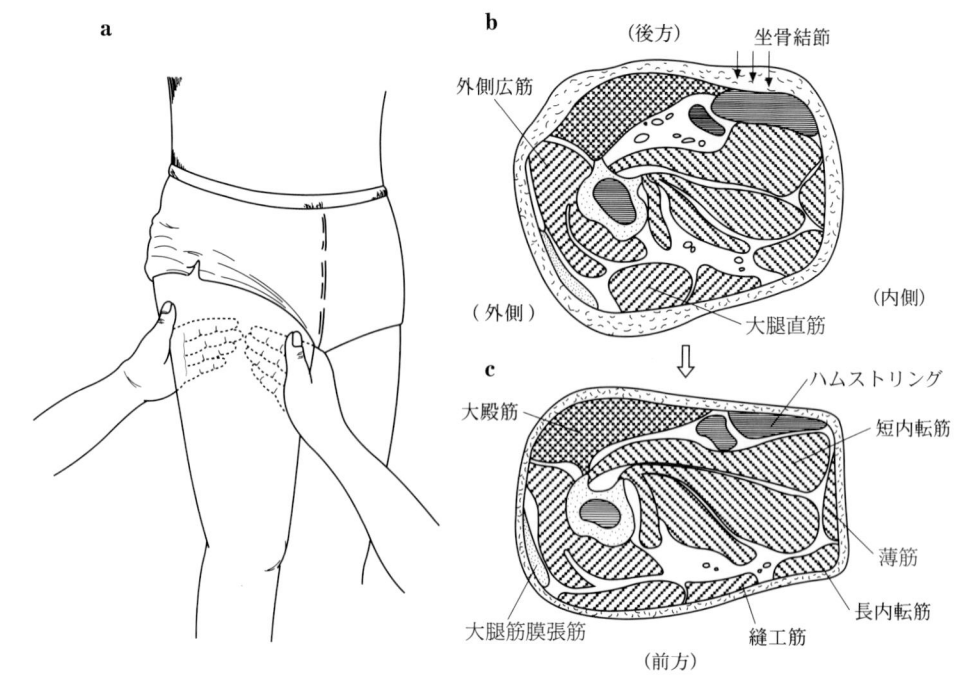

図16 四辺形大腿全面ソケットの型どり
両手を用いて圧迫とチャンネルをつくるが熟練を要する(a). 圧迫部の横断面(b)と圧迫時の状態(c).

る．このため，①脱着が困難，②座位，腰掛けなどの障害となる．一般的には，短期間の安静のためには，簡便なことから牽引が利用され，免荷のためにはプール内歩行や杖が多用されている．

これらの理由から，大腿骨骨折に対するギプスや装具による治療はごく限られた症例になっているのが現状といえる．しかし，高齢化社会のなかでは，なんらかの理由で手術できない場合や骨粗鬆の強い症例では内固定の補助としてのギプスや装具の適応があり，早期の起座，起立のためには必要な場合がある．

1) ギプスの巻き方

患者を骨盤支持台に乗せるか立位で股関節を軽度屈曲，外転位とする．ストッキネットや巻き綿を用いるが，坐骨結節部と大腿骨内・外顆は厚くしておく．四辺形大腿全面装着ソケットの型どりと同じく，内側は坐骨結節部の高さまで，外側は大転子の中枢数センチの高さまでギプスを巻き，坐骨結節部の圧迫適合，スカルパの三角部の圧迫，大転子のモールディング，内転筋部のチャンネルをつくるなどを行う(図16)．ついで，大腿顆部により下降と回旋の防止をするため，十分両側から顆部をモールディングする．本来の functional cast はこれのみとするが，膝の可動域訓練や歩行には無

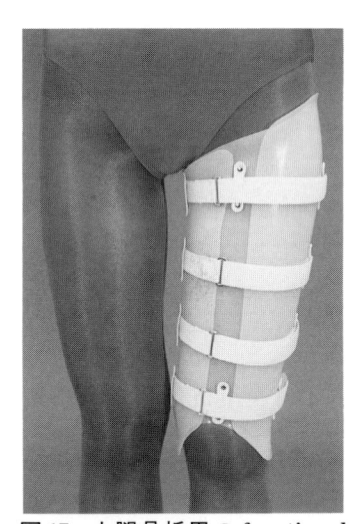

図17 大腿骨折用の functional brace
夜間装具や社会復帰などを目的とした補助的な意味での使用が多い．

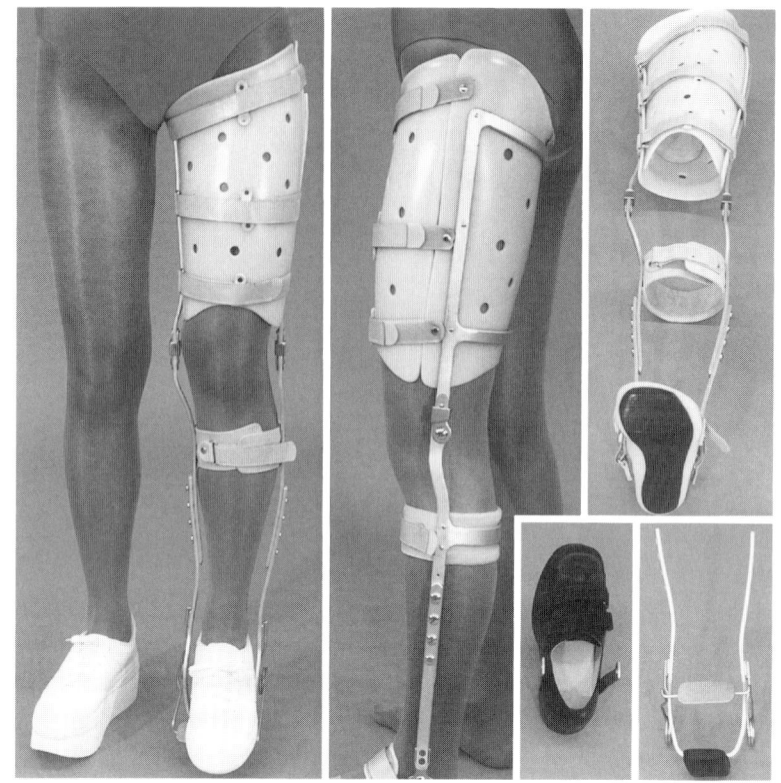

図18 免荷用装具
膝継手にロック機構や角度制限をつけたり下腿の支柱は短縮可能とし、足部はあぶみ式や靴を履けるようにすることもできる。大腿顆部をモールディングしてつくれば functional brace として使用できる。

理があり、下腿と足部にもギプスを巻き、膝にジョイントをつける。足部はヒールをつけて足関節を固定するか、足部を小さくして足背を大きく切り足関節の背屈を可能とする[18,19]。膝の可動域制限は症例により異なるので、少しずつギプスをカットするか、あらかじめカットしてジョイントにより制限するようにする（図2参照）。

2） 機能的骨折治療装具による治療

すでに述べたように、functional brace のみで保存的に治療することはほとんど行われていない。各種治療の補助装具として夜間用に用いることが多い（図17）。機能的骨折治療装具として用いる場合は、ギプスと同様に四辺形ソケットの理論と顆部の適合に注意して採型する。膝継手を用いたり、足部に免荷機能を付けたり、下腿の支柱を短縮できるようにする。いずれにしても四辺型ソケットの理論を用いた装具は股関節疾患の免荷装具として用いられることが多く、骨折治療を目的とすることは少ない（図18）。

5．上腕骨骨折

下腿についでギプスや装具による治療の適応が高い。とくに、投球骨折をはじめとする骨幹部の

螺旋骨折や斜骨折は保存療法が優れている．一般には，受傷直後は牽引や hanging cast, collar and cuff 法などで腫脹の消退を待ってギプスか装具に変更する（図27参照）．肩関節付近の適合性がむずかしいので，骨折部をある程度圧迫して hydraulic mechanism を働かせる必要があろう．Sarmiento の原法にこだわることなく，肘関節に近い部では回旋防止のため，初期に肘関節の屈伸を可能とするジョイントを付け，前腕部を固定し，途中で除去できる装具が利用されてよい[20]．

1) ギプスの巻き方

上腕骨骨折のギプス固定は，骨片の転位がまったくみられないもの，または観血的治療後の補助的な固定を目的とするものを除いては，骨折部位の整復を行いながらギプスを巻くので，術者の他に牽引・整復を担当する助手が必要となる．装具に比べるとギプスでは骨折部への圧迫を調整しづらいので，固定性を高めるためにある程度の長さが必要であり，その意味から上縁は肩峰を覆うトリミングラインとすることが多い．腋窩を圧迫することなく肩峰付近までギプスを巻くには，ギプスシーネを用いて上縁を形づくると容易に行うことができる．このとき上腕骨頭のレベルで前後方から軽く押さえつつ前方では大胸筋腱，後方では広背筋腱への圧迫を避けるチャンネルをつくることが重要である．

下縁は基本的には肘の運動を妨げないトリミングラインとする．屈側では屈曲運動が十分に行えるようにくり抜き，背側は肘頭中央までの長さとする．骨片が不安定で回旋を防ぐ必要がある場合は，背側の長さを肘頭を深く覆うまで延長するか，前述したように肘に装具用の継手を用いギプスにこれを巻き込み前腕部までのギプスとすることもある．この場合，肘の生理軸に継手軸が一致するよう設定することが必要である．

骨折部の治癒状況に応じて上縁，下縁とも徐々に浅くカットしていき，最終的には上腕骨幹部のみとしてもよいが，ギプスが上下にずれやすくなり，装着感が悪くなることもあるので注意する．

2) 機能的骨折治療装具による治療

上腕骨骨折に functional brace が適用されるが，採型の必要があり，牽引，ギプス固定，手術後などに用いられる．いうまでもなく，①hydraulic mechanism による骨折部の固定，②肘の動きによる血行の促進と筋萎縮や骨萎縮の予防，③骨折部への圧迫力による骨癒合の促進を目的とするので，肘の運動ができることと上腕での適合性が良いことが要求される．しかし，肩は可動域が大きく肢位により筋の形も変わり，肩部分の適合性はむずかしいため装具が下がるし，前腕のレバーアームは大きく，骨折に対しては避けたい回旋の防止は容易ではない．筆者らは，これらの解決のために症例1のように，①肘に継手をつけ前腕を保持して回旋とずれ下がりを防止し，②軟性ポリエチレンとし，ベルトで圧迫するなどの工夫をしている．肘の継手は内側にセレーションをつけ，患者が健側の手でロックできるようにし，外側に角度制限をつけて調節できるようにする．また途中，この継手と前腕部は取れるように処方しておく．軟性ポリエチレンは上腕に巻き綿を薄く巻いてベルトで圧迫することにより，よい適合性が得られる．女性や高齢者でどうしても下がるときは，首からベルトで吊り下げることもときには行っている．なお再手術が必要で拘縮のある場合にも装具を用いて肘や肩の可動域を改善したり，骨萎縮の改善にも適応されてよい．

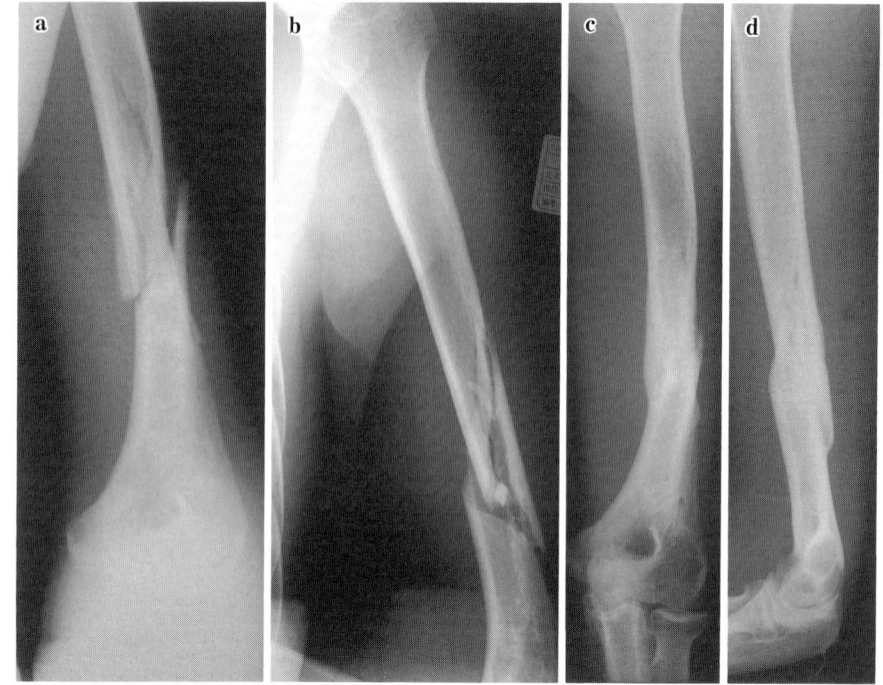

図19 初診時と骨癒合完成時のX線像
初診時（a：正面，b：側面）と4カ月後（c：正面，d：側面）で肘の可動域制限なく治癒した．

3）症 例

a．症例1：左上腕骨骨折（36歳，男性）

　仕事中，足場から転落して受傷した．2週間ハンギングキャストを行い，装具に変更し通院加療により4カ月で骨癒合した．肘の可動域は健側と同じまで回復した．回旋を防止するため前腕部を継手でつなぎ，外側は角度制限付とし，経過とともに可動域を増やした．内側は自分でロックできるようにした．途中から支柱と前腕部を除去した（図19，20）．

b．症例2：左上腕骨骨折（68歳，女性）

　転位の少ない骨幹部骨折のため手術をせず，肘頭部にT字型の牽引用ねじ付スクリューを刺入し，2週間の直達牽引を行った．エアープレン型の機能的骨折治療装具に変更し，昼は装具で牽引し，夜間はベッド上での直達牽引とした．6週でfunctional braceに変えて通院となり，9週で骨癒合が得られ，機能障害なく治癒した（図21）．

6．関節周辺骨折

1）下 肢

　膝関節や足関節を含む骨折の頻度はきわめて高い．関節内骨折は，解剖学的整復により安定性と可動性を得ることは当然であるが，軟骨の修復を促進し拘縮の予防を図るためには，早期運動が重

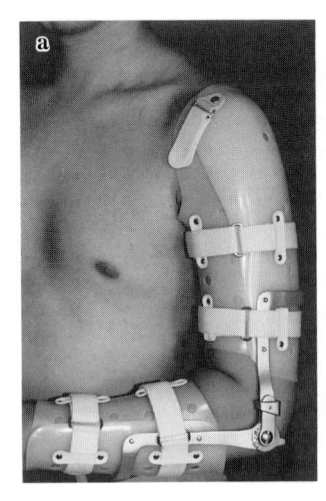

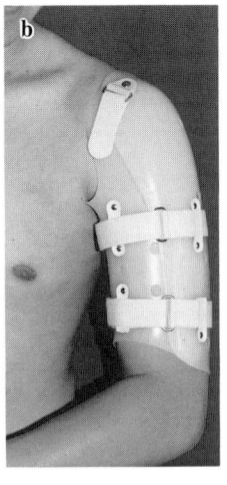

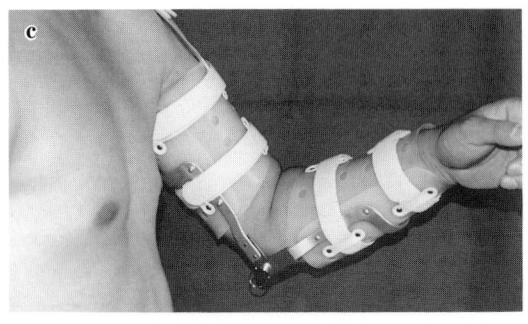

図20 上腕骨折用機能的骨折治療装具
　回旋を防止して肘の屈伸ができるよう前腕部を継手でつなぎ(a),外側は角度制限付きとし,内側は自分でロックできるようにした(c).途中から支柱と前腕部を除去して functional brace とした(b).

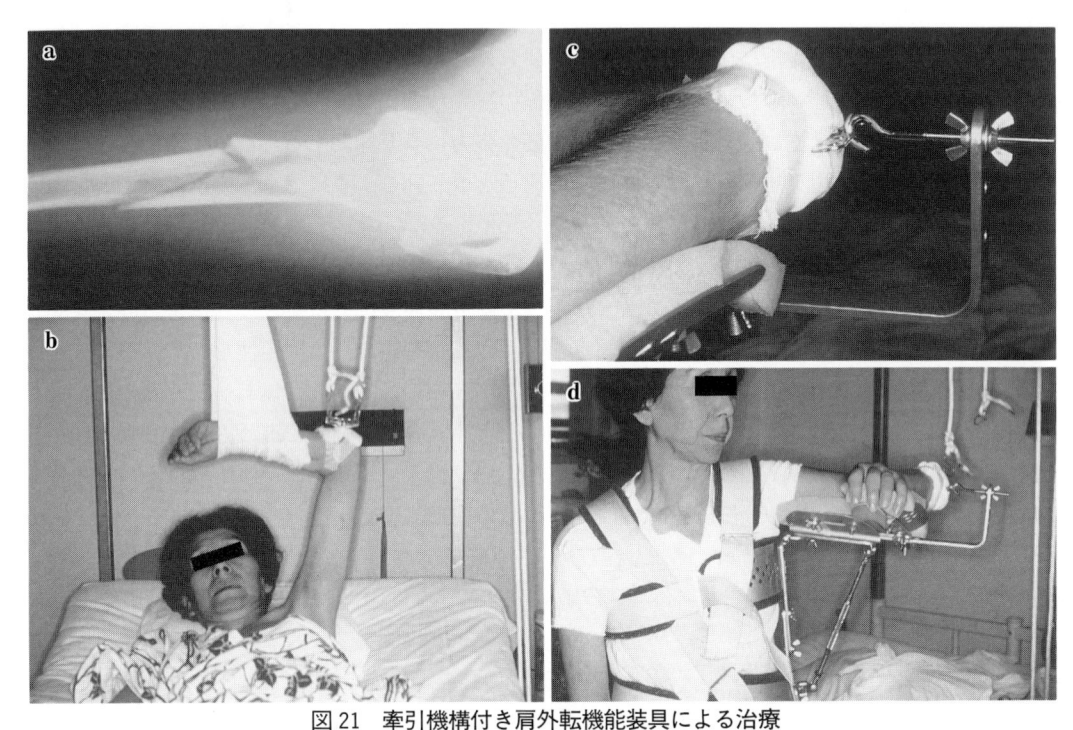

図21 牽引機構付き肩外転機能装具による治療
　牽引中のX線像(a),T字型の牽引用ねじ付スクリューを肘頭に刺入し2週間直達牽引施行し(b),装具に変更した.上腕支持台に取り付け,牽引の強さも調節できる(c,d).

要である.このため,関節面のずれを生じている骨折では原則として手術が優先される.手術により解剖学的整復位を得ても,動かせないような内固定では意味がない.この点,可動域を制限したり,漸増できるジョイント付ギプスや機能的骨折治療装具はきわめて優れており,もっと利用されるべきである.近年,モジュラー化された角度制限付装具や動揺性を防止できる装具は,機能的にもファッション性にも優れ,早期の社会復帰を可能としている[21].

a．大腿骨顆部骨折,脛骨顆部（高原）骨折
　転位の少ない骨折を除いて手術による内固定が行われることが多い.この部の装具では,①内外

反および前後への負荷の軽減，②荷重の程度と時期，③屈伸の角度制限に対する配慮が重要となる．多くは，受傷機転や転位と反対方向への内反や外反が要求され，損傷部が荷重部の前方か後方かにより屈曲，伸展方向への制限が必要である（図22）．当然のことながら靱帯損傷の合併も考慮される．凸型の大腿骨顆部の荷重を半月板を介して平らに近い脛骨高原で荷重を受けるため，部分荷重を含め2〜3カ月の免荷が要求される[22]．幸い血行がよく骨癒合は早いものの，関節液による骨癒合機転の阻害因子も働くこととなる．拘縮を生じやすい膝関節では，早く動かすことを考えて，①抜糸したらギプスを更新する際に角度制限付ジョイントを用いて内反や外反をかけてギプスを巻き（図2参照），②角度制限を順次ゆるめる，③水治や温熱療法のできる機能的骨折治療装具に変更して部分荷重を進め，④内外反や前後方向，回旋の制動ができる各種膝装具を利用して早期の社会復帰を図る．これにより可動域は確保され，筋萎縮も防止でき，なによりも損傷した関節軟骨が修復され，変形性関節症への進展を防止できる．

b．膝蓋骨骨折

膝蓋骨は四頭筋筋力を効率よく伝達するだけでなく，回転モーメントの半径を長くしている．関節内骨折である膝蓋骨の骨折により関節面が変形すれば，膝蓋・大腿関節（P-F）は痛みを生じ，可動域の制限を生ずる．痛みのために力が入らず階段の昇降などに支障をきたすため，関節面の正確な整復が要求される．多くは横骨折となり，四頭筋の張力により離開するため手術適応となることが多い．古くより締結用ワイヤーによる膝蓋骨の周辺を取り囲むように締める方法が行われてきたが，現在はキルシュナー鋼線とワイヤーによる tension band wiring（Zuggurtung）法が一般的な手術法となっている（図23）．本法は膝を屈曲させることにより骨折面に圧迫力がかかるところから，早期から運動を始めることができる．したがって術後膝伸展位でギプスなどによる固定を長期にすることはさけるべきである．術中に内固定した時点で膝を屈曲して固定性をチェックし，術後は角度制限付装具や角度制限のできるジョイント付ギプスとし，固定性にみあった一定の屈伸運動を許すようにする．当然，ギプスや装具での荷重歩行は痛みのない範囲で進め，角度制限も四頭筋筋力をみながら減じていく．角度制限付装具はベルクロで脱着可能であり，水治療法との併用でも優れている．拘縮を生じやすい膝関節では，早期よりの運動により正座できる膝とすることが可能

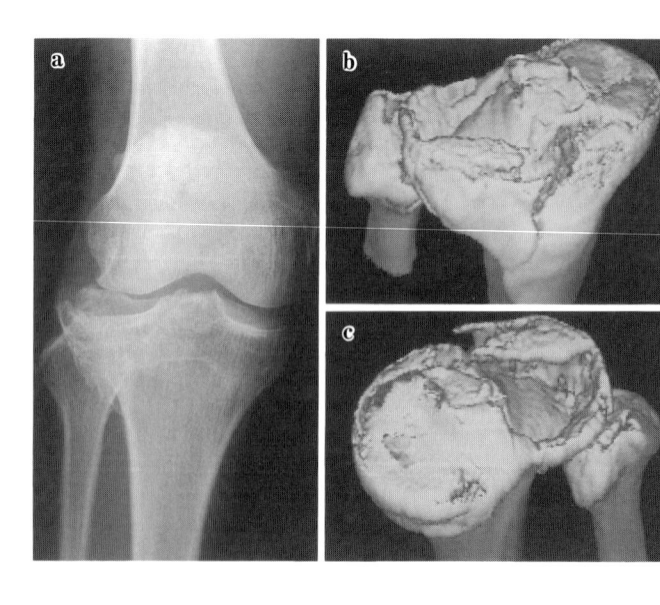

図22　脛骨高原骨折のX線像
a：正面，b,c：三次元CT像．正面像では陥没変形の程度や位置がわかりにくいが，前上方(b)，後上方(c)からの三次元CTにより立体的に骨折の状態が理解でき，手術方法や装具の処方に役立つ．

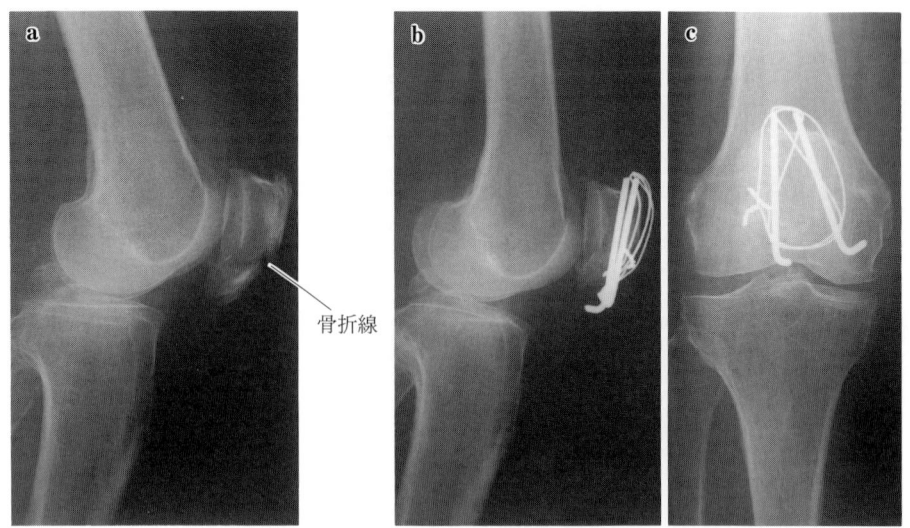

図23 膝蓋骨骨折に対する tension band wiring 法
術前の側面X線(a)と術直後の側面(b)，正面像(c)

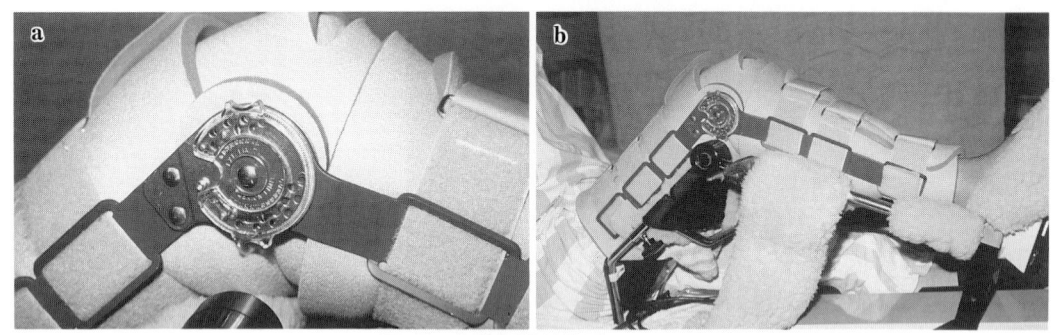

図24 角度制限付装具と CPM
10°ごとに任意の角度で固定できる(a)．可動域の範囲内で CPM(b) や筋力強化，部分荷重を行う．支柱を曲げて内外反を調整する．

となる（図24）．

c．足関節果部骨折

　内返しや外返しによる靱帯損傷とともに内外果の骨折を伴うことが多く，やはり正確な ankle mortice（ほぞとほぞ穴）の整復が必要なため，転位のある例では手術適応となる（図25）．また，交通事故や高所よりの転落による垂直外力が強い場合にみられる plafond（天蓋）の骨折は関節面が粉砕されるので長期の免荷が要求される．①免荷には PTB 装具を利用し，支柱を短縮できるようにして荷重量を調節する．果部の骨折では②内外反力の調整と，③底背屈への角度制限を処方にとり入れる．とくに足関節ではプラスチック製のジョイントをはじめ多くの既製の装具があり，社会復帰のためにも利用すべきである．

　膝，足関節とも，装具はスニーカーが履けることが重要であり，このためには足部を必要最小限の大きさとする．ジョイント付ギプスから装具，さらに既製の簡易装具とすることによる費用も問題となる．ジョイントは備品として請求し，その他は病状変更に伴う意見書による保険請求をするしかないのが現状である．

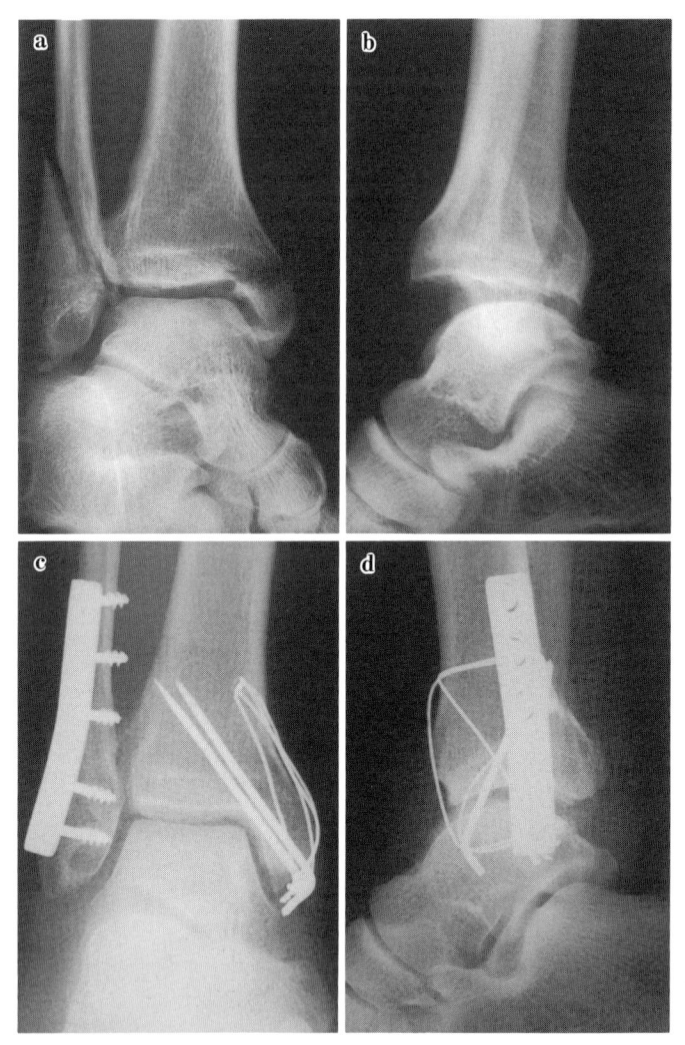

図25 足関節の亜脱臼を伴う内果，外果，後果（結節）の骨折
受傷時のX線（a：正面，b：側面）と術直後ギプス固定中のX線（c：正面，d：側面）でmorticeはよく整復されている．

d．距骨骨折

　足関節の脱臼や亜脱臼に伴って生じることが多く，頸部が解剖学的弱点となって折れる．滑車を含む体部は軟骨に囲まれ，筋の付着もないため血行が悪く壊死となりやすい．MRIの普及により早期に血行障害が発見できる．壊死を疑う場合は，6カ月から1年にわたる免荷が必要となるのでPTB装具が最適である．これにより社会復帰も可能となる．やはり，①荷重量を支柱の長さで調節できること，②スニーカーが履けること，③足関節の可動域調節ができることが処方のポイントとなる．

e．踵骨骨折

　頻度の高い骨折でBöhler（ベーラー）角を指標とした距踵関節の整復が重要となるため，手術も行われるが，保存療法も広く行われている．徒手整復後，ギプス，装具により治療されるが，①免荷による骨萎縮やズデック骨萎縮を生じやすいことと，②両側同時骨折が多いことから，装具による部分荷重や水治療法を併用できることが重要となる．後足部を開窓し，アーチを中心にヒールを付けベーラー角を維持しつつ部分荷重できるギプスや装具も優れている（図26）．労働災害によるも

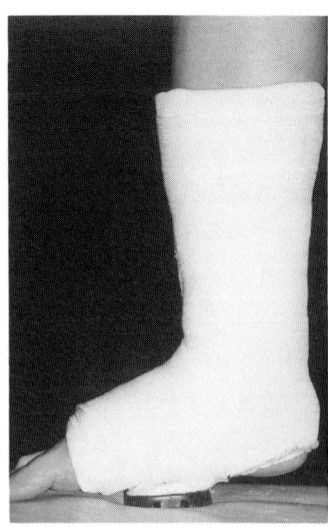

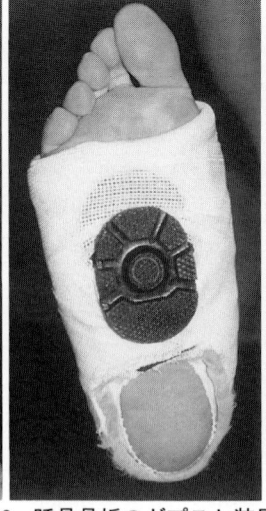

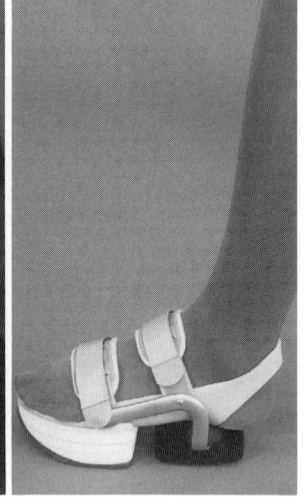

図26 踵骨骨折のギプスと装具
ヒールはアーチの中央につけ，部分荷重してもベーラー角が減じないようかかとは免荷できる．

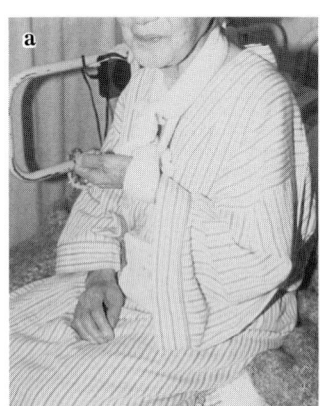

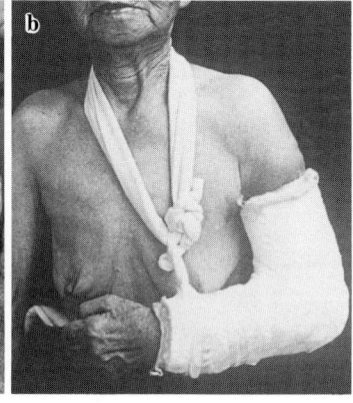

図27 上腕骨頸部骨折に対するカラーアンドカフとハンギングキャスト
ストッキネットでつくったカラー（首輪）とカフ（袖輪）をつなぎ，肘を90°以上に曲げることにより，上肢の重みで牽引する(a)．カフをはずして肘の屈伸もできる．ハンギングキャスト(b)では，ギプスの重みによる骨頭の亜脱臼に注意する．

のも多く，早期の社会復帰も大切でアーチサポートもしばしば処方されている．

2）上　肢

a．上腕骨頸部骨折，肩関節脱臼および脱臼骨折

　高齢者に多発し，多くは collar and cuff 法の良い適応である[23]．本法は Codman の振子運動もでき，頸部の側面像が得られる Scapula-Y 撮影も行いやすい．hanging cast は重さのため骨頭の下方への脱臼をきたすこともあり，筆者らは高齢者には使用していない（図27）．高齢者では多少の内外反変形は日常生活に大きな支障とならない．なかには脱臼を伴う例や Neer のいう 3 parts, 4 parts 骨折など，人工骨頭置換術や骨接合を要する例もあるが，術後は外転保持可能な機能的骨折治療装具のよい適応となる．大結節が転位している場合も手術適応があるが，転位の少ない場合は外転，軽度外旋位の保持できる機能的骨折治療装具でよい．三角巾をはじめ，各種のタイプのスリングやストッキネットによる Velpeau 固定も多用されているが，注意すべきは内旋，内転位の肩にとって

は不良肢位の拘縮をつくりやすいことである．

　簡易装具は常備しておき，すぐに使え，脱着が容易なため手術や外傷直後からや，ギプス固定から変更して途中からも広く利用されている．鎖骨骨折に対する鎖骨バンドは有名である．肩では外転位保持が必要な肩関節前方脱臼，大結節骨折，インピンジメント症候群などで三角筋の処置を必要とした場合のほか，腱板損傷などで装具から変更した際に枕型の装具が用いられている．筆者らは 90°，60°，30° と枕を回転して角度の変更ができる三角枕を用いている（図28b）．このタイプは枕が後方へ回転し肩の水平屈曲が減じるので注意が必要で，夜間は枕の下へふとんや砂嚢をいれる必要がある．

　肩関節では zero position から functional position に変更できるものを筆者らは外転機能骨折治療用装具とよんでいる．しかし肢位の変更に伴い上腕カフも回旋する必要があり，支柱の上下や肘の位置の変更も必要であり，各種のタイプがつくられているが一長一短の感がある[24]．図29のタイプは健側の肩がしっかりと押さえられており，装具全体が後方へ移動しないため安定感が良い．装具の後方への回転は，腕神経叢に緊張がかかり麻痺を生じやすい．腕神経叢麻痺をはじめ肩関節の外転を必要とするすべての疾患に適応があり，外転位から訓練を始めるため内転位拘縮は生じない．

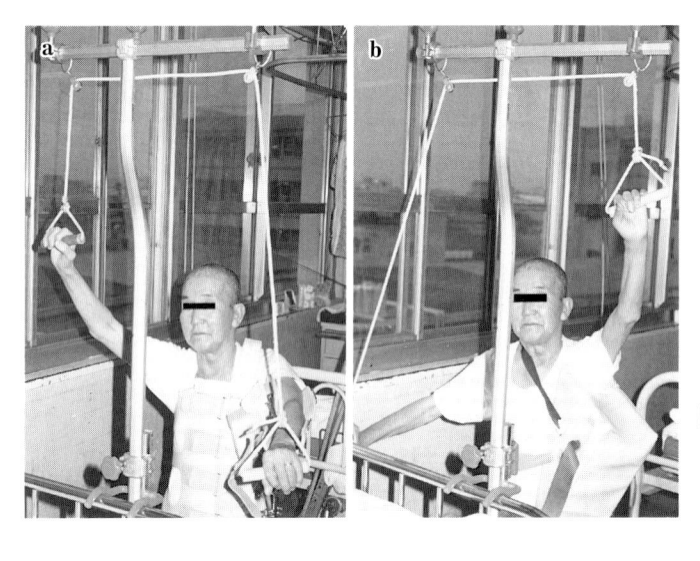

図28　ベッドサイドでのプーリーによる自動介助運動
　外転装具による訓練(a)と，三角枕による訓練(b)．

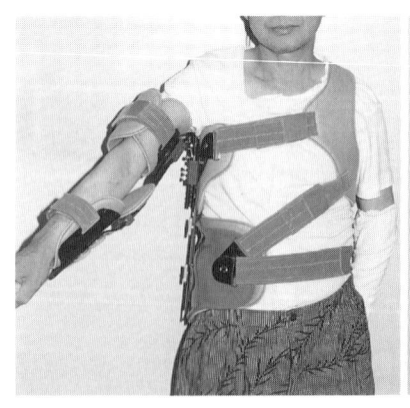

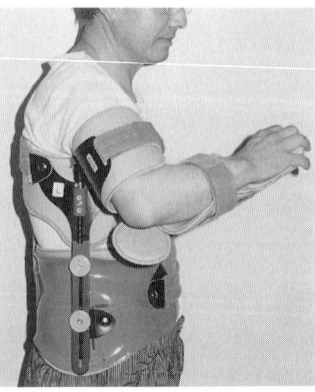

図29　肩関節の外転機能骨折治療用装具
　肩パッドと腰部の軟ポリのフレームが体によく適合し使いやすい．左右兼用で大きさも3種類ある．

しかも肘の屈伸は可能で，伸展位や屈曲位でのロックもできるようになっている．しかし，処方に際し，健側の手でロックの操作ができることが大切である．外転は少なくとも60〜45°付近まで減ずることが要求されるので，内外旋の支点の部分が支柱とともに下がることも必要である．下がらない場合は上腕の支えが相対的に高くなり，やはり神経麻痺を生ずる．肘の関節部分が肘と一致するように上腕と前腕の長さが調節できることと，肩の内外旋が調節可能な点は必須である．また，肩甲骨面は人により異なるし，水平屈曲を増やしたい場合や逆に減らしたい場合にも調節できる必要がある．ときとしてこの固定が回転軸のため固定性が弱く，長い上肢のレバーアームに負けて肩が後方へ伸展してしまうことがある．また夜間も装着して寝ることが多いので，背部に硬い部分が少ないような配慮が必要である．本装具では，肘屈伸は早期から行い，プーリーによる自動介助の外転運動も肩甲骨面で，しかもリハ室ではなくベッドサイドで早期より行うことができる(図28)．筋力の回復をみて角度を減じたり，上腕支えの上での肩の内，外旋運動も可能である．また，点滴台などに患肢を自力で保持できれば，装具を除去しての清拭やシャワー浴なども可能で，肩関節の拘縮を生ずることはきわめて少ない．なお，肩関節の前方脱臼では関節唇を含めた中，下の上腕臼蓋靱帯の損傷の重要性が認識され，鏡視下手術も可能となっている．初回脱臼ではできれば外転，内旋位に固定し，損傷した靱帯や関節包の修復を図ることが再脱臼や反復性脱臼への移行防止になりうる可能性も示唆されている．繰り返しはずれる反復性脱臼では装具の適応はない．

筆者らの経験では，zero positionを必要とする骨折は牽引で治療され，腱板の治療もzero positionを必要とする例はほとんどなく，腱板修復時の緊張度により90〜45°付近までの可変の外転機能骨折治療用装具でよい．多くの肩関節疾患や骨折は本装具で治療可能であろうが，渡辺も述べているように，①自由度3の肩関節では継手軸の位置がむずかしい，②肩甲上腕関節以外の部分も固定してしまう，③装具が大きく衣服の着用が困難などの問題点もあり，その装着期間を短くして対応しているのが現状である[25]．

b．肘関節脱臼，脱臼骨折

多くは後方脱臼に伴う内外側側副靱帯付着部の剝離骨折で，ときには側方や前方への脱臼もみられる．軟部組織の修復される3週程度の固定が必要である．しかし，脱臼と反対方向への運動は早期より可能であることから，腫れのとれる1週ごろには角度制限やロック付きのジョイントを用いたギプスや装具に変更し，可動域を漸増する方法は推奨される．

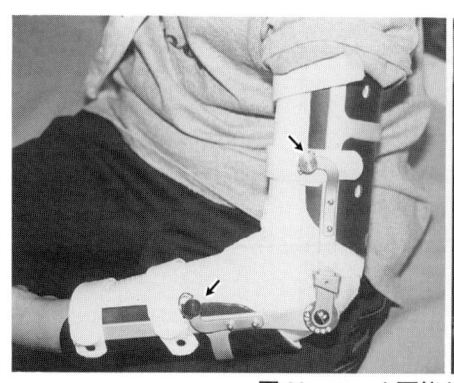

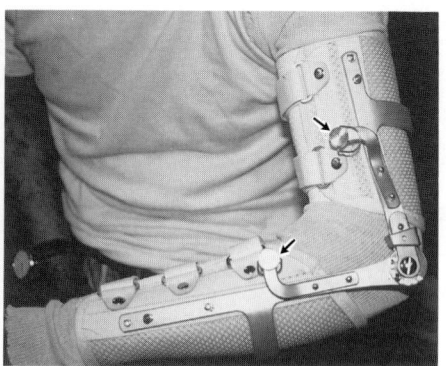

図30 ロック可能な角度制限付肘継手
矢印部分にターンバックルを取り付けて使用する．自分でロックできるよう内側にセレーションタイプの継手を用いることが多い．

214 第3章 骨関節疾患

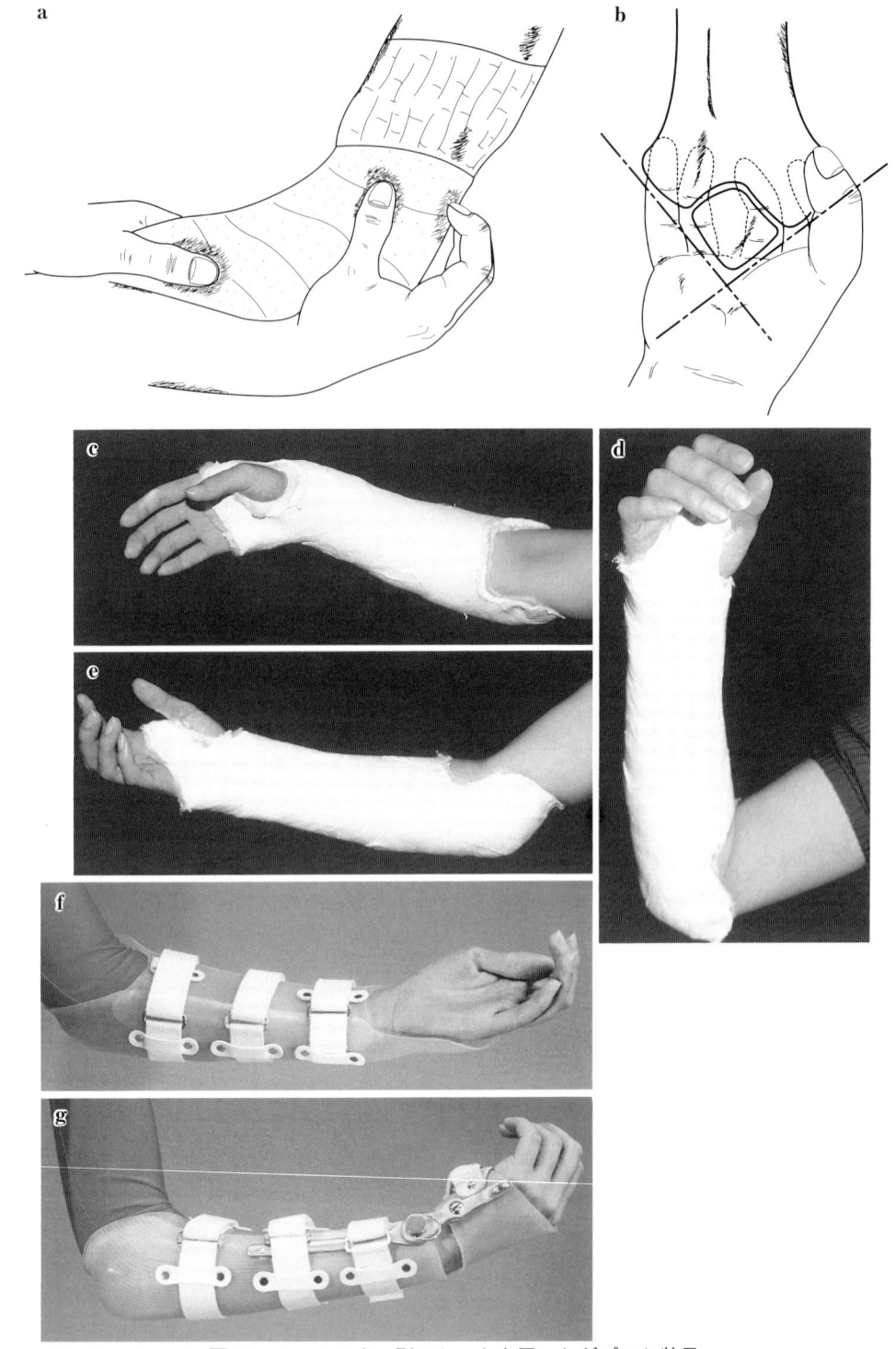

図31 ミュンスター型ソケットを用いたギプスと装具
ギプスや採型時の圧迫は側面(a), 後面(b)のように行う. 前方は屈曲できるようカットし(c, d), 内外側の圧迫と顆部のフレアーで回内, 回外を防ぐ. 伸展はある程度制限されている(e). 装具では, 骨折の部位や程度, 時期により手関節継手をつけ, ロックや角度制限も付けられる(f, g).

外傷後の肘関節拘縮に対しても機能的骨折治療装具が利用されている．肘でも CPM は用いられているが，拘縮に対する装具が考案され主として術後に用いられている．dynamic splint とよばれターンバックルやスプリング，ゴムを力源として屈曲や伸展を補助するものが多い(図 30)．なかには胸部から肩にかけて固定した部分を支点にゴムで肘を屈曲させる装具もつくられている．自動運動を補助するものであり，強い他動運動では化骨性筋炎や異所性骨化を生じ，かえって可動域を悪くすることもときとしてみられる．前腕を回内位とするか，回外位とするかは原因疾患にもよるが，腕橈関節の機能や筋の容量からは強い回内位は屈曲が制限されるので，避けるほうがよいと考えられる．また，肘では利き手か非利き手かにより，利き手では軽度回内位，非利き手では回外位が便利であり，装具やギプスでも心掛ける必要があるが，橈骨頭の骨折や脱臼，前腕骨折などでは回外位のほうが安定性も良く，整復位も良いことが多い．肘関節では肘をテーブルなどにおいて，健側肢を利用しての自動介助運動が行いやすいことも装具の処方が少ない 1 つの原因でもあろう．また，可動域などの治療経過に合わせて強さや動きを調節できる装具が望まれるので，屈曲か伸展かなど目的に合った処方が必要である．伸展方向では装具が末梢へ移動しやすく，肘の軸とのずれを生じるのでカフの位置を工夫したり，手掌にかけるようにしたほうがよい．屈曲でも軸が後方にずれやすいので多軸とすることが多い．

c．前腕骨折

Galeazzi 骨折や Monteggia 骨折なども含め，前腕骨折では回内・回外による回旋防止のため，プレート固定による手術が一般的であり，転位の少ない例では免荷を要しない上肢ではほとんどがギプスによる治療となる．コレス骨折や前腕骨折で固定性の十分でない場合などにはミュンスター型前腕義手のソケットの考えを利用して，肘頭をこえてギプスを巻き，肘の屈曲，伸展を許容するギプスや装具がもっと処方されてよい(図 31)．手指や手関節周辺の骨折は手の外傷の項を参照されたい．

（猪田邦雄，松本芳樹）

文献

1) Salter RB et al：Clinical application of basic research on continuous passive motion for disorder and injuries of synovial joint. *J Orthop Res,* **1**：325-342, 1984.
2) Dehne E et al：Nonoperative treatment of the fractured tibia by immediate weight bearing. *J Trauma,* **2**：514-535, 1961.
3) Sarmiento A：Functional bracing of tibia and femoral shaft fractures. *Clin Orthop Related Res,* **82**：2-13, 1972.
4) Mooney V et al：Cast-brace treatment for fractures of the distal part of the femur. *J Bone Joint Surg,* **52-A**：1563-1578, 1970.
5) Connoley J et al：Closed reduction and early cast-brace. Ambulation in the treatment of femoral fractures. Part I. *J Bone Joint Surg,* **55-A**：1559-1580, 1973.：Part II. *J Bone Joint Surg,* **55-A**：1581-1599, 1973.
6) Latta L et al：The rationale of functional bracing of fractures. *Clin Orthop Related Res,* **146**：28-36, 1980.
7) 鳥巣岳彦：PTB 型負荷歩行ギプスの試み．臨整外，**2**：777-782，1967．
8) 桜井　修：PTB 型免荷歩行ギプスの検討．整形外科，**22**：15-21，1971．
9) 青柳孝一：PTB ギプスによる下腿骨骨幹部骨折の外来通院治療．臨整外，**10**：406-412，1975．

10) 並木 脩ほか：脛骨々幹部骨折の機能的治療法．別冊整形外科，**7**：221-223，1985．
11) 宝積 豊ほか：脛骨々幹部骨折の治療法——PTB cast 法．別冊整形外科，**7**：224-226，1985．
12) 渡辺英夫：PTB短下肢装具による下腿骨折の治療．整形外科 Mook 59, 1989, p 133-138．
13) 林 泰夫ほか：Functional brace による脛骨々幹部骨折の治療．整形外科 Mook 59, 1989, p 109-122．
14) 小林郁雄：Functional brace による骨折治療．整・災外，**32**：1175-1186，1989．
15) Gustilo RB：The Fracture Classification Manual. Mosby Year Book, 1991, p16.
16) Rockwood CA Jr et al：Fractures in Adults. 4th ed., JB Lippincott, 1996, p269-271.
17) Mooney V：Cast-bracing. *Clin Orthop Related Res*, **102**：159-166, 1974.
18) Borgen D et al：Treatment of distal femoral fractures with early weight-bearing；A preminary report. *Clin Orthop Rerated Res*, **111**：156-162, 1975.
19) 檜垣昇三ほか：大腿骨骨折に対する functional cast brace 療法．整形外科，**26**：661-666，1975．
20) Sarmiento A et al：Functional bracing of fractures of the shaft of the humerus. *J Bone Joint Surg*, **59-A**：596-601，1977．
21) 猪田邦雄：スポーツ用膝装具へのアプローチと実際．日本義肢装具学会誌，**10**(4)：280-288，1994．
22) Brown GA et al：Cast brace treatment of plateau and bicondylar fractures of the proximal tibia. *Clin Orthop Related Res*, **119**：184-193，1976．
23) 三浦恭志ほか：カラーアンドカフ法．関節外科，**13**(6)：667-671，1994．
24) 三笠元彦：骨関節疾患——術前・術後のリハビリテーション，上肢—肩．総合リハ，**21**(7)：554-558，1993．
25) 渡辺英夫ほか：上肢装具の最近の進歩．整・災外，**38**(5)：529-535，1995．

第3章 骨関節疾患

2 脊椎疾患

　脊椎の構造単位としては前方の椎体と後方の椎弓部分からなり，両者は両側の椎弓根で連結している．個々のsegmentにおいて前方は椎体部分で椎間板を介し，後方は椎弓部分で椎間関節（facet）を介して上下が連結し，頸椎・胸椎・腰椎・仙椎それぞれを形成している[1]．脊椎の配列は側面で頸椎前彎，胸椎後彎，腰椎前彎，仙椎前傾を保ち，頭部と骨盤・下肢が同一荷重線上にくるよう生理的な彎曲をつくっている（図1）．Denisはthree column theoryを提唱し[2]，anterior columnが前縦靱帯および椎体・椎間板前方部分，middle columnが椎体・椎間板後方部分から後縦靱帯まで，posterior columnを椎弓，椎間関節，黄色靱帯の後方complexとして，脊椎を前・中・後の3つの部分に分け，脊椎損傷における構築学的破綻の程度と損傷型を分類・解析している（図2）．一般に脊椎疾患では脊椎損傷のみならず，これら構造単位のいずれかの部位の変化・変形などにより病的な状態がもたらされる．脊椎はなかに脊髄や馬尾神経を含む特異な解剖学的特徴を有するため，主として外傷や腫瘍・炎症疾患，あるいは変性などの加齢変化により脊椎の構築学的破綻をきたすことに起因し，脊柱管内への圧排・占拠するような変化が起こることから神経学的問題を惹起し，疼痛，神経症状などの臨床症状が生じてくる．これらの治療として一般に疼痛や神経学的問題に対し

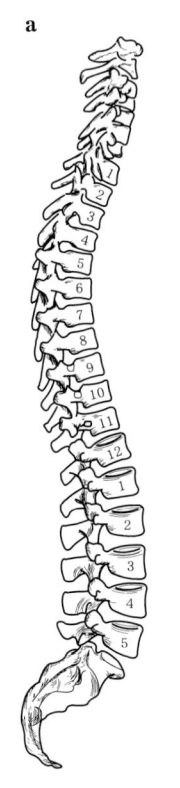

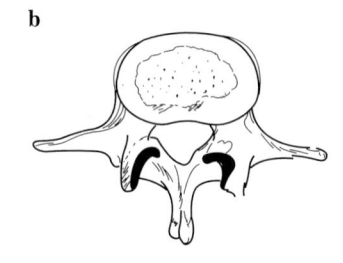

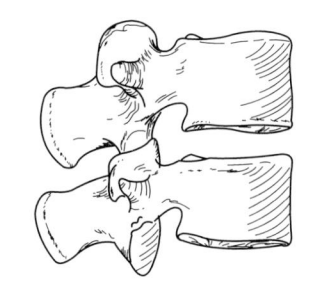

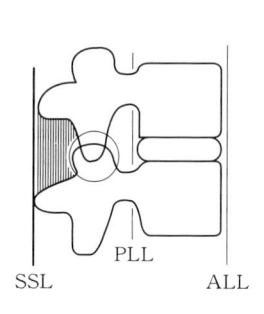

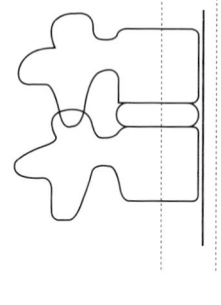

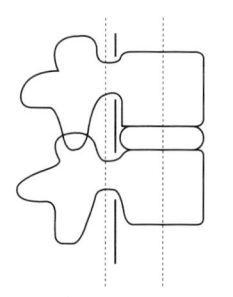

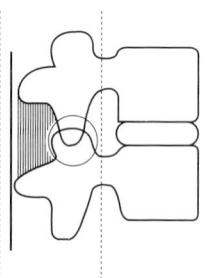

図1　脊椎の構造
　a：脊椎のアライメント
　b：腰椎部における椎体，椎弓の構造

図2　Denisのthree column theory

ては安静や固定の保持，さらに理学療法などを加味した保存的治療が主体となるが，重症例および治療抵抗例には手術療法として直接的に神経圧迫の除去，不安定性に対する固定・再建を図る手術が余儀なくされる．

1．頸椎疾患

頸椎疾患では解剖学的特徴から上位頸椎と中下位頸椎の病変に分けられ，前者は環軸関節部が中心となり，先天性奇形，骨折・脱臼に伴う外傷性疾患，関節リウマチなどの病態に起因する．後者は椎体，椎間板，脊柱管，椎弓の病変に付随する病態であり，骨折・脱臼などの外傷性疾患，頸椎椎間板ヘルニア，頸椎症性脊髄症，頸椎後縦靱帯骨化症など変性疾患，脊髄・脊椎腫瘍などの疾患が含まれる．

1）上位頸椎・頭蓋頸椎移行部先天奇形

上位頸椎部は解剖学的に特殊な形態，種々の軟部組織にて強固に固定されているが，これらに先天奇形や外傷，炎症・腫瘍などさまざまな病変が加わるときわめて重篤な病態を引き起こす(図3)．頭蓋底陥入(basillar impression)は頭蓋後頭部と頸椎の位置関係における先天的な骨性異常で頭蓋内に歯突起が陥入している．Chiari奇形は小脳扁桃の位置異常で頸椎部まで下垂している状態である．歯突起の形成不全ではos odontoideumで，歯突起のC2椎体への癒合不全である．

2）リウマチ性脊椎炎

関節リウマチにおける脊椎病変では頸椎部において，上位頸椎の変化として環椎前方亜脱臼，環

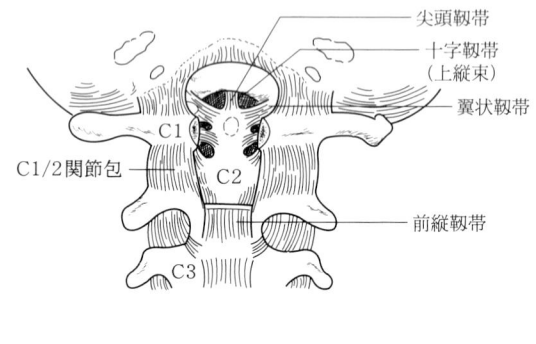

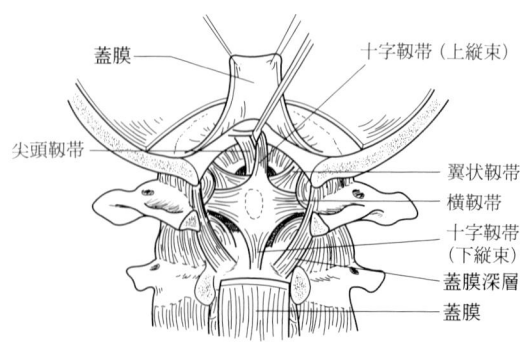

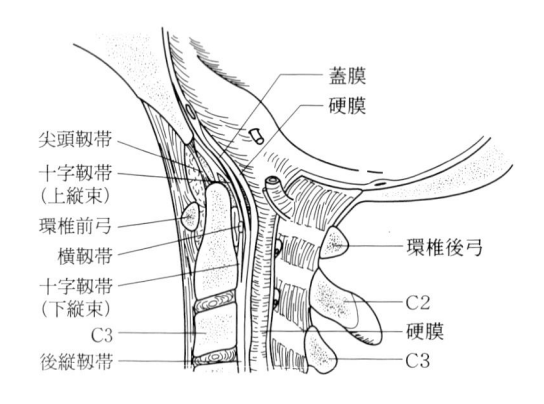

図3　上位頸椎，頭頸移行部の解剖

表1　上位頸椎損傷
環椎前弓骨折
環椎後弓骨折
環椎破裂骨折（Jefferson fracture）
歯突起骨折
環軸関節脱臼
軸椎椎体骨折
軸椎関節突起間骨折（hangman fracture）

表2　中・下位頸椎損傷（Braakman & Penningの分類）
過屈曲脱臼（facet interlocking, unilateral facet interlocking）
過屈曲捻挫
過屈曲圧迫損傷
外傷性椎間板脱出
過伸展捻挫
過伸展圧迫損傷（前方亜脱臼）
側屈損傷
棘突起骨折（clay shoveler fracture）
鞭打ち損傷

軸椎垂直性亜脱臼があり，RA による関節弛緩，骨侵食破壊性変化により生じる．

3） 外傷性頸椎損傷

頸椎に過度の外力が加わることにより，骨折や脱臼，軟部組織の損傷が起こり，さまざまな病型がある（表1，2）．通常外傷時の外力は過屈曲，過伸展，回旋などの負荷がかかり，さまざまな骨折・脱臼形態をとる．

4） 頸椎椎間板ヘルニア，頸部脊椎症

椎間板ヘルニアは線維輪の亀裂から髄核が脱出し，脊柱管内や椎間孔を占拠し，症状を発現する．頸部脊椎症は骨棘や変性した椎間板が脊髄や神経根を圧迫し，刺激症状が発現する．C 5/6 が最も多く，ついで C 4/5，C 6/7 が好発部位となる．

5） 頸椎症性筋萎縮症，解離性筋萎縮症

頸椎症性筋萎縮症（spondylotic amyotrophy）と解離性筋萎縮症（dissociated motor loss syndrome）は頸椎症の特殊型であり，脊柱管傍正中部から側方の骨棘などによる圧迫にて脊髄前角，前根，下位運動ニューロンが選択的に障害され，知覚障害や長径路障害を伴わない，運動系のみの障害を呈する疾患である．臨床症状として筋萎縮・脱力が主体であり，EMG で両側性に神経原性の変化を認める．経過にて脊髄症状に発展する例もあり，鑑別診断に注意を要する[3]．

6） 頸椎後縦靱帯骨化症

後縦靱帯は椎体後縁，脊柱管前方にあり，骨化や肥厚により，脊髄圧迫症状を呈する．頸椎後縦靱帯骨化症（ossification of posterior longitudinal ligament：OPLL）は骨化巣の形態から分節型，連続型，混合型，その他型に分けられる．

7） 頸椎疾患の診断

臨床症状として脊髄および神経根病変に伴う神経学的異常所見，疼痛などの症状を呈し，頸椎症状では頸部痛，頸・肩こり，運動制限などが認められ，神経根症状では上肢への放散痛，手指しびれ感，知覚鈍麻，筋力低下など，脊髄症状では手指巧緻運動障害，痙性歩行，膀胱直腸障害などが特徴的となる．神経症状ではその程度から完全麻痺から不全麻痺まで種々の症状の差異がみられ，

病態に応じた対応が必要となる．神経症状については筋電図による電気生理学的診断にて客観的神経症状の評価，高位診断が可能となる．画像診断では単純X線検査にて断層撮影，動態撮影を含めて脊柱間前後径，椎間腔の狭小化，アライメントの変化，靱帯骨化の診断に着目し，MRIでは椎間板・骨棘の変化，靱帯の骨化・肥厚の局在，腫瘍の局在などによる硬膜管・脊髄の圧排の有無や程度を評価し，さらに脊髄内の輝度変化に着目する必要がある．

8）治　療

頸椎疾患に対する治療は疾患の特異性により異なるが，臨床症状として種々の原因による脊椎の不安定性，これに起因する疼痛あるいは神経症状に対する治療が主体となる．保存療法としては一般に頸椎カラーを含めた装具療法，Glisson 牽引など頸椎間欠牽引，温熱療法などがあげられるが，さらに入院にて持続牽引，Crutchfield による頭蓋直達牽引が有効となる例があり，治療法決定の予後予測にもなりうる．薬物療法では疼痛に対する NSAID や筋弛緩剤，ビタミン B_{12} など用いられ，疼痛や痙性麻痺に対して有効となる．装具療法は保存療法の一環として行われ，カラー固定などは局所の安静を図ることから神経症状の改善が期待される．また術後には脊椎の外固定として骨癒合までの期間，装具を用いて固定性の補助が中心となる．手術療法では手術手技として除圧・固定が基本をなし，主たる手術術式として脊髄前方圧迫病変に対する前方法では前方除圧固定術が，後方法では脊髄後方圧迫例，脊柱管狭小例に対して椎弓形成術，椎弓切除術などが行われ，適宜インスツルメンテーションが加えられる術式となる．手術の手法としては神経症状に対する除圧手術が基本となり，不安定性や外傷など構築学的破綻に対し，適宜固定や再建が考慮される．手術適応としては疼痛や神経根症状に対する適応としては議論のあるところであるが，保存療法に抵抗性であるもの，あるいは進行性であるものは手術療法の適応である．種々の原因で脊髄圧迫をきたす，脊髄症状を呈する歩行障害例などでは良い適応となる．手術療法には手術アプローチの問題とともに固定範囲の問題があり，病変圧迫の部位・高位や脊椎の形態から決定される．

2．胸椎疾患

胸椎疾患には圧迫骨折や粉砕骨折・脱臼骨折など外傷性疾患，胸椎椎間板ヘルニアを含めた胸椎変性疾患，後縦靱帯骨化症，黄色靱帯骨化症に基づく脊髄症，転移性・原発性脊椎・脊髄腫瘍など腫瘍性疾患，感染症などがあげられ，主として神経症状として脊髄症状が問題となる．さらに脊柱変形として脊柱側彎症，後彎症（後述）が含まれる．

1）外傷性脊椎損傷

胸椎部，胸腰椎部の脊椎損傷は最も多く，破裂骨折（burst fracture），脱臼骨折（fracture dislocation），圧迫骨折（compression fracture）などに分けられる．Denis の分類から圧迫骨折は anterior column のみの損傷，破裂骨折は anterior から middle column の損傷で，脱臼骨折は three column の損傷と定義される[2,4]（表3）．破裂骨折，脱臼骨折は脊柱管の損傷があるため，神経症状を伴うことが多く，

表3　胸腰椎損傷の分類

| 破裂骨折 |
| 圧迫骨折 |
| シートベルト損傷 |
| 脱臼骨折 |
| 　屈曲回旋損傷 |
| 　剪断損傷 |
| 　屈曲伸展損傷 |

脱臼骨折では完全麻痺を呈することが多い．

2) 胸椎靱帯骨化症

　靱帯骨化症は脊柱管内の靱帯が骨化することにより，スペースを占拠することとなり，脊髄や硬膜管を圧迫する．胸椎部においては後縦靱帯骨化症と黄色靱帯骨化症があり，前者は前方から，後者は後方から脊髄が圧迫され，神経症状を呈する．また無症状例であってもなんらかの外傷機転により発症することがある．

3) 炎症疾患（脊椎カリエス，化膿性脊椎炎）

　脊椎カリエスは結核性病変に基づく脊椎の破壊性変化，膿瘍が症状をもたらすものであり，化膿性脊椎炎は一般細菌による脊椎の炎症疾患である．両者の鑑別，あるいは転移性脊椎腫瘍との鑑別が困難となることがあり，生検，MRI による診断の確定が必要となる．

4) 脊椎・脊髄腫瘍

　脊椎腫瘍では原発性・転移性，悪性・良性に分けられ，転移性腫瘍が最も多くなっている．原発性腫瘍では動脈瘤様骨嚢腫，骨巨細胞腫，多発性骨髄腫，脊索腫，骨肉腫などがあり，転移性腫瘍では肺癌，胃癌，肝癌，大腸癌原発など予後不良のものから腎癌，甲状腺癌，乳癌，前立腺癌，子宮癌原発など比較的予後の良いものがあげられる．臨床症状は疼痛が主体となり，脊髄神経麻痺症状は急激に発症し，進行性であるため，早期の治療方針決定が必要となる．

5) 胸椎疾患の診断

　臨床症状である脊髄圧迫症状は腱反射亢進，運動・知覚障害，歩行障害，膀胱直腸障害などの出現，進行により診断され，画像診断が余儀なくされる．疼痛については背部痛などは転移性脊椎腫瘍で顕著となるが，他の胸椎疾患では神経根症状としての帯状痛がみられることがあるが，これらの症状を欠くことが多い．画像診断が有用な診断手法となり，靱帯骨化症を含めた頸椎症においては単純 X 線，CT にて，骨棘など脊椎症性変性変化，骨化巣が確認されるが，硬膜管，脊髄との関係は MRI 検査，脊髄造影，CTM に委ねられる．脊髄腫瘍においては脊椎 X 線の所見は乏しく，椎弓根間距離の拡大，椎弓根像の変化，椎体後縁の scalloping 侵食像がある場合には診断的価値があるが，MRI が不可欠となる．MRI は脊柱管内占拠病変の確認とともに，Gd 造影を併用することにより質的診断が可能となる．脊椎腫瘍では X 線にて椎体の破壊性変化，椎弓根像の形態変化・消失などに注目する必要があり，CT 検査による three column の損傷部位の特定，さらには MRI による脊髄圧排所見の評価が決め手となる．脊椎カリエスとの鑑別は腫瘍では単純 X 線で椎間腔のスペースが温存されるのに比して，炎症疾患では椎間板まで破壊されること，膿瘍陰影として腸腰筋軟部陰影の拡大などがみられることが鑑別点となり，MRI で明らかとなり，とくに脊椎カリエスで MRI の Gd 造影にて膿瘍周囲に辺縁が強調される rim enhancement がみられることから，化膿性脊椎炎と鑑別されうる．いずれにしても最終的に起炎菌を明らかにする必要があり，治療適応決定するうえから生検による培養が必要となる．他に腫瘍性疾患では核医学診断として骨シンチグラム（^{99m}Tc-MDP）あるいは腫瘍シンチグラム（^{67}Ga Citrate）が有用であり，悪性腫瘍の鑑別，他部位の検索のため行われる．

6) 治　療

　胸椎疾患に対する保存療法は適応となる疾患が限られるが，脱臼骨折における体位整復 (postural reduction)，脊椎圧迫骨折における反張位ギプス固定・胸椎装具が処方される．手術療法の適応は変性疾患では痙性歩行など重篤な神経症状，あるいは ADL 障害を呈する例は手術適応となるが，靱帯骨化症のごとく，頸椎病変を合併している例では手術高位の選択に十分な配慮，検索が必要である．外傷性疾患では神経症状を伴う粉砕骨折，脱臼骨折は良い適応であり，神経症状のない例については骨片占拠率の高い粉砕骨折，脱臼骨折は適応となる．完全麻痺例では脱臼骨折は脊椎の再建を目的に適応となり，粉砕骨折は議論の的となっている．脊椎腫瘍では手術療法に異論はないが，転移性腫瘍では原発巣の生命的予後の評価が重要であり，3 カ月以上の予後が期待できる場合手術適応ありとされている．脊椎カリエスでは手術療法に期待されるところ大であるが，化膿性脊椎炎では起炎菌が明らかであり，有効な抗生剤がある場合保存療法の適応となる．手術療法例では手術の手法としては神経症状に対する除圧手術が基本となり，不安定性や外傷など構築学的破綻に対し，適

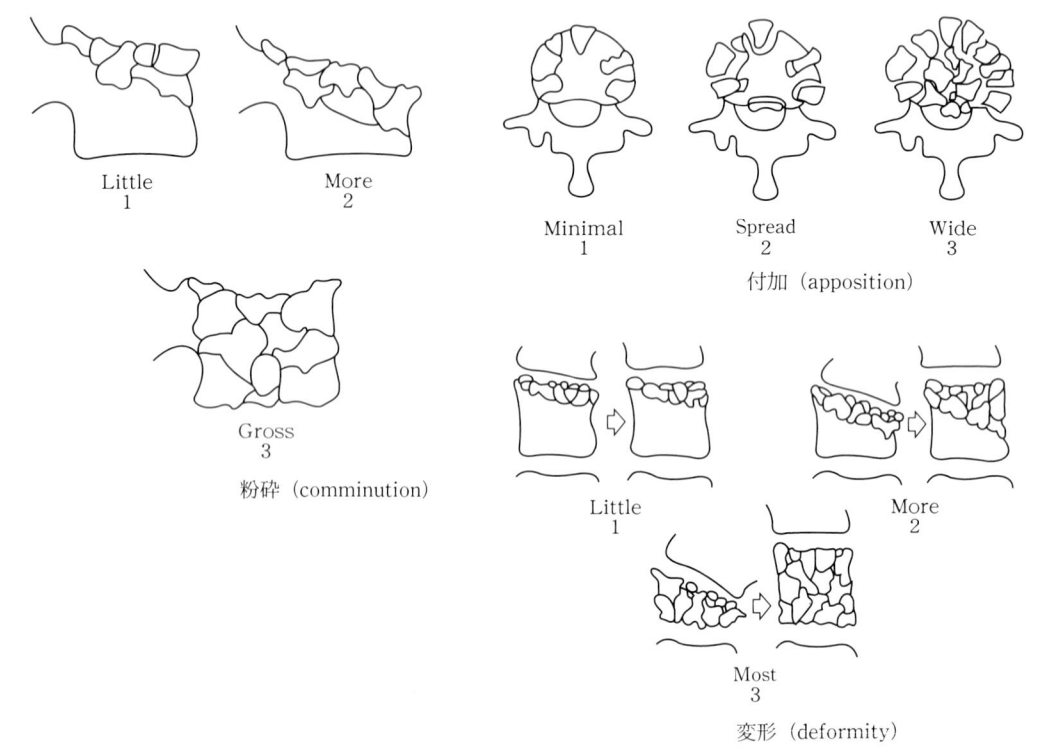

図 4　McCormack の脊椎骨折の分類

　comminution は CT 矢状面，apposition は CT axial 像，deformity は X 線での後彎変形を評価し，それぞれの数値の点数の合計で，6 点以下は後方法，7 点以上は前方再建手術の適応がある．
　粉砕：CT 矢状面再構築像で，粉砕部分が 30％以下を Little 1 点，30～60％を More 2 点，60％以上を Gross 3 点とする．
　付加：CT axial 像で，骨片の広がりの程度が 0～1 mm の転位を Minimal 1 点，最低 2 mm の転位があるが椎体の 50％以下の場合 Spread 2 点，最低 2 mm の転位が 50％以上を占める場合 Wide として 3 点とする．
　変形：X 線側面像で後彎変形の矯正が 3°以下の場合 Little 1 点，4～9°で More 2 点，10°以上の矯正が得られる場合 Most 3 点とする．

宜固定や再建が考慮される．手術法は圧迫病変の局在からアプローチが選択されるのが基本であるが，実際には胸椎椎間板ヘルニアや胸椎後縦靱帯骨化症など前方からの脊髄圧迫病変において前方除圧手術の侵襲度から前方・後方それぞれのアプローチが選択されている．胸椎は後彎を呈するため前方圧迫病変に対する後方除圧は不利であり，後方からの椎体後縁削除による骨化巣摘出・浮上あるいは広範囲の椎弓切除に加え，脊椎インスツルメンテーションによる固定などの方法が考慮される．一方前方除圧では開胸，あるいは胸膜外アプローチにより前方椎体，椎間板切除が行われる．いずれも手技的にリスクを伴う手術法であり，手術に習熟を要する．脊椎損傷においては破裂骨折，脱臼骨折は手術適応となり，破裂骨折は前方除圧固定，前方インスツルメンテーション，脱臼骨折は前後合併整復固定，あるいは後方整復固定が選択される．McCormack は脊椎骨折の手術治療の適応として load sharing による分類を提唱し[5]，前方法と後方法の適応規準について考察している（図4）．転移性脊椎腫瘍に対する手術療法は手術時期として少なくとも不全麻痺の時期に除圧固定を行う必要がある．病変の局在はほとんどが前方椎体からの圧迫であるが，神経症状の進行から緊急手術となる場合が多く，後方除圧が選択される場合が多い．予後の良い例では出血対策として embolization を行い前方腫瘍切除，再建手術の適応となる．

3．腰椎・腰仙椎疾患

腰椎疾患には退行変性に基づく疾患として腰椎椎間板ヘルニア，腰椎分離すべり症，変性腰椎すべり症，腰部脊柱管狭窄症(SCS)などがあげられ，外傷では胸椎同様圧迫骨折，破裂骨折，脱臼骨折があり，他に脊椎カリエス・化膿性脊椎炎，慢性関節リウマチに基づく炎症性疾患，脊椎・脊髄腫瘍疾患が含まれる．

1) 腰椎椎間板ヘルニア

腰椎椎間板ヘルニアは日常しばしば遭遇する疾患であり，椎間板線維輪亀裂部から髄核が脊柱管内に突出あるいは脱出し，馬尾神経や神経根を圧迫する疾患である．ヘルニア塊は髄核のみでなく，線維輪，軟骨終板，椎体なども含まれることがあり，ヘルニアの形態として線維輪最外層を穿破していないものを protrusion type とし，後縦靱帯を穿破しているものを extrusion type とし，遊離したものを sequesteration type に分類される．臨床症状は腰痛，下肢痛として坐骨神経痛を生じ，神経根圧迫による当該神経根症状を伴う．

2) 脊椎分離すべり症

脊椎分離症は椎弓の椎間関節突起間部の亀裂をきたす疾患であり，スポーツなど力学的負荷による疲労骨折，あるいは先天的な要因などが原因となる．分離症のみでは臨床症状には乏しいことが多いが，腰痛，殿部痛，大腿部痛など疼痛を訴えることが多い．分離すべり症では分離に伴い，不安定性からすべりを生じ，臨床症状として腰痛・下肢痛に加え，神経症状を呈する．

3) 変性腰椎すべり症

椎間板および椎間関節の変性によりすべりを生じるものであり，L4/5 間に多く発生し，女性に多い．脊椎不安定性による腰痛，椎間関節による疼痛，脊柱管狭窄症による間欠性跛行を呈する．

4）腰部脊柱管狭窄症

腰部脊柱管狭窄症（spinal canal stenosis：SCS）は，腰部脊柱管が占拠性病変により狭窄するものであり，椎間関節の変形・肥厚，黄色靱帯の肥厚，椎間板の変性などが関与する．症状として神経根あるいは馬尾神経が障害を受け，間欠性跛行が特徴的な症候となる．

5）急性腰痛症

急激に発症した腰痛であり，「ギックリ腰」，「キアリ腰」などと呼ばれ，原因は腰椎椎間板ヘルニアから筋・筋膜性腰痛までさまざまである．

6）腰椎疾患の診断

腰椎疾患の診断は臨床症状の評価とともに画像診断が不可欠であり，臨床症状として疼痛では腰痛と下肢痛の区別，疼痛の程度・性質・部位の特徴を詳細に評価することが重要である．下肢症状の徒手検査として坐骨神経痛を誘発する下肢伸展挙上テスト（SLR test），大腿神経痛を誘発する大腿神経伸展テスト（FNST）がある．神経症状では腰部症状に加え，神経学的異常所見の有無，神経症状の程度・高位から判断して神経根，あるいは馬尾神経が関与する病態を鑑別する．すなわちL3/4のヘルニアでは大腿四頭筋の脱力・萎縮，膝蓋腱反射減弱が特徴となり，L4/5のヘルニアでは足関節・母趾背屈筋力低下，足背知覚低下を認め，L5/S1ヘルニアでは足関節・母趾底屈筋力低下，下腿後面知覚低下，アキレス腱反射減弱などの症状を呈する．画像診断は不可欠であり，単純X線検査，断層撮影から脊椎の形態，椎間腔の変化およびアライメントの異常に着目し，さらに動態撮影から不安定性を評価する．MRIでは椎間板の変性，ヘルニアの局在が明らかとなり，Gd造影にて傷害神経根の特定，あるいは脱出型ヘルニアにおける吸収消失の可能性について示唆を与える．他に外傷性脊椎損傷ではCT検査が不可欠であり，損傷形態を詳細に評価する必要がある．

7）治療

腰椎疾患の中で筋・筋膜性腰痛，腰椎椎間板ヘルニア，腰椎分離すべり症，変性腰椎すべり症，腰部脊柱管狭窄症などでは腰椎の不安定性，および神経根圧迫に基づく症状として腰痛・下肢痛を含めた神経症状が問題となり，これらが治療の対象となる．一方腰椎外傷性疾患や腫瘍性疾患では，腰椎の構築学的破綻および脊柱管内占拠病変により神経症状を呈するため，神経除圧および脊柱再建による安定性の獲得が治療の目的となる．

保存療法では疼痛に対する治療が主体となり，薬物療法，理学療法，あるいは局所の安静を図るためのコルセット，装具療法が考慮される．腰部脊柱管狭窄症における間欠性跛行は前屈位を保持することにより改善され，装具による姿勢保持が大きく影響する．椎間板ヘルニアや脊柱管狭窄症に対する神経根ブロックは障害神経根へのブロックは有効性が高く，診断的意義も高い．腰椎疾患に対する手術療法の適応は腰椎変性疾患では適応を厳選する必要があり，十分な保存療法にも抵抗性で疼痛著しい例，間欠性跛行などADL障害が著しい例，筋力低下を呈する神経症状が重篤な例，術後再発例などが適応となる．また外傷疾患で神経症状を呈する粉砕骨折，脱臼骨折は除圧・再建術の適応となり，圧迫骨折は保存療法の適応となる．脊椎腫瘍・化膿性脊椎炎は胸椎疾患における病態と同様であり，予後予測，診断の確定，起炎菌の確定により治療方針を決定する．

腰椎疾患に対する手術療法としての基本は除圧・固定術であり，それぞれ単独あるいは複合して計画が立てられる．手術アプローチは前方法，後方法，前後合併法があり，病態に応じて，除圧あるいは固定の方法を考じる．

4. 脊椎疾患に対する装具療法

脊椎疾患に対する装具療法の目的は脊椎の外固定と変形矯正であり，外固定としては脊椎の不安定性に基づく疼痛や神経症状の改善・進行の予防，あるいは除圧固定術後の支持性獲得への補強が目的となり，変形矯正としては側弯や後弯の矯正が目的となる[6]．一方頸椎捻挫を含めた，外傷性疾患では急激な脊椎構築学的破綻に対する早急の支持性獲得が必要となり，装具療法の占める役割が手術例・保存治療例ともに大きくなる．すなわち脊椎装具の応用は一方で疼痛疾患に対して局所の安静を図ることによる除痛効果，あるいは脊椎の不安定性を有する疾患に対して，不安定性の除去，術後の外固定を目的として用いられ，さらに他方で変形の予防・矯正を目的として応用される．したがって脊椎疾患における装具療法は保存療法の一環として，あるいは手術療法の術後補助療法として位置づけられている．

1) 脊椎装具の種類

脊椎装具は高位によって頸椎装具，頸胸椎装具，胸腰仙椎装具，腰仙椎装具に分類されるが，骨盤帯が装具の最も重要な支持部分となるため，通常骨盤帯はどの種類の装具でも常に被覆される．したがって骨盤からカバーされる高さの上限が装具の高位別の名称となり，頸椎ではCO (cervical orthoses)，頸胸椎ではCTO (cervicothoracic orthoses)，頸胸腰仙椎ではCTLSO (cervico-thraco-lumbo-sacral orthoses)，胸腰仙椎ではTLSO (thoraco-lumbo-sacral orthoses)，腰仙椎ではLSO (lumbosacral orthoses)，仙腸関節ではSIO (sacroiliac orthoses) と表示される．また装具は材質によって硬性装具，半硬性装具，軟性装具に分類され，それぞれ疾患の特異性，使用目的か

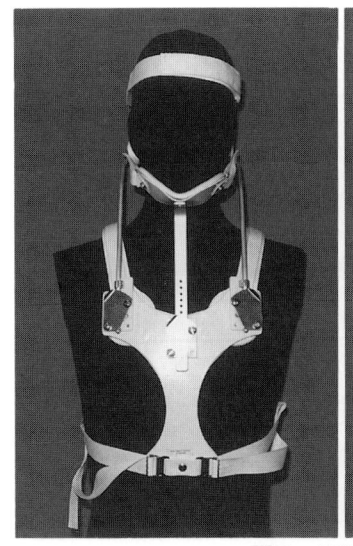

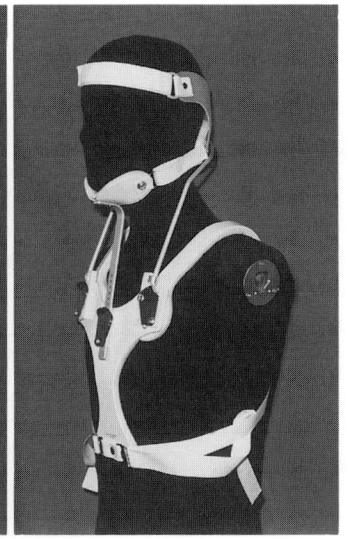

図5 SOMI装具

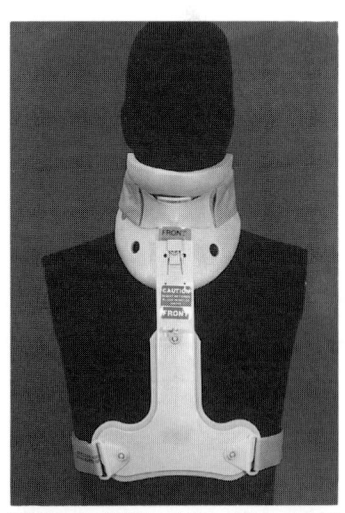

図6 スタビライザー付フィラデルフィアカラー

ら，固定力において十分な強度を考慮し選択される[6,7]．

a．頸椎装具

頸椎装具は装具とカラーに分けられ，明確な区別はないものの装具は支柱が前胸部以下まで覆うものであり，カラーは下顎から鎖骨より上位を覆うものと区別される．頸椎カラーは頸椎の前後屈を制限することを目的としたものであり，固定性が少ないものの，着脱が容易で簡便である．

(1) SOMI (sternooccipital mandibular immobilizer) brace

カスタムメイドの装具であり，下顎，胸骨，後頭部にサポートを設置し，2本の後方支柱と下顎を固定する前方支柱をそれぞれストラップで連結・固定している．側屈，後屈制御に若干劣るが，前屈，回旋の制御に優れている（図5）．

(2) フィラデルフィア・スタビライザー付装具

後述のフィラデルフィア・カラーに胸骨サポートを追加し，ストラップで固定した装具で中下位頸椎の固定性を強化する（図6）．

(3) Panzer型装具（CTLSO）

頸部から骨盤帯まで含めた硬性装具であり，頸椎，胸椎，腰椎の前後屈，側屈，回旋を制御する．採型装具であり，体幹から骨盤帯まで採型ギプスを巻いて作製する必要がある．頸椎手術後の胸椎部までの強固な外固定が必要な場合に用いられる．

(4) 頸椎カラー

カラーは着脱が容易で，装着感がより快適である利点を有しており，支持性に劣るが，頸部の前後屈制御を目的とした頸椎装具（CO）である．

ソフトカラー：スポンジで作られたカラーで支持性に乏しいが，装着により軽度前屈位を保持する姿勢が効果的であり，装着感が良いことが利点となっている．

カラーキーパー：ウレタンフォームで作られたカラーでソフトカラーより硬い素材を使用し，支持性が若干高くなっている．

ポリネック・カラー：2枚のポリエチレンシートを重ね合わせ，マジックテープで固定することにより高さを多少変えることができるよう作られたカラーで，下顎と鎖骨上間をカバーする．頸椎の前後屈を制御するも，回旋・側屈はフリーである（図7）．

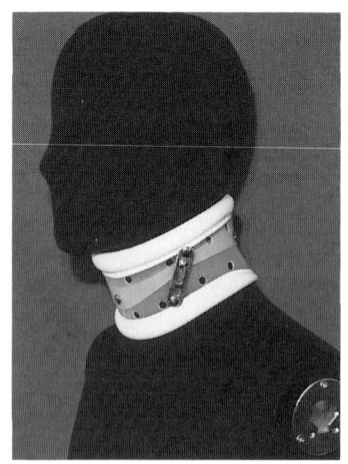

図7　ポリネック・カラー　　　図8　ワイヤカラー

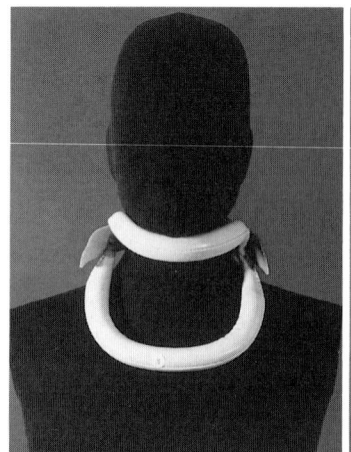

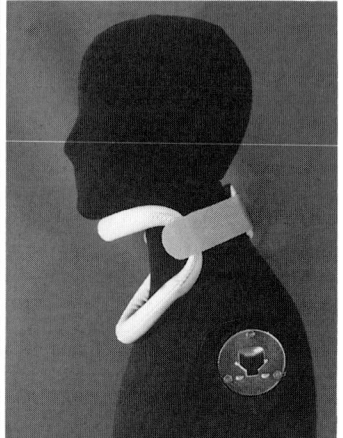

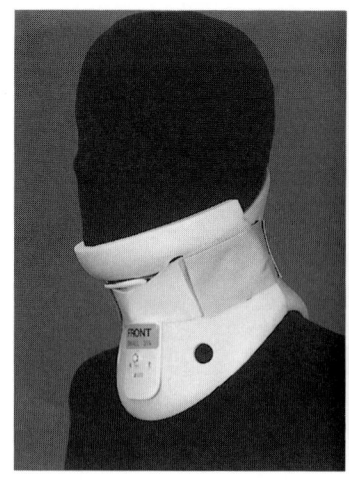

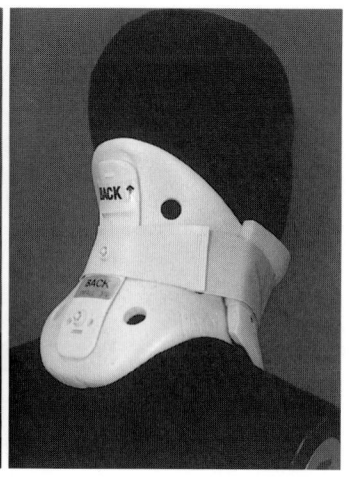

図9　フィラデルフィア・カラー

　ワイヤカラー：前屈制御用のカラーで頸部前方をワイヤフレームにて支持し，後方はパッドにてフリーとなっており，関節リウマチにおける環軸椎前方亜脱臼に適している[8]（図8）．
　フィラデルフィア・カラー：従来の頸椎カラーを下顎の一部と前胸部，および後頭部まで被覆範囲を延長したカラーでポリエチレンフォームを素材として支持性はより強化されている（図9）．
　(5) 頸胸椎装具［ハロー式］（Halo-vest）
　ハローリングとベストを組み合わせた固定器具であり，頭蓋骨外板に直接ピンを刺入してハローリングを固定し，胸部のベストとの間をロッドで連結するため，頭部・頸椎が強固に固定される．術前・術後の頸椎固定に用いられる．

b．胸腰仙椎・腰仙椎装具

　胸腰仙椎・腰仙椎装具はプラスチック素材など硬性装具と布あるいはナイロンメッシュ素材による軟性装具に分けられ，基本構造として金属あるいはプラスチックからなる支柱（upright bar，前方・後方・側方）が組み込まれ，背面に横バー（outrigger）として骨盤帯（pelvic band），胸椎バンド（thoracic band）が，さらに前面の腹部エプロン（abdominal support）から構成されている[7,9,10]．主として背面を支える支柱やバンドとは互いに結合され，これらと腹部エプロンとはストラップにて連結・固定されている．装具の前方部分では腹部エプロンとして適宜パッドなど組み込み，剣状突起下縁を一応の上限とし，下位は恥骨結合部に圧迫を加える形となっている．後方部分は横バーとして骨盤帯を殿部膨隆部に，また胸椎バンドを胸腰仙椎装具では肩甲骨中央に，腰仙椎装具で肩甲骨下角に設置するのが規準となっている（図10，11）．装具の目的として脊椎のある運動方向を制御することを目的とする場合，あるいは前彎や後彎の矯正を図ることを目的とする場合，後方あるいは前方の支柱を設置し，それぞれ後屈あるいは前屈運動を制御することが可能であり，さらに後方あるいは前方に設置したパッドが3点支持により矯正を図ることができる．たとえばジュウェット（Jewett）型装具では前方フレームにて前屈を制御し，後方パッドにて後彎を矯正する目的にかなった装具となっている．腰椎疾患では腰痛・下肢痛に対して，局所の安静を保持する目的で体動を制御する装具を使用する．脊柱管狭窄症における間欠性跛行は歩行にて疼痛・しびれが発現するが，bicycle testのごとく，自転車走行の姿勢では症状が出現しないことから，腰椎を前屈位に保持することが重要であり，腰仙椎装具であるウイリアムス装具やナイト装具は脊柱管狭窄症に対する

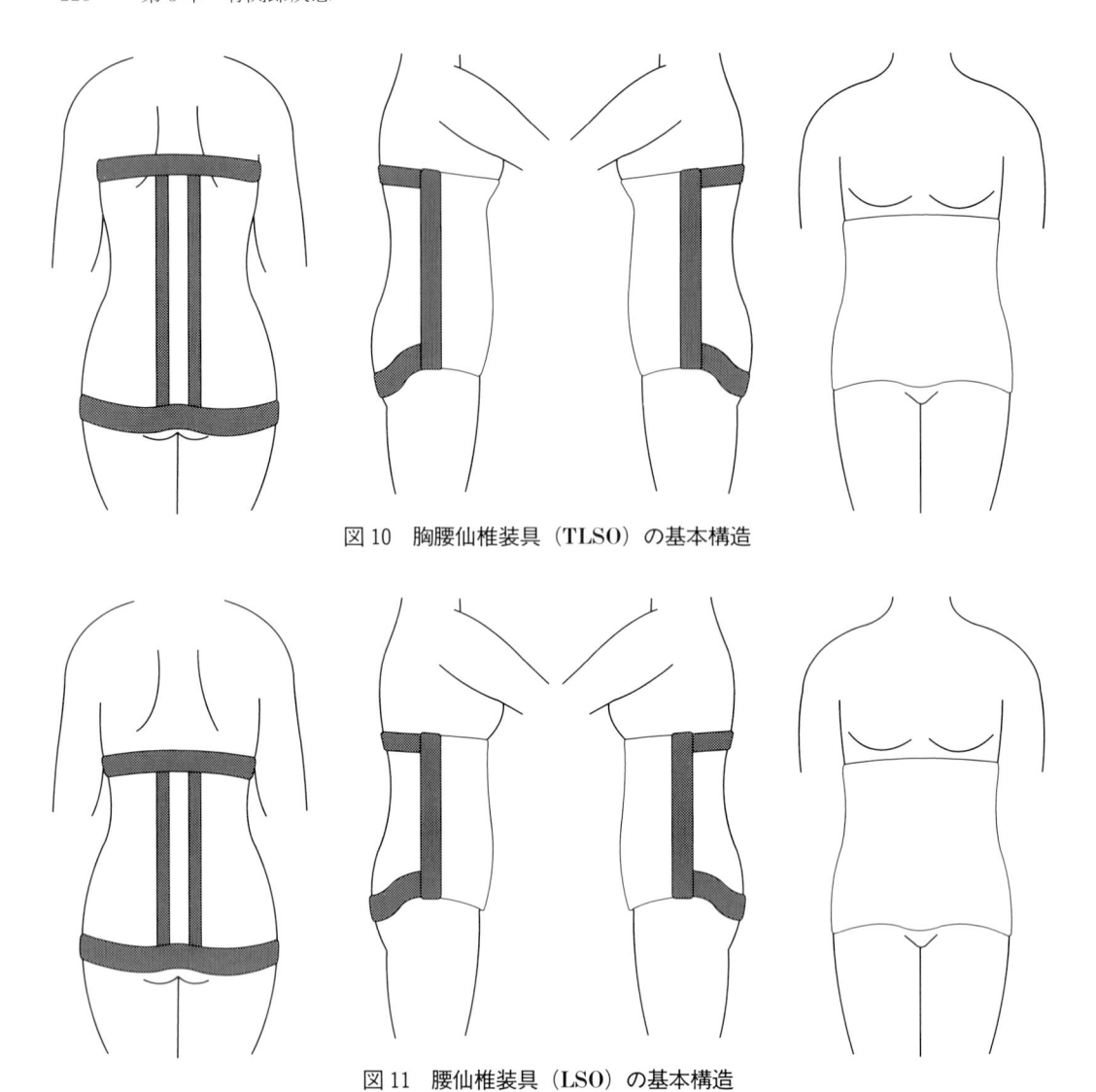

図10　胸腰仙椎装具（TLSO）の基本構造

図11　腰仙椎装具（LSO）の基本構造

治療用装具として腰椎を前屈位に保持するよう図られている．
(1) 胸腰仙椎装具［スタインドラー型］（TLSO）
　2本の後方支柱と側方支柱，および前方にも2本の支柱からなり，前方支柱間を前合わせとしてベルクロやひもにて固定する．横バーは上位では肩甲骨上部から腋下を回り，前方鎖骨下で前方支柱に連結し，下位では骨盤帯から前方支柱までつなげ，一体化されている．肩は後方支柱・前方支柱間でストラップにて固定される（図12）．
(2) 胸腰仙椎装具［テーラー型］（TLSO）
　前後屈を制御すべく，2本の後方支柱と前方エプロンである大きなパッドからなる．横バーは上位では肩甲骨中央に，下位では骨盤帯に設置し，前方パッドとの間をストラップにて固定し，さらに後方支柱と横バーの間をストラップにて連結し，肩を固定する（図13）．

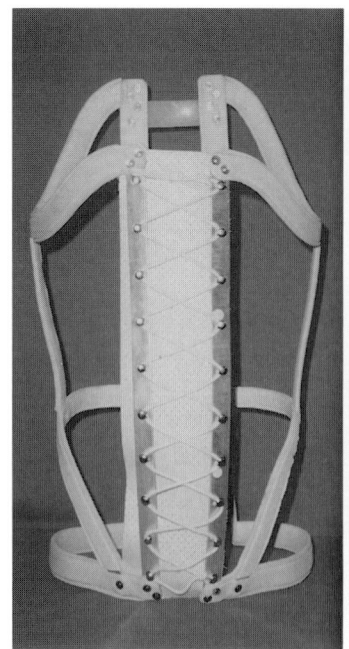

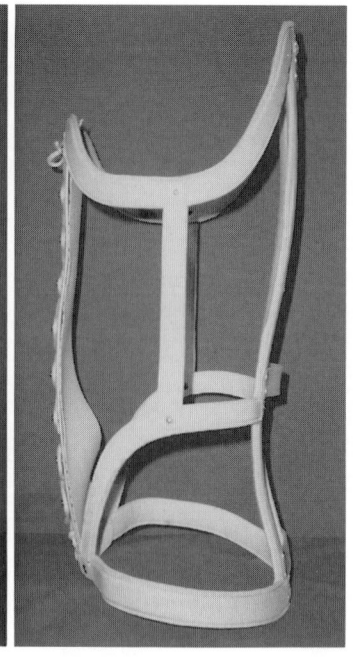

図12 胸腰仙椎装具［スタインドラー型］(TLSO)

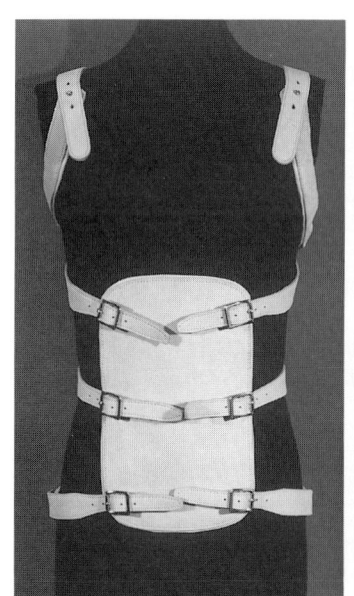

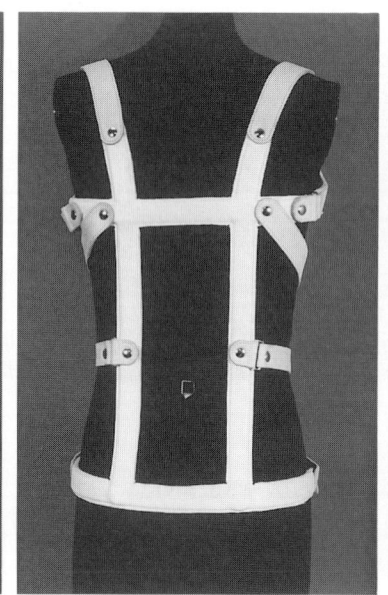

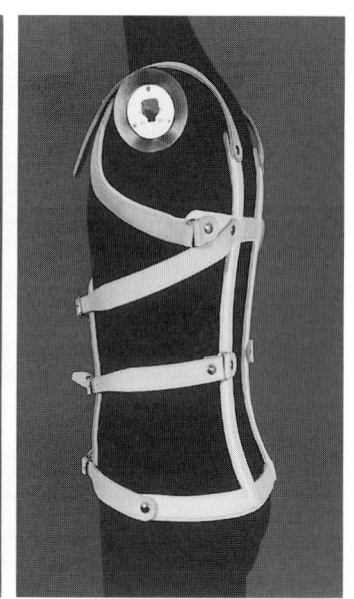

図13 胸腰仙椎装具［テーラー型］(TLSO)

(3) 胸腰仙椎装具［ジュウェット型］(TLSO)

後方パッドにより後彎矯正を図る装具であり，後方パッドと胸骨パッド，恥骨パッドの3点固定からなる装具である．通常の胸椎装具より高位に設置した胸骨パッドと恥骨上パッドは側方支柱と結合し，フレームを組む場合もあるが，後彎頂椎部にあたる後方パッドはストラップにて側方支柱，両パッドに固定される．脊椎の前屈を制限し，後屈はフリーであり，後彎が矯正される（図14）．

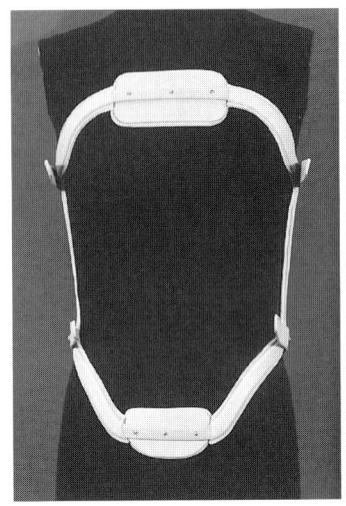

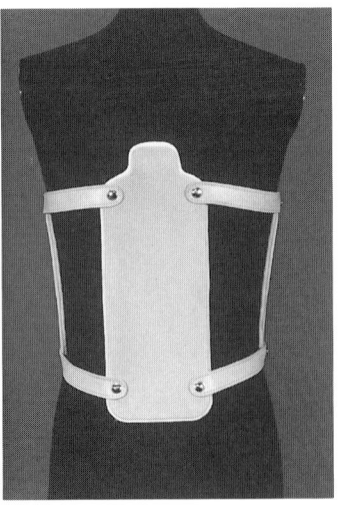

図 14 胸腰仙椎装具［ジュウェット型］（TLSO）

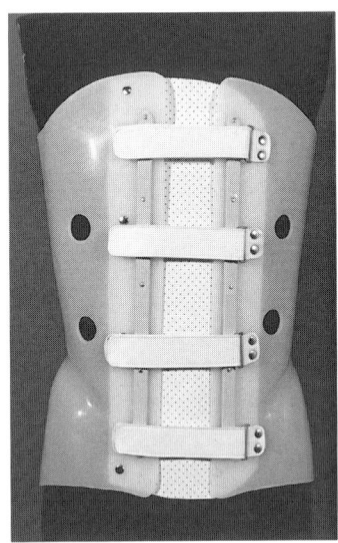

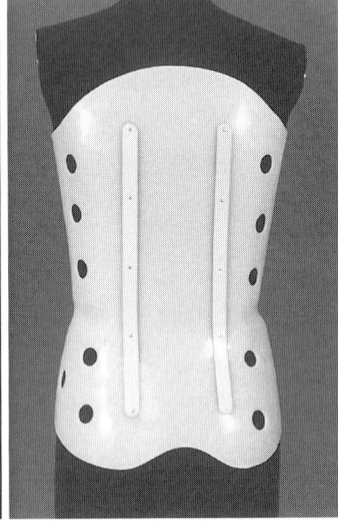

図 15 胸腰椎仙装具［モールド式］（TLSO）
前方，後方に支柱を施し，前合わせ装具．

(4) 胸腰仙椎装具［モールド式］plaster body jacket（TLSO）

プラスチック素材により採型にて作製する molding brace であり，前合わせ，後ろ合わせ，両合わせ式がある．主として術後の固定胸椎・腰椎外傷の保存治療の一環として用いられる（図15）．

(5) 腰仙椎装具［軟性］（ダーメンコルセット）（LSO）

ばね芯を組み込んだ布製，あるいはナイロンメッシュを素材として作製される．コルセットは前方は恥骨結合から剣状突起までを覆い，後方は肩甲骨下角から殿部を被覆するのが規準となっているが，高さは製作者によりさまざまである．コルセットの効果は腰椎の運動を制限するとともに，腹部に圧迫を加え腹圧を上昇させることであるとされている（図16）．

(6) 腰仙椎装具［ウイリアムス型］（LSO）

骨盤帯，胸椎バンドと側方支柱，後側方支柱からなる，後屈・側屈を制御する装具である．前方はフリーとし，前方のエプロンにて下腹部を圧迫してストラップにて側方支柱と連結することによ

2 脊椎疾患　231

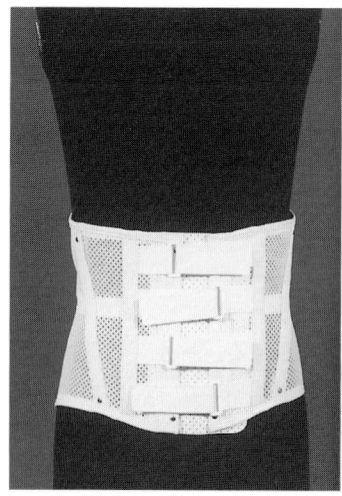

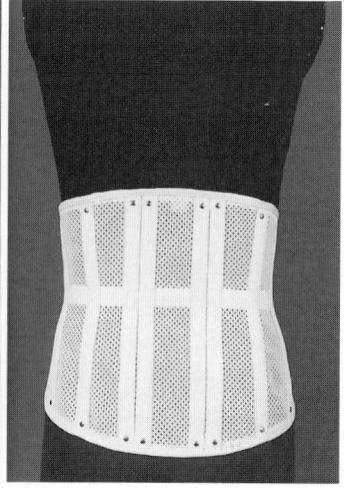

図16　腰仙椎軟性装具（ダーメンコルセット）

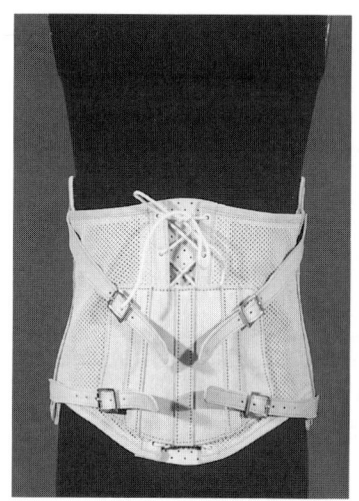

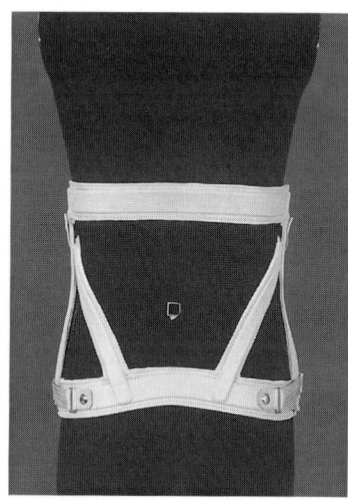

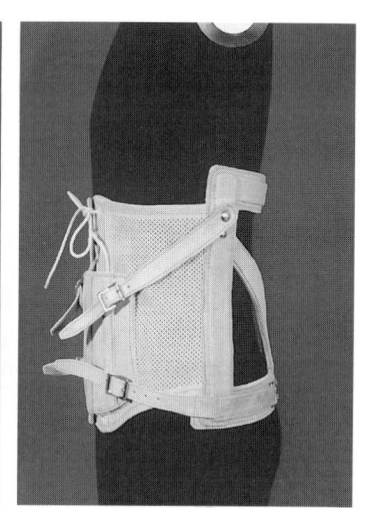

図17　腰仙椎装具［ウイリアムス型］（LSO）

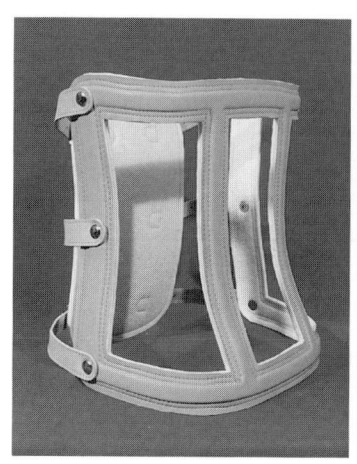

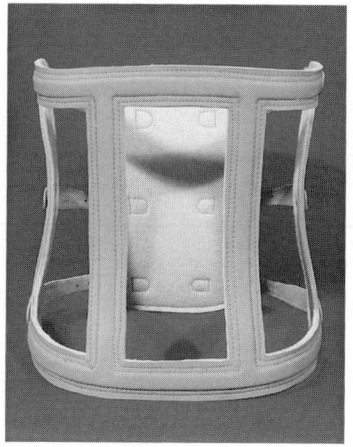

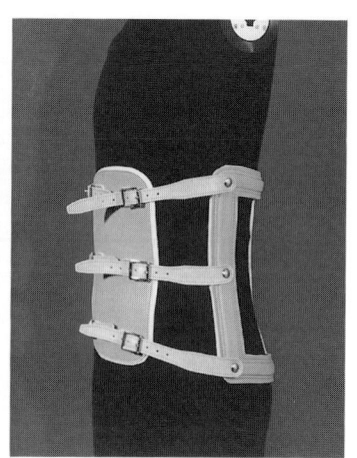

図18　腰仙椎装具［ナイト型］（LSO）

り前屈を保持する装具となっている．腰椎を前屈位に保持することにより，脊柱管狭窄が若干解除され，間欠性跛行などの症状が改善することが，本装具の目的とするところである（図17）．

(7) 腰仙椎装具［ナイト型］（LSO）

2本の強固な後方支柱と側方支柱，骨盤帯，胸椎バンドからなる前屈・後屈・側屈を制御する腰仙椎装具である．前方は full front abdominal support とし，剣状突起まで被覆し，前屈を制御する（図18）．

2) 脊椎装具の作製

硬性装具，半硬性装具は金属支柱およびポリエチレンフレームにて作製する．軟性装具はばね芯を適宜組み込み，布あるいはナイロンメッシュを用いて作製する．装具の採型は採寸のみでは不完全であり，通常ギプスにて採型し，陽性モデルを作製してトリミングした後，完成させる．

（南　昌平）

文　献

1) 高田正三：脊柱の機能障害．日本義肢装具学会誌，**13**：380-386，1997．
2) Denis F：The three column spine and its significance in the classification of acute thoracolumbar spine injuries. *Spine,* **8**：817-831, 1983.
3) 伊藤達雄：頚部，頚椎の変性疾患．整形外科診療プラクティス（大木　勲・玉置哲也・松井宣夫編），金原出版，1995，p 330-344．
4) 南　昌平：胸腰椎移行部損傷．NEW MOOK 整形外科 4　脊椎・脊髄損傷，金原出版，1998，p 204-214．
5) McComack T, Karaikovic E, Gaines RW：The load sharing classification of spinal fracture. *Spine,* **19**：1741-1744, 1994.
6) Marsolaris B：Spinal pain. Atlas of Orthotics—Biomechanical principles and application. Mosby Co. American Academy of Orthopaedic Surgeon, 1985, p386-400.
7) Fishman S, Berger N, Edelstein JE et al：Spinal orthoses. Atlas of Orthotics—Biomechanical principles and application. Mosby Co. American Academy of Orthopaedic Surgeon, 1985, p238-256.
8) 東山義龍：頚椎腰装具．別冊整形外科 4 体幹装具の最近の進歩，南江堂，1983，p 178-183．
9) 土肥信之，橋本満臣，林　和弘：胸腰椎装具．別冊整形外科 4 体幹装具の最近の進歩．南江堂，1983，p 185-192．
10) 平林　茂，中村耕三：腰椎疾患に対する術前後の体幹装具．日本義肢装具学会誌，**13**：304-310，1997．

第3章 骨関節疾患

3 関節リウマチ

　関節リウマチ（RA）に対する装具治療の目的は，①関節痛の軽減，②関節変形の進行防止，③変形の矯正，④関節の動揺性に対する支持性の補助，⑤脊椎可動域制限による脊髄の保護，などである．

　RAの関節変形は，骨破壊，関節包・靱帯の弛緩と拘縮，筋腱のバランス不良の結果であり，これらの原因が内在し持続していることから，装具による変形進行の完全な防止は困難である．また，皮膚を介しての外固定では，変形の完全な矯正は困難である．しかし，いったん関節変形が始まり，進行しても，関節変形の進行が途中で停止する症例が存在する．このような症例の存在は，適切な装具の補助で，関節変形の進行をさらに少なくすることができる可能性を示している．全身的な炎症が制御されていて，骨が修復することのできる病態であれば，装具でアライメントを保つことで，関節適合性の良い二次性変形性関節症に導き，関節機能を温存し，疼痛を軽減することが可能な症例が存在する．

　一方，ムチランス型RAなどの骨吸収の著しいRAでは，その病勢に装具療法は太刀打ちできないことが多い．ムチランス型RAであると判断されたら，罹患関節を把握し，長期経過を予想し，人工関節や関節固定術を早めに行ったほうが機能を温存できる．

　RAの装具は，いったん装着を始めれば長期にわたり続けることとなるので，装着感が良くなければならない．RA患者は手指の機能障害があるため，RAの装具は，軽量で，着脱が簡便であり，一人で着脱できなければならない．理論的には固定性の良い装具を処方しても，実際には患者が装着していないことを知らされることがある．強固な固定や過度の矯正は，結果として受け入れられないこともあるので，使い続けてもらえる装具の処方に留意すべきである．

1. 頸椎装具

　RA頸椎病変には環軸椎亜脱臼（atlantoaxial subluxation：AAS），垂直亜脱臼（vertical subluxation：VS），中下位頸椎亜脱臼（subaxial subluxation：SS）がある．上位頸椎病変は，整復可能なAASから整復不能なAASに進行し，さらにVSに至る[1]．疼痛の緩和にはカラーは有用である．カラーは強固な固定力はもっていないので，カラーによる保存療法の効果は少なめに見積らざるをえない[2,3]．カラーは高度のVSに対しては効果に乏しい．しかし，AASやSSで，しびれや腱反射の亢進を発現した場合でも，カラー装着によりこれらの症状徴候が消失する症例を経験する．AAS，SSに対しては，頸椎可動域に制限を加えることで亜脱臼や脊髄症を防止，遅延，改善できる症例が存在する．環椎が前方に亜脱臼した状態が持続すると，症例によっては環椎が下方に亜脱臼し，その結果かえって環軸椎間が安定化し（骨癒合が得られる症例も存在する），上位頸椎部はクモ膜下腔が広いために，脊髄症状の発現に至らずにすむ症例が少なからず存在する．このような経過をたどる症例が存在することは，装具療法は完全な整復位が得られなくとも継続する価値があるこ

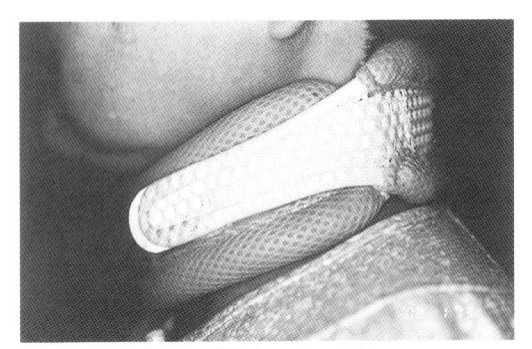

図1　ポリネック・カラー
最も簡便な頸椎装具である．手指機能障害のある患者でもベルクロを側方や前方に設けると一人で着脱可能．

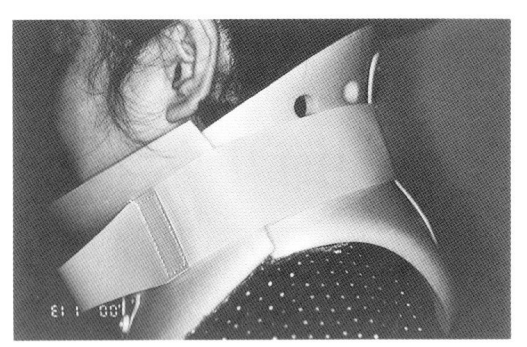

図2　フィラデルフィア・カラー
ポリネック型より固定性がよいが，手指機能障害がある患者では，一人での着脱が困難である．

とを示唆している．環軸椎歯突起間距離（atlantdental interval：ADI）6 mm程度の症例から経時的観察を行い，予防的な装具の装着を考慮する．

ポリネック・カラーと呼称される顎受けのないカラー（図1）が最も一般的である．頸椎の屈曲を制限するが，固定性は高くない．表面の素材を布地にすれば，外見が受け入れやすい．ベルクロマジックテープの位置を患者の手の届く側方か前方に作製すると，自分で着脱可能となる．しびれや腱反射の亢進を発現した症例に装具で対処する場合は，フィラデルフィア・カラー（図2）のほうが固定力がある．ポリネック・カラーより上下全周性に延長されており，顎受けがついているが，長期的装着には不向きである．

2．上肢装具

1）肘

ムチランス型RAで，高度の骨吸収をきたし側方向の動揺性が強い症例で，肘継手を用いた装具の処方が考慮される．しかし，こうした症例は，痛みが少なく，可動域も保たれていることが多く，摂食，整容といった最低限のADLも保たれていることが多いので，かさばり，自己着脱のむずかしい装具は，患者に好まれないことが多い．

2）手関節

手部を装具で把持するためには，装具の一部を手掌に置かざるをえないが，そのために，指腹と手掌による物の把持はどうしても行いにくくなる．手関節の痛みが強い症例，ムチランス型RAで高度の骨吸収をきたし，手部が下垂しflailな症例では手関節装具の使用が考慮されるが，上述の理由から患者に好まれないことが多い．ムチランス型RAで手関節がflailになる時期には，通常下肢に人工関節形成術が必要になる場合が多く，これらの手術と同時に，切除骨を移植骨として手関節固定術を行うことを推奨する．

手関節に対するサポーター固定は理論的には固定性が不十分と考えられるが，愛用している患者も多く，試みる価値がある（図3）．

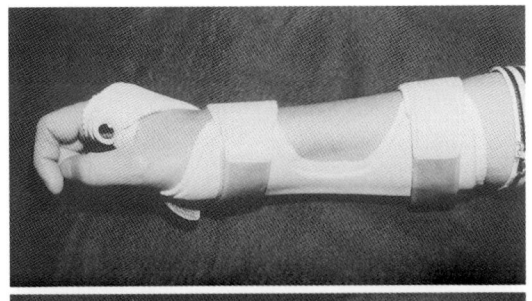

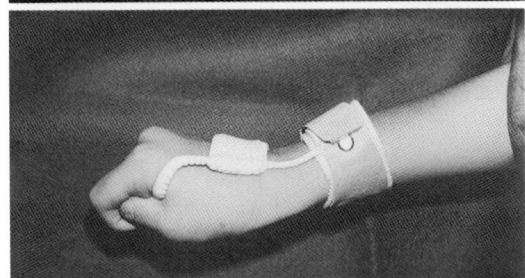

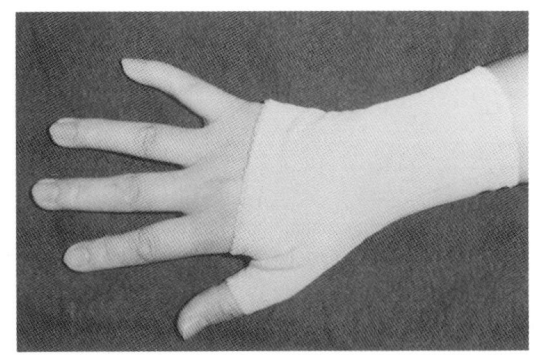

図3　各種手関節装具

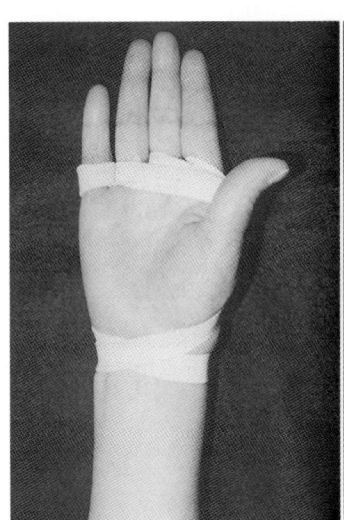

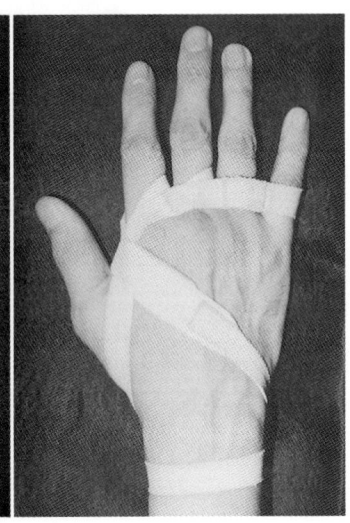

図4　MP尺側偏位防止用装具

3） MP 関節

尺側偏位の頻度が高く，その矯正，進行予防を企図した装具を処方する場合がある（**図4**）．しかし，MP 関節の変形に対する装具は，なんらかの方法で基節を把持するために MP 屈曲が制限され，長期にわたり装着してくれる患者は少ない．MP が脱臼していて，パソコン，ワープロのタイピングを行いにくい場合には，示指基節を掌側，橈側，背側から固定すると，示指でのタイピングが行いやすくなる（**図5**）．

4） 指

スワンネック変形に対して3点固定法による指装具が有用である（**図6**）．母指 IP 過伸展変形，

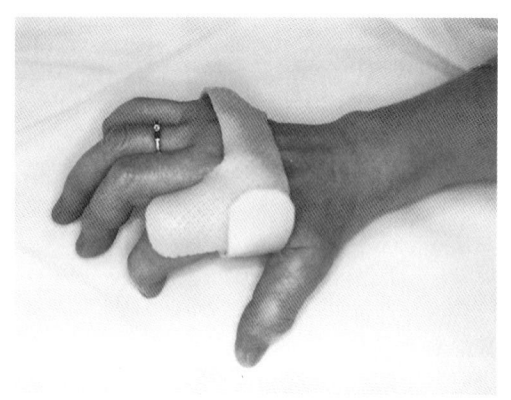

図5 示指 MP 関節固定装具
タイピングに有利である.

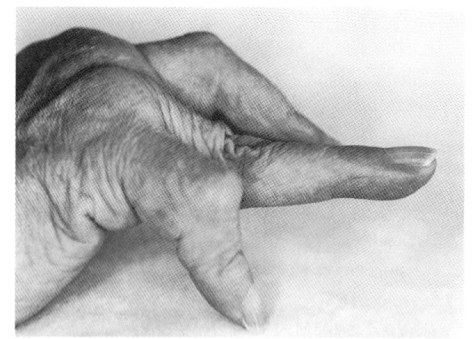

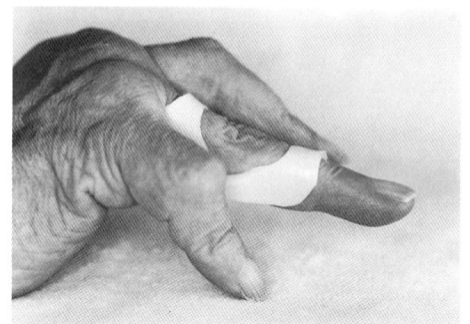

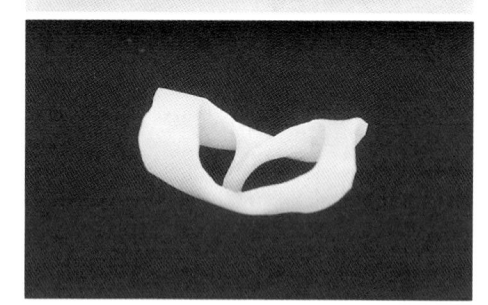

図6 スワンネック変形用指装具

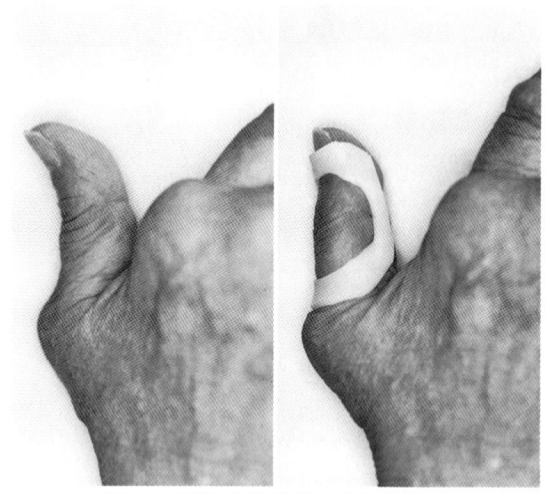

図7 母指 IP 過伸展変形用指装具

橈屈変形に対しても,この装具は,指腹でのピンチが可能である(**図7**).この装具が母指 IP に対して有用な場合には,母指 IP 関節固定術の適応がある.とくに,ムチランス型 RA で,高度の骨吸収を母指 IP にきたしている場合,人工関節置換術,MTP 関節切除関節形成術などの機会に,切除骨をブロック状にして骨移植し,母指 IP を固定するとともに指の長さを回復するとよい.同時に,示指 DIP 関節固定術も考慮する.

3. 下肢装具

1) 膝

内外反変形や反張膝を生じている場合に,支柱と膝継手のついた装具が考慮されるが,こうした装具は RA 患者には装着がむずかしく,変形進行を防止する効果も乏しい.人工膝関節形成術を考

慮する．

2）足関節

疼痛の軽減，変形の発生，変形の進行防止を企図して，足関節装具を用いる適応がある．内外反のみを制動したい場合は内外側にプラスチックの支持部をつけた足関節靱帯損傷用装具をリウマチ治療に転用できる．内外反の制動を効果を高め，底背屈も制動したい場合はU字型装具とする（図8）．これらの装具は通常の靴の中に入れて使用できる．

3）足底装具

MTP関節に亜脱臼を生じており中足骨骨頭部に有痛性胼胝を生じている場合，MTP関節形成術の適応があるが，装具でも対処は可能である．メタタルザルサポート，アーチサポートをもった足底板を作製し，靴の中に入れて用いる．これらは室内用に作製することもできる．

ムチランス型RAでは，しばしば足部の舟底変形を生じ，対処が困難である．舟底変形は通常の足底装具では対処できない．足底をモールドし，外縁をもち足部全体を包みこむ様式の足底装具を作製し，この装具にソールをつけそのまま歩行できるようにするか，あるいは，この足底装具を靴型装具の中に入れるようにする（図9）．

4）靴型装具

足関節・後足部・足根部に複合変形があり，変形進行の防止を企図するには，果部上部まで覆う半長靴型装具を処方する．RAでは足関節・後足部に外反変形を生じることが多く，ムチランス型RAでは，これに縦アーチ・横アーチの減少や距骨頭の内側脱臼が加わる複合変形が多い．また

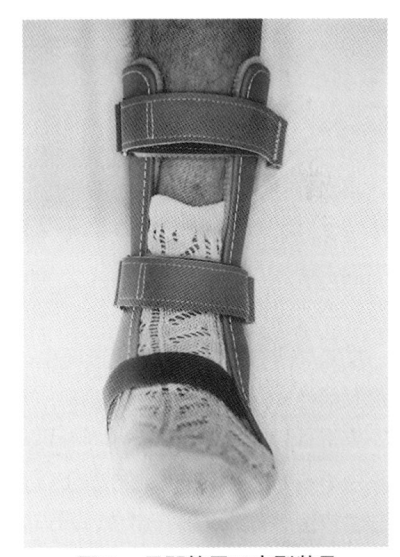

図8　足関節用U字型装具

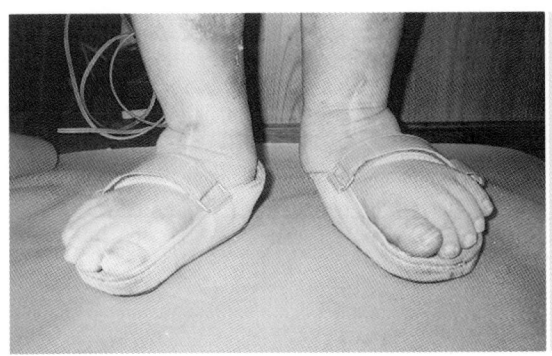

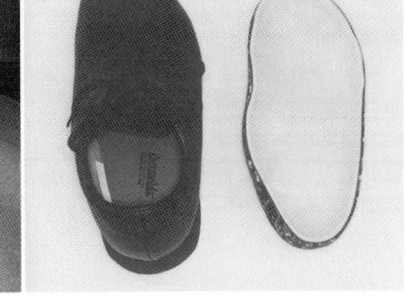

図9　足底装具
ムチランス型RAの舟底外反扁平足変形に対しての使用例である．ソールを付けた室内用と靴の中に入れた外出用．

内反尖足変形をきたす場合もある．これらの変形の発生を察知した場合，変形を矯正するというよりは，現状の足の形をホールドし，足底アーチをもった半長靴型装具を装着することは，保存療法として試みる価値がある．しかし，靴が重いこと，屋内で履きにくいこと，皮膚のトラブルがあることから装着を放棄する患者もいる．底背屈制限が強い場合には着脱が容易な後開き式を検討してみる（図10）．

5）靴底の補正

2cm以上の脚長差がある場合，補高すべきである．

足関節・後足部変形があり，内反を生じている場合は外側にフレア・ヒールを出すと歩行が安定する（図10）．

6）着脱を容易にする工夫

RA患者は手指機能障害をもつことがほとんどで，なるべく一人で着脱できるための工夫が必要である．固定にはベルクロマジックテープが便利で，その末端をリング状にすると，手指機能障害があっても指をひっかけテープを牽引固定することが容易となる．

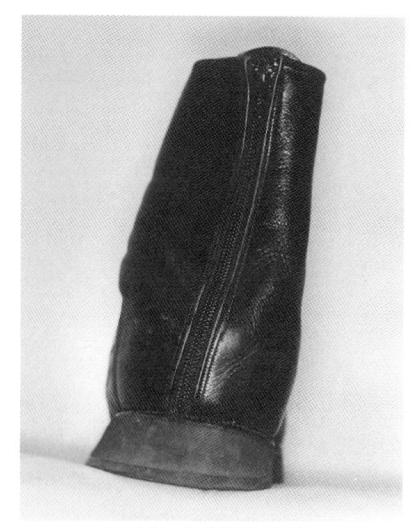

図10 半長靴型装具
内反尖足変形に対する使用例．足部全体をホールドするデザインで矯正はねらわないこととし，外側にフレア・ヒールを出し，後開き式とした．靴の中には，足底板を用いている．

関節局所の鎮痛，関節変形発生の防止，関節変形の進行防止，変形の矯正によるADLの改善，関節動揺性に対する支持の補助に，装具はある程度有効である．しかし，装具で関節破壊，関節変形を完全に防止することはできない．RAは均一な疾患ではないので，その病型，病態に応じて，装具療法の有効性を見積るほうがよい．全身的炎症が制御されていて，骨に修復性の変化がある場合は装具療法が有効な場合が多いが，骨吸収性の強い関節では装具療法はあまり有効ではない．有効でない装具療法を続けることで，関節破壊が進行し，手術の適期を逃すことのないように留意すべきである．

（久我芳昭）

文献

1) 金澤淳則，米延策雄：慢性関節リウマチ．頸椎の手術的療法，整形外科MOOK．1（越智隆弘，菊池臣一編），第1版，金原出版，東京，1997，p190-202．
2) 森　俊仁：リウマチのリハビリテーション――装具療法の進め方．*Monthly Book Orthop*，11(6)：19-24，1998．
3) 得丸敬三：RAの理学療法・作業療法［2］治療法　PT…③装具療法テキスト　RAのマネジメント．山本純己監修，メディカルレビュー社，1997，p123-131．

第3章　骨関節疾患

4 成人股関節疾患

　成人股関節疾患の頻度は比較的多く，その治療過程において装具や歩行補助具（松葉杖，杖，歩行器など）を用いることは少なくない．股関節疾患に用いる装具の目的は，①股関節の安静保持，固定，②股関節の運動制御，③股関節部の免荷，④股関節周囲筋の筋力補助，である．以下，目的別に筆者らが用いている装具について述べる[1]．

1. 装具の種類と適応

1) 股関節の安静保持，固定の装具

a. ヒップサポーター（図1）
　弾力性の布を股関節を中心に骨盤部から大腿部まで巻いたもので，側方に可撓性の芯を取り付け補強することが多い．股関節部のある程度の安静保持が目的で，固定力は弱いが，軽く，装着感が良い．股関節部の捻挫・打撲，前期・初期股関節症，大腿骨頭壊死，脱臼整復後，化膿性股関節炎，結核性股関節炎などに用いられる．既製品もあるが，症例ごとに製作することが多い．固定力をもっと強くしたい場合は側方にプラスチックの支柱を取り付ける[2]．

b. 股継手なしの股装具（図2）
　股関節固定術後，骨頭骨折，臼蓋骨折などでは股関節の強固な固定が必要なことが多い．そのためには股継手のない股装具が適応となる．素材は皮革とプラスチックで固定力のよいものとする．股関節の固定を十分にするには骨盤帯部も幅を広く製作する必要がある．本装具は着脱が困難なこ

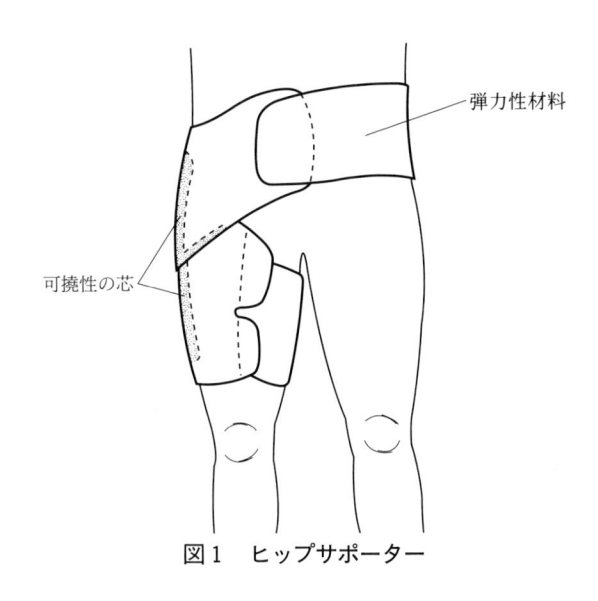

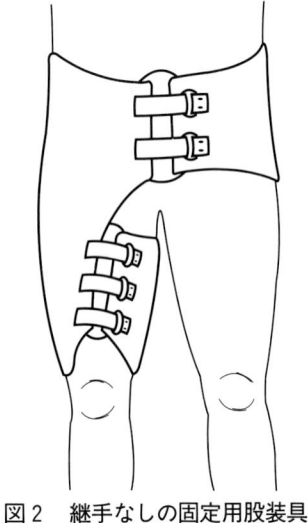

図1　ヒップサポーター

図2　継手なしの固定用股装具

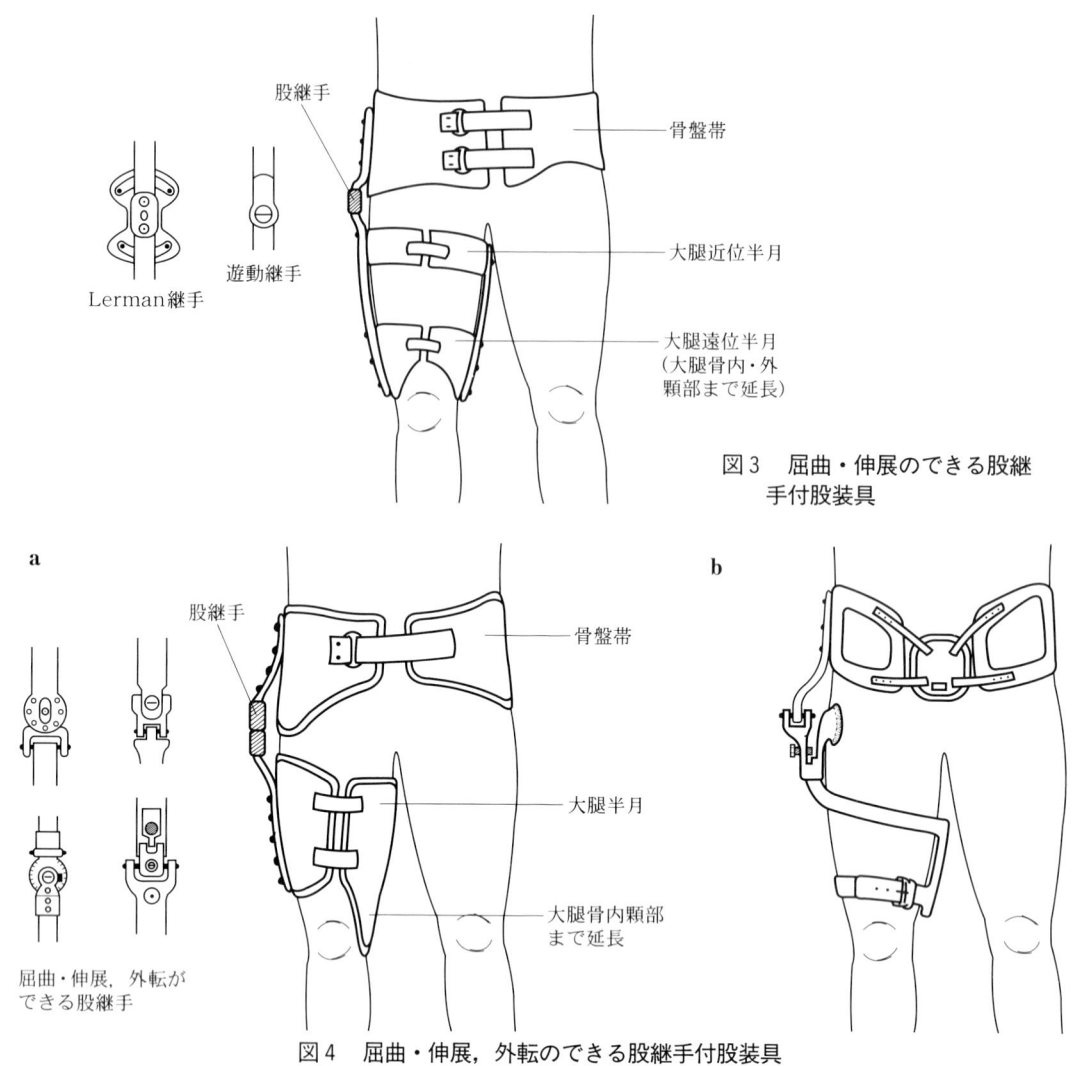

図3 屈曲・伸展のできる股継手付股装具

図4 屈曲・伸展,外転のできる股継手付股装具
a：Newport hip orthosis，b：和歌山医大式股関節用 S-splint

とがあるが，骨盤帯の健側部分を可撓性に製作する．股装具は一般に股関節の内・外旋に対する制御力が弱いので，大腿半月の下端部を延長し，大腿骨内・外顆部をつかむ必要がある．それでも不安な場合は膝継手と下腿半月を追加し，骨盤帯膝装具とする．

2) 股関節の運動を制御する装具

a．内・外転，内・外旋を制御する股継手付股装具（図3）

股関節の屈曲と伸展のみできる股継手を取り付けた股装具で，最も一般的なタイプである．このタイプの継手は換言すれば遊動継手である．屈曲・伸展の可動域を調節したい場合はLerman継手やダイアルロック付継手を用いるとよい．股関節の内・外転，内・外旋を制御し，屈曲・伸展のみの運動を許す股装具の適応としては，脳卒中片麻痺，脳性麻痺，二分脊椎，股関節全置換術後，HTLV (human T lymphocytic leukemia virus) associated myelopathy (HAM)，成人痙性対麻痺，股関節脱臼整復後，股関節内転拘縮，化膿性股関節炎，結核性股関節炎などがある．これらは症例によ

図5 ダイアルロック継手付股装具

別のタイプの
ダイアルロック

ファンロック

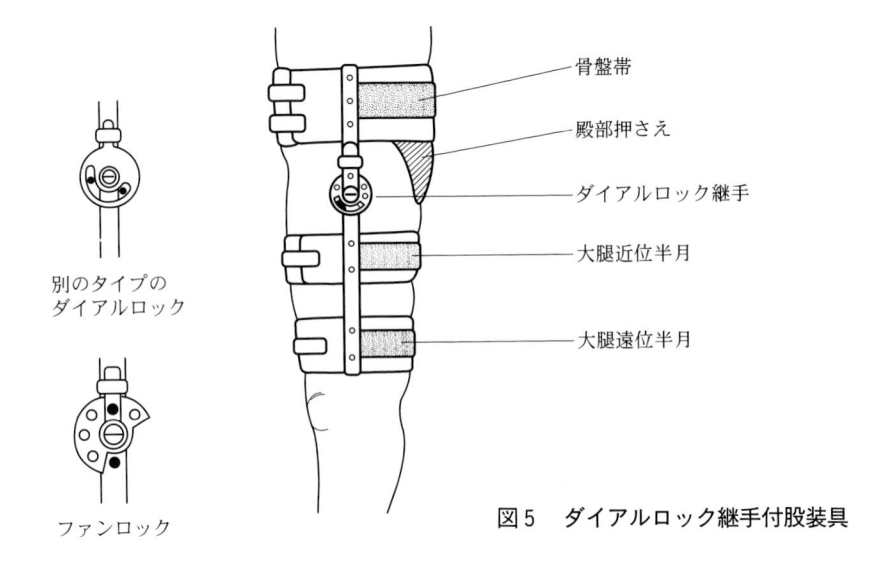

骨盤帯
殿部押さえ
ダイアルロック継手
大腿近位半月
大腿遠位半月

っては外転角度を少しつけることがある．

b．内転，内・外旋を制御する股継手付股装具（図4）

前記（図3）の股継手に外転もできる継手（外転蝶番継手）を取り付けた股装具で，最近市販品も多くなった．これらは股関節の屈曲・伸展の継手と外転の継手を並べた構造のものが多い．屈曲・伸展・外転の可動域は調節式になっているものが多い．このタイプの股装具の適応としては，脳性麻痺，HAM，成人痙性対麻痺，股内転拘縮，脳卒中片麻痺，前期・初期変形性股関節症などがある．

このタイプに Newport hip orthosis や和歌山医大式股関節用 S-splint[3] などがある．

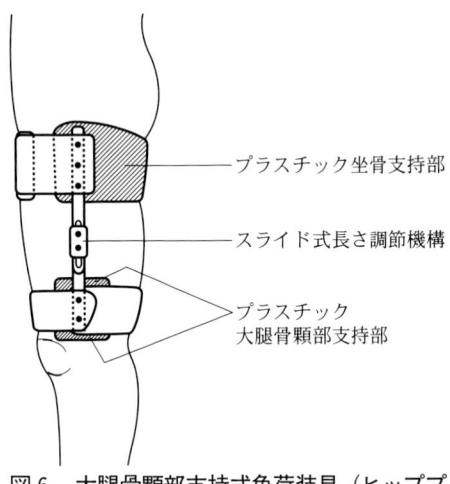

図6 大腿骨顆部支持式免荷装具（ヒッププロテクター）

プラスチック坐骨支持部
スライド式長さ調節機構
プラスチック大腿骨顆部支持部

c．屈曲を制御する股継手付股装具（図5）

股関節の屈曲筋の痙縮や短縮で股継手の輪止めがロックしにくいような症例には，ダイアルロックやファンロックの継手を取り付けた股装具を処方する．これらの継手は屈曲・伸展の可動域をねじの位置で調節することができる．骨盤帯の後方には殿部押さえ（gluteal extension）を取り付け装具の輪止めをロックしやすくする．このタイプが適応となるのは脳性麻痺や二分脊椎，HAM，成人痙性対麻痺などで股関節に屈曲拘縮傾向がある症例である．

3）股関節部を免荷する装具

a．大腿骨顆部支持式免荷装具（商品名：ヒッププロテクター[4]）（図6）

大腿義足のソケットの理論に基づいて開発されたもので，坐骨と大腿骨顆部の間を支柱で支える

単純な構造である．これは大腿部だけを覆う装具であるが，これで約40％の免荷が可能といわれている．適応としては前期・初期変形性股関節症，大腿骨頭壊死，大腿骨近位部骨折などである．

b．坐骨支持装具（図7）

一般的に用いられる坐骨支持免荷装具であるが，ソケット部は大腿義足の四辺形ソケットと同じ要領で坐骨受けを製作する．歩行あぶみ（パッテン底）で完全に足部を床面より浮かす構造にすると免荷度がよくなる．また，大腿半月や下腿半月はゆるめに締めることにより，大腿骨頭を免荷して，逆に坐骨には十分な荷重がかかるようになる[5]．

坐骨支持長下肢装具，坐骨支持骨盤帯長下肢装具，坐骨支持脊椎長下肢装具の3種類があるが，股関節の運動も制御したい場合は骨盤帯や脊椎部が必要である．

本装具の適応としては，大腿骨頸部骨折，大腿骨頭壊死，大腿骨転子下骨折，股関節固定術後，筋解離術後など股関節部の免荷を必要とする症例などである．

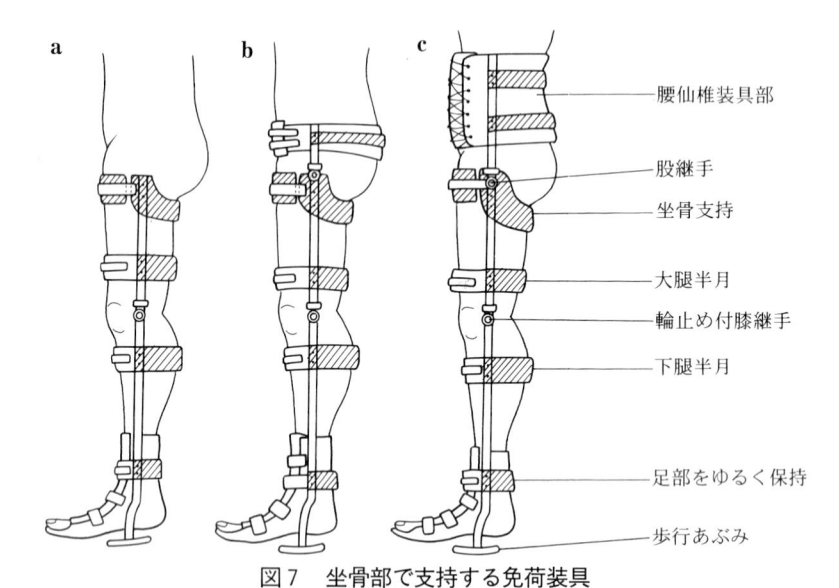

図7　坐骨部で支持する免荷装具
a：坐骨支持長下肢装具，b：坐骨支持骨盤帯長下肢装具，c：坐骨支持脊椎長下肢装具

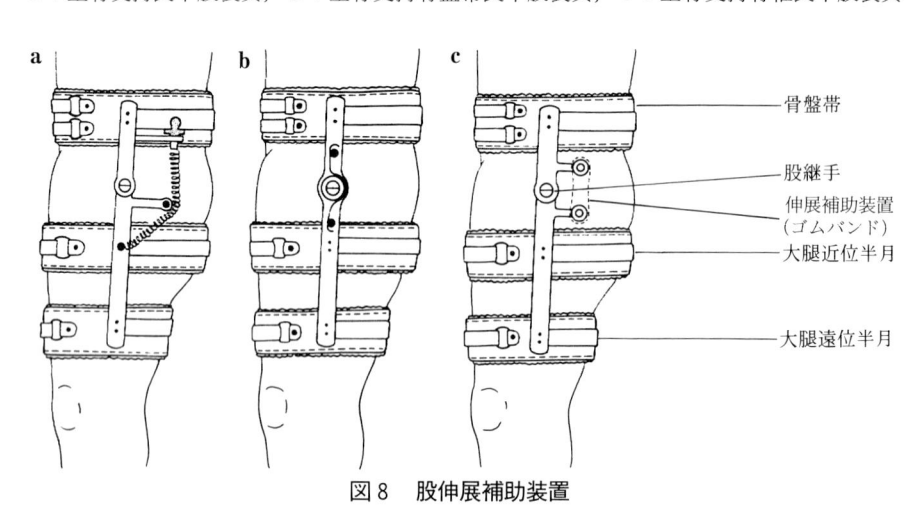

図8　股伸展補助装置
a：徳島大式ばね，b：同心円状コイルばね，c：ゴムバンド

4) 股関節周囲筋の筋力を補助する装具

股関節周囲筋の筋力低下により一定方向の運動が困難な症例では，股装具の継手に運動補助のための種々の工夫がなされる．継手を輪止めで固定する方法や前述の外転蝶番継手などを用いる場合もあるが，できればスプリングやゴムバンドで弱い運動方向を積極的に補助する dynamic な装具が好ましい．

脊髄損傷による対麻痺や二分脊椎，筋ジストロフィー症，脳性麻痺などで股関節の伸展力が弱い症例などにこのタイプの装具の工夫をすることがある．伸展補助の機構としては股継手に徳島大式のばねを用いる方法（図 8 a），同心円状コイルばねを用いる方法（図 8 b），ゴムバンドを用いる方法（図 8 c）などがある．しかし伸展補助力は一般に不十分なことが多い．

外国では交互歩行装具（reciprocating gait orthosis：RGO や ARGO），hip guidance orthosis（HGO や parawalker）などが成人にも用いられることがある．

2. 主な成人股関節疾患と装具

1) 変形性股関節症

変形性股関節症（osteoarthritis of the hip）は原因不明の一次性股関節症と原因の明らかな二次性股関節症がある．二次性股関節症の原因疾患としては先天性股関節脱臼，臼蓋形成不全，ペルテス病，急性・慢性股関節炎，関節リウマチ，大腿骨頸部骨折，外傷性股関節脱臼，特発性大腿骨頭壊死などである．

保存的療法としては温熱，消炎鎮痛剤の投与，副腎皮質ステロイドの関節内注入などが行われるが，患肢への負荷を減らすための体重のコントロールや日常生活活動の指導も重要である．前期股関節症や初期股関節症の保存的療法では一般に松葉杖や杖を用いることが多い．またヒップサポーター（図 1）で局所の安静を図ることもある．疼痛や跛行が強くなれば Newport hip orthosis（図 4 a），和歌山医大式股関節用 S-splint（図 4 b），坐骨支持長下肢装具（図 7 a）などを用いる．

手術的療法としては各種の大腿骨骨切り術，臼蓋形成術（Chiari 骨盤骨切り術，shelf 手術など），筋解離術，人工関節全置換術，関節固定術などの多くの方法がある．手術後の装具の使用は手術法や術後の経過期間によって千差万別であるが，大腿骨骨切り術や臼蓋形成術後，筋解離術後，また人工関節全置換術後などは通常松葉杖や杖だけで十分である．ただ，筋解離術後や人工関節全置換術後で特定の筋力が弱い場合は，股装具で継手に運動補助装置を組み込んで使用させることもある（図 8）．

股関節固定術後は継手なしの股装具（図 2）か坐骨支持脊椎長下肢装具を処方することが多く，経過によってこれを坐骨支持骨盤帯長下肢装具に変更していく．ただ，免荷を必要としない場合は坐骨支持部のない脊椎膝装具を用いる．もちろん股関節固定術後の装具はすべて股継手は固定式である．

2) 大腿骨頸部骨折

大腿骨頸部骨折（fracture of the femoral neck）は老人に起こりやすい骨折であり問題点も生じやすい．とくに内側骨折は，種々の理由で骨癒合が遷延しがちなことで知られている．治療とし

ては鋼線牽引で整復し手術による内固定を行う場合が多い．内固定には compression hip screw, Gamma nail, multiple pinning, McLaughlin nail, Neufeld nail, Moore blade plate, その他種々の方法があり，固定力にも差がある．しかし，術後は一定の期間装具や歩行補助具で免荷させることが多い．免荷度を大きくしたい場合は2本松葉杖で3点歩行をさせるか，または坐骨支持長下肢装具（図7a）を処方する．ある程度の荷重をしてよい場合は大腿骨顆部支持式免荷装具（図6）か1本杖で十分である．

　骨頭下骨折などでは人工骨頭置換術を行う場合も多いが，術後は歩行器より始めて1本杖へともっていく．骨折線が急峻な場合には転子下で外反骨切り術や displacement osteotomy（内方移動）を合わせ行うこともあるが，術後は坐骨支持長下肢装具を一定期間処方することが多い．

3） 特発性大腿骨頭壊死

　特発性大腿骨頭壊死（idiopathic necrosis of the femoral head）は成人にみられる原因不明の大腿骨頭の広範囲の虚血性壊死をきたす疾患である．アルコール愛飲者や副腎皮質ステロイド使用者に多く，病勢は増悪傾向があり，放置すれば変形性股関節症への進展は避けられない．

　治療はごく初期には保存的療法でヒップサポーター（図1）や大腿骨顆部支持式免荷装具（図6），坐骨支持長下肢装具（図7a）などを用いることもあるが，二次的な骨頭破壊の進行をできるだけ防止するために，早期に種々の骨切り術が行われる．術後は松葉杖や杖で十分なことが多いが，症例によって免荷をより重視する場合は坐骨支持長下肢装具を処方することがある．骨頭破壊が進行した症例では人工骨頭置換術が，また，二次性変形性股関節症となれば人工関節全置換術が行われることが多い．これらの術後の補装具は一般には松葉杖や杖でよいが，筋力の弱い場合は前述の股継手に運動補助装置を組み込んだ装具を処方する．

4） その他の成人股関節疾患

　成人脳性麻痺ではさみ肢位の股関節に対して，内転筋解離術を行うことがあるが，術後は股外転蝶番継手付股装具（図4）が適応となる．急性化膿性股関節炎や結核性股関節炎では局所の安静，固定，免荷のために種々の股装具（図1〜3，5）や坐骨支持式装具（図6，7）が処方される．大腿骨頸部骨折や，股関節脱臼・骨折などから続発する二次性大腿骨頭壊死における装具治療ならびに歩行補助具の使用は，特発性大腿骨頭壊死の場合とほとんど同じである．

（渡辺英夫）

文　献

1) 渡辺英夫：成人股関節疾患．装具治療マニュアル――疾患別・症状別適応（加倉井周一，初山泰弘，渡辺英夫編），第2版，医歯薬出版，東京，1993，p 178-183．
2) 浅見豊子ほか：股関節疾患のリハビリテーションにおける装具と歩行補助具．整・災外，**41**：667-675，1998．
3) 上好昭孝ほか：変股症に対する和医大式股関節用 S-splint ―― 10代の変股症．*Hip Joint*, **5**：183-188, 1979.
4) 大串　幹ほか：大腿骨顆部支持式股関節免荷装具（ヒッププロテクター）の効果．理学診療，**7**：2-7，1996．
5) 渡辺英夫ほか：下肢免荷装具とその処方――免荷度を中心に．整・災外，**24**：1423-1430，1981．

第3章　骨関節疾患

5　成人膝関節疾患

　高齢化社会を迎えて，「生の質/生活の質」の向上を目指して，運動器疾患の機能障害をできるだけ克服することが重要になっている．中年以降の変形性関節症のなかで，膝の罹患頻度が最も多く，しかも関節リウマチにおいても膝関節が最も高率におかされる．さらに近年のスポーツ人口の増加に伴って，スポーツ障害も多くなり，膝関節の損傷が大きな割合を占めている．このような状況下で，膝関節疾患の治療過程において，装具が果たす役割は今後ますます拡大傾向にある．

　膝疾患に対する治療の際に用いられる装具や自助具のなかには，いわゆる膝装具ばかりでなく，長下肢装具，短下肢装具，足底板，松葉杖，杖，歩行器なども広く使われている．

　スポーツ医学における膝外傷のリハビリテーションにおいて種々の膝装具が開発され，治療および予防に広く装具が用いられているが，その選択に迷うことがしばしばある[1,2]．

　個別的な膝関節疾患に対して，特定な装具を処方するのではなく，むしろ膝関節の障害の種類や程度によって，目的に合った適切な装具を選択し，処方すべきである．したがって，適切に装具を処方するためには，障害の質的および量的な評価がまず重要である．また膝装具の変形矯正や予防の原理，安定性や固定機能のメカニズムなどを十分に理解していることも大切である．

1. 膝関節の運動学

　膝関節は，脛骨と大腿骨の2本の長い梃子の端に位置しており，下肢の両端に加わる外力が常にここに増幅され伝達される．前後，左右，回旋方向の強力な外力による外傷を被りやすいという特徴がある．これに耐える関節の強度と安定性は，骨性形状によっておらず，むしろ膝関節周囲の筋や靱帯に依存している．

　ここでは膝装具のメカニズムに密接に関連するいくつかの膝関節の解剖特性と運動学を概観する．

1) 膝関節の安定性と靱帯

　膝関節の安定性は，各種の靱帯に大きく依存しており，これらの靱帯損傷によって不安定性が生じる．不安定性の支持は，装具の目的のひとつである．適切な装具を選択のうえで，膝の靱帯解剖（図1）とその機能の知識は必要不可欠なものである（表1）．

2) ころがり・すべり運動と多軸関節

　大腿脛骨関節のおのおのの関節面を比べてみると，大腿骨の関節面のほうが脛骨の関節面より距離にして約2倍の長さがある．このような2つの異なった長さの関節面が帳尻よく運動するために大腿骨顆部の運動は，完全伸展位から屈曲するときにはころがり運動（rolling）であるが，徐々にすべり運動（sliding）が優位になり，屈曲の最終段階では完全にすべり運動だけになってしまう．

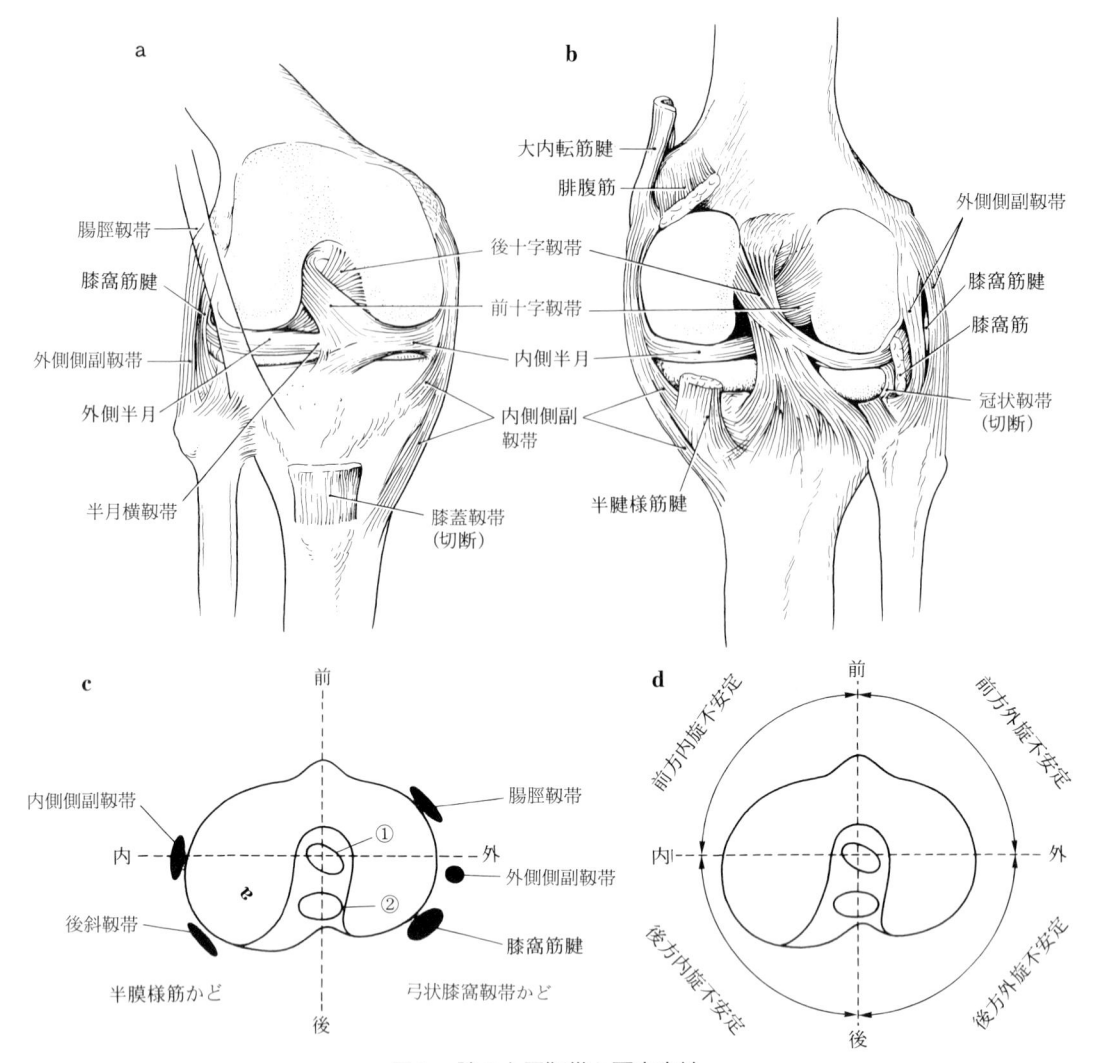

図1 膝の主要靱帯と不安定性
a：前面．前十字靱帯は脛骨の顆間隆起でなく，むしろその前方より起始している．内側半月は内側側副靱帯としっかり結合している．
b：後面．前十字靱帯は大腿骨の顆間窩の後方に付着している．
c：膝軸．①＝前十字靱帯，②＝後十字靱帯
d：回旋不安定

(Magee[3] より引用)

このように膝関節の屈伸運動は，大腿骨顆部が脛骨関節面の上を，ころがり運動とすべり運動を同時に起こした複合運動であり，したがって関節の運動軸は単軸でなく多軸になっている（**図2**）．

3）ねじ込み運動と前十字靱帯

大腿骨の関節面の大きさと脛骨関節面の大きさが異なるために，膝関節屈曲が60°以上では脛骨関節面ではすべり運動が優位になっている．同様に，大腿骨外顆と内顆の形態は対称的でなく，内顆の曲率半径が外顆より大きくなっているために，膝伸展時に脛骨の内側関節面ではころがり運動が生じているにもかかわらず，曲率半径の小さな外側関節面ではすべり運動になっている．この大

表1 膝関節の靱帯機能

内側側副靱帯	下腿の外反,外旋運動を制限し,前内方回旋安定性を保っている.
外側側副靱帯	下腿の内反運動を制限している. 腸脛靱帯とともに,前外方回旋安定性を保っている.
前十字靱帯	脛骨の前方引出しや,過度の内旋を防止している. 膝完全伸展位のときに,脛骨の外旋を誘導する(ねじ込み運動 screw home movement).
後十字靱帯	脛骨の後方引出しを防止している. 脛骨の外旋や膝の内反防止に補助的に作用する.
半　月　板	大腿脛骨関節の適合性を良好にして,荷重を分散する. 関節の潤滑・栄養作用があり,衝撃緩衝の働きをして,運動時の摩擦を減じて,靱帯や関節包の補強をしている.

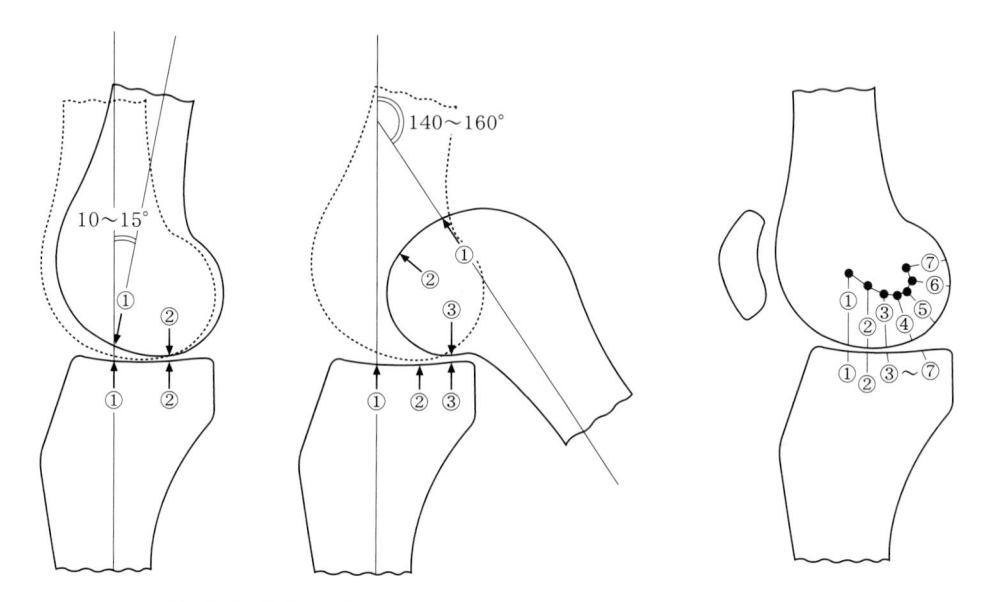

内側における接点の変化　　　　　　　膝屈伸における運動軸の変化

図2　ころがり・すべり運動と多軸関節

大腿骨と脛骨の関節面が距離の長さの違いを帳尻よく運動するために,膝屈伸時の①〜②まではころがり運動であるが,③〜⑦までの間にはすべり運動が含まれている.膝の運動軸は①→⑦へ移動している.
(渡辺[4]より引用)

腿骨内・外顆の非対称的な動きは伸展の終末期において脛骨側からみれば大腿骨顆部は内旋が促される.つまり膝屈曲位から伸展位にしていくときには,下腿は外旋する(図3).これをねじ込み運動(screw home movement)とよんでいる.この運動には,大腿四頭筋(とりわけ内側広筋)の働きによって膝の最終伸展が行われ,前十字靱帯が滑導体の役割を果たしている.大腿四頭筋の作用を生かすための鍵は前十字靱帯である.したがって,前十字靱帯の断裂によって大腿四頭筋の作用は減殺する.また前十字靱帯断裂に対する術後の固定の際には,膝完全伸展時の脛骨外旋運動を制限する必要があり,そのために膝20〜30°屈曲位に制限しなければならない.

図3 大腿脛骨関節角度と接触面

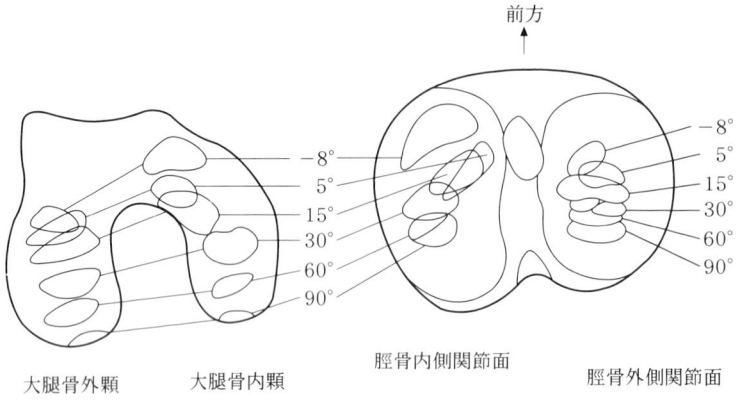

大腿骨内・外顆の曲率半径の相違を帳尻よく運動するために，屈曲15°から完全伸展位までの間は，内顆ではころがり運動であるが，外顆ではすべり運動が起こっている．

(戸松[5]より引用)

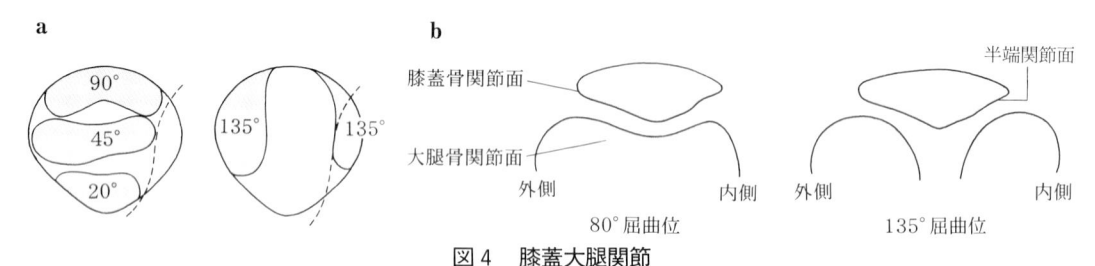

図4 膝蓋大腿関節
a：膝屈曲角による膝蓋骨関節面の接触部分，b：大腿骨と膝蓋骨との間の関節形成 (Magee[3]より引用)

4) 膝蓋大腿関節とQ-角

　膝蓋大腿関節は，一種の平面関節で，膝蓋骨の外側関節面のほうが内側面と比べて広くなっている．膝蓋骨は身体のうちで最も厚い軟骨層を有している．膝の屈曲から伸展運動の際に，膝蓋骨の異なった5つの部位で大腿骨顆部と接触している．上，下，外，内，さらに半端(odd)関節面からなっている．最後の半端関節面は，少なくとも屈曲135°以上になって大腿骨顆部と初めて接触する(図4)．この部位は，膝蓋軟骨の早発変性である膝蓋軟骨軟化症の際に最初におかされる部位である．Q-角（四頭筋角：quadriceps angle）あるいは膝蓋大腿角（patellofemoral angle）は，大腿四頭筋（一義的には大腿直筋）と膝蓋靱帯のなす角度と定義される．膝蓋骨を中心に角度が形成され，大腿四頭筋の収縮によって，角度はまっすぐになり，これによって膝蓋骨には外側向きの力が加わる（図5）．

　膝蓋骨は，膝完全伸展位までの最後の30°で運動軸から離れていく四頭筋腱を保持するように作用して，膝の伸展効率を高めている．この滑車の役割をする膝蓋骨が，正しい軌道上を安定した状態で滑走しなければ，Q-角の異常を呈して，大腿四頭筋の筋力低下と同じように，膝くずれ(giving way)現象が起こる（表2）．

表2　Q-角の異常と病態

Q-角	病態
13°以下	膝蓋軟骨軟化症，膝蓋骨高位症
13〜18°	正常
18°以上	膝蓋軟骨軟化症，膝蓋骨亜脱臼，頸体角増強，外反膝，脛骨外捻増強

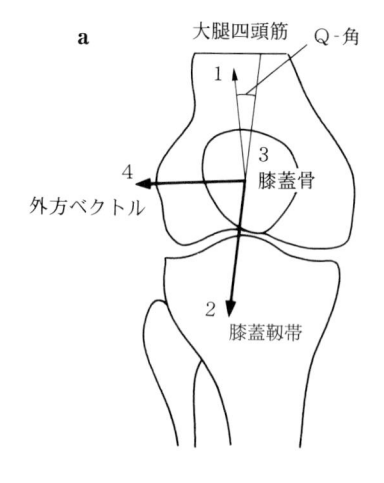

図5 Q-角と性差
a：大腿四頭筋，膝蓋骨，膝蓋靱帯の3者によって形成されるQ-角には，大腿四頭筋の作用によって膝蓋骨の外方ベクトルが生じる．
b：Q-角の性差．女性では骨盤が広く，大腿骨は急な角度で内方に傾斜しているために，外方ベクトルが大きくなる． (Magee[3]より引用)

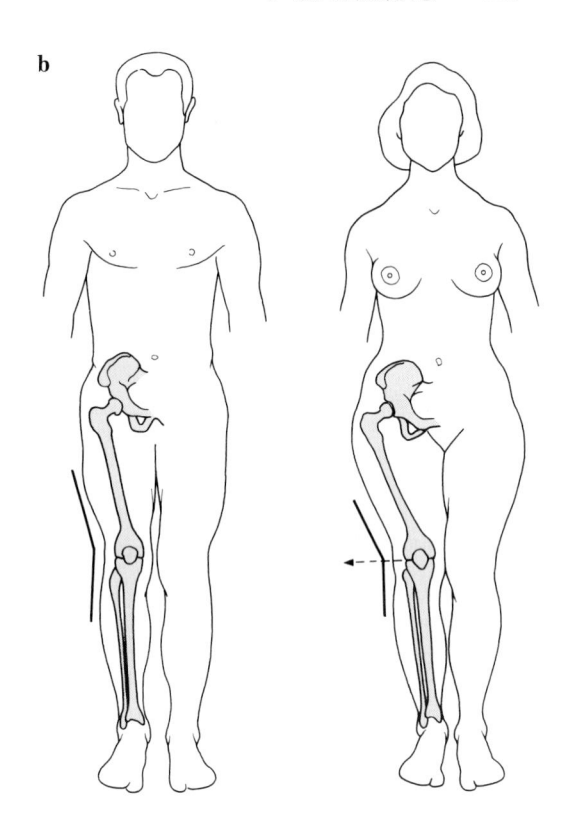

2. 膝装具の特性と原理

1) 固定と運動性

　膝関節の運動は，まず基本的には大腿脛骨関節での運動であり，さらに膝蓋大腿関節の運動がある．前者の運動には，ころがり・すべり運動に伴う屈曲-伸展，伸展に伴う下腿の回旋（ねじ込み）運動，さらに左右方向を加えた6方向の自由度がある．1つの方向を完全に固定した場合，その他の運動も著しく妨げられる．

　膝の安定性だけを考慮すれば，膝をまったく動かないようにギプスで固めればよい．これによって，十分すぎる支持性が獲得でき，局所の安静を保つことができ，治癒促進に作用する．しかし固定期間が長くなった場合，大腿四頭筋をはじめとした筋萎縮，靱帯などの軟部組織の短縮および伸張性の低下，骨粗鬆症，さらに関節拘縮などのいわゆる廃用症候群を合併し，むしろ失うことが多くなってしまう．

　膝関節の前後，左右，回旋のいずれの方向の不安定性を支持あるいは固定するのか，装具が目的とする運動以外は，できるだけ生理的な運動状態を残したほうが好ましい．膝関節の安静・固定を十分に，しかもその範囲を可及的に最小限にして，最大の運動性を維持することが膝装具に要求される．このように相反する2つの事柄を同時に実現することが理想である．

2) 静的装具と動的装具

　固定と運動性という2つの機能を考慮した場合，膝装具を機能的に2つに大別したほうが便利である．1つは，内反膝・外反膝あるいは屈曲・伸展拘縮などの「変形の矯正」，「病的組織の保護」のために安静・固定あるいは免荷を目的にするようないわゆる静的（static）な装具である．これに対して，歩行時の反張膝傾向や運動時の膝蓋骨脱臼などの「変形の予防」，「失われた機能の代償」のために不安定性の支持を目的にするようないわゆる動的（dynamic）な装具である．前者は固定を原則としており，後者は固定は不完全であるが運動性の確保を目指したものである．

3) 膝装具のメカニズム

a．左右方向のコントロール

　立位や歩行立脚期では，下肢は足部で固定されているために，大腿や下腿に加わる側方外力は膝に対して内反あるいは外反モーメントとして作用する．したがって，側方不安定に対しては，膝で加わる応力に対抗すれば，少ない圧迫力で，その反作用をできるだけ支点から離れたところに加えることによって大きなモーメントを得ることができる．1本の弾力性の回旋ストラップ（single strap）を膝の不安定側を圧迫・支持するようにして，大腿と下腿をらせん状に巻きつける．あるいは2本の回旋ストラップ（double straps）の交差中心が不安定側に位置するように，大腿と下腿にらせん状に巻きつける方法である．後者のほうがより強く側方不安定性を防止することができる（図6a，b）．一方，内反や外反など拘縮膝に対しては，膝装具の基本構造である金属支柱と大腿・下腿半月によるフレーム構造に，ストラップやパッドをとりつけることによって3点固定の原理が成り立つ（図7a）．

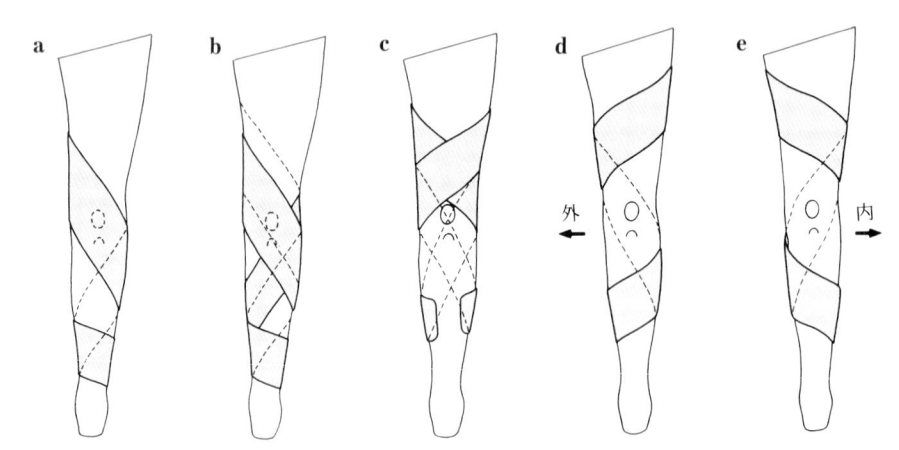

図6　回旋ストラップによる不安定性の支持原理
　a：1本の弾性回旋ストラップによる側方不安定の支持．
　b：2本の回旋ストラップによる側方不安定の支持．
　c：2本の回旋ストラップによる下腿の後方引出しの防止．下腿の交差を前面にもってきた場合，前方引出しの防止となる．
　d，e：1本の回旋ストラップによる回旋不安定の支持．下腿に内側モーメントを補助する場合，回旋ストラップの起始・停止を大腿と下腿の内側にもってくる．逆に，外側モーメントが必要なときには，回旋ストラップの起始・停止を大腿と下腿の外側にもってくる．

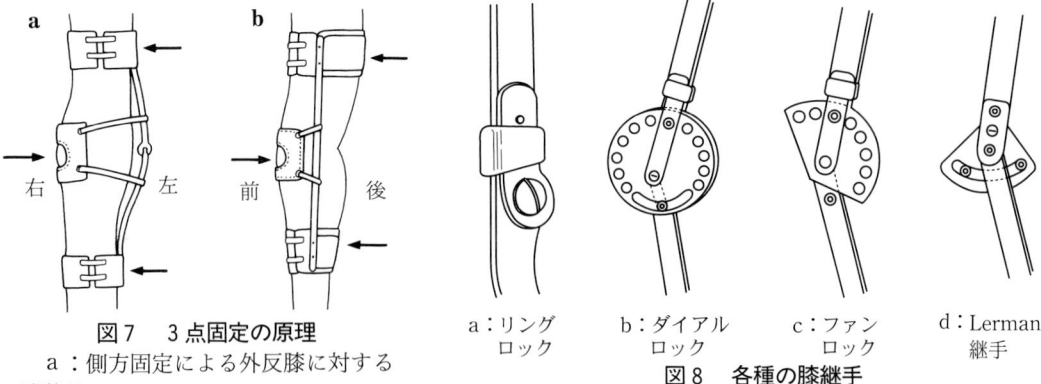

図7　3点固定の原理
　a：側方固定による外反膝に対する膝装具．
　b：前方固定による膝折れ防止の膝装具で，最も基本的で，膝継手がなく，全固定状態である．

a：リングロック　　b：ダイアルロック　　c：ファンロック　　d：Lerman継手
図8　各種の膝継手

b．前後方向のコントロール

　屈曲・伸展拘縮に対しては，両側支柱に角度調節付膝継手（図8）を用いて，徐々に可動域を改善する．大腿四頭筋の筋力低下による膝くずれや反張膝の際に，膝当て（anterior knee cap / knee pad）で膝蓋骨を前方から押さえたり（図7b），膝ロックが用いられる．リング（ring）ロックが最も多く使われており，最大伸展位で固定する．
　靱帯損傷に伴う前後方向の不安定性に対して，膝の屈伸運動をある程度維持しながらこれを防止するには2つの方法がある．1つは，不安定膝に対するCassvanらの膝装具[6]のように4点固定の原理によって大腿-下腿を固定する方法である（図9）．もう1つの方法は，側方不安定の際と同様に，2本の弾力性の回旋ストラップの交差部が前-後面にくるように，大腿と下腿にらせん状に巻きつける方法である．下腿でのストラップ交差を前面にもってくることによって下腿の前方引出しを防

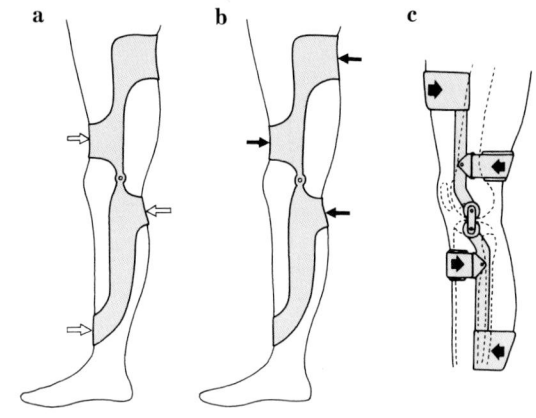

図9　4点固定の原理
　a：3点固定によって膝の過伸展傾向を予防している．
　b：3点固定によって膝の屈曲傾向を予防している．
　大腿と下腿との関係に注目した場合，2組の3点固定によって，大腿-下腿は前後方向に運動は制限され，とくに下腿に関しては後方移動を防止していることになる．
　c：固定するカフやストラップの方向をa，bとは逆にした4点固定の原理では，大腿-下腿は固定され，しかも下腿の前方移動を防止することになる．
　　　　　　　　（Cassvan[6]より一部引用）

止でき，逆に，下腿でのストラップ交差を後面にもってくることによって下腿の後方引出しを防止することができる（図6c）．

c．回旋方向のコントロール

　膝靱帯損傷の急性期や手術後，関節炎などで固定を目的にしている場合，通常，金属支柱，半月によって大腿-下腿を固定し，さらに膝継手を連結することによって回旋は制限できる．動的に不安定性を支持する場合には，1本の弾力性の回旋ストラップを用いる．前方内旋，後方内旋不安定に

表3 膝装具の目的と要素の選択

	ストラップ	膝継手	プラスチック装具	軟性装具	足底板	AFO	KAFO
変形の矯正							
内反膝	○	◎	○		△	△	◎
外反膝	○	◎	○		△	△	◎
屈曲・伸展拘縮		◎					◎
変形の予防							
反張膝	○	◎	○		△	○	◎
膝蓋骨脱臼	△	◎	○	◎			◎
病的組織の保護							
(安静・固定と免荷)							
関節炎		◎	○	◎			◎
靭帯損傷急性期		◎	○				◎
手術後		◎	○				◎
膝関節部骨折		◎	○				◎
失われた機能の代償							
(不安定性の支持)							
側方不安定	○	◎	○	△			◎
前後不安定	○	◎	○	△			◎
回旋不安定	○	◎	○	△			◎

　KAFOと膝継手は，固定力と変形矯正力から，プラスチック装具や軟性装具より優れているが，装着感，適合性，簡便性，軽量などの点で劣っている．したがって，◎が必ずしも第一選択とはならず，○や△が選択されることもある．

　対して，下腿に内旋方向のモーメントを補助する必要がある．この場合，大腿内側でストラップ起始部を固定して，大腿と下腿部をらせん状に巻いて，いずれも内側から外側へ下行させ，下腿内側に停止する(図6d)．逆に，前方外旋，後方外旋不安定に対しては，下腿に外旋方向のモーメントを補助する必要があり，大腿外側にストラップ起始部を固定し，らせん状に下行させ，膝窩部を走行させ，下腿外側に停止させる(図6e)．これらの1本の回旋ストラップは，歩行立脚期での膝屈曲時に回旋トルクばかりでなく前方への不安定性もある程度防止している．

4) 膝装具の目的

膝装具の目的とそれに対応する要素の選択を**表3**にまとめている．

表4 膝装具の種類とその特性

	硬 性	プラスチック	軟 性
固定力の強さ	◎	○	△
変形矯正力	◎	○	△
既製品	○	△	◎
保温・通気・吸汗性	○	△	◎
装着感	△	○	◎
適合性	△	○	◎
簡便性	△	○	◎
軽量	△	○	◎

　装具の選択は，障害の質的内容と量的な重症度によって選択される．たとえば同じ病的組織の保護をするために安静・固定が必要であっても，リウマチや変形性膝関節症と脛骨顆部骨折に対する装具は，その障害の重症度が自ずと異なっていることから，選択される装具は異なっている．

3. 膝装具の種類

　膝装具は，大腿部から膝関節を含めて下腿部に及び，膝関節を制御するものである．構成材料によって，硬性（金属支柱付）膝装具，プラスチック膝装具，弾性サポーター型膝装具に代表される軟性膝装具の3つに大別される（**表4**）．

1) 硬性膝装具

　金属フレーム構造（支柱）が大腿-下腿を支持しており，両側支柱に膝継手が組み込まれて，大腿半月と下腿半月がついている（**図10 a**）．膝関節をコントロールする力をより強くするためには，支柱の強度を強くするほかに，支柱を長くしたり，大腿や下腿の半月をそれぞれ2個ずつにしたり，半月の代わりにカフにする．矯正パッドあるいはストラップを支柱にとりつけて，内反・外反膝の

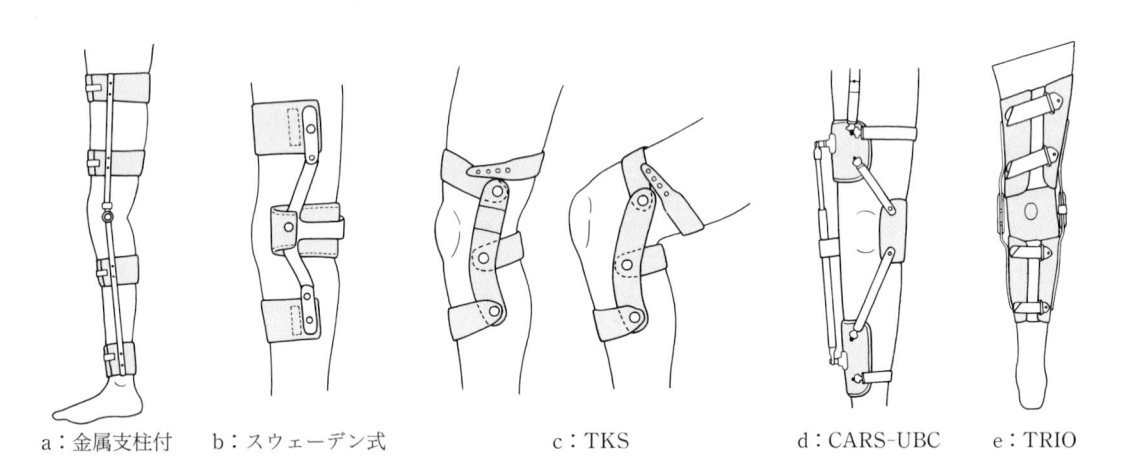

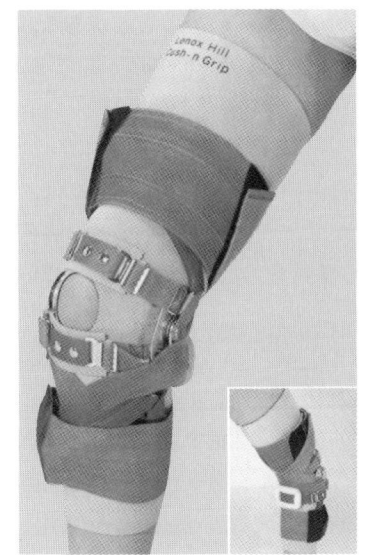

a：金属支柱付　　b：スウェーデン式　　c：TKS　　d：CARS-UBC　　e：TRIO

f：Lenox Hill Derotation　　g：Lerman multi-ligamentus　　h：Don Joy 4 point ACL/PCL

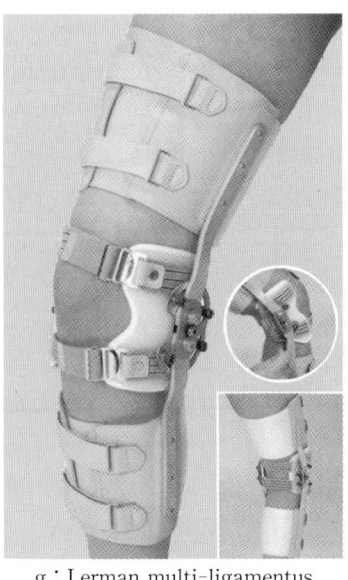

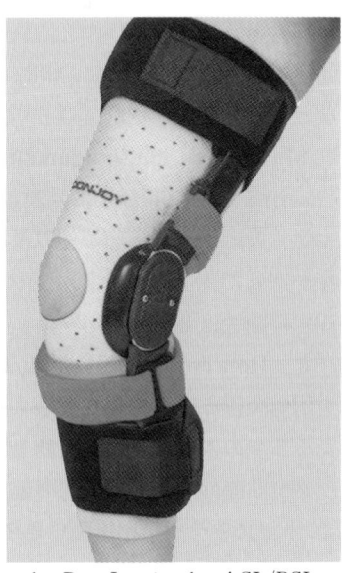

図10　硬性膝装具

矯正に用いる（図7b）．さらに屈曲・伸展拘縮に対して，角度調整付膝継手をとりつけ，ロックによって膝関節固定角度あるいは可動域を調整する．

a．膝装具スウェーデン式（図10b）

反張膝予防・改善を目的にした装具である．屈曲可能で，軽く，装着感がよい．

b．three-way knee stabilizer（TKS装具）（図10c）

スウェーデン型装具を改良して，大腿後面にサスペンションをとりつけることによって，座位膝屈曲位による装具の浮き上がりを解消して，反張膝，内・外反動揺性ばかりでなく，後方不安定性の固定にもある程度有効である．

c．CARS-UBC膝装具（図10d）

Canadian Arthritis and Rheumatism Society-University of British Columbia orthosis は1975年 Cousins と Foort によって発表された[7]．内反あるいは外反動揺を制御し，膝を安定させるように工夫されている．しかも，歩行立脚期の膝伸展時に最大支持が可能になるようなダイナミック装具である．大腿と下腿のプラスチックカフが伸縮性支柱で連結されており，膝伸展時にさらに伸展力が加わるようになっている．関節炎による側方不安定性に対して適応があり，不安定側にカフと支柱をつけ，反対側に膝パッドをとりつける[8]．

d．TRIO膝装具（図10e）

Tennessee rotational instability orthosis の略で，大腿，下腿カフはサブオルソレンからできており，回旋コントロールは弾力ゴムストラップで行い，懸垂は大腿内上顆ウエッジで行っている．術後用に角度調節継手がつけられている．

e．Lenox Hill derotation膝装具（図10f）

1972年 Castiglia が発表している．スポーツ外傷用の装具としては歴史は古く，しかも使用頻度が高い装具である．側方不安定性に加えて，回旋ストラップによって回旋を予防している[9]．膝継手はダイアルロックが使われている．オプションとして，装具の下につけるアンダースリーブ（under-sleeve）や，スポーツでの接触時の衝撃を弱めるための覆い（over-sleeve）もある．問題点としては，①金属材料が重い，②内側への金属材料の出っぱりが多く，反対側の膝を傷めることがある，③金属材料が多いために，接触スポーツでは相手を傷つける危険がある，④膝の屈曲制限が起こる，などの欠点が指摘されている[10]．

f．Lerman multi-ligamentus膝装具（図10g）

Lerman らが1982年に発表している．内反・外反動揺性および前後方向の不安定性に対しては，大腿骨両顆から下腿部両側に及ぶパッドがとりつけられている．しかも，この左右のパッドは膝蓋骨を挟んで上下の弾性膝蓋骨ストラップで固定されていることから膝蓋骨の固定にも作用している．膝継手は2軸性であり，しかも角度調整可能である[11]．

g．Don Joy 4 point ACL/PCL膝装具（図10h）

両側金属支柱にアルミ板の大腿カフと下腿カフがとりつけられており，さらに4点固定の原理による2つのストラップが大腿と下腿についている．大腿ストラップの位置が後面で，下腿のストラップが前面の場合には下腿の前方引出し現象を予防している．逆に，大腿ストラップの位置が前面で，下腿ストラップが後面にきている場合には下腿の後方引出し現象を予防している（図9c参照）．膝継手は多軸性で，しかも角度調整付のために，屈伸可動域の制限ができる．

2) プラスチック膝装具

半月，支柱，継手などの構成要素が一体構造になっている．しかしプラスチック膝継手の信頼度がまだ不十分であることから，継手の一部に金属が使われているものも多い．プラスチックの特性は，外見がよく，軽量の割にある程度の硬度・支持性があり，しかも弾性を兼ね備えているために，変形矯正力としての有効な伸展や回旋モーメントを形成しやすい．

a．PTS膝装具（図11 a）

patellar tendon supracondylar（PTS）knee orthosis[13]は，PTS下腿義足ソケットを膝装具として応用したものである．膝蓋骨上部から大腿骨顆部まで包み込んでいるために，懸垂性がよく，側方安定性がよい．したがって，デザインから側方不安定に対する適応のほかに，3点固定の原理から反張膝にも用いられる．

b．SK膝装具（図11 b）

supracondylar knee（SK）orthosis[14]は，従来の膝装具（図7 b）と比べて，膝継手がないために軽量になり，懸垂性がよく，しかも装着感もよい．したがってエネルギー消費や疲労が少ないことになる．さらに足関節まで含めたものが，SKA装具（supracondylar knee-ankle orthosis）[14]であり，膝伸筋の筋力低下および足関節背屈筋の筋力低下があるときに適応となる．ただし，股伸

a：PTS　　b：SK　　c：genucentric　　d：Cassvan

e：Iowa　　f：Martin　　g：プラスチックH型　　h：HRC

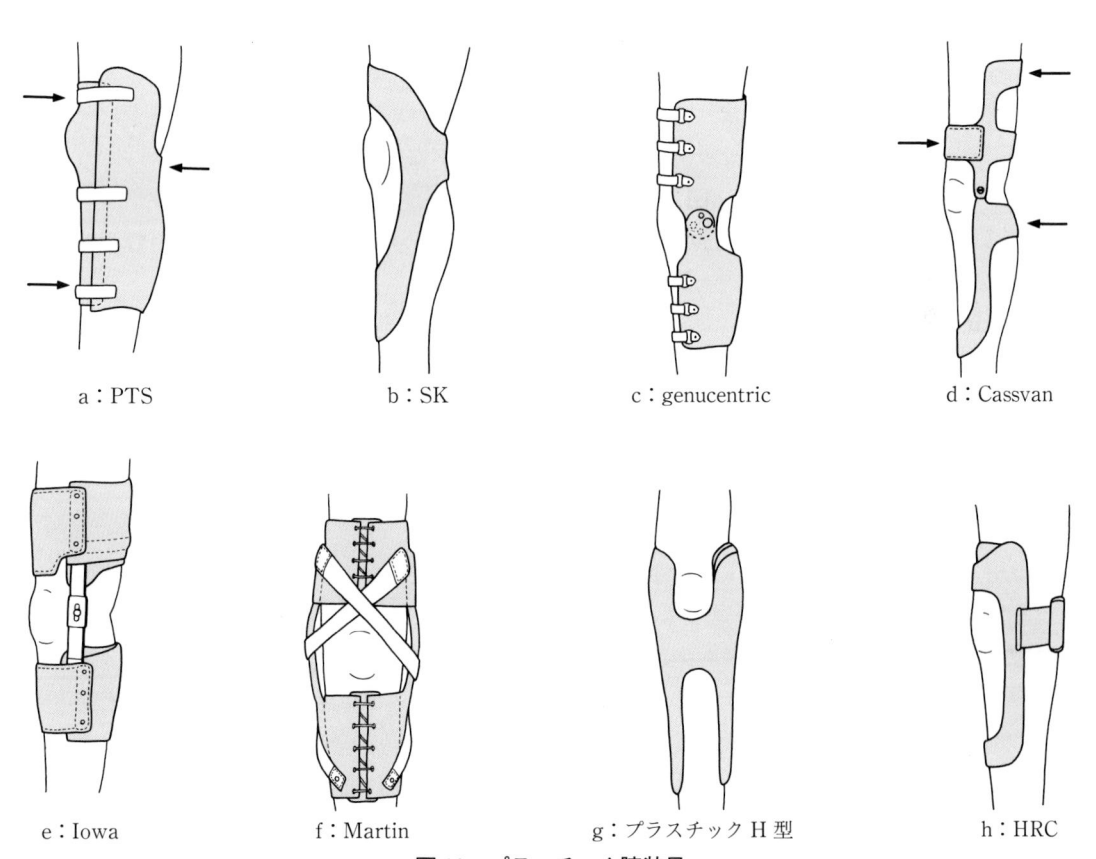

図11　プラスチック膝装具

c．genucentric 膝装具（図11c）

米国退役軍人病院義足センター（Veterans Administration Prosthetics Center：VAPC, New York）から発表された装具で，ポリプロピレンで本体がつくられており，装着感がよく，多軸性膝継手であることが大きな特徴である[15]．従来の多軸性（polycentric joint）と区別するために，genucentric と名付けられている．側方不安定および反張膝に用いられる．

d．Cassvan 膝装具（図11d）

Cassvan らの1977年に発表した不安定膝に対するプラスチック膝装具は，まず側方動揺性に対しては，円周形のデザインによって，前額面での3点固定の原理が応用されている[6]．さらに，①後面の大腿，前面の膝上，膝窩部押さえで屈曲傾向を抑制し，②膝上，膝窩，遠位脛骨押さえで過伸展傾向を予防している．この3点圧迫の原理を2つ組み合わせた多点（4点）圧迫の原理は，Don Joyの4点固定の原理に生かされている（図9）．

e．Iowa 膝装具（図11e）

旧型は金属性であったが，新しい型のものは両側にナイロン製の多軸膝継手が使われている[16]．大腿と下腿の半月はポリプロピレン製で，前方は弾性ゴムバンドで閉じられる．懸垂は大腿骨内顆への圧迫によって行われる．側方不安定や膝折れに適応がある．靱帯損傷の術後装具として有効であると報告されている．

f．外側十字靱帯装具（図11f）

Martin の発表した external-cruciate-ligament orthosis[17]は，骨格はすべてプラスチックから構成されている．最大の特徴は，ポリプロピレン支柱自体のたわみを「膝関節」の運動軸として使っており，さらに2本の回旋ストラップを用いて前後方向の不安定性を防止している．

g．プラスチック H 型膝装具（図11g）

渡辺ら[18]が1974年に発表したもので，膝の側方不安定に用いる．大腿内上顆部にくさびを差し込むことにより懸垂と矯正効果が向上する．

h．HRC 膝装具（図11h）

Hyogo Rehabilitation Center（HRC）knee brace は，山下ら[19]が1975年に発表したもので，SK装具の膝蓋骨上部の押さえを低くして，さらにしゃがみ込みが容易になるように改良している．反張膝や側方不安定に用いられる．

3）軟性膝装具

フレーム構造がなく，伸縮性・適合性のある素材の的確な圧迫により固定力をもたせた弾性サポーター型装具である．サポーターの捻れ・ずれを防ぐために，プラスチックや軽金属のステイ(stay)を両側にとりつけたり，ゴムやストラップなどによって補強している．ステイの代わりに金属支柱や膝継手付のサポーターもある．また1本あるいは2本の回旋ストラップを用いて，側方不安定や前後方向の不安定に対する防止をしているものもある（図12）．いずれのタイプの膝装具であっても，ベルクロを用いることによって，固定力の調整が可能であり，的確な支持性・固定性が得られる．

表5 主な膝装具の機能

膝装具/コントロール	前後	側方	回旋	複数	反張膝	膝蓋骨	手術後	内反-外反
Palumbo						○		
genucentric		○			○			
IOWA		○			○			
Cassvan	○	○			○			
Martin	○	○	○	○	○			
Swedish					○			
CARS-UBC		○						○
Lerman	○	○	○	○		○	○	○
Lenox Hill	○	○	○	○		○	○	○
Don Joy	○	○						

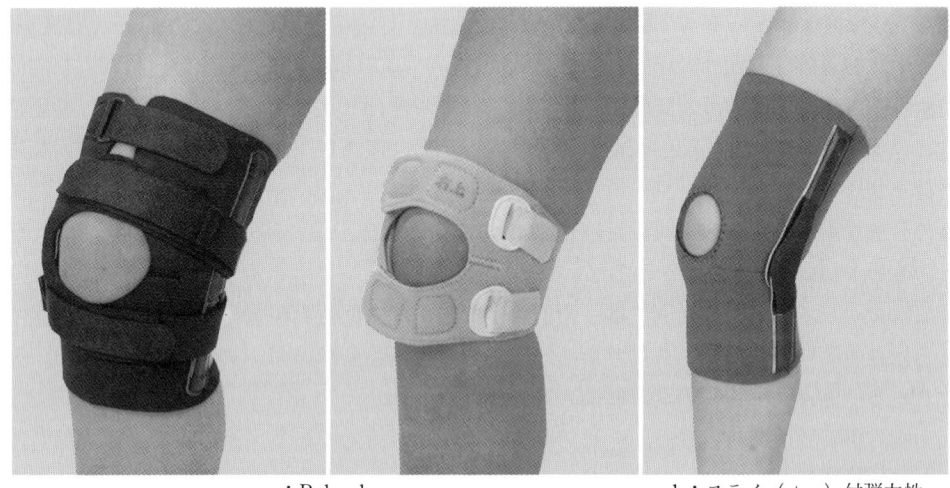

a：Palumbo

b：ステイ（stay）付弾力性サポーター装具

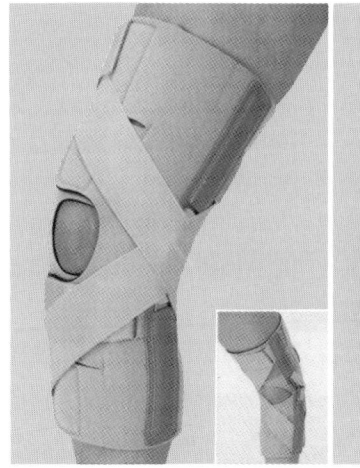

c：側方不安定支持ストラップ付

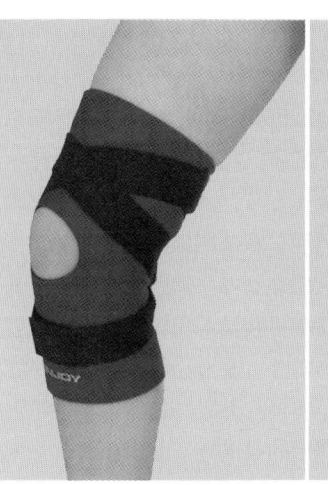

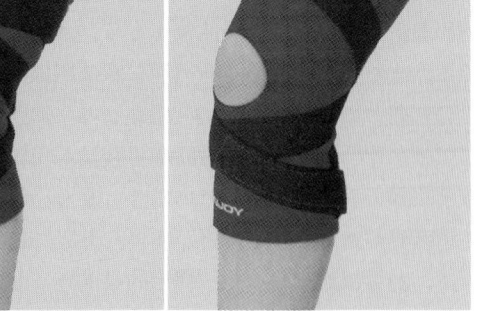

d：前・後方引出し予防ストラップ付

図12 軟性膝装具

a．ダイナミック膝蓋骨装具（Palumbo）（図12a）

dynamic patellar brace[20]は，両側のステイ付弾力サポーターで，膝蓋骨を外側から内側へパッドで引っ張ることで外方脱臼を防止する．膝蓋大腿関節病変，膝蓋腱炎，Osgood-Schlatter病などにも用いられている．問題点として，0～60°の可動域で膝蓋骨の外方偏位を防止しているが，これ以上の屈曲位では脱臼の可能性は少ないが，むしろ膝が締めつけられてしまう[10]．

以上のまとめとして，おもな膝装具の機能を表5に示している．

4．疾患別の装具治療

1) 変形性膝関節症

変形性膝関節症（osteoarthritis：OA）は，関節軟骨の摩滅が起こり，関節に加わる負荷とこれに耐える関節の受容力の均衡によって，関節全体に退行変性と増殖変化が生じたものである．膝関節は複雑な構造と運動機能を有する荷重関節のために，中年以降の関節疾患としては最も頻度が高い．歩行立脚期における膝関節への圧力は内側に大きく，さらにO脚変形があると荷重はより内側に偏り，内側型OAになる．膝蓋大腿関節のOAは大腿脛骨関節に比較して頻度は少ない．側副靱帯は保たれているが，大腿脛骨関節内側や膝蓋大腿関節に変性破壊が及んでいる場合には，大腿四頭筋の筋力低下が著しくなる[21]．

荷重の分散を目的として，足底板は内反膝（O脚）や内側型OAに適応され，外側1.5cm補高した楔形のものを用いる．

保存療法に対して抵抗性の症例では手術適応になるが，内反変形が強く，外側関節面が保たれているものは脛骨高位骨切り術が有効である．内外側および膝蓋関節面いずれの部位にも関節裂隙の狭小化をみる症例は人工膝関節全置換術の適応になる[22]．

疼痛や側方不安定性に対しては，それぞれ免荷や固定が有効である．その対象者が高齢者に多いことから，杖の使用とともに，保温性があり，軽量で，しかも装着や脱着が簡便な弾性サポーター型膝装具が推奨される．

2) 関節リウマチ

関節リウマチ（rheumatoid arthritis：RA）は，全身性疾患で，多発性関節炎をきたす．膝関節は罹患率が高い．膝の疼痛，関節腫脹，可動域制限などの症状が出現する．関節内の炎症があると関節内圧を低くするために屈曲位をとり，さらに大腿四頭筋の筋力低下が加わり，早期より屈曲拘縮に陥る．また靱帯を含めた膝周囲の軟部組織の変性が認められる．膝関節の変形や機能障害が著しいものに対して外科的療法が考慮される．進行した場合，人工関節置換術が行われる．屈曲拘縮に対しては，牽引と角度調節付膝継手装具が用いられる．上肢機能も制限されていることや，膝周囲の軟部組織の病変も合併していることから，軽量・着脱が容易で，装着適合性のよい簡便なサポーター型装具が適応となることが多い．炎症に対する安静効果も多少ある．OA，RAなど慢性疾患に対して，装具ばかりでなく，総合的なリハビリテーション・アプローチが必要である（表6）．

表6 OA, RA に対するリハビリテーションプログラム

1.	痛み	固定，物理療法，温熱
2.	腫脹	固定，下肢伸展挙上
3.	変形	ストレッチ，装具療法
4.	不安定性	装具療法，免荷
5.	可動域制限	ROM 訓練
6.	筋力低下	大腿四頭筋などの筋力強化
7.	日常生活活動（更衣，トイレ動作など）	ADL 指導
8.	歩行，階段昇降	杖の使用，歩行訓練
9.	肥満	全身運動療法や食事指導

表7 膝関節の靱帯不安定テスト

不安定性	主な損傷靱帯	テスト
内側	内側側副靱帯	外反ストレス
外側	外側側副靱帯	内反ストレス
前方	前十字靱帯	Lachman テスト（20～30°膝屈曲位）
後方	後十字靱帯	後方引出し徴候
前方内旋	内側側副靱帯	Slocum テスト
前方外旋	前十字靱帯	Slocum, MacIntosh, Losee テスト
後方内旋	後十字靱帯	Hughston テスト
後方外旋	後十字靱帯	Hughston, Jakob テスト

4つの平面と4つの回旋の不安定性を検査する．

3) スポーツによる膝の障害

スポーツによる膝の障害は，外傷によるものと，いわゆる使いすぎによる過用症候群（overuse syndrome）に大別される．

a．靱帯損傷

新鮮な靱帯損傷では，それほど大きな外傷が認められず，疼痛，可動域制限とともに関節血腫が合併するために，診断が必ずしも容易ではない．このような場合，穿刺を行い血液を十分に吸引し，必要なら松葉杖で免荷しながら1～2週間弾力サポーターで安静固定する必要がある．ギプス固定は関節血腫の再発予防，局所の安静には有効であるが，急速に大腿四頭筋が萎縮するという短所がある[23]．

外傷による靱帯損傷では，単独損傷はまれであり，他の靱帯を含めた軟部組織との複合損傷が多い．膝関節の靱帯不安定テストを**表7**に示している．

前十字靱帯損傷　体操の着地（下腿が床に固定されたままで，大腿骨が過外旋した状態），サッカーやバスケットボールで急停止しながら身体を捻ったり，急停止時に下腿を外側から前方に蹴られたときに発生する．内側側副靱帯損傷と合併して起こるのは，スキー転倒や柔道で外側から乗られた場合などである．前方不安定（Lachman）テスト，前方外旋不安定（Slocum）テストが陽性になる．新鮮例では，中央部での断裂は縫合が困難であり，スポーツを続けていく場合は再建術の適応となる．骨付着部よりの剥離の場合には，骨への再縫合が可能である．陳旧例では，スポーツあるいはADLで不安定性が障害になれば再建術の適応になる．前方，前方外旋不安定を防止する膝装具が適応になり，さらに術後，ねじ込み運動による靱帯の捻れを防止するために，下腿の外旋を防止するか，あるいは確実な方法としては，20～30°の伸展制限に角度調整ができる膝継手が適応になる[24]．

後十字靱帯損傷　脛骨粗面を強打したり，膝屈曲-足関節底屈位で転倒した場合に発生する．後十字靱帯は扇状で，膝の靱帯のなかで最も強靱である．大腿骨に対する脛骨の後方移動を防止する主要機構であり，しかも膝の伸展や過伸展も防いでいる．さらに膝の回旋安定性の維持に補助的な役割を果たし，しかも回旋中心軸として機能している．前十字靱帯といっしょになって，膝関節伸

展のねじ込み運動における回旋誘導の働きをしている．後方不安定テスト（後方引出し徴候），後方内・外旋不安定（Hughston, Jakob）テストが陽性になる．不安定性が高度でなければ，装具での保存療法が適応になる．

内側側副靱帯損傷　内側側副靱帯は下腿の外反，外旋の過度の運動に対して制限を加えている．直達外力によって膝外反位を強制された際に発生する．内側不安定（外反ストレス）テスト，前方内旋不安定（Slocum）テストが陽性になる．内側半月板損傷，冠状靱帯，前十字靱帯などで著しい損傷が合併していたり，靱帯断裂による外反動揺性が著明な場合には外科的手術を要する．ある程度の不安定性などが残存しても大腿四頭筋の代償機能が大きい．初期治療が重要になり，ギプス固定や装具療法などの保存的療法によって良好な機能予後が獲得される．プラスチック装具や支柱付膝装具が適応となる．

外側側副靱帯損傷　直達外力によって膝内反位が強制された際に発生する．しかし内反位強制損傷の頻度自体も少なく，しかも大腿二頭筋によってしっかり補強されていることから，内側側副靱帯損傷と比べてまれである．大腿二頭筋や腓骨神経の損傷を合併することもある．十字靱帯の断裂が合併していなければ回旋不安定性は生じない．外側不安定（内反ストレス）テストが陽性になる．断裂以外にはとくに治療を要することは少ない．

半月板損傷　膝屈曲位で外反–外旋あるいは内反–内旋で急激に伸展した場合，半月板損傷が発生する．内側半月板は内側側副靱帯と結合していることから，内側半月板損傷では，内側側副靱帯や前十字靱帯損傷を合併していることが多い．これに対して，外側半月板は脛骨に対する固定が比較的強固でないために，損傷が起こりにくい．外側半月板損傷は先天性円板状半月板の損傷によるものが多い．疼痛，関節水腫，ロッキングなどの症状がみられる．半月板の全摘出によって変形性関節症を早期にきたしやすく，荷重歩行が遅延することなどから，関節鏡視下の部分切除は予後がよいといわれている．運動制限，局所安静，支持性のために弾性サポーター型膝装具などが用いられる．

b．過用症候群

Osgood-Schlatter病やSinding-Larsen-Johansson病（Sinding-LarsenとJohansson 2人の名前が付いた冠名症候群）(jumper's knee) は，発育時のスポーツ少年に好発する．脛骨粗面が膝蓋靱帯に引っ張られて，慢性的ストレスによって炎症と変性が起こり，異所性仮骨が生じるものがOsgood-Schlatter病である．同様な機序が膝蓋骨下極で起こった場合が，ジャンパー膝とよばれている状態である．長時間のランニング，ダッシュ，ジャンプなどの運動を控えさせ，局所の安静を図る．膝蓋靱帯にかかる負担を少なくするために，運動前に大腿四頭筋の伸張運動を行う．脛骨粗面部への圧迫によって牽引力を減弱させる膝蓋靱帯バンドや，膝蓋骨を固定させるパテラ穴開きや圧迫力が強い弾力サポーターが適応となる（図12）．

4）膝蓋骨脱臼

片脚起立時，膝屈曲位で，脛骨回旋反対方向に急激に方向転換した際に起こる．膝蓋骨高位症，大腿骨外顆の形成不全，膝蓋骨異形成など膝蓋大腿関節の不適合，外反膝（X脚），脛骨外捻，大腿骨内旋などのQ-角を増強するような脱臼性素因がある場合に習慣性に脱臼しやすくなる（図4参照）．膝伸展機構の滑車の役割をする膝蓋骨が正しい軌道上を安定した滑走をしないために，大腿四頭筋の筋力低下と同じような膝くずれ症状が出現する．不安（apprehension）テスト（患者を背臥

位にして，四頭筋を弛緩し，膝を30°屈曲位にして，検者はゆっくりと膝蓋骨を外側に押し出す．脱臼するような感じを抱いた場合，膝蓋骨を元の位置に戻そうとし，患者は顔面に不安の表情を表す）が陽性になる．Palumboのダイナミック膝蓋骨装具などが適応になる（図12 a）．

5) 膝関節部骨折

膝蓋骨骨折では，骨片の離開が少なく，膝伸展機構が残っている場合，保存的治療でギプスや装具で固定して，早期より歩行を開始する．移動が大きい場合外科的な治療となる．

大腿骨顆部骨折や脛骨顆部骨折の場合には，直達牽引で整復するか，あるいは外科的に整復した後に，坐骨支持長下肢装具（ischial weight-bearing KAFO）による免荷装具が適応になる．Grynbaumらの発表した免荷装具は[25]，すぐに装着できる装具として，汎用性および調節性があるユニークなものである．坐骨ソケットのなかに空気パッド（pneumatic pad）が入っており，支柱は伸縮自在で長さが調整できるものである．Patten底によって足部が地面に触れないために十分な免荷が得られる．

（栢森良二）

文献

1) Beets CL, Clippinger FW, Hazard PR, Vaughn DW : Orthosis and the dynamic knee : A basic overview. *Orthotics Prosthetics,* **39**(2) : 33-39, 1985.
2) 田沢英二：膝装具（靱帯損傷用）．日本義肢装具学会誌，**2**(3)：203-216, 1986.
3) Magee DJ（岩倉博光，栢森良二監訳）：運動器疾患の評価．医歯薬出版，1990, p 261-308.
4) 渡辺英夫：義肢装具のための運動学．日本整形外科学会，日本リハビリテーション医学会編：義肢装具のチェックポイント（第2版），医学書院，1982, p 239-252.
5) 戸松泰介：膝関節における負荷面の移動相に関する研究．日整会誌，**52**：551-568, 1978.
6) Cassvan A, Wunder KE, Fultonberg DM : Orthotic management of the unstable knee. *Arch Phys Med Rehabil,* **58**(11) : 487-491, 1977.
7) Cousins S, Foort J : An orthosis for medial or lateral stabilization of arthritic knees. *Orthotics Prosthetics,* **29**(4) : 21-26, 1975.
8) Reed B : An evaluation of the C. A. R. S.-U. B. C. knee orthosis. *Orthotics Prosthetics,* **33**(1) : 25-38, 1979.
9) Van Hanswyk EP, Baker BE : Orthotic management of knee injuries in athletics with the Lenox Hill Orthosis. *Orthotics Prosthetics,* **36**(4) : 23-28, 1982.
10) 小出清一：膝のスポーツ外傷・障害と装具．日本義肢装具学会誌，**4**(4)：291-295, 1988.
11) Lerman M, Schwartz J, Schwartz M : The Lerman multi ligamentus knee control orthosis. *Orthotics Prosthetics,* **36**(1) : 63-66, 1982.
12) Fillauer KD : TRIO. *Orthotics Prosthetics,* **38**(4) : 34-40, 1985.
13) Nitschke RO, Marschall K : The PTS knee brace. *Orthotics Prosthetics,* **22**(3) : 46-51, 1968.
14) Lehneis HR : New developments in lower-limb orthotics through bioengineering. *Arch Phys Med Rehabil,* **53** : 303-310, 1972.
15) Foster R, Milani J : The genucentric knee orthosis—A new concept. *Orthotics Prosthetics,* **33**(2) : 31-44, 1979.
16) Shurr D, Miller H, Albright J, Feldick H : The Iowa knee orthosis. *Orthotics Prosthetics,* **32**(1) : 20-24, 1978.
17) Martin TA : An external-cruciate ligament orthosis. *Orthotics Prosthetics,* **29**(3) : 3-10, 1975.

18) 渡辺英夫, 米満弘之, 岡部とし子, 徳田明見：膝の側方不安定に対する装具の工夫. 総合リハ, **2**：841-846, 1974.
19) 山下隆昭, 中村幸夫, 横手博臣：反張膝に対する膝装具の試作とその評価——HRC knee brace について. 理・作療法, **9**：723-728, 1975.
20) Palumbo PM Jr：Dynamic patellar brace：A new orthosis in the management of patellofemoral disorders. *Am J Sports Medicine*, **9**(1)：45-49, 1981.
21) 腰野富久, 斎藤　裕：膝疾患に対するリハビリテーション. 総合リハ, **16**(5)：355-362, 1988.
22) 腰野富久, 税田次郎：変形性膝関節症の手術適応と術式. 整形外科, **40**(10)：1705-1711, 1989.
23) 冨士川恭輔：第2章　IV　下肢, 膝. 運動器疾患の保存療法——その手技と適応, メディカル葵出版, 1990, p 275-296.
24) 島津　晃, 吉田研二郎：膝靱帯損傷に対する装具療法. 総合リハ, **16**(10)：773-779, 1988.
25) Grynbaum BB, Sokolow J, Lehneis R：Prosthetic principles in the management of fractures. *J Chron Dis,* **23**：201-204, 1970.

第3章　骨関節疾患

6 足部疾患

　足部疾患のうち，麻痺性疾患，神経筋疾患，骨折，内反足などは他の項で述べられるのでここでは触れない．先天性および後天性の足部（部分）切断および軽中等度の脚長差は含むこととする．

　足部変形の表現および病名に使われる用語はかなりの混乱がある．この項では"用語"は，できるだけ日本整形外科学会の「整形外科学用語集」に従うとともに，"病名"については簡単な説明（定義）を加えることにして混乱を避けた．

　足部変形の装具を処方するにあたって常に臨床家を悩ます問題は，履き物に関する日本人の特殊性である．

　欧米人が足の問題とその治療法について論ずるとき，すべては靴を履く生活が前提となっている[1]．多種多様の履き物を自在に履き分ける日本人の足の問題は，欧米人のそれとは大きく異なることはむろんであるが，その治療法においても欧米における方法をそのまま導入することはできず，はるかに困難であるといわざるをえない．欧米では足の治療は，手術にしろ保存的治療にしろ，靴を履きやすくすれば事足りるわけであるが，日本では裸足でも，靴を履いても，下駄，草履，サンダル，そのほかいかなる履き物を履いたときにも適するように治療しなければならない．

　治療の方法として装具を用いる場合に，多様な履き物といかにして共存していくかが大問題になる．現在の平均的日本人は屋外では靴を履き，自宅では裸足の生活をしているとされるが，足の装具は靴を履いているときも裸足のときにも使用できる，いわば"両棲類的装具"ともいうべきものが必要になる．しかし，この"両棲類的装具"は実際上ほとんど実現困難である．なぜならば，靴内に挿入できるようにつくられた装具は（たとえ申しわけのようなストラップがつけられたとしても）靴を脱いだときに所期の位置関係を保つことが困難であるし，室内用につくられたいわゆる"足部覆い式装具"は靴のなかにうまく収まらず，とくに片側罹患の際に困るからである．

　さらにやっかいなことは，第三の履き物を履く日本人が意外に多い事実である．肉体労働者に限らず，事務的な仕事に従事する人たちでも会社に出勤すれば履き物を変える人は珍しくないし，幼小児では学校や幼稚園で，また遊びに行った友だちの家で靴を脱いだり他の履き物に履きかえたりする．幼児では装具の着脱が自分でできないことも起こりうるし，もうひとつの装具を携帯させること自体が困難なこともある．

　現実的解決法として筆者が行っているのは，痛みが主訴の場合，最も障害を強く感ずる場面に適した装具をまずひとつ処方することである．主に通勤途上や会社での勤務中に足部痛を訴える人には靴用の装具を処方し，家事をする場合に主に痛い主婦には足部覆い式を選ぶといった具合である．小児の変形の矯正用に処方する装具では，日中最も長く履く履き物（または裸足）に適した装具と，夜間用装具の二者を併用する．"両棲類的装具"を処方することは「二兎を追う……」結果となりやすい．

　手術と保存的治療の使い分けについて述べれば，痛みに対してはまず装具が試みられてよい．変形の矯正の場合，装具の対象になるのは徒手矯正可能（flexible）な変形か，手術またはギプス包帯

表1　足部変形と対応する整形靴（靴内部の補正を含む）

足部変形		使用目的	整形外科靴の処方
足関節	関節炎 関節強直 関節不安定症 下垂足 内反尖足(強直性) 踵骨棘	関節可動域の制限 ふみ返しの確保 安定性の確保 足の挙上 変形に合わせる 痛みの部位の免荷	チャッカ靴または編上靴＋舟状底 SACH踵，舟状底 チャッカ靴または編上靴 チャッカ靴またはブーツ（編上靴，長靴） チャッカ靴または編上靴＋補高＋内側ウエッジ 痛みの部位をくりぬいた中敷
中足部	扁平足 開張足 凹足	縦アーチの支持 横アーチの支持 変形に合わせる	UCBLインサート，ふまず支え 中足支え 甲の高い靴＋変形に合わせた中敷
足趾部	槌趾 外反母趾 強剛母趾	痛みの除去 外反傾向の防止 ふみ返しの確保	爪先の高い靴，爪先のパッド 爪先の幅広い靴 中足支え，舟状底

(文献2)を参考にして川村が作成)

によっていったん矯正位の獲得されたものに限られる．矯正不能（rigid）の変形がある場合の装具は，疼痛のない圧力分布と障害を目立たなくすることを目的に用いられるもので，"整形靴"とよばれるものがこれにあたる（表1）[2,3]．

靴型装具と足底板の関係について述べると，欧米では足底板は一般に靴の一部（shoes and their modifications）として取り扱われており，足底板を独立のものとはみなしていない．日本では靴型装具と足底板は別個のものと考えられており，足底板は靴のなかに挿入するものと，足部覆い式に分かれる．筆者は靴型装具は高価であり，修理がやっかいなことが多いので，できるだけ足底板を処方することにしている．足底板を靴用にするか足部覆い式にするかは，前述のように患者の生活様式と障害の状況によって決めている．

以下に各疾患別の装具の適応を，保存療法と手術療法，および靴型装具と足底板の使い分けを中心に述べる．

1．先天性扁平足

先天性扁平足（congenital flat foot）とよばれているものには，異常可動性のある柔らかい扁平足と，拘縮の強い扁平足がある．前者の柔らかい扁平足は外反踵足（pes calcaneovalgus）の一種であり，治療としては徒手矯正と尖足位のギプスシャーレが主で，ときにプラスチック装具も用いられるが，予後はよい[4]．後者の拘縮の強い扁平足はきわめてまれなもので，X線像において距骨骨頭が下方に向かうところから先天性垂直距骨（congenital vertical talus）ともよばれ，治療は困難である．治療は早期から開始する必要があり，まず，拘縮に対して徹底的に徒手矯正を行う．次にギプスによる徒手矯正に移るが，手術による矯正を必要とすることが多い[5]．もし痛みがでれば関節固定術が必要となる．装具療法はふつうは適応とならない．

2. 扁平足

扁平足（flat foot）は，後天性扁平足，静力学的扁平足，外反扁平足（pes planovalgus），回内足（pronated foot）などともよばれる．幼児の足は扁平にみえるが，これは成人に比し低い縦アーチと厚い脂肪パッドによる．一般に幼小児扁平足が成人の扁平足に移行するというはっきりした証拠はまだない．そのうえ幼小児の扁平足は痛みを訴えることが少ないから，治療を開始するにあたっては慎重な配慮が必要である．疼痛を訴えるもの，立位で後足部が著しく外反を呈し靴の内方の形がくずれるもの，爪先立ちをとらせても縦アーチの形成されないものなどが，治療の主な対象となる．

幼小児の扁平足の治療はまず保存的に行うのが原則であり，その中心になるのが足底板と足の体操である．足底板にはこれまでに種々のものが用いられてきたが，今日ではUCBLインサート（図1a）が最もすすめられる[6,7]．

この足底板はカリフォルニア大学の生体工学研究室（California University, Biomechanics Laboratory）によって設計されたもので，荷重足は下肢が外旋されたときに回外し，縦アーチも形成されるという原理に基づいている．採型は足部をギプス包帯で包んだのち，足に体重をかけながら下肢を外旋し，足部は回外されたままギプスが固められる．このギプスモデルからとられた陽性モデルをほとんど修正することなしに用いて，プラスチックスの足底板がつくられる[8]．筆者はこのUCBLインサートを屋外はもちろん屋内でもズック靴のなかに挿入して使用するように指導している．

体操はアキレス腱の伸展，爪先立ち，爪先歩きなどを行わせる．

非常にまれであるが，回内が強くて足底板では矯正不能の幼小児の扁平足がある．Tストラップ付短下肢装具を用いれば一応の矯正はできるが，このような症例にはむしろYoung手術やGrice & Green手術などの手術療法がすすめられる[5,9]．

成人の扁平足は痛みのあるもののみが治療の対象になり，治療の原則は"保存的"である．はなはだしい疼痛をきたし，いわゆる"炎症性扁平足"とよばれる症例には，安静，温熱療法，ときに

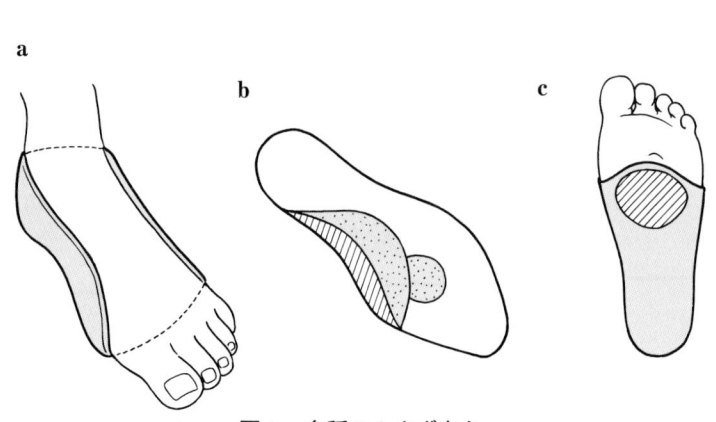

図1　各種のふまず支え
a：UCBLインサート，b：軟性のふまず支え，c：中足(骨)パッド

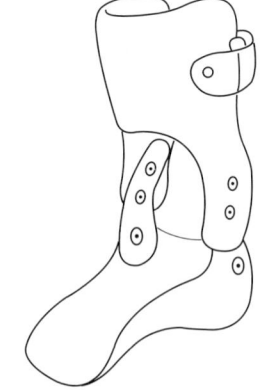

図2　プラスチック製短下肢装具（前方半月および足継手付）

ギプス固定も用いられる．通常の扁平足痛に対してはふまず支え（arch support）と足の体操が処方されるが，治療の目的は小児の場合と違って疼痛の軽減であり，決して変形の矯正でないことを心得ておく必要がある．

ふまず支えは舟状骨部を頂点にふまず全体をスポンジラバーで支え，全体を革で覆ったものが最もよく用いられる．縦アーチとともに横アーチを支える中足（骨）パッド（メタタルザルパッド）がつけ加えられることが多い（図1b）．小児に用いられるUCBLインサートは成人にも用いられてよい．とくにアーチの低下が高度で，軟性のふまず支えでは十分な効果の得られない症例にすすめられる．以上のふまず支えはいずれも靴のなかに挿入（shoe insert）して用いられるが，この際の靴は幅および長さにゆとりがあり，底革は十分な硬さのあるものが望ましい．

足の体操にはホーマン（Hohmann）[10]，水野[5]，カリエ（Cailliet）[11] などのものがあるが，いずれも爪先立ちによる足の回外筋の増強と，アキレス腱の伸展を目的とするものである．保存療法がすべて無効であった成人扁平足には二関節または三関節固定術の行われることもあるが，新たに距腿関節に問題を生ずることが多いので注意を要する．

最近，成人の後天性扁平足の大部分の原因が後脛骨筋不全に起因するとの主張が注目されている[12]．不全の原因はまだ解明されていないが，踵骨の外反と前足部の外転が進行する．進行の初期の段階においては装具療法が効果があると考えられている．装具にはふまず支え（UCBLインサート）のほか，プラスチック製短下肢装具（継手なしまたは継手付）も用いられる（図2）[13]．

3．開張足

開張足（splay foot）は，前足部の横アーチの低下したもので横軸扁平足（pes transversoplanus）ともいわれる．縦アーチの低下（扁平足）と合併しているものが多い．治療は扁平足に準じて足内筋の増強運動，アキレス腱の伸展，足底板などが用いられる．足底板には中足骨頭部にかかる圧を減じるため中足骨頭の後方に中足（骨）パッド（metatarsal pad）（図1c）が使用される．かかとの高い靴は前足部への体重負荷を増加するから，ハイヒール靴の使用は禁ずべきである．

外側足底神経のentrapment syndromeと考えられるモートン病（Morton disease）はまず中足（骨）パッドで治療され，ステロイドの局注も痛みを軽減するが，神経腫の摘出術が必要なこともある．

4．外反母趾

母趾がMP関節において外転している状態を外反母趾（hallux valgus）といい，バニオン（bunion）ともよばれる．扁平足に伴っていることが多い．外反母趾の治療法は発症年齢によって大きく変化する．

20歳以前に発病したものの多くは家族歴があり，治療は保存的に行うべきである．扁平足に用いられるのと同様のふまず支えが処方されるが，夜間装具（図3a）も用いられてよい．また，扁平足の治療体操も行われる．先天的な関節弛緩性や筋神経疾患を伴う外反母趾に対する外科手術は50％以上の再発率があるとされているため[14]，手術は避けるべきである．

成人以後に発病したものにもまず治療体操，足底板（縦および横のふまず支え），夜間装具，突出

部をふくらませた整形靴などの保存療法が試みられるべきである．靴のかかとは低いものがすすめられる．老人の足は回内の矯正にも抵抗するので，整形靴の使用が最上の方法である．手術は変形の矯正を主目的に行われるが，中年にはMcBride法が，老年にはKeller法がすすめられる．

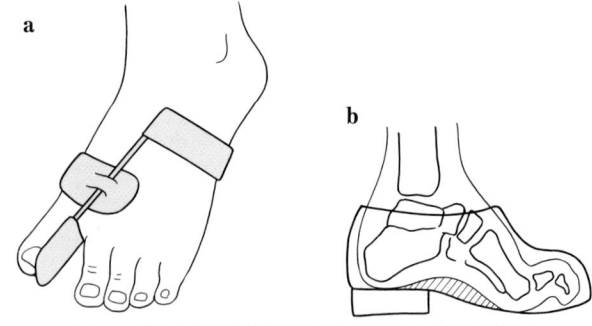

図3　外反母趾用夜間装具(a)と凹足の整形靴(b)

5. 凹足

凹足（claw foot, pes cavus）は縦アーチの異常に高い足で，足趾のclawingを伴うことが多い．凹足の発生機序は不明だが，神経筋疾患のあるものが多い．症状では歩行時の疲れ，胼胝（たこ）による痛みを訴えるものが最も多いが，高度の変形があってもまったく無症状のものもある．小児期の保存的治療として十分に長くかかとの低い靴が処方され，手術的には足底筋膜切離術や腱移行術が行われるが，その効果は不確実である．成人の保存的治療は変形に見合って十分に大きい靴（整形靴）と，圧の平均化のための軟らかい中敷が使用される（図3b）．重症例には踵骨の骨切り術（Dwyer）や，楔状骨切り術（midtarsal wedge osteotomy）が行われる．

6. 槌趾

hammer toe, mallet toe, claw toeは槌趾と訳されているが，Tachdjianによれば，hammer toeとは足趾のPIP関節の屈曲拘縮，mallet toeとはDIP関節の屈曲拘縮，claw toeとはPIP関節とDIP関節の過屈曲にMP関節の過伸展（背側への亜脱臼）が加わった変形と定義している（図4）[15]．

爪先部分の高い靴を使用し，足趾のあたる部分にパッドを用いてもよい．成人で胼胝の痛みの強い症例には，PIP関節の固定手術や腱の移行手術が行われることもある．

7. 踵骨棘

踵骨棘（calcaneal spur）は，踵骨の下部に歩行時痛と圧痛を訴えるもので40歳から60歳代の人に多い．X線所見で踵骨の足底筋膜付着部に棘形成をみるところからこの病名がつけられている

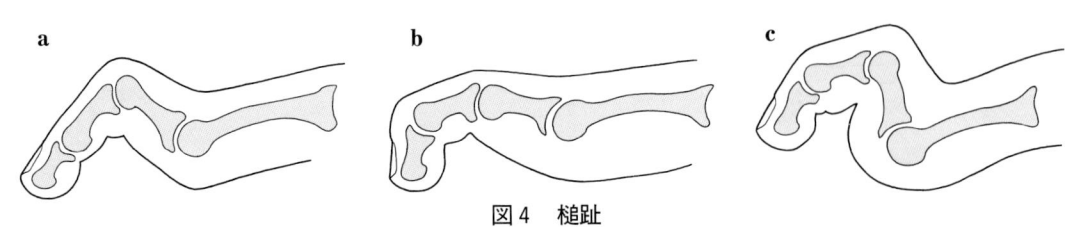

図4　槌趾
a：hammer toe, b：mallet toe, c：claw toe

が，棘形成のみられないこともある．治療は保存的に行われるべきであって，アキレス腱によって緊張させられている足底筋膜を靴のヒールを高くすることによってゆるめ，圧痛部をくり抜いたパッドを用いて局所の圧痛を減ずる(図5)．ステロイドと局麻剤の局所注射も効果がある．棘の切除などの外科手術は無効か，かえって痛みを増強させるので行うべきでない．

8. フライバーグ病

フライバーグ病 (Freiberg disease) は，通常若い女性にみられる第2中足骨骨頭の無腐性壊死である．第2ケーラー病ともよばれる．治療としては中足(骨)パッド (metatarsal pad) が試みられてもよいが，無効なことが多く，痛みの強いものには中足骨骨頭切除術が行われる[16]．

9. ケーラー病

ケーラー病 (Köhler disease) は，小児に起こる舟状骨の無腐性壊死である．痛みと跛行，局所の圧痛が訴えられるが，一過性で数週間で消失することがほとんどなので，治療は絆創膏固定またはふまず支え(スポンジ製またはUCBLインサート)などの保存的療法で十分である．

10. うちわ歩行

うちわ歩行 (toe-in gait) は内旋歩行ともよばれ，歩行時に下肢の内旋のみられるものである．その原因は大腿骨の前捻角増強，下腿の内捻，前足部の内転など種々のものがあり，臨床的・X線的に評価がやりにくいためもあって，定量化されていない変形である．したがってその自然経過も不明な点が多く，一貫した治療方針も立てがたい[17]．これまではツイスター，デニスブラウン型装具などが用いられてきたが，装具が大がかりになり，患児にかなりの忍耐を要求するわりには大きな効果は望めなかった．最近，靴のかかと部分にとりつけて歩行時に足の外旋を起こすトルクヒールが考案され，種々のものが市販されるようになった(図6)[18]．歩行時の外旋は確実に起こるが，ゴム製のものは短期間に破損しやすいこと，患児にとって感じのよいものとはいえないこと，根本的には長期的効果が不明であるなどの問題点を有している．

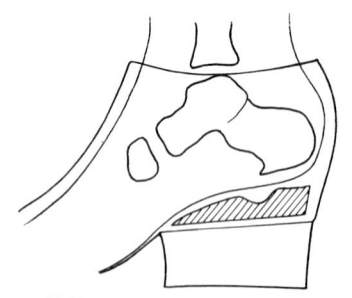

図5 踵骨棘に用いられる圧痛部をくり抜いたパッドとヒールの高い靴

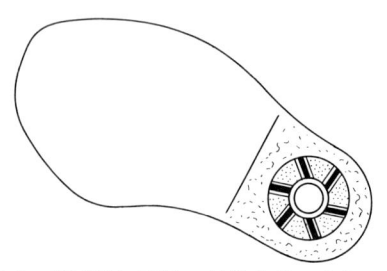

図6 荷重時に下肢の外旋を起こすトルクヒール(ゴム製の市販品)

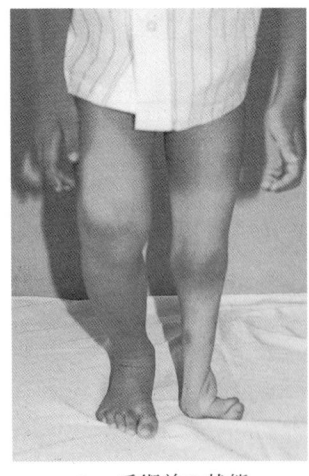

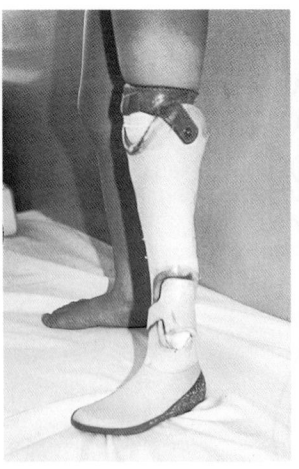

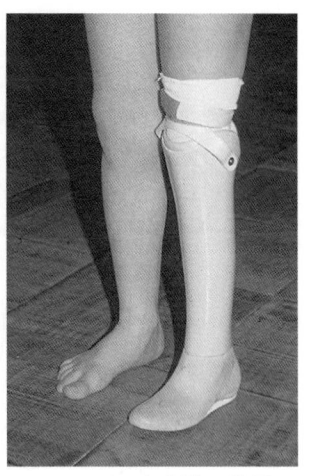

a．手術前の状態　　　b．手術前の義足　　　c．サイム切断後の義足
図7　先天性腓骨欠損の症例とその義足

11. 先天性腓骨欠損

　先天性腓骨欠損（congenital absence of the fibula）は paraxial fibular hemimelia ともよばれ，腓骨とともに足部外側の2列（2 rays）の欠損を伴うことが多く，足は強い外反尖足位をとる（図7a）．徒手矯正，装具，ギプス包帯，頻回の手術などによってある程度の矯正は得られるが，結局は下肢の短縮と不格好な装具を余儀なくされるので（図7b），近年はサイム切断を早期に施行することが多い[19,20]．切断後は装飾性に優れる断端支持のサイム義足を用いるが，懸垂はソケット適合のみでは不十分なので，PTB義足と同様な膝カフを併用する（図7c）．

12. 先天性および後天性の足部（部分）切断

　足部（部分）切断（partial-foot amputation）は先天性（congenital）か後天性（acquired）かによって，処方される義足に本質的な相違があるわけではないが，先天性の場合，患側肢の脚長短縮と断端部の骨の過成長を伴うことが多いので注意すべきである．断端部の骨の過成長は一般に小児の切断においてみられるもので，その処置は感染などの合併症を起こす以前に骨を切除する以外に方法はないとされている[21]．

　部分切断に対して処方される義足はもちろん切断部位によって異なる．第5趾単独，または第5趾と第4趾の切断は機能的にも外見上もその損失はほとんど問題にならず，まったく義足を要しないか，装飾的理由から手指に用いるのと同様のプラスチック製足趾義足（足袋式）が使用されるのみである．第1趾がMP関節から切断されると，立脚相のふみ切り力減少をきたし足底板または靴型装具による補助が必要となる．すなわち，ふまず支えを爪先まで延長して，指の部分には充塡物（中物，filler）をおくか，靴のふまずを先端まで延長する．

　中足骨部における切断およびリスフラン切断（Lisfranc amputation）では，前足部における体重支持点である中足骨骨頭が失われるので，機能的障害はさらに大きくなる．義足は足底の形状に合

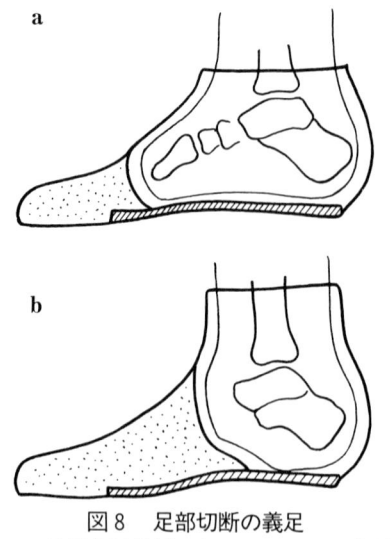

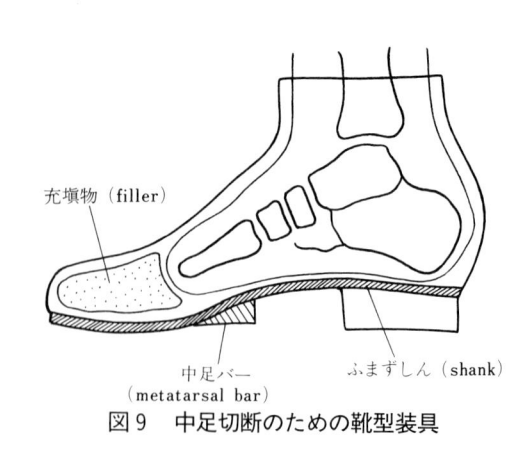

図8 足部切断の義足
a：足根中足義足，b：ショパール義足

図9 中足切断のための靴型装具
充填物（filler）
中足バー（metatarsal bar）
ふまずしん（shank）

わせてつくられた硬い足底板を基底に，断端を保護するパッド，弾力のあるふみ返し部(toe break)，爪先の充填物によって構成される（図8 a）．ショパール切断（Chopart amputation）は疼痛，変形（尖足および内反）をきたしやすく，義足の適合困難などの理由からできるだけ避けるべき切断部位とされているが，わが国においてはかなり多数行われている切断である[22]．義足は遊脚相の懸垂とふみ切り期のかかと上りを防ぐため，果部を深く包む形でつくらなければならない．通常後方開き式として義足の脱着を行う（図8 b）[23]．

戸外を歩行することだけを考えてよければ，部分切断に対して靴型装具と充填物（filler または Innenschuh）を用いたほうが機能的にも外見的にもすぐれたものができる（図9）．しかし，わが国では靴を脱いで室内を歩く必要があるので，多少機能や外見を我慢してでも足部覆い式義足を処方しなければならないことが多い．この場合でも単に装飾の目的だけしか有していないビニール製足趾義足（足袋式）ではなく，前述したような正常に近い歩容を確保できる義足を処方すべきである．

13. 脚長差（軽・中等度）[24〜26]

一般に2〜2.5 cmまでの脚長差は治療の必要がないとされているが[9,27]，脚長差の原因，脚長差の持続期間などによって症状は異なるため，脚長差の大小のみによって治療の要否を決めることはできない．

脚長差の治療には，装具と手術療法（健側または長いほうの下肢の成長抑制または短縮，および短縮側下肢の延長術）がある．装具による補正の絶対的適応は3 cmまでの脚長差であり，3 cmから8 cmの間は装具または手術のいずれかが選択され，8 cm以上では手術の適応となる．8 cm以上の短縮に対しても装具による補高は一応可能であるが，立脚相での安定性，患者の快適性，外見上から考えて実際的とはいえない．適当な補高の量は仮の補高を装着して，骨盤傾斜の検査と実際に歩行した患者の意見を参考に決められる．

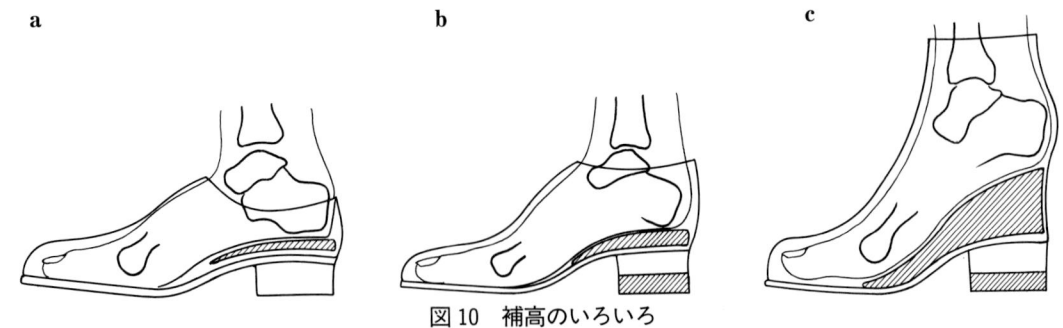

図10 補高のいろいろ
a：市販靴内の補高，b：整形靴による靴内およびヒールの補高併用，c：整形靴による主として靴内の補高

　1.5 cm 以下の脚長差では靴のかかと部分にコルクまたはフェルト製の補高を挿入するが（図10 a），市販の靴に挿入可能な補高は1 cm が限度であり，できれば6 mm 以下であることが望ましい．なぜならば，これ以上では靴が脱げやすくなるからである．1 cm 以上の補高を要するときは整形靴が必要になる．この場合靴のなかで50 %，靴のヒールで50 % の補高が行われるのが通常である（図10 b）．反対側の靴のヒール高さを減ずる方法もある．しかし，靴のヒール高さの左右差が著しいと外見上目立つため，ヒールの高さの差は1：2が限度であり，それ以上の補高は靴内の補高によって行われる（図10 c）．市販の靴を用いて靴底全体をコルクなどでもちあげる方法もある．

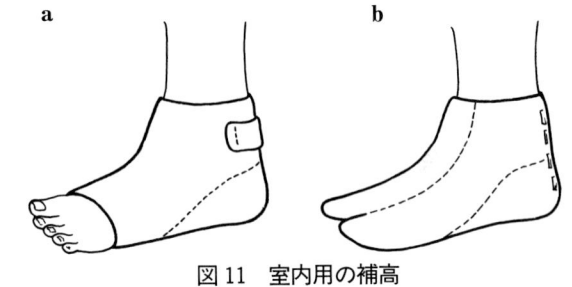

図11 室内用の補高
a：足部覆い式，b：健常人用に市販されているヒール足袋

　以上は靴の使用を前提とした補高の方法であるが，わが国では室内用の補高と，室内と靴兼用のものが考慮されなければならない．室内生活がおもな人にはいわゆる足部覆い式の補高（図11 a）が処方されるが，和服を着る人には足袋のなかに，靴のなかに挿入するものと同様の補高を用いることも可能である．和装の健常人のスタイルを引き立たせる目的で市販されている補高（ヒール高さ約3.5 cm）の片側のみを使用するのも一方法であろう（図11 b）．

　補高に限らず一般に足底板は，靴下ではなく足袋のなかならば，靴用のものと同形式のものが使用できるので，もっと利用されるべきであろう．室内と靴兼用の補高は足部覆い式となるので，できる限り薄くつくっても特別の靴を用意する必要があり，外見もよくないのですすめられない．

14. リウマチ足[28〜33]

　関節リウマチ患者の90 % に足部罹患がみられるといわれる．しかしながら，リウマチ足（rheumatoid foot）に対する装具処方に関しては議論のあるところである．

否定的見解の人々はその理由として，①多発性関節疾患である関節リウマチでは，装具によってひとつの関節を固定した場合に，他関節の代償機能を期待できないことが多いばかりか，悪影響を及ぼす危険性が高い，②痛みの本態が炎症にあるので，装具の固定，免荷によっても痛みがとれないことが多い，③手に関節拘縮，変形，筋力低下がみられることが多いので，足装具の装着が困難なことが多い，④主婦に多い疾患であるので，日本式生活の履き物の多様性の影響を大きく受け，足装具の使用が実際問題として困難なことが多い，などをあげる．

足装具に積極的な人たちは，適切な装具をつくれば必ず役に立つと主張している[33~35]．しかし，急性期の痛みや腫脹の強い時期に安静が必要なことは異論のないところであり，疼痛をやわらげ，関節変形を防止するために良肢位での固定が行われる[36]．急性期以後では，装具は変形の予防や矯正を期待して夜間装具として用いられる場合と，日中の歩行時に痛みの軽減と変形の予防を目的に用いられるものがあるが，変形の高度のもの，とくに痛みの強いものでは手術的矯正が適応となり，その成績もよい．

1) リウマチ性扁平足

リウマチ足の50％に生ずるといわれる．最も多く変化のみられるのは距舟関節である．アーチの低下以外に，開張足，外反母趾，槌趾を伴い，足趾が重なり合って典型的なリウマチ足を呈するものが多い．治療はまず保存的に行われるべきであるが，ふまず支えを処方しても使用されないことが多い．理由は主婦に多い疾患であるので，家屋内での立ち仕事が多く，そのために室内用の足部覆い式（足袋型）を処方すると，買物に出かける際には装具の着脱を要し，それも手に不自由があるから困難というものである．戸外での活動が主な人には靴内に挿入するふまず支えが処方される（図1b）．

疼痛の強い例には三関節固定術，距舟関節固定術などの手術療法が行われる[37]．

2) 開張足

必ずしも縦アーチの低下を伴うとは限らず，このようなときは中足（骨）パッド（図1c）や，前足部の全周を取り巻くコルセット式中足支え（metatarsal corset）（図12）が用いられる．

3) 外反母趾

リウマチ患者の1/4にみられるといわれる．いったん変形が生じると保存的には矯正困難だが，軽症例では夜間装具（図3a）の装用がすすめられる．手術的にはバニオンの切除（とくに老人に対し），中足骨骨頭切除，基節骨基部切除，MP関節固定（とくにハイヒール靴を履く婦人）などが行われる．

4) 槌趾

cock-up toeともよばれ，リウマチ患者の60％にみられるといわれる．MP関節は背屈し，PIP関

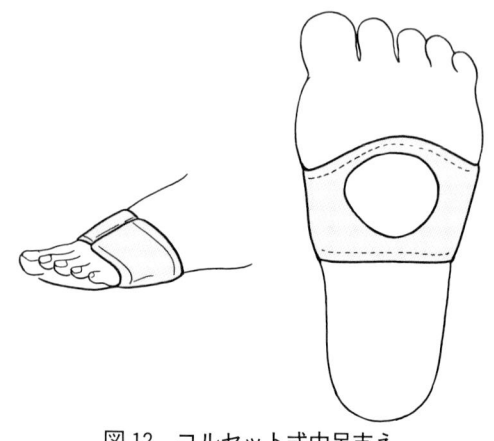

図12 コルセット式中足支え

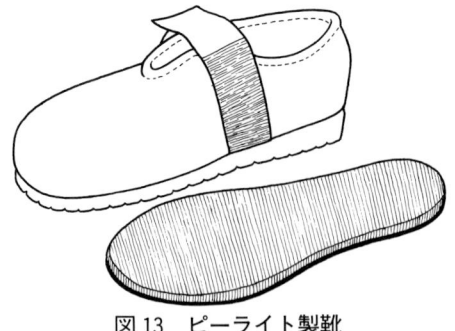

図13 ピーライト製靴

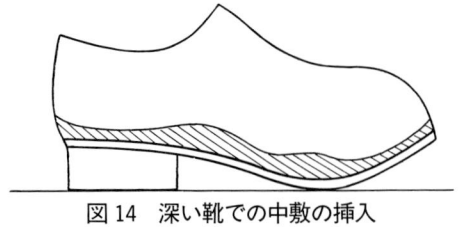

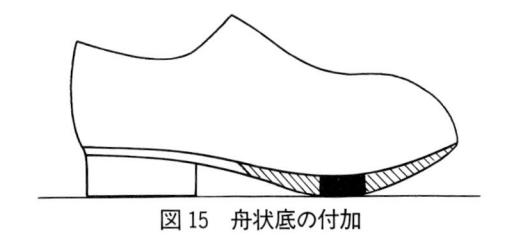

図14 深い靴での中敷の挿入

図15 舟状底の付加

節は屈曲し，背側に突出して靴の圧迫を受け，痛みを訴えることが多い．MP関節は通常背側に脱臼しており，合併する開張足とあいまって，中足骨骨頭は足底に突出し，胼胝を形成，痛みを生じる．変形に見合った整形靴と，突出部の圧迫を避けるスポンジ，パッドの使用を試みてもよいが，変形の高度のもの，とくに外反した母趾の上にcock-upした足趾が重なり合うものには，手術が適応となる．手術は中足骨骨頭の切除，基節骨基部の切除，PIP関節の固定術などが行われる．

5) 尖足

関節リウマチで距腿関節が罹患することは多くないが，臥床患者では尖足位の拘縮をきたすことが多い．臥床期間中の尖足予防には通常足関節を中間位（または底屈5°くらい）に固定するギプス副子を用いるが，プラスチック装具が用いられてもよい．プラスチック装具は夜間装具としても使用しうる．

15. 足部潰瘍[38]

足部潰瘍（foot ulcers）には，慢性閉塞性動脈疾患の結果起こる虚血性壊疽と，糖尿病性ニューロパチーの結果起こる糖尿病性潰瘍がある．慢性閉塞性動脈疾患には閉塞性動脈硬化症とバージャー病があるが，前者には糖尿病を合併するものとしないものがある．糖尿病性潰瘍では，患者の痛覚は低下しており，苦痛が欠如しているため，感染を併発し，潰瘍や壊疽の悪化することが多いので注意を要する[39]．

足部潰瘍は履き物を工夫する前に，まず安静を主とする保存治療によって潰瘍の治癒を図るべきである．潰瘍の治癒直後の履き物は市販の靴ではなく，全体的にやわらかいピーライト製靴の使用が望ましい（図13）[40]．潰瘍の再発予防の目的には，局部への圧の集中を避けるため，患足の形状に合わせ，弾力性のある材料で製作した中敷を使用し，爪先部分に十分なゆとりがあり，全体的にも深くつくられた靴に挿入する（図14）．以上のような対策によっても，踏み返し時の前足部に過度の圧が集中するときには，靴底の外側に舟状底（rocker sole）をつけ加える（図15）[40]．

おわりに，リウマチ足についてご教示をいただいた辻本クリニック院長・辻本正記博士に深く感謝する．

(川村次郎)

文献

1) Zamosky I : Shoe modifications in lower extremity orthotics. *Bull Prosth Res*, BPR 10-2 : 54-95, 1964.
2) 加倉井周一：靴型装具（整形靴）．第32回義肢装具等適合判定医師研修会資料，国立身体障害者リハビリテーションセンター，所沢，1991, p 99-102.
3) 川村次郎，武富由雄，加倉井周一訳：足変形と整形外科靴．パシフィックサプライ，大阪，1985.
4) Larsen B et al : Congenital calcaneovalgus with special reference to treatment and its relation to other congenital foot deformities. *Acta Orthop Scand*, **45** : 145-151, 1974.
5) 水野祥太郎：ヒトの足の研究――扁平足問題からの展開．医歯薬出版，東京，1973.
6) Jahss MH : Shoes and shoe modifications. Atlas of orthotics, biomechanical principles and application, Mosby, Saint Louis, 1975, p 267-279.
7) Mereday C et al : Evaluation of the University of California Biomechanics Laboratory shoe insert in "flexible" pes planus. *Clin Orthop Related Res*, **82** : 45-58, 1972.
8) Henderson WH et al. : UCBL shoe insert, casting and fabrication. *Bull Pros Res*, BPR 10-11 : 215-235, 1969.
9) Sharrard WJW : Paediatric orthopaedics and fractures. 2 nd ed., Blackwell, Oxford, 1971.
10) 大阪大学医学部整形外科リハビリテーション部訳：整形外科的治療体操．医歯薬出版，1964.
11) Cailliet RC : Foot and ankle pain. Davis, Philadelphia, 1968.
12) Johnson KA, Strom DE : Tibialis posterior tendon dysfunction. *Clin Orthop*, **239** : 196-206, 1989.
13) Wapner KL, Chao W : Nonoperative treatment of posterior tibial tendon dysfunction. *Clin Orthop*, **365** : 39-45, 1999.
14) Mann RA et al : Major surgical procedures for disorders of the forefoot. DuVries' Surgery of the Foot, 4 th ed., Mosby, Saint Louis, 1978, p 563-602.
15) Tachdjian MO : Congenital deformities. The Disorders of the Foot, Jahss MH ed, Saunders, Philadelphia, 1982, p 212-232.
16) Giannestras NJ : Metatarsalgia, Foot disorders, medical and surgical management, 2 nd ed, Lea and Febiger, Philadelphia, 1973, p 421-423.
17) National Academy of Sciences : The child with an orthopaedic disability-his orthotic needs and how to meet them. Washington, D. C., 1973, p 57-65.
18) 渡辺英夫ほか：うちわ歩行に対するトルクヒールの使用経験．総合リハ，**6** : 285-290, 1978.
19) Aitken GT : Congenital lower limb deficiencies. American Academy of Orthopaedic Surgeons Instructional Course Lectures, vol. XXIV, Mosby, Saint Louis, 1975, p 81-93.
20) Wood WL et al : Congenital absence of the fibula-treatment by Syme amputation, indications and technique. *J Bone Joint Surg*, **47-A** : 1159-1169, 1965.
21) Aitken GT : Osseous overgrowth in amputations in children. Limb development and deformity : problems of evaluation and rehabilitation, Thomas, Springfield, 1969, p 448-456.
22) 沢村誠志ほか：足部切断に対する検討――特にChopart, Lisfranc切断について．臨整外，**5** : 355-363, 1970.
23) New York University : Partial-foot, Syme, knee-disarticulation, and bilateral prostheses, Lower-limb prosthetics. 1975 Revision, 1977, p 233-242.
24) Diveley RL : Foot appliances and shoe alterations. Orthopaedic appliances atlas, vol 1, Edwards, Michigan, 1952, p 439-478.
25) Marquardt W : Die Theoretischen Grundlage der Orthopädie-Schuhmacherei. Verlag Carl

Maurer, Geislingen, 1965（加倉井周一訳：靴型装具―理論と実際―．パシフィックサプライ，1984）．

26) New York University : Shoe modifications—principles and procedures in clinical application, Lower-limb orthotics. 1974 Revision, 1976, p 153-160.

27) Apley AG : Leg equalization. System of orthopaedics and fractures, 5 th ed, Butterworths, London, 1977, p 140-141.

28) Potter TA : Prevention of deformities from arthritis. Arthritis and Allied Conditions, 8th ed., Lea & Febiger, Philadelphia, 1972, p 593.

29) Potter TA : Correction of arthritic deformities. ibid., p 629-672.

30) Potter TA : Painful feet. ibid., p 1422-1433.

31) Preston RL : Prevention of deformity and correction of slight, reversible disability of the foot and ankle. The surgical management of rheumatoid arthritis, Saunders, Philadelphia, 1968, p 361-379.

32) 七川歓次：慢性関節リウマチの診断と治療（新臨床医学文庫）．金原出版，東京，1965．

33) 田島規子：Rheumatoid deformities に対する装具．リハ医学，**14**(3)：221-225，1977．

34) 岡崎　健，田島規子：装具展示．リウマチ，その入門と最近の知識，日本リウマチ協会教育研修委員会準備会，1975，p 149-171．

35) 岡崎　健：慢性変形期リウマチのリハビリテーション，ディバイス，装具供覧．リハ医学，**14**(2)：98-101，1977．

36) Harris R : Plaster splints for rheumatoid arthritis. Orthotics etcetera, Elizabeth Licht, New Haeven, 1966, p 333-355.

37) 喜多正鎮ほか：リウマチ足の後方部変化について――扁平足の発生要因と外科的治療について．整形外科，**29**(2)：97-103，1978．

38) Reed JK : Footwear for the diabetics. The Diabetic Foot, Levin ME, O'Neal LW eds, 3 rd ed, Mosby, St. Louis, 1983, p 360-377.

39) 阿部正和，平田幸正監修：糖尿病外来診療のポイント．日本医師会雑誌臨時増刊 vol. 104, No. 10, 1990．

40) Karmody A, Jacobs RL : Vascular diseases of the foot. The Disorders of the Foot, Jahss MH ed, Saunders, Philadelphia, 1982, p 1301-1376.

第3章 骨関節疾患

7 手の疾患・外傷・拘縮

　手の外科の領域とくに外傷後の拘縮予防には，ハンドセラピスト監視下での早期よりの段階的な運動が重要である．しかし重度損傷や一定期間の固定後には拘縮は不可避的に発生する．このために装具療法は有効かつ不可欠な治療であり，術後早期より必要となる．また残存した拘縮に対して手術療法を選択する場合にも術後引き続き作業療法とともに装具療法が必要となることが多い．したがって装具療法の限界，手術療法への変更時期を明確にすることが本書の1つの課題であるが，手の外科においてはこれらの治療は対立する治療法でなく，両方が適切に行われ相乗効果をなすことを強調しておきたい．

1. 総論

1) 手のスプリントの必要性

　手の装具はややもすると大きくなり，患者は日常生活において邪魔であると自分で判断し，装着しなくなることがある．したがってまず作製前になぜ装具が必要かを患者に十分認識させ，装着時間および装着時に行う関節運動を十分理解してもらうことが必要である．後述する dynamic splint の目的は他動的に関節を伸展させ可動域を得ることであるが，装具の牽引力に抵抗運動することによる筋力強化も大切な目的である．すなわちこの装具では単なる関節の運動を行うのみでなく，ゴムの牽引力に抗して関節を最大屈曲させ，10秒程度その肢位を維持する運動により筋力強化を図る目的があることを十分理解させて装着させなければならない（図1）．

2) 手のスプリントの特徴

　手の装具は治療経過上変化する病態，可動域に対応し頻回に修正できるものでなくてはならない．たとえば単一指の指屈曲拘縮に対するアウトリガー付スプリントでは装具の牽引方向は指に対し垂直でなければならないので，指屈曲角度の変化に伴い絶えずその牽引方向が調節，修正できるようにすることが大切である（図2a）[1]．また多数指拘縮に対するスプリント療法は指ごとに屈曲拘縮の程度が違うため各指の牽引力を個別に調節できることを必要とする（図2b）．さらに指別の経時的変化にも対応できることが必要となる．

3) スプリントの種類

　スプリントは static splint，dynamic splint，functional splint の3つに分類される[2]．

a．static splint（図3）

　static splint は一定以上の矯正力がかからず，獲得した可動域を維持することができる装具である．この装具は骨折および皮膚，筋，腱，靱帯などの軟部組織損傷における修復後の静的支持およ

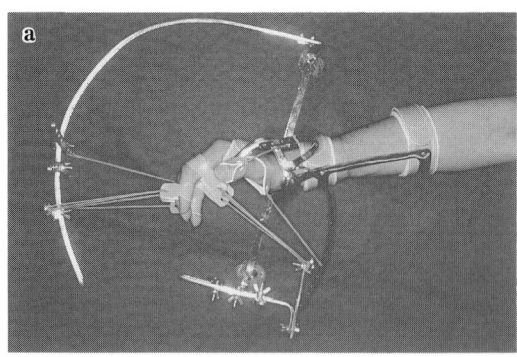

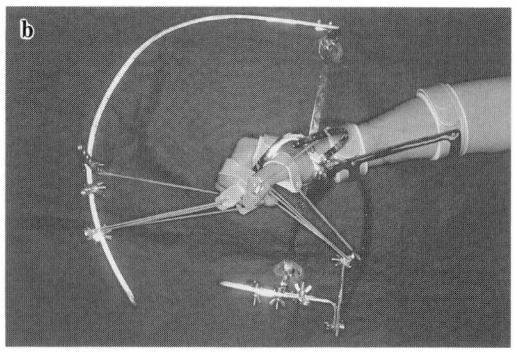

図1　スプリントの意義
dynamic splint（図では多目的スプリントを使用している）では他動的に関節を伸展させ可動域を得る(a)とともに，牽引力に抗して運動を行う(b)ことで筋力強化を図ることが目的であることを患者に十分理解させ実行させることが必要である．

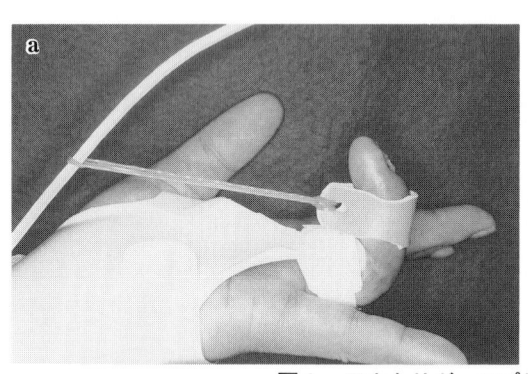

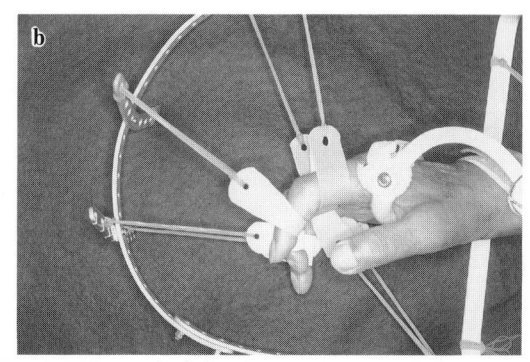

図2　アウトリガースプリントのチェックポイント
a：牽引方向が指に対して垂直になっているかを確かめる．
b：牽引力は各指の拘縮程度に応じて調節できることが必要である（ゴムの本数を変えることで各指の牽引力を調節できる）．

び保護，一次修復後に生じた拘縮の矯正，変形予防，慢性関節リウマチの炎症期の関節の保護を目的に使用する．

b．dynamic splint（図1，2）

dynamic splintはラバーバンドやゴムの牽引力により持続的に関節の可動域を得て，抵抗運動により筋力の強化を図るものである．持続的他動的に伸展することで軟部組織の滑動域が増加し，抵抗運動することにより筋力が増強できる．一次修復後に生じた拘縮の矯正，失われた筋バランスの動的支持および矯正，麻痺筋の代用，筋力強化などに使用する．

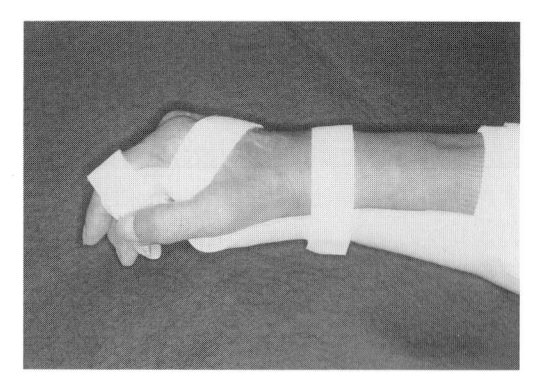

図3　static splint
獲得した可動域の維持．

c．functional splint

装着することによって，損傷手が使用でき，機能を向上させることができる装具をさす．

4) スプリント作製上の留意点

外傷例では損傷組織，修復組織等を確認し，そのうえで固定すべき部位，動かすべき部位を決定し，装具の作製を行う．とくに外傷では同一病名でも症例ごとに損傷程度，手術での整復固定性，早期運動の安全性が違うので，医師との連携を密にすることが装具作製上不可欠である[3]．また不必要な部位の固定はかえって治療に対して逆効果になるので注意を要する．

5) 装着後のチェックポイント

炎症および浮腫の程度は個々の症例により異なるので装着開始時期，装着時間，牽引力は画一的にすべきではない．

a．牽引の方向（図2a）

固定は基本的には3点支持にて行うが，パッドは全面で接触していないと1点に圧が集中し，疼痛の原因となる．また牽引方向は拘縮が生じた関節の回転軸および指の長軸に対して垂直となっているか，牽引方向は指ごとに異なり，さらに同一指においても経時的に変化するため微調整ができ有効な矯正力となっているかをチェックしなければならない．

b．牽引力

牽引後3分で指への血流量はプラトーになるとされるので3分間は指尖部の色調変化をチェックし，牽引力を確認する必要がある[4]．static splint では指背側や指尖部など装具に接触する部分での角度，強さ，dynamic splint ではゴムの牽引力を調整できることが必要となる．

2．疾患別の装具療法

1) 外傷性拘縮に対するスプリント

外傷性拘縮の原因は皮膚性，関節性，関節包性，腱性，筋性，混合性に分けられ[5]，このうち装具療法のよい適応となるのは関節包性（靱帯性），腱性拘縮である．関節包によるものは関節部自体の損傷によるものもあるが不良肢位の長期間固定等によるものも少なくない．腱性拘縮は骨折後，腱縫合後の癒着によって生じる．したがって関節内骨折後の関節面不適合性が残存するものは装具療法の適応とはなりがたい．一般に装具装着後，週1回可動域を計測しその増加がみられなくなった時点が装具療法の限界であるが，装着期間は2～3カ月が目安とされる[6]．しかしこの拘縮程度は個人差があり，また患者自身の性格も関与する場合もあるので装着期間は個々の症例ごとの判断が必要である．瘢痕拘縮形成術や腱剥離術後は2，3日圧迫包帯固定で出血浮腫を予防し，その後積極的に関節運動を行わせるとともに装具療法を行う．拘縮が多関節に及び，個々の関節拘縮に対する装具を組み合わせた多目的スプリントが必要となる場合がある（図1）．しかしこの場合も個々の装具の組み合わせから成っており特殊なものではないので，本稿では個々の関節ごとの外傷性拘縮の代表的装具について述べる．

a．前腕回旋制限に対するスプリント（改良型 Colello-Abraham 装具）（図4）

橈尺骨骨折，橈骨頭骨折，遠位橈尺関節損傷などの後に生じた回内外制限に対して使用する．骨，関節の整復がなされ，拘縮の原因が手関節，肘関節の関節包，骨間膜に由来するときに適応となる．

この装具は上腕部，前腕部および上腕部からのびる支柱部からなる(図4a)．支柱部につけたゴムの牽引力により拘縮の改善を図るが，拘縮の程度により支柱部を回転でき，拘縮に対してもっとも有効に牽引力がかかるようにできる[7](図4b)．

b．手関節拘縮用スプリント（図5）

手根骨脱臼骨折後や橈骨遠位端関節内骨折後，不良肢位固定後に生じる手関節拘縮に対して使用する．手関節拘縮は掌屈背屈制限が同時に生じることが多く掌側，背側への牽引が随時行え，牽引力を調節できる装具が必要となる．

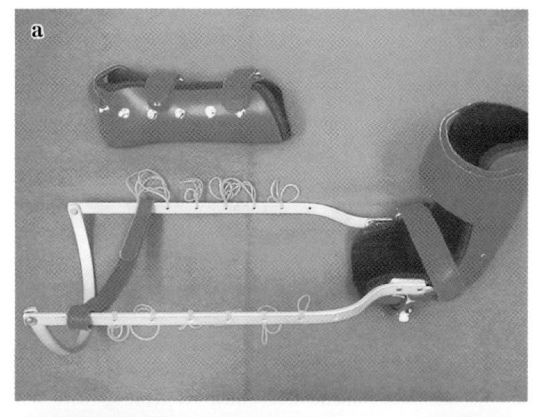

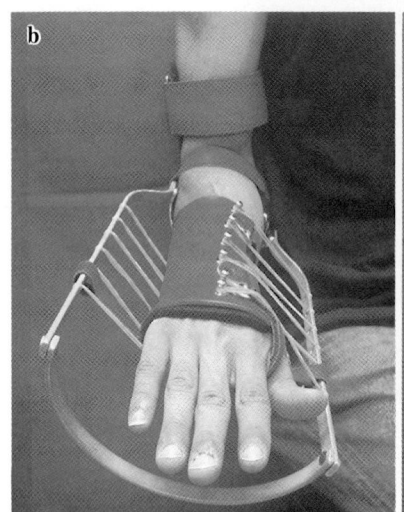

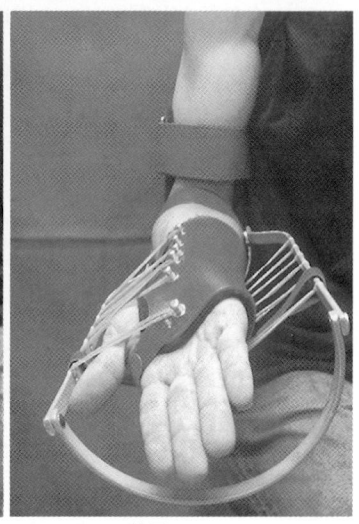

図4　改良型 Colello-Abraham 装具
a：上腕部，前腕部，上腕から連続する支柱部からあり，支柱部には回旋調節部がある．
b：拘縮の変化に応じて支柱部を回転でき，拘縮に対してたえず最大の牽引力がかかるように調節できる．

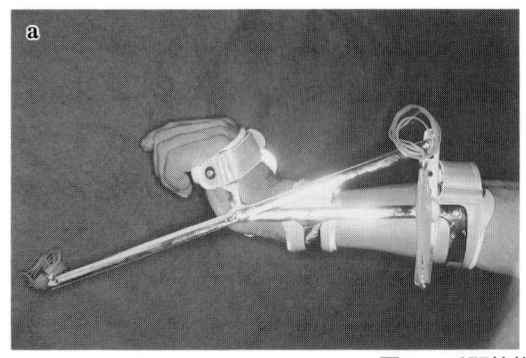

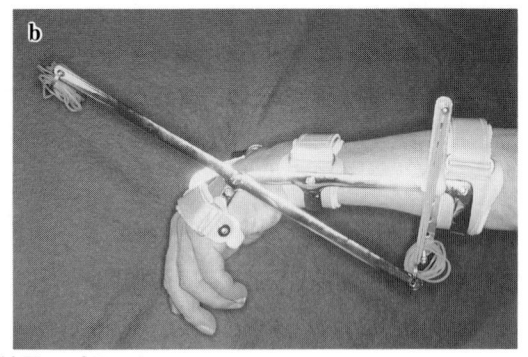

図5　手関節拘縮用スプリント
ゴムの本数により牽引力の調節が可能である．
a：背屈矯正用では手関節を自動屈曲することで手関節屈曲の筋力が強化できる．
b：掌屈矯正用では手関節を自動背屈することにより手関節伸展の筋力が強化できる．

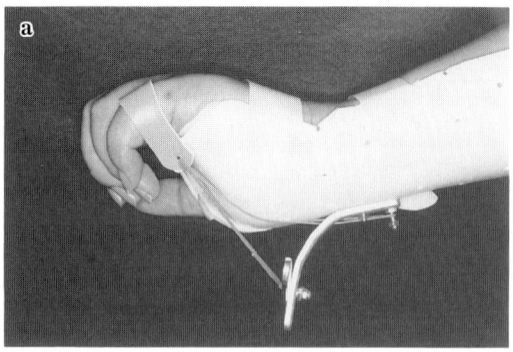

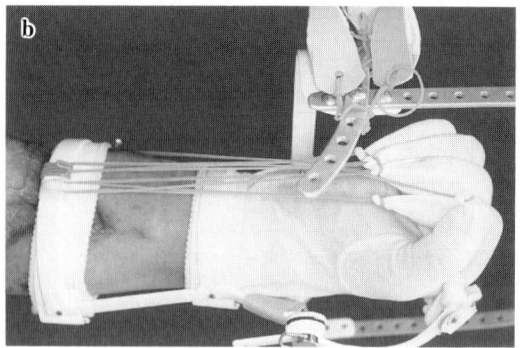

図6　MP関節伸展拘縮用スプリント
a：dynamic MP joint flexion splint, b：dynamic finger flexion splint.
多数指MP関節およびPIP関節伸展拘縮に対して個々の指において牽引力が調節できる．

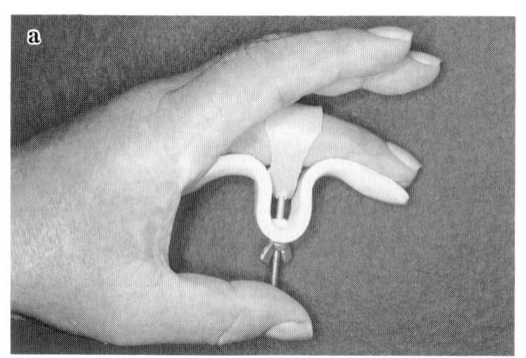

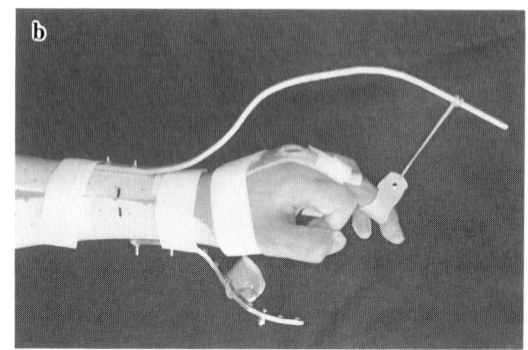

図7　PIP関節屈曲拘縮で軟部組織性の拘縮が高度の場合
a：joint jack, b：dorsal outrigger extension splint（PIP関節伸展用）．

c．MP関節伸展拘縮用スプリント（図6）

外傷後の腫脹は，手背部に起こりやすくMP関節は伸展位となりやすい．またMP関節では伸展時に側副靱帯は緩み，関節包の容積も大きくなることもMP関節の伸展拘縮を起こしやすくしている．この伸展拘縮はMP関節内骨折，中手骨骨折，手関節部の脱臼骨折，伸筋腱損傷，伸筋腱癒着，手背部挫創後などにみられる．この拘縮に対してはdynamic MP joint flexion splint（図6a）が多用される．また多数指同時拘縮に対しては従来knuckle bender splintが使用されていた．しかしこの装具は，各指の拘縮の程度が異なる場合に対して個別の調節ができないことが欠点であり，いちばん拘縮が強い指にしか働かない．したがって多数指の伸展拘縮が存在するときには1本1本を個別にゴムで引っ張るdynamic finger flexion splintのほうが有効である（図6b）．

d．PIP関節屈曲拘縮用スプリント（図7，8）

PIP関節では屈曲拘縮を起こしやすいが，その原因は基節骨関節内骨折，伸筋腱断裂など多岐にわたる．前述のように外傷性拘縮では，装具の適応はその拘縮の原因が関節包，腱性の場合であり，骨折後に関節面の整復がなされていない症例においては適応にはならない．またPIP関節開放性脱臼，PIP関節脱臼骨折後に生じた拘縮の場合，初期整復固定位は良好でも作業療法や装具療法が強すぎると関節軟骨へのストレスとなり関節症変化を誘発する場合が存在するので注意を要する．したがって強い作業療法や装具療法は禁忌であり，さらに適宜X線チェックを行い関節症変化が存在

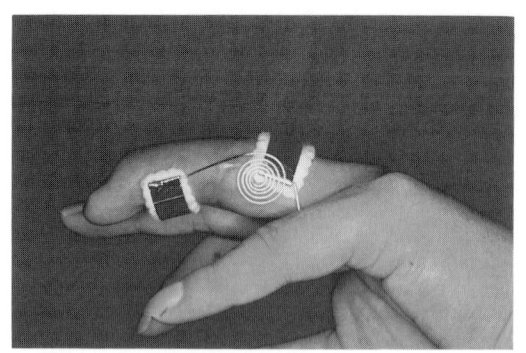

図8 PIP関節屈曲拘縮で軟部組織性の拘縮が軽度の場合
Capener splint.

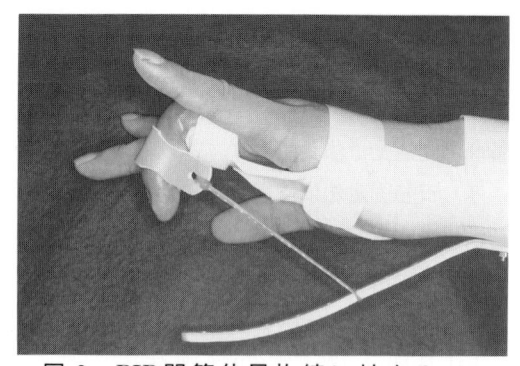

図9 PIP関節伸展拘縮に対するoutrigger flexion splint
MP関節部を固定し牽引力がPIP関節に働くようにする．

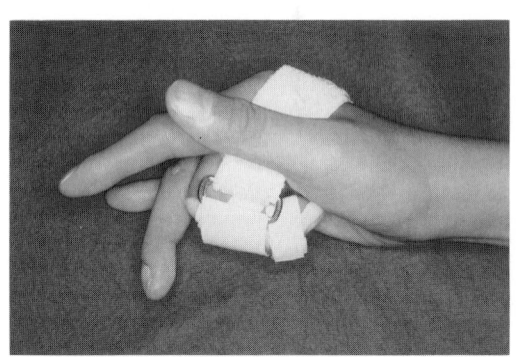

図10 PIP関節伸展拘縮が軽度の場合
velcro strap.

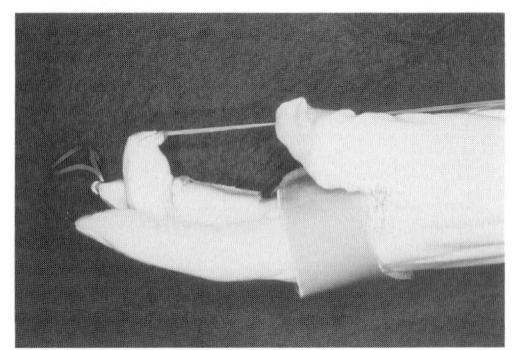

図11 DIP関節伸展拘縮に対するdynamic DIP joint flexion splint
PIP関節までの固定が必要である．

しないことを確認することが装具療法を行ううえで大切である．装具には関節軟部組織性の拘縮が高度の場合にはjoint jack（図7a），dorsal outrigger extension splint（図7b）を用い，軽度の場合にはCapener splint（図8）を用いる．

　e．PIP関節伸展拘縮用スプリント（図9, 10）

　PIP関節伸展拘縮は，指背熱傷，伸筋腱の損傷，指骨骨折後などに生じる．この装具にはoutrigger flexion splint（図9）があるがこの装具では牽引力がMP関節の屈曲力に吸収されないように，手関節部MP関節部を固定して屈曲力がPIP関節に集中的に働くようにすることが大切である．velcro strap（図10）はstatic splintに分類されるが，屈曲可動域が50〜60°まで改善した症例に有効である．

　f．DIP関節伸展拘縮用スプリント（図11）

　DIP関節単独で拘縮することは少なくPIP関節屈曲拘縮を伴うことが多い．単独拘縮には陳旧性DIP関節脱臼骨折後，終止腱皮下断裂後などに生ずる．この拘縮に対してdynamic DIP joint flexion splintを用いるが末節骨は小さく牽引力がかかりづらいため中節骨まで十分掌側からの固定をかけることが大切である．

2) 屈筋腱損傷に対するスプリント

屈筋腱縫合術後のリハビリテーションには術後腱の癒合を待ってから行う安静固定法と早期より行う早期運動療法とがあり，それぞれ必要となる装具も異なる．

a．安静固定法に使用するスプリント（図7b）

術後再断裂の高い時期に，縫合腱に緊張が加わらない肢位(tension reducing position)で固定し，腱の癒合が得られてから運動を開始する方法である．術後3週でリハビリテーションを開始するが，5週でPIP関節の屈曲拘縮が残存する症例にはdorsal outrigger extension splint（図7b）を使用しPIP関節の自動運動を開始する．

b．早期自動運動療法に使用するスプリント（図12）

早期自動運動療法は腱癒合後に腱と周囲組織との間に生ずる癒着を予防する方法である．この早期自動運動療法は適応が限られ，われわれは①腱の断端が鋭的に損傷されており挫滅の少ないもの，②適切な腱縫合がなされたもの，③患者の協力と理解が十分得られるもの，の3つの条件を満たす場合を適応としている．使用する装具はdorsal splint（手関節40°，MP関節60°，PIP関節10°屈曲）とDIP関節の屈曲を有効にするためのMP関節掌側にプーリーをつけたrubber band traction（RBT）からなる（図12）．その後のリハビリテーションのプログラムを表1に示す．術後翌日より

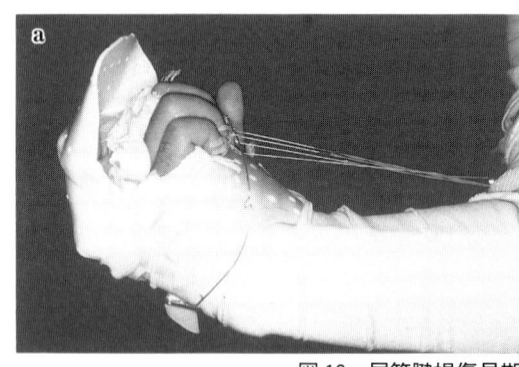

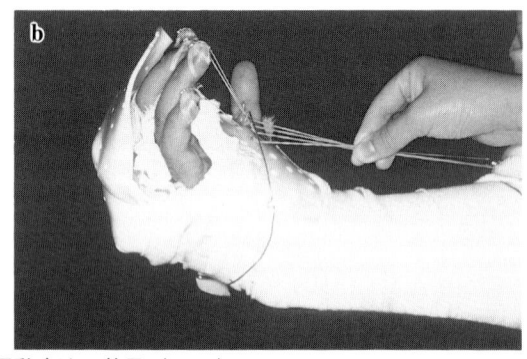

図12 屈筋腱損傷早期運動療法の装具（RBT）
MP関節60°，手関節40°，PIP関節10°屈曲位でrubber band tractionをつける．
a：他動屈曲，b：自動伸展．

表1 屈筋腱損傷後の早期自動運動療法のプログラム

術直後	指先へのRBTのとりつけ，dorsal splintの適合性のチェック
術翌日	dorsal splint内での自動伸展，他動屈曲運動開始
	他動屈曲後屈曲位を自力で保持する
	（朝，午前×2，昼，午後×2，夕方，夜の一日8〜9回）
1週〜3週	RBTを除去し自力での屈曲，伸展運動
	Dorsal splintは夜間のみ使用
4.5週	Dorsal splintの除去
6.5週	患指のPIP関節他動伸展運動開始
8.5週	患指の積極的他動伸展
10週	指屈筋強化

RBT：rubber band traction（図12）

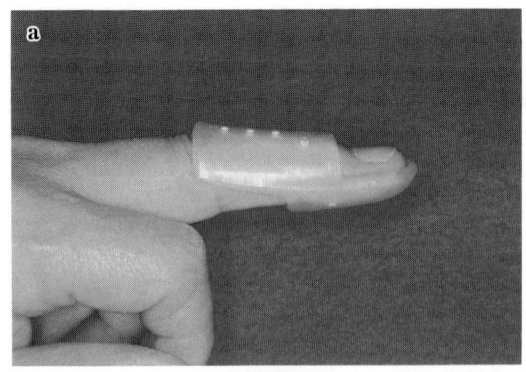

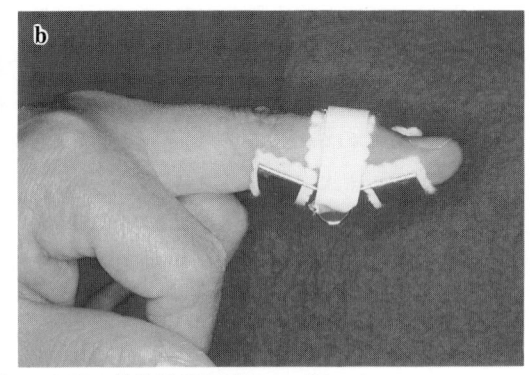

図13 伸筋腱 zone 1（DIP 関節背側）における伸筋腱損傷後のスプリント
a：STACK (static splint), b：coil splint (dynamic splint).

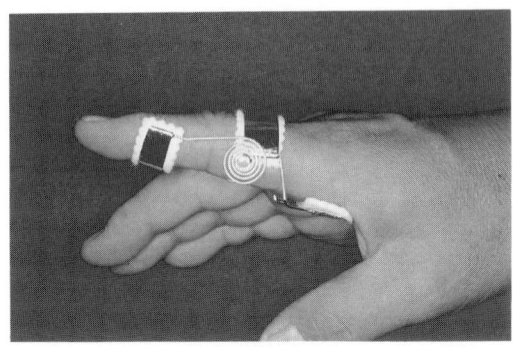

図14 zone 3（PIP 関節背側）における伸筋腱損傷後の PIP 関節伸展用スプリント（coil splint）
同時に DIP 関節の屈曲運動を行わせる．

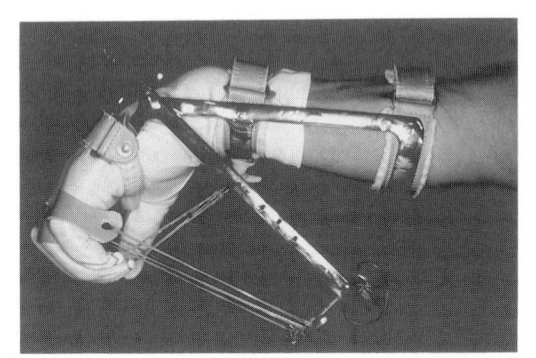

図15 zone 7（手関節背側）での伸筋腱損傷後の拘縮に対する手関節，MP 関節同時屈曲用スプリント

指の自動伸展およびゴムの牽引力による他動屈曲に加え（図12 a），屈曲位で指を保持する早期自動屈曲運動をおこなう．

3） 伸筋腱損傷に対する装具

伸筋腱損傷は屈筋腱損傷に比べ良い成績が得られるとされているが，適切な装具療法が行われなければ運動制限を残し良好な結果はえられない．伸筋腱損傷のうちで装具療法の必要性が高い関節上の zone 1，3，7 での損傷の場合の装具療法について述べる[8]．

a．zone 1（DIP 関節背側）での終止腱損傷後のスプリント（図13）

DIP 関節背側における伸筋腱の損傷のうち骨片を伴わない終止腱の断裂，または終止腱付着部の裂離骨折が装具療法の対象であり，骨片が大きく DIP 関節が掌側へ亜脱臼した症例は手術療法の適応である．DIP 関節のみを伸展位とする static splint に属する STACK（図13 a）や dynamic splint に分類される coil splint（図13 b）の6〜8週間の装着で治療が可能である．

b．zone 3（PIP 関節背側）での中央索損傷後のスプリント（図14）

この部位での伸筋腱損傷は，側索の代償機構により PIP 関節の伸展が可能である．したがって見逃されやすく，とくに皮下断裂では PIP 関節を伸展位にした状態で DIP 関節の他動屈曲が健側に比べ制限されていないかを検査する必要がある．これは中央索の近位断端が中枢方向へ引っ張られ

るのと同時に側索と終止腱も中枢方向に引っ張られるために起こる現象である．この部位での中央索の断裂の場合には PIP 関節を coil splint（図 14）にて 4 週間伸展位固定する．同時に DIP 関節を屈曲運動を行わせ側索を介して断裂した中央索を末梢断端に近づけることが必要である．

c．zone 3 での陳旧性中央索損傷後のスプリント（図 14）

この部位で，中央索断裂が陳旧化するとボタン穴変形を生ずる．陳旧例は手術の適応であるが，受傷後 1 カ月程度の症例であれば，新鮮例同様 coil splint（図 14）などの PIP 関節伸展装具にて治療可能である．また再建術が必要となる症例においても術前に PIP 関節の屈曲拘縮の除去が必要であり，このために PIP 関節伸展装具を使用する．

d．zone 7（手関節背側）での伸筋腱損傷後のスプリント（図 15）

手関節背側部での伸筋腱損傷では皮膚直下に腱が存在し軟部組織が少ないために癒着を起こしやすい．この癒着により手関節および指関節の同時屈曲制限を生じやすく，したがって手関節，MP 関節同時屈曲用スプリント（図 15）を使用することが多い．作業療法の経過より判断して改善の悪い症例には術後 6 週ごろより使用する．

　手指の外傷後に生じた拘縮および腱損傷に対する装具を中心に筆者らが日常多用している手の装具療法について述べた．拘縮の多くは作業療法および装具療法で予防，軽減できる．また腱損傷の治療にも適切な装具を使用しなければ術後の成績は不良であることを念頭におくべきで，積極的に採り入れるべきである．治療効果をあげるためには使用装具は症例ごとに，また同一症例でも治療の過程で絶えず拘縮の程度が変化することを認識し，きめ細かなチェックが必要である．十分な効果を得るためには患者の協力を得て，早期より持続的に装着することが大切である．しかし一定期間装具療法を行っても可動域に改善がない場合には，漫然と続けることなく授動術，剝離術にふみきることも重要であることを強調しておく．

（佐久間雅之，木野義武）

文　献

1) 椎名喜美子ほか：手の外科スプリント療法に必要な基礎知識．作業療法ジャーナル，**28**(10)：782-789, 1994．
2) 木野義武ほか：手の新鮮外傷に対する Splint．骨・関節・靱帯，**2**(7)：771-783, 1989．
3) 木野義武ほか：ハンドセラピィー成績向上のポイント．整・災外，**34**(11)：1413-1417, 1991．
4) 柴田克之ほか：ダイナミックスプリントのゴム牽引力が指尖部血流循環に及ぼす影響．作業療法，**6**：354, 1987．
5) 茨木邦夫：手の外傷性拘縮の rehabilitation．関節外科，**5**(6)：167-173, 1986．
6) 阿部宗昭ほか：手の外傷性拘縮に対するスプリント療法．整・災外，**34**(11)：1395-1404, 1991．
7) 三ノ口秀幸ほか：外傷性前腕回旋制限に対する動的回内外スプリントの使用．臨床整形外科 **40**(2)：169-175, 2005．
8) 木野義武：手指の変形――その診断と治療法．Monthly Book Orthopaedics，**9**(12)：9-15, 1996．

第4章 小児骨関節疾患

1 血友病

1. 血友病の疾患概念

　血友病は血液凝固系異常による出血性疾患の代表であり，第Ⅷ因子欠乏症である血友病Aと第Ⅸ因子欠乏症である血友病Bに分かれる．血友病A，BともX染色体長腕の遺伝子変異により生じるX連鎖劣性遺伝病であるが，散発例も多い．出血は皮下，関節内，口腔内，筋肉内，頭蓋内などに生じるが，関節内出血の頻度が約90％と高い[1]．血清中の凝固因子活性により，1％未満を重症，1〜5％を中等症，5％以上を軽症と定義しており，以下に述べる血友病性関節症や筋肉内出血が問題になる症例の多くは重症例である．本疾患では専門スタッフによる包括医療が重要であり，血液科，整形外科，小児科の各医師，歯科，理学療法士，血友病担当看護師，臨床心理士などの参加が望ましい．装具の作製には整形外科医師，理学療法士，義服装具士が関わる必要がある．

2. 関節内出血と血友病性関節症

1）関節内出血の症状と関節症発生のメカニズム

　関節内出血はとくに外傷なく生じることが多く，膝関節，足関節，肘関節に好発する．初回の出血は活動性が高くなる3〜5歳ごろに多いが，這い這いやつかまり立ちのころから生じることもある．少量の関節内出血では患者は違和感を覚えたり軽度の運動制限，跛行を示すだけであるが，対応が遅れ出血量が多くなると関節は明らかに腫脹し熱感をもち，疼痛や運動制限が強くなる．
　関節内出血を繰り返すと血友病性関節症に至る．実際には同一関節に月2回以上の頻度で出血を繰り返すと，関節症となりさらに進行することが多い（図1）[2]．関節内出血が関節症を引き起こすメカニズムは大きく2つに分かれる（図2）．1つは血腫そのものにより，また滑膜炎を介して関節軟骨を破壊するもので，関節不適合を生じるものである．滑膜炎を生じると滑膜の易出血性のため関節内出血を生じやすく，ここに悪循環を形成する．もう1つは出血により関節包が腫脹し，ときに疼痛に伴う筋萎縮を介して関節不安定性を生じるものである．関節が不安定であると出血を生じやすく，ここにも悪循環を形成する．血友病性関節症を防ぐためには，関節内出血の予防はもちろんであるが，いったん悪循環が生じた場合はこれをどこかで絶つ治療が必要となる．

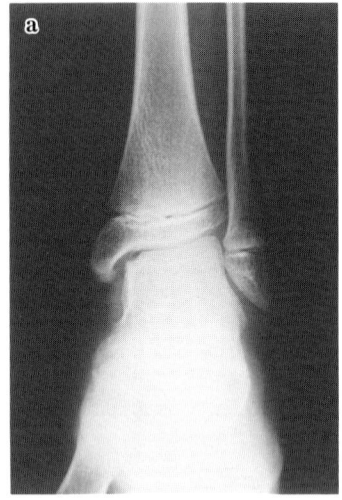

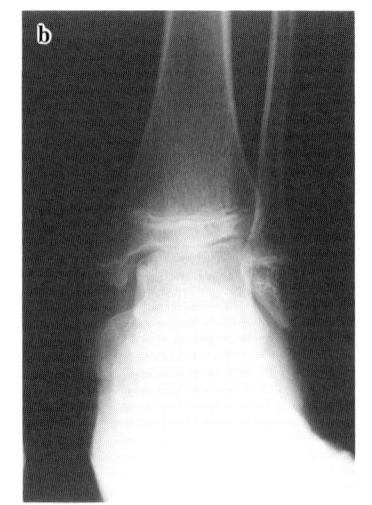

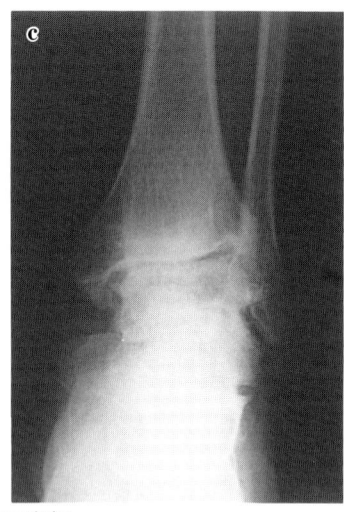

図1 血友病A（重症型）における足関節症の進行
a：9歳時，b：13歳，c：23歳

2) 出血時の治療

　関節内出血の急性期には凝固因子製剤の補充療法を行い，速やかな出血の消退を図る．第Ⅷ因子，第Ⅸ因子製剤にはそれぞれ，献血者血漿由来の製剤，遺伝子組み換え技術による製剤がある．製剤にはそれぞれ特徴があり，その選択はインフォームドコンセントに基づき患者および家族が行う[1]．

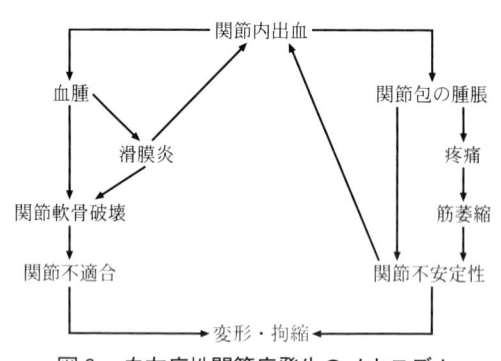

図2 血友病性関節症発生のメカニズム

　第Ⅷ因子製剤は体重1 kg 当たり1単位静注すると因子活性は2％上昇する．半減期は8～12時間である．第Ⅸ因子製剤は体重1 kg 当たり1単位静注すると因子活性は1％上昇し，半減期は18～24時間である．関節内出血の早期で症状の軽い場合は，因子活性を20％に上昇させることにより1回の補充で止血可能なことが多い．対応が遅れ出血量が多いと考える場合は初回目標因子活性を30～50％とし，8～12時間ごとに初回量の半量を止血するまで追加する[1]．出血後速やかに補充を行うために，家庭での製剤の静注（家庭治療）が勧められる[3]．4～5歳で親による静注を指導して家庭治療を開始し，小学校高学年で自己注射を導入することが多い．これは後述する定期補充療法を導入する際にも役に立つ．

　凝固因子製剤のほかに，軽症または中等度の血友病Aでは，DDAVP（酢酸デスモプレシン）を静注することがある．これは視床下部-脳下垂体系を介して第Ⅷ因子を放出すると考えられ，静注後30分で血中濃度は前値の2～4倍に上昇する．

　関節穿刺による血腫の吸引の是非に関しては異論があるが，筆者は疼痛と可動域制限が強い場合には，回復を少しでも早めて関節症への移行を防ぐため，補充後に行っている．小児の股関節出血は穿刺による血腫吸引の絶対適応であり，これを行わないと大腿骨頭の循環が障害され，無腐性壊

死による股関節変形を残す可能性がある．

　出血時に安静を保つために関節の固定をすることがあるが，強固な固定や長期間の固定は筋萎縮を生じるので注意が必要である．全周性にギプスを巻くのは血流障害に気づかない可能性があり禁忌という意見もある．ギプスシャーレまたはスプリントを用い，筋萎縮と関節拘縮を防ぐため，遅くても24時間後にははずして自動可動域訓練を開始したほうがよい．筆者は，同一関節の出血を繰り返す場合にはプラスチック製の装具を処方しておき，出血時に家庭ですぐ装着するよう指導している．インヒビター（凝固因子に対する同種抗体）をもち止血が困難な症例では，ギプスシャーレやスプリントによる固定が多少長引いても，止血を確実にするべきである．しかしこの場合もリハビリテーションを早期に開始し，筋萎縮を防ぐ必要がある．

3）繰り返す出血への対応と関節症の予防

　出血を繰り返す場合の対応として，定期補充療法，装具，リハビリテーション，手術が考慮される．
　定期補充療法には血中の凝固因子濃度を一定以上に保ち，関節内出血を予防し，関節症の進行を抑える効果がある[4]．筆者は同一関節に月2回以上の出血を繰り返す場合には，血友病Aでは週3回，血友病Bでは週2回の定期補充療法を勧めている．これに対し，初回出血時またはそれ以前から（具体的には1～3歳）の定期補充療法が関節症を予防するという報告もある[5]が，全例に適応するのはさまざまな問題があり，症例に応じて定期補充療法の方法は使い分けるべきである[6]．
　現在筆者は繰り返す関節出血に対しては定期補充療法を第一選択とし，それでコントロールできない場合に装具を処方している．装具の処方は関節の不適合や不安定性に対し行うが，関節症が進行していないこの時期には不安定性の制御が主な目的となる．関節内出血が膝関節，肘関節では屈曲・伸展，足関節では背屈・底屈といった1方向のみに可動域の広い関節に好発し，多方向に可動域の広い肩関節や股関節にはまれであることを考えると，関節出血の発生には本来可動域の少ない方向への不安定性が強く関与していると考える．たとえば足関節では背屈・底屈方向の動きではなく，内反・外反や内旋・外旋方向への動きがストレスとなり，出血を引き起こす．これは関節症の初期には必ずしも臨床的にとらえられる程度の不安定性とは限らないが，装具の処方は，本来の可動域は制御せず，不安定性を制御することを考える．このためには，支柱付装具で継手を遊動とするか，可動域制限がある場合はその範囲で制御するのが理にかなっている．しかし出血時以外の日常では疼痛がなく，活発な小児ではこの形の装具の受け入れは必ずしも良くない．そのため筆者らは足関節に関しては完全制動を避けるため柔らかい材質を用いたプラスチック製短下肢装具を処方してきたが[7]，これでも受け入れの悪い症例がある．近年はより簡便な装具が使われる傾向にあり[8]，筆者も市販の内外側にプラスチック製支柱をもつ足関節捻挫用のサポーターを試み，一部の症例で出血回数の減少を確認している（図3）．肘関節や膝関節でも，以前はばね支柱付のサポーターを処方することがあったが[7]，近年はさまざまなタイプの継手付装具が既製品として入手可能である（図4）[9]．
　装具の処方に際しては，皮膚との接触面を大きく均等化し，圧迫による皮下出血を避けるように心がける．また装着時間に関しては，その種類にかかわらず常時の使用では筋萎縮を招く危険性があり，出血頻度の高い時期や，学校体育などの運動時に限って使用することにしている．また筋萎縮や骨萎縮につながるので，下肢では免荷はできるだけ避けている．
　関節出血の予防には，リハビリテーションも重要である．関節症と関節可動域，筋力の間には密接な関係がある．すなわち関節症が進行すると可動域が少なくなり[10]，とくに膝関節では大腿四頭筋

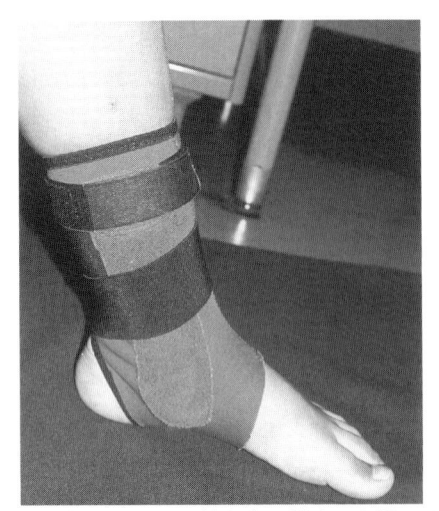

図3 繰り返す足関節出血に対する市販のサポーター
内外側にプラスチック製支柱をもつ．

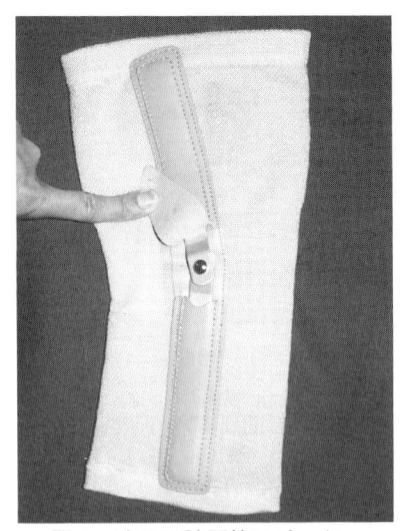

図4 市販の膝関節サポーター
内外側に遊動継手付の金属支柱をもつ．

の筋力が低下する[11]．したがってリハビリテーションは，筋萎縮を改善し関節に安定性をもたせることにより出血の再発を防ぐためと，関節可動域を保持，増大させるための理学療法が主体となる．また筋力の強化は関節出血の予防のみならず関節可動域の改善にもつながる[12]．実際の筋力強化の方法としては，等尺性運動の効果が一般的に認められているが[13]，Greene ら[14] は膝関節について等運動性運動（isokinetic exercise）を応用した効果的な方法を紹介している．これは特別な器具を必要とせず外来で患者に指導できる簡便な方法であり，筆者はこれを足関節や肘関節にも応用している．小児では筋力強化などの訓練を継続することはむずかしいので，個々の患者の状態に応じて適切なスポーツを奨励するのもよい．筆者は米国血友病財団のガイドラインに沿って，小児では主に水泳を勧めている[1]．学校の体育も含め，過度な運動制限は不要と考えている．

以上の保存的治療の効果が不十分で，慢性の滑膜炎により出血を繰り返す場合に，滑膜切除術を行うことがある．通常の関節切開による滑膜切除術では術後に関節可動域の減少が問題となるため，関節鏡を用いた滑膜切除術[15]や，放射性同位元素を注入して滑膜を線維化させる方法[16]も行われている．滑膜切除術後の関節可動域回復にはCPMが有用であり，とくに小児では疼痛を生じさせないような遅いスピードで手術直後から始めるのがよい[17]．滑膜切除術後には，筋萎縮を最小限に抑えるためできれば装具を用いないが，滑膜切除が完全でないと判断した場合は，関節の動きを部分制動する装具を処方し，再出血のないことを確かめながら制動を解いていく．

4）進行した関節症への対応

進行した関節症では，出血のコントロールよりも，関節不適合を改善したり，関節の動きを制動する目的で装具を処方することが多い．関節不適合を装具により改善することはむずかしいが，軽度の変形や亜脱臼は支柱付の装具で改善し，支持性をもたせることができる．関節症が重度の場合，もともと狭い関節可動域を装具で完全に制動することにより疼痛を抑えることができる．すでに疼痛がある成人は一般に装具の受け入れがよいが，仕事をもつ人が多いこともあり，筆者は足関節に関しては着脱の容易な硬い材質のプラスチック製装具で対応している（図5）．進行した関節症では

装具を常時使用とすることもあるが，筋萎縮の予防のためのリハビリテーションを必ず併用する．

装具の効果が不十分であったり，仕事の内容などにより装具を装着できない場合は，筆者らはヒアルロン酸ナトリウムの関節内注入を行っている[18]．2〜4週ごとの注入で，疼痛の緩和と関節可動域の改善に効果を得ている．

保存的治療に抵抗し，疼痛などのため日常生活活動が制限される場合は，手術を考慮する．障害部位と病態，年齢に応じてさまざまな術式が選択されるが[19]，多関節罹患例が多いため，関節固定術を避け，関節形成術や人工関節置換術が選択される[20]．

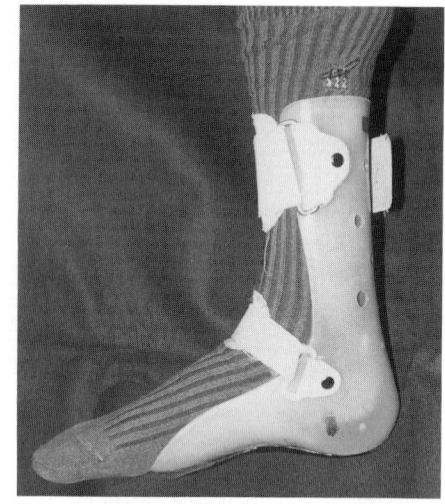

図5　進行した足関節症に対する硬質プラスチック製装具
日常の使用を考え，短い短下肢装具であるが，疼痛はコントロールできている．

3. 筋肉内出血への対応

1) 症　状

筋肉内出血も関節内出血と同様に，とくに外傷なく生じることがある．出血による疼痛のほかに，ときに隣接関節の拘縮や血腫の圧迫による神経麻痺を呈する．腸腰筋，下腿三頭筋，大腿四頭筋に好発する[21]．

2) 治療の実際

筋肉内出血は関節内出血に比べ頻度が低いため，その治療が軽視されがちであるが，十分な凝固因子製剤の投与により早期に治療することが必要である．軽度の出血と考える場合でも凝固因子活性を30〜40％に上げる．

腸腰筋出血（腸筋内が主体）では早期診断早期治療が大切である．下腹部痛で発症し，多くの症例で股関節屈曲拘縮を示す（図6）．進行すると大腿神経麻痺を生じ，大腿から膝前面の知覚障害や，大腿四頭筋の筋力低下を示す．筆者は腸腰筋出血は入院の適応と考えている．5日間以上にわたり凝固因子活性を60〜80％に上昇させるが，できれば持続静注により高値を維持したほうがよい．股関節屈曲拘縮に対しては介達牽引を行い，股関節屈曲拘縮が10°以下になったら退院を許可している．大腿神経麻痺の回復には数カ月かかることもあり，大腿四頭筋筋力が低下している場合には膝装具や長下肢装具が必要となる[22]．

下腿三頭筋の出血では尖足変形を生じる．補充により中間位までの背屈が得られない場合は，リハビリテーションとギプスまたは装具による治療を試みる．尖足拘縮を残すと足関節への負担により，足関節出血や関節症につながる可能性がある．

前腕掌側の筋肉内出血ではフォルクマン拘縮の発生に十分注意する．コンパートメント内圧が高い場合は緊急に筋膜切開術を必要とするが，筆者には経験がない．

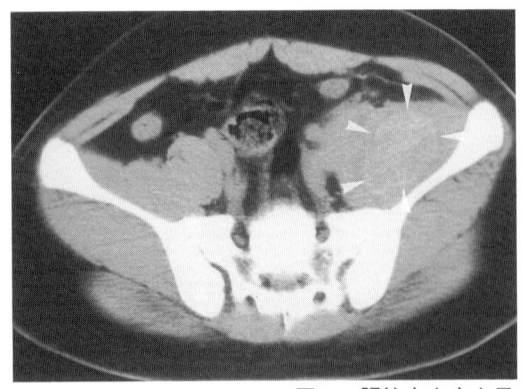

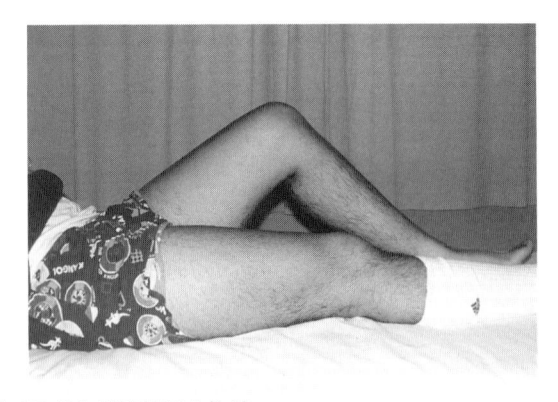

図6　腸筋内出血を示す CT 像と股関節屈曲拘縮

4. 麻痺合併例への対応

　血友病では頭蓋内や脊柱管内に出血を生じることがあり，早期に十分な補充療法を行う必要があるが，不幸にも麻痺を残すことがある．通常の脳卒中や脊髄損傷の後遺症と同様に考えてリハビリテーションを行うが，とくに他動的な関節可動域訓練は関節内出血を引き起こす可能性があることを考えて，必要に応じ補充後に行うべきである．

　四肢の装具の処方については，前述した注意点を考慮すれば脳卒中や脊髄損傷の後遺症と同様であるが，杖を用いたり車いすを処方する際には，上肢の関節にかかる負担を考慮すべきである．杖に関しては，場合により手関節や肘関節を装具で保護しておく必要がある．車いすについても，すでに手関節や肘関節の出血や変形が問題となっている症例では，電動車いすの処方を考慮すべきである．

5. HIV 感染合併例への対応

　日本における小児の HIV 感染の多くは，1979～1985 年にわたり非加熱凝固因子製剤の投与を受けた血友病患者である[23]．したがって HIV 感染合併血友病患者の多くは成人ないしそれに近い年齢となっている．日本では HIV 感染あるいは AIDS 患者のリハビリテーションに関する報告は少ないが[24]，AIDS 発症例では倦怠感や耐久性の低下，HIV 脳症に伴う諸症状などがあり，血友病そのものによる障害も含めて複雑な障害構造を形成する．装具の処方に際しても症例に応じ，装着の簡便さや重量などに留意する必要がある．

　血友病は血液疾患であるが，その診療にリハビリテーションがかかわる割合は多い．凝固因子製剤が手に入らない時代に比べて高度な関節症や関節拘縮は少なくなったが，それだけ患者が社会参加できる機会は増えており，リハビリテーションや装具に求められるニーズも高まっている．装具の処方に際しては，学校や職場などの使用場面を考慮し，装着しやすい装具の処方を心がけるべきである．

（芳賀信彦）

文　献

1) 三間屋純一：血友病．小児科診療, **58**(7)：1245-1253, 1995.
2) 中村　茂ほか：血友病性関節症のX線学的進展経過——最短7年平均11年の観察．日小整会誌 **3**：1-5, 1993.
3) Guenthner EE et al：Hemophilic arthropathy：Effect of home care on treatment patterns and joint disease. *J Pediatr,* **97**：378-382, 1980.
4) Manco-Johnson MJ et al：Results of secondary prophylaxis in children with severe hemophilia. *Am J Hematol,* **47**：113-117, 1994.
5) Nilsson IM et al：Twenty-five years' experience of prophylactic treatment in severe hemophilia A and B. *J Intern Med,* **232**：25-32, 1992.
6) Astermark J et al：Primary prophylaxis in severe haemophilia should be started at an early stage but can be individualized. *Br J Heamatol,* **105**：1109-1113, 1999.
7) 岩谷　力ほか：血友病の装具療法．総合リハ, **16**：13-18, 1988.
8) Heijinen L et al：Orthotic and rehabilitation for chronic hemophilic synovitis of the ankle. *Clin Orthop,* **343**：68-73, 1997.
9) Heim M et al：Orthotic management of the knee in patients with hemophilia. *Clin Orthop,* **343**：54-57, 1997.
10) Johnson RP, Babbitt DP：Five stages of joint disintegration compared with range of motion in hemophilia. *Clin Orthop,* **201**：36-42, 1985.
11) Pietri MM et al：Skeletal muscle function in patients with hemophilia A and unilateral hemarthrosis of the knee. *Arch Phys Med Rehabil,* **73**：22-27, 1992.
12) Koch B et al：Hemophilic knee. Rehabilitation techniques. *Arch Phys Med Rehabil,* **63**：379-382, 1982.
13) Pelletier JR et al：Isometric exercise for an individual with hemophilic arthropathy. *Phys Ther,* **67**：1359-1364, 1987.
14) Greene WB, Stricker EM：A modified isokinetic strengthening program for patients with severe hemophilia. *Dev Med Child Neurol,* **25**：189-196, 1983.
15) Klein KS et al：Long term follow-up of arthroscopic synovectomy for chronic hemophilic synovitis. *Arthroscopy,* **3**：231-236, 1987.
16) Fernandez-Palazzi F et al：Radioactive synoviorthesis in hemophilic hemarthrosis. *Clin Orthop,* **328**：14-18, 1996.
17) Greene WB：Use of continuous passive slow motion in the postoperative rehabilitation of difficult pediatric knee and elbow problems. *J Pediatr Orthop,* **3**：419-423, 1983.
18) 谷口和彦ほか：血友病性関節症に対するヒアルロン酸ナトリウムの関節内注入療法．東日本臨整会誌, **3**：677-681, 1991.
19) Luck Jr JV, Kasper CK：Surgical management of advanced hemophilic arthropathy. *Clin Orthop,* **242**：60-82, 1989.
20) 河崎則之：血友病性関節症——手術療法を中心として．関節外科, **10**：65-72, 1991.
21) Greene WB, Wilson FC：Nonoperative management of hemophilic arthropathy and muscle bleeding (The management of musculoskeletal problems in hemophilia, Part Ⅲ). *Instr Course Lect,* **32**：223-233, 1983.
22) 井澤淑郎：血友病の整形外科的諸問題とその処置．総合リハ, **3**：15-23, 1975
23) 三間屋純一：血友病とAIDS．最新医学, **50**：371-380, 1995
24) 新藤直子ほか：HIV感染症患者の障害の分析．*J Clin Rehabil,* **7**：328-331, 1998.

第4章　小児骨関節疾患

2　ペルテス病

　ペルテス病は3〜10歳の健康な男児に好発する大腿骨頭の骨端核にみられる骨端症であり，栄養動脈遮断による阻血性壊死（avasucular necrosis）をきたす疾患である．本症はいまなお未知で複雑な因子があり，完全には解明されていない．したがって大腿骨頭の阻血性壊死の正確な経過も確定できず，その進行を効果的に阻止する手段もはっきりしていない．ペルテス病の重症度を左右する因子としては，①患者の発病時の年齢（若年齢ほど経過がよいといわれている），②性別（女性のほうが経過が悪いといわれている），③骨頭の障害された局在，範囲（Catterall[1]の分類が参考となる），④治療開始時の病期（初期，壊死期，再生期，再骨化期，残余期などのstage），⑤ head at riskの存在とその数（CatterallによるX線像の徴候），⑥治療法の妥当性，などが指摘されている．

1. ペルテス病の治療

1）治療の目標

　治療の目標は罹患股関節の変形発生を防止し，股関節の正常可動域を保持し，治療期間を短縮することである．
　このために種々の方法が行われているが，初期治療は骨頭の変形発生をできるだけ防止するために壊死骨頭を寛骨臼内に十分包み込むcontainment療法を行うのが現在の主流である．その手段として手術療法と保存療法とがある．

2）手術療法

　大腿骨内反骨切り術，大腿骨頭回転骨切り術，骨盤骨切り術などで，大腿骨頭を寛骨臼内へ包み込んで，骨頭が回復した最終像の良好化をねらったものである．また手術療法で保存療法より治療期間を短縮することが目的でもある．

3）保存的療法

　初期にはベッド上で安静をさせ，下肢の牽引を行い，罹患股関節の拘縮を改善する．その後ギプスや装具での外転位固定を行うことが多い[2]．これによって股関節周囲筋の痙縮がとれる．ついでギプスと松葉杖，または装具で歩行させるが，装具療法の場合は大腿骨頭を免荷させる方法と免荷をせずに荷重させる方法とがある．

2. ペルテス病の装具療法

1) 免荷するタイプの装具

壊死骨頭は荷重するより免荷したほうがよいとの考えから，免荷するタイプの装具を用いる人が少なくない．さらに股関節を外転，内旋位に保持して大腿骨頭を寛骨臼内に保持する containment 療法をねらったものが多い．

免荷するタイプの装具の主なものは次のとおりである．

a．Snyder sling[3]（図1）

1947年発表された方法で，患側の下肢を紐で腰バンドに懸吊し，2本の松葉杖で歩行するものである．簡単な方法で，ADL もやりやすく，調節性もあるが，股関節の肢位が外転位でないこと，紐に荷重して免荷度が必ずしも良くないことがあり，一般的ではない．

b．Containment splint（Harrison）[4]（図2）

患側股関節を屈曲，外転，内旋位に固定し，膝関節は屈曲して靴に取り付けたくさりを骨盤帯に懸吊する構造の股装具である．股関節の肢位は containment になっているが，免荷歩行のためにクラッチ2本を用いる必要がある．

c．和歌山式 sling I 型および II 型（松本）[5]

I 型は肢位が Containment splint（Harrison）に類似しているが，より単純な構造になっている（図3）．II 型は内旋位でなく外旋位になっている．免荷歩行のために松葉杖2本を用いる必要がある．

d．坐骨支持長下肢装具（渡辺ら）[6]（図4）

大腿骨骨折などで一般的に用いられる坐骨支持のタイプである．大腿骨頭の免荷度をよくするためには，歩行あぶみを付け，四辺形ソケット部の上下の長さはなるべく短くし，大腿半月や下腿半

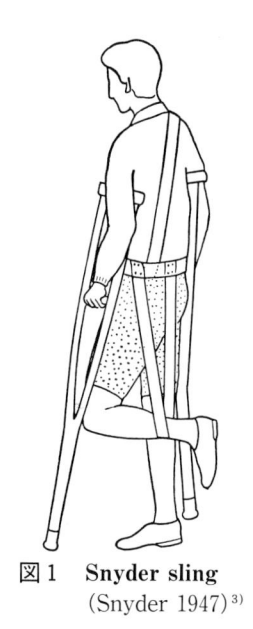

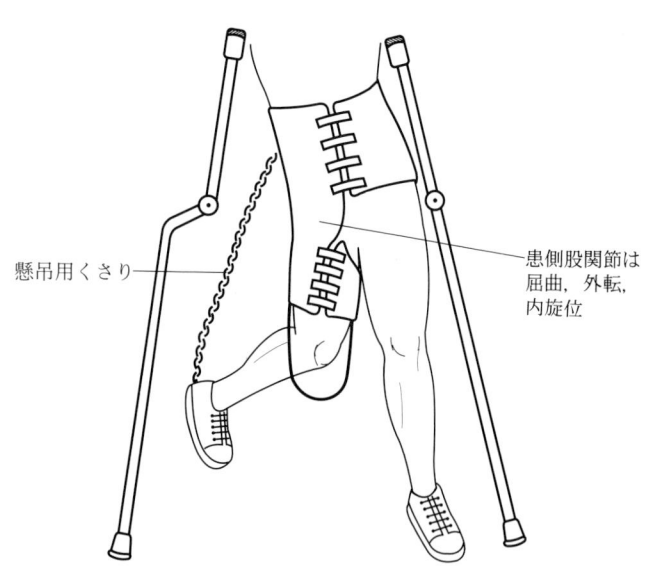

図1 **Snyder sling**
（Snyder 1947）[3]

図2 **Containment splint**（Harrison et al 1969）[4]

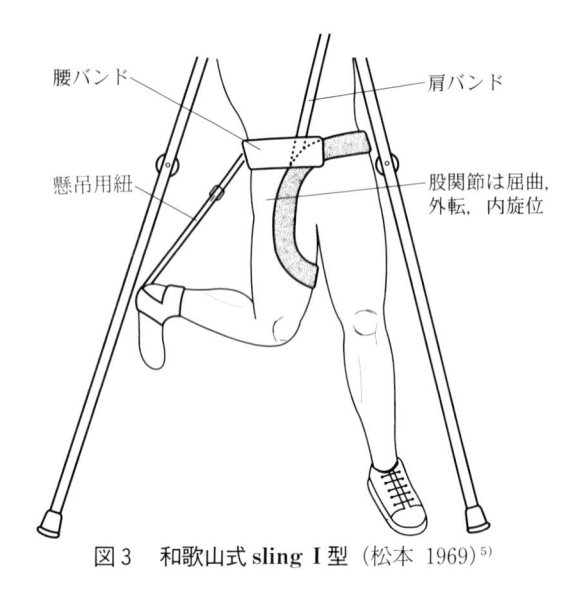

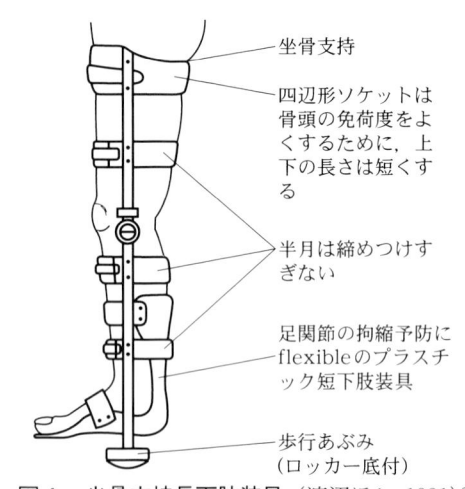

図3　和歌山式 sling I 型（松本 1969）[5]

図4　坐骨支持長下肢装具（渡辺ほか 1981）[6]

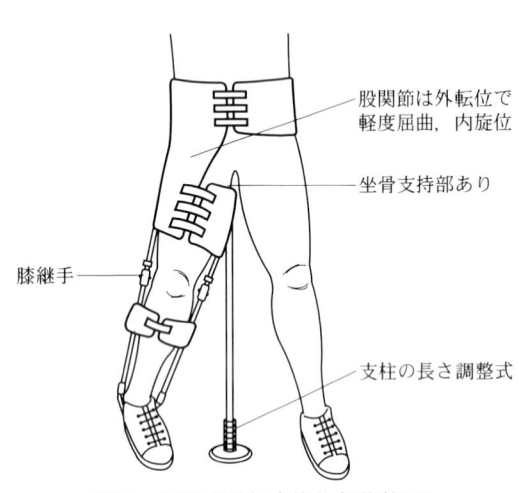

図5　西尾式外転内旋位免荷装具[7]

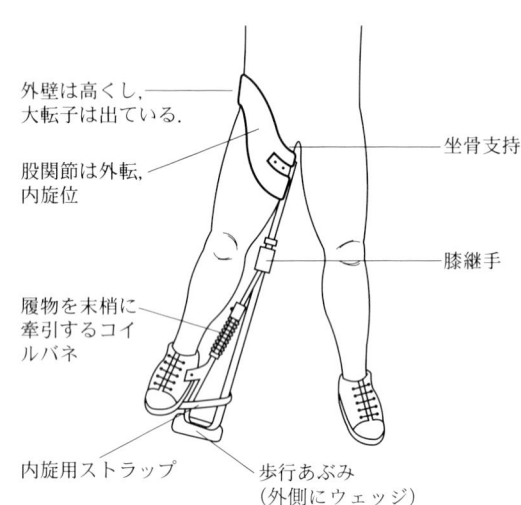

図6　Trilateral socket hip abduction orthosis (Tachdjian et al 1968)[8]

月をゆるめに締める必要がある．本装具は松葉杖は不要で，歩行もしやすいが，股関節の肢位が中間位である．

　e．**西尾式外転内旋位免荷装具**[7]（図5）

　股関節は外転位で軽度屈曲，内旋位に保持され containment が可能な坐骨支持タイプの骨盤帯長下肢装具である．股継手がないので腰掛け座位がとりにくい．

　f．**Trilateral socket hip abduction orthosis**（Tachdjian ら）[8]（図6）

　股関節の肢位が外転，内旋の坐骨支持タイプの長下肢装具である．ソケット外壁は高く，大転子が出ているが，次の Pogo-stick brace のような股関節外転筋のコントロールはできない．

　g．**Pogo-stick brace**（Glimcher ら）[9]（図7）

　股関節が外転位の坐骨支持長下肢装具である．特徴はソケットの外壁が高く，大転子が出るよう

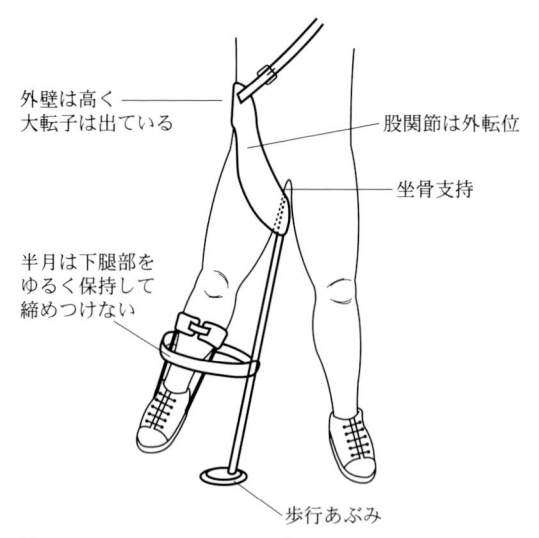

図7 Pogo-stick brace (Glimcher et al 1970)[9]

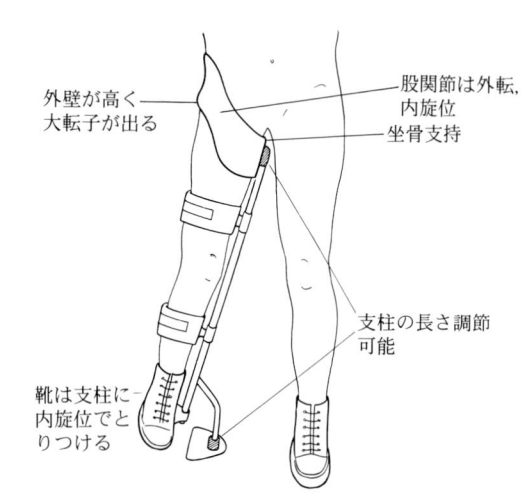

図8 MHE orthosis (Volkert 1976)[10]

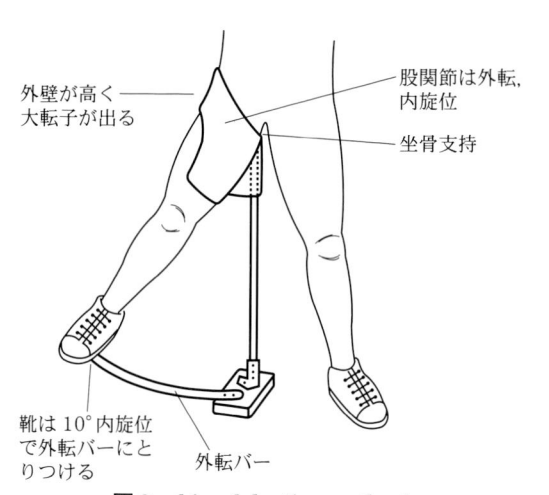

図9 hip-abduction orthosis (Birkeland et al 1974)[11]

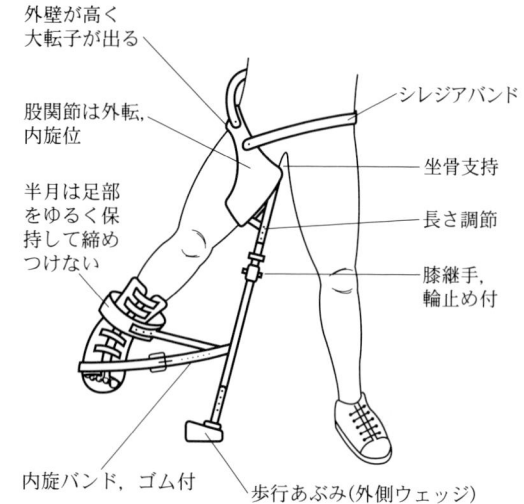

図10 modified Pogo-stick brace (渡辺ら)[12~14]

にトリミングされ，患側立脚期に股関節が外転し，外転筋が骨頭を寛骨臼に強く押し付ける力として働くのを少なくする工夫がなされている．そのために下腿半月はゆるく下腿部を保持している．本装具は股関節の内旋位が不十分であり，膝継手がないので，腰掛け座位がとりにくい．

　h．**MHE orthosis** (Volkert)[10] (図8)

　フルネームは Mainzer-Hüftgelenks-Entlastungs-Orthese (MHE orthosis) であるが，股関節肢位は外転，内旋の坐骨支持タイプの長下肢装具である．ソケットは Pogo-stick brace と類似しているが，大腿半月，下腿半月の締めつけにより外転筋の働きをコントロールしにくい．膝継手はない．

　i．**hip-abduction orthosis** (Birkeland ら)[11] (図9)

　股関節肢位は外転，軽度内旋の坐骨支持タイプの長下肢装具である．ソケットは外壁を高くした

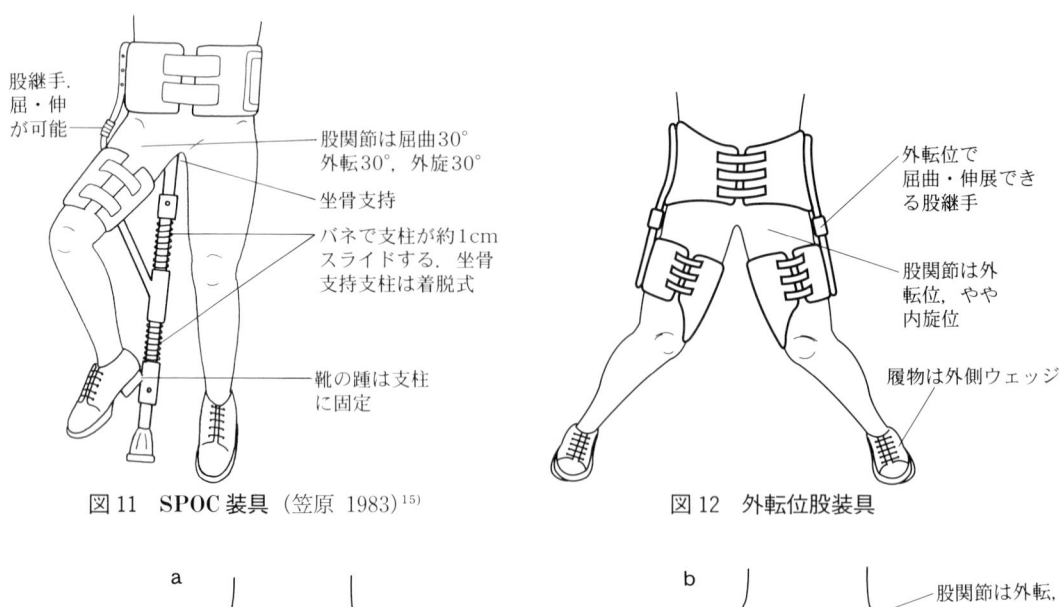

図11 SPOC装具（笠原 1983）[15]

図12 外転位股装具

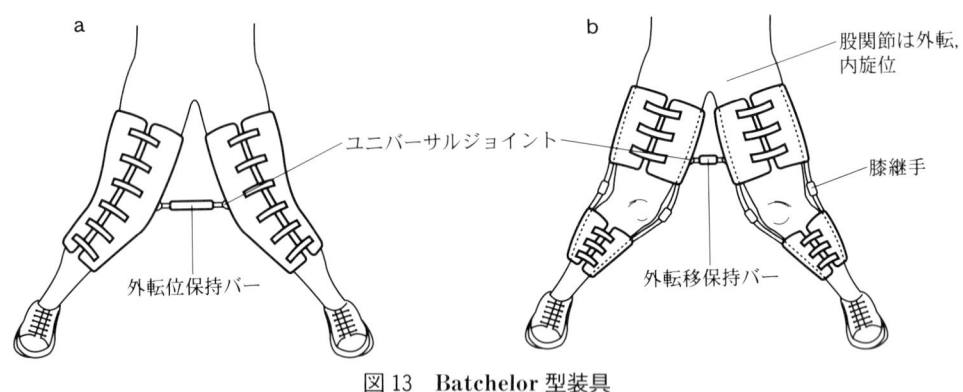

図13 Batchelor型装具
a：膝継手なし，b：膝継手付

四辺形である．外転バーにより外転角度の保持がしやすい．膝継手はない．

　j．modified Pogo-stick brace（渡辺ら）[12~14]（図10）

　Pogo-stick brace を改良したもので，股関節の肢位を外転，内旋位にし，containment を図り，外転筋の働きもコントロールできる構造の坐骨支持長下肢装具である．支柱には膝継手や長さ調節機構がある．

　k．SPOC装具（笠原）[15]（図11）

　SPOC は The Shiga Paediatric Orthopaedic Center のことであるが，特徴は股関節肢位が屈曲，外転，外旋位の骨盤帯長下肢装具であることである．支柱で坐骨支持を行うが，この支柱は腰掛け座位の際は取りはずせる．

2) 免荷しないタイプの装具

　Salter は大腿骨頭には biological plasticity があるので，股関節を外転位にして骨頭が臼蓋内に完全に入っていれば，たとえ荷重しても骨頭のまるみは回復してくると述べているので，免荷しな

い外転位ギプス[16]，A-cast などと種々の装具が開発されている．しかし片側罹患でも両下肢に装具を装着し，股関節外転位で歩行することになるので，児童の活動性が大きく制限される．免荷しないタイプの装具としては次のようなタイプがある．

a．外転位股装具（図12）

両股関節を外転位に保持し，さらにできれば内旋を加え良好な containment を図ろうとする股装具である．股継手で外転位での屈曲・伸展運動ができる．履物の足底には外側ウェッジの補高をする．本装具は単純な構造で歩行もできるが，内旋が不十分になることがある．

b．Batchelor 型装具（図13）

先天性股関節脱臼の治療によく用いられるデザインであるが，両側の膝装具を外転位保持バー（または tie bar）で連結し，股関節の外転，内旋肢位を保持して歩行するタイプである．バーの両端は universal joint で装具の内側支柱に連結されているが，股関節の屈曲・伸展と内旋はできるが，外旋は制御するように工夫されている．履物の足底には外側ウェッジの補高をする．バーを会陰部になるべく近づけ，膝継手を取り付けるとズボンが履きやすい．

c．Atlanta Scottish Rite orthosis（Purvis ら）[17,18]（図14）

外転位保持バーで両股関節を外転位に保持し，股継手で屈曲，伸展ができる．バーは外転方向へ telescope するタイプになっており，両側には universal joint があるので，歩行ができる．

このバーを除去し，股継手に調節式の外転蝶番継手を付け加えた股装具は cowboy brace とよばれている．これらの問題点は内旋位がとりにくいので containment ができにくいことである．

d．Toronto hip abduction orthosis（Bobechko ら）[19]（図15）

本装具は股関節が外転 45°，内旋 15°に保持される両側長下肢装具であり，その特徴はフレーム中央にある継手で歩行時や腰掛け時の膝屈曲ができることである．履物の足底には外側ウェッジの補高をし，履物が床面に対して 45°に保持できる．しかし歩行はやはり困難で松葉杖 2 本を用いたほうがよい．

e．Newington ambulatory abduction brace（Curtis ら）[20]（図16）

Toronto hip abduction orthosis に類似し，股関節が外転 45°，内旋 20°に保持される両側長下肢装具であるが，膝継手がなく，歩行には松葉杖 2 本が必要である．

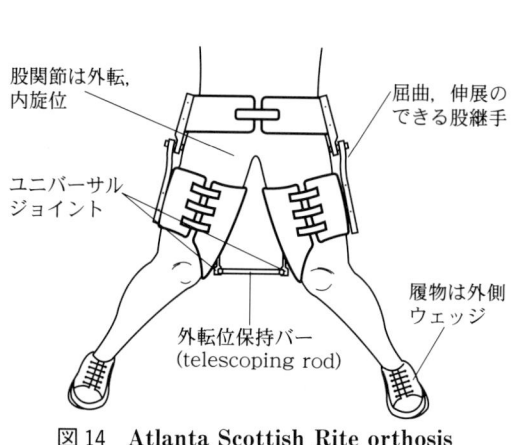

図14 Atlanta Scottish Rite orthosis (Purvis et al)[17,18]

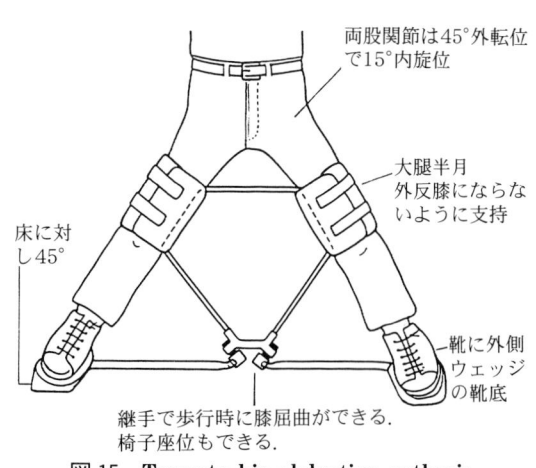

図15 Toronto hip abduction orthosis (Bobechko et al 1968)[19]

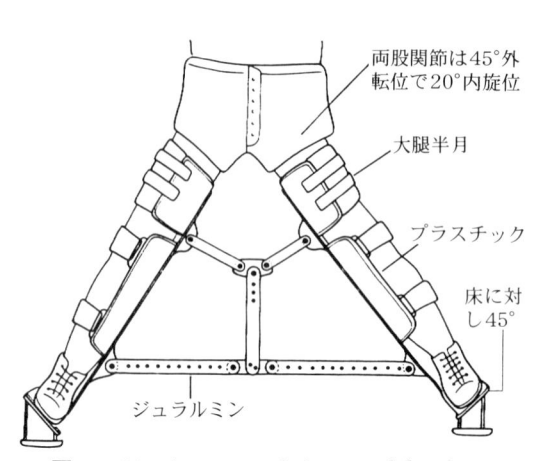

図16 Newington ambulatory abduction brace (Curtis et al 1974)[20]

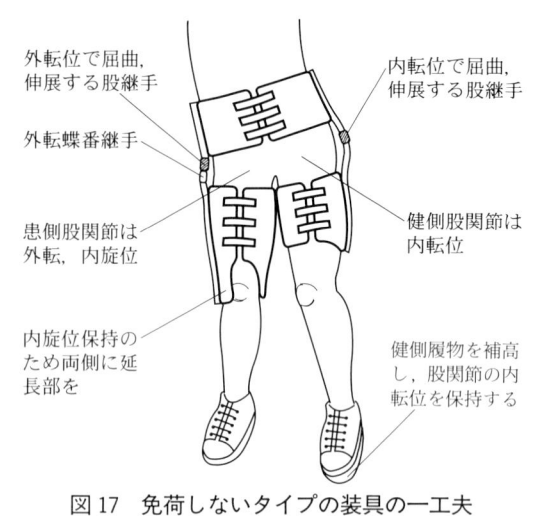

図17 免荷しないタイプの装具の一工夫 (渡辺ら 1972)[12]
患側右股関節を外転するために健側の履物を補高し，股関節を内転する．

3) ペルテス病の装具療法の特徴

免荷するタイプの装具は罹患側のみの装着ですみ，患者の活動性もよく，通学可能なものが多いが，種類によっては外転度や内旋度が不十分で骨頭のcontainmentがとれない場合もある．また装着が長期間になる症例では，免荷側の筋萎縮や脚長差がめだつことがある．

免荷しないタイプは健側を含めて両下肢に装着するので，外転度の肢位はよく保持される．しかし内旋は不十分なものがある．最も問題となるのは装着により患者の活動性が著しく制限されることで，一般学校への通学が困難である．患者は遊び盛りの小児であり，装着によるハンディキャップが心理面の負担になる可能性もある．

ペルテス病の装具は現状ではほとんどのタイプが装着しにくいし，学童の日常生活活動の不自由度が大きいなど問題点が少なくなく，治療から脱落する例もある．

今後もっと装具の工夫がなされるべきだと考える．図17はその試みの1つとして，筆者らが考えているものである[12]．

4) 筆者らの用いているペルテス病装具

筆者らは片側例ではmodified Pogo-stick braceを用い，両側例ではBatchelor型装具を用いることが多い．

modified Pogo-stick brace（図10）の特徴は，①患側股関節を30～45°外転し，軽度内旋位に保持する．外転角度は立位のX線で大腿骨頭が完全に臼蓋内に入っていることをあらかじめ確かめる．②ソケットの外壁は高く，大転子が出るようにトリミングしてあり，下腿半月・バンドは足部をゆるく保持しているので，患側立脚期に股関節外転筋が骨頭を寛骨臼に押し付ける力が少なくてすむ．③膝継手で腰掛け座位が楽にとれる．④罹患側のみの装着で，健側の動きを束縛しないので通学もできるしスポーツもある程度可能である．したがって日常生活活動もやりやすい．⑤成長に対する装具の長さの調節が容易にできる．⑥股関節の運動制約が少ないので関節拘縮が起こりにくい．

両側例で用いる Batchelor 型（図 13）は単純な構造であるが，股関節の外転，内旋位がとりやすく，containment 療法ができる．外転位保持バーの両端の universal joint は歩行時に股関節の屈曲，伸展ができ，さらに外旋は制御するように取り付ける．膝継手があれば日常生活活動がやりやすい．

どちらの装具も，毎日装具を除去して股関節の関節可動域訓練と筋力強化訓練を父兄にやってもらう．

5) 装具のチェックアウトと装具除去の時期

装具のチェックアウトはそれぞれの装具によって異なるが，装具の特徴である股関節の肢位が正しく保持されているか，免荷装具では免荷ができているか，外転筋の働きのコントロールはどうか，腰掛け座位はとれるか，下肢の成長に対する調節性は，などをチェックする．

装具除去の時期の決定はむずかしく，経験によることが多い．一般的に装具装着が長期間になりやすいが，患肢の筋萎縮，短縮，患児の精神，心理面の影響などを考え過剰治療にならないように心がけねばならない．X線上で明確な修復像を判定できれば，装具の除去を考えてよいと思う．この際，筆者はまず最初は装具を家庭内で除去し，1～2カ月間様子をみて，ついで学校でも完全に除去するようにしている．また，完全除去後も激しい運動は数カ月間控えさせることもある．

6) 治療効果の判定法

臨床的には，①脚長差，②筋力，③筋萎縮，④関節可動域，⑤日常生活活動，⑥歩行分析，⑦疼痛，などを評価する．しかしX線写真や MRI が経過や結果の成績を判断するのに最も有用である．骨頭変形，臼蓋縁よりのはみ出し，頸部の短縮，大転子と骨頭上面との距離，関節裂隙の狭小，その他変形性股関節症の所見などの有無をみる．

骨頭変形の計測には，Heyman と Herndon[21] の方法や Mose の同心円を書いた acetate template を用いる方法が好んで用いられる．

（渡辺英夫）

文 献

1) Catterall A : The natural history of Perthes disease. *J Bone Joint Surg,* **53**-B : 37-53, 1971.
2) Katz JF : Conservative treatment of Legg-Calvé-Perthes disease. *J Bone Joint Surg,* **49**-A : 1043-1051, 1967.
3) Snyder CH : A sling for use in Legg-Perthes disease. *J Bone Joint Surg,* **29** : 524-526, 1947.
4) Harrison MHM et al : Coxa plana. Results of a new form of splinting. *J Bone Joint Surg,* **51**-A : 1057-1069, 1969.
5) 松本俊一：ペルテス病ならびにペルテス病様変化を有する股関節の血行動態からみた肢位の研究．日整会誌，**43**：1013-1026，1969.
6) 渡辺英夫ほか：下肢免荷装具とその処方――免荷度を中心に．整形・災害外科，**24**：1423-1430，1981.
7) 杉岡洋一：Perthes 病．標準整形外科学（広畑和志監修，寺山和雄，辻　陽雄編），第5版，医学書院，東京，1993，p 480-483.
8) Tachdjian MO, Joueff LD : Trilateral socket hip abduction orthosis for the treatment of Legg-Perthes' disease. *Orth Pros,* **22**(2) : 49-62, 1968.
9) Glimcher MJ et al : The design of a new style ischial weight-bearing brace for use in the treatment of Legg-Perthes disease. *Orth Pros,* **24**(3) : 11-20, 1970.

10) Volkert R：Extremitätenfreier Hüftgelenks-entlastungs-Orthosenaufbau. *Orthopädie-Technik*, 8：157-160, 1976.
11) Birkeland IW Jr, Zettl JH：A hip-abduction orthosis for Legg-Perthes disease. *Ortho Pros*, **28**(3)：49-55, 1974.
12) 渡辺英夫，米満弘之：ペルテス病の装具．臨整外，**7**：1023-1031，1972．
13) 渡辺英夫：カラー版運動器疾患のための装具と補助具．医歯薬出版，東京，1998，p23.
14) 有薗 修：改良ポーゴスティック型ペルテス病装具．POアカデミージャーナル，**7**：131-135，1999．
15) 笠原吉孝：股関節外転・外旋位を用いたPerthes病装具——SPOC装具．別冊整形外科，No.4（義肢・装具）：137-146，1983．
16) Petrie J, Bitenc I：Abduction weight bearing treatment in Legg-Perthes disease. *J Bone Joint Surg*, **53-B**：54-62, 1971.
17) Purvis JM et al：Preliminary experience with the Scottish rite hospital abduction orthosis for Legg-Perthes disease. *Clin Orthop*, **150**：49-53, 1980.
18) Reister JA, Eilert RE：Hip disorder. American Academy of Orthopaedic Surgeons. Atlas of orthoses and assistive devices (Goldberg B, Hsu JD eds), 3rd ed, Mosby-Year Book, St Louis, 1997, p509-525.
19) Bobechko WP et al：Toronto orthosis for Legg-Perthes disease. *Artificial Limbs*, **12**(2)：36-41, 1968.
20) Curtis BH et al：Treatment for Legg-Perthes disease with the Newington ambulation-abduction brace. *J Bone Joint Surg*, **56-A**：1135-1146, 1974.
21) Heyman CH, Herndon CH：Legg-Perthes disease. A method for the measurement of roentgenographic result. *J Bone Joint Surg*, **32-A**：767-778, 1950.

第4章 小児骨関節疾患

3 先天性股関節脱臼（先天股脱）

1. 先天股脱とは

　先天性股関節脱臼（congenital dislocation of hip：CDH）は新生児，乳児期に股関節が先天性または後天性に脱臼，亜脱臼または不安定（脱臼と整復が繰り返される）となり臼蓋の発育が不全（臼蓋形成不全）となる病態である．真の先天性（奇形性）の脱臼はアルトログリポージス，Larsen症候群などにみられるが，それらはまれで，寛骨臼が浅い股関節，筋緊張低下，関節弛緩性などの先天性因子に環境性因子が関与し発症すると考えられる[1,2]．わが国では1970年代に先天股脱の発生はそれ以前の約1/10に減少したが，それは予防活動などにより環境性因子の強い先天股脱が減ったためと考えられている[3]．出生前の環境性因子としては，骨盤位，双角子宮，子宮筋腫，多胎，羊水過小などが，生後の因子としてでは窮屈なおむつ，産着があげられる[4]．個体のもつ先天性因子と生後の環境性因子が脱臼発生に関与すると考えられ[5,6]，発達性脱臼（developmental dysplasia or dislocation of hip：DDH）ともいわれるようになった．

2. 病理学的形態変化

　股関節脱臼の原因は外傷性，麻痺性，病的脱臼，先天性脱臼がある．外傷性脱臼は関節包が破れて脱臼するが，他は関節包内脱臼である．先天股脱では大腿骨頭が寛骨臼からはずれ後上方に転位し，骨頭と臼蓋との間に肥厚円靱帯，関節唇，関節包などが介在する．脱臼または骨頭と寛骨臼との適合性，求心性が不十分なまま股関節が成長すると臼蓋形成不全となり，将来の二次性変股症の原因となる．先天股脱治療中に骨頭傷害が生じると股関節骨頭の球形が失われ，骨頭と臼蓋との適合が不良となり数年から数十年の経過で関節軟骨が変性し変形性股関節症を発症する（二次性変股症）．

3. 発生率

　今日の日本における発生率は0.1～0.3％である．男女比は1.5対9で女児に多い．

4. 臨床症状と診断

　先天股脱の診断は臨床的に行うのが原則である．正確な診断には子供を泣かせずに診察することが必須条件である．また治療中に股関節が整復位にあるか脱臼位にあるかの診断に以下に述べる臨床所見がきわめて重要である[7]．

1) 子供を泣かせずに診察するには

生後3～4カ月の乳児が泣いて診察ができないことはまれである．診察はベッド上におむつをはずして仰臥位とし(不意の排尿に備えおむつはお尻の下に敷いておく)，下肢の見せかけの短縮，肢位異常，鼠径部ならびに大腿部の皺襞，殿部の形の異常を視診にて確認する (図1, 2)．視診にて問題がなければ股関節を軽く開排位として開排制限がなければ股関節脱臼はない．視診で異常があるときには触診に移る．最初に Allis sign を確かめ，ついで開排位とし開排制限と大転子・坐骨結節間の位置関係を触れる．最後にスカルパの三角に骨頭の抵抗を確かめる．この際，開排を矯正するのではなく子供の下肢の動きにまかせて力を入れずに開排位とすることができるのを待つ．脱臼股では上記の症状はすべて確かめられる．泣いて十分な診察ができないときには無理をせずに時を改めて診察するのがよい．また診断に自信がもてないときにも日をおいて再診するのがよい．何例かの典型例を経験すると視診は容易となる．子供に嫌がられずに触診できるようになるには多少の経験が必要である．

2) 視診所見

正常新生児の仰臥位における自然肢位（股関節屈曲，外転，外旋，膝関節屈曲）を覚えておくことが重要である(図1)．新生児は安静仰臥位では上下肢とも屈曲位をとる．その際，股関節は屈曲，外転，外旋の開排位，膝関節は屈曲，足関節底背屈中間位の肢位をとる．先天股脱では安静仰臥位で，①肢位の異常（非脱臼側下肢は股関節開排位，脱臼側下肢は股関節内転，外旋位），②鼠径部，殿部の皮膚皺襞の非対称，③見かけの脚長差，④殿部，大転子部の外形の異常が観察される(図2)．

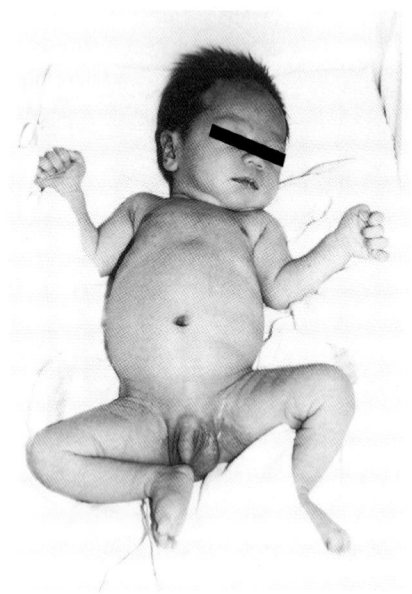

図1　新生児の自然肢位
仰臥位では屈筋緊張が優位で上下肢ともに屈曲位をとる．

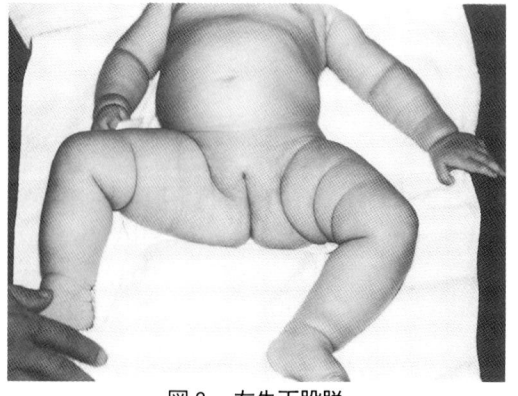

図2　左先天股脱
左右の股関節肢位の違いに注目．右は開排位であるが，左はやや伸展，内転し，鼠径部，大腿部に深い皺襞がみられる．大腿の長さに差が認められる．

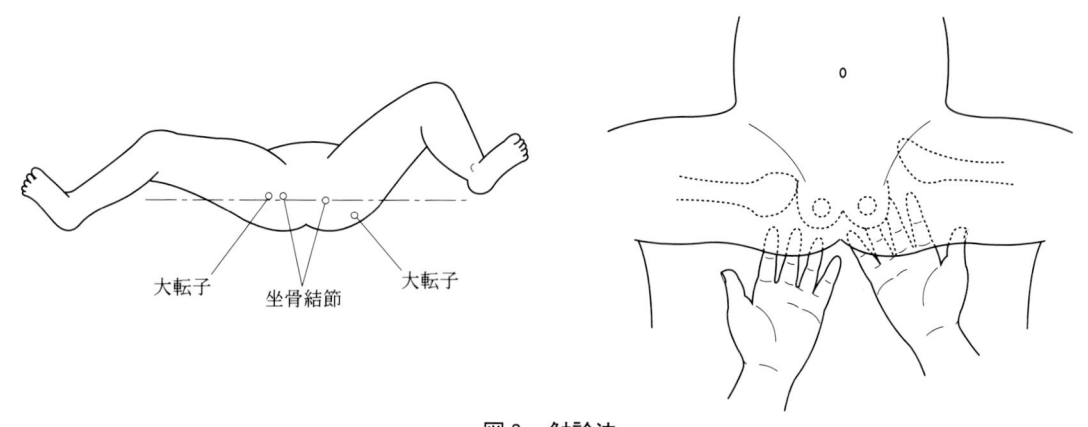

図3 触診法
脱臼股では大転子は坐骨結節より後方に触れる．（坂口[7]より引用）

3）触診所見

a．骨頭位置の触診

下肢伸展位にて，スカルパの三角（大腿動脈と鼠径靱帯の交点）を触診しつつ下肢を軽く内外旋し骨頭を触知する．この触診でスカルパの三角部に骨性の抵抗を触れない場合には股関節は脱臼している．

b．坐骨・大転子の位置関係の触診

正常股は開排位とすると前額面で坐骨結節と大転子は1つの平面上に位置する．脱臼股では大転子は坐骨結節より後方に触れる（図3）．

4）開排制限

安静仰臥位で脱臼股では開排が制限される．開排制限は脱臼股以外においてもみられる．ことに男児では軽度の開排制限は正常である．内転筋緊張が亢進した脳性麻痺児でも開排制限が観察される．

5）新生児

新生児では完全脱臼が少なく，不安定股が多い．脱臼整復を繰り返す不安定股は脱臼股に進展する危険性が高いと考えられ，早期診断が行われている．新生児の不安定股の診断は脱臼の誘発手技により行われる[8,9]．

a．Ortolani test

子供を仰臥位，股，膝関節屈曲位として股関節を開排する．そのときに検者の中指で大転子を前方に押すと脱臼股では指先に小さなclickを感じ骨頭が整復される（クリックテスト）．

b．Barlow test

患児はOrtolani testと同じ姿勢で膝関節屈曲，股関節屈曲内転位のまま検者の母指で大腿骨頭を前方から後方へと押すと脱臼しやすい骨頭は後方へとすべるのが感じられる．新生児の骨頭は傷つきやすいので力をいれずに行い，何回も繰り返してはならない．

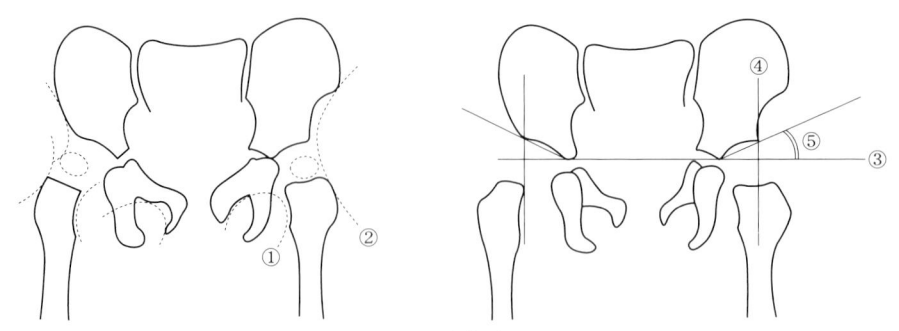

図4　X線像計測法

① Shenton 線，② Calvé 線，③ Hilgenreiner 線，④ Ombrédanne 線（Wollenberg 線），⑤ 臼蓋角（acetabular angle）

　右股が脱臼，左股が正常．①②は脱臼側で，連続性が失われる．脱臼股では大腿骨軸は④より外側に位置する．臼蓋角は脱臼側では30°以上を示すことが多い．

（整形外科クルズス，p 529，図2，南江堂）

6）年長児

1歳を過ぎた年長児では跛行，下肢長差などにより発見される．

これらの症状は脱臼股には必ずみられる．整復されるとこれらの所見は消失する．診断に自信がないとき，疑わしいときには補助診断法を含め総合的に診断する．

7）画像診断

X線写真，超音波診断が行われるが，補助診断である．股関節単純X線像上に大腿骨頭核が出現するのは生後3〜4カ月である．大腿骨頭核出現前の股関節単純X線像における脱臼の診断基準を図に示す（図4）．超音波診断は放射線被曝がなく，軟骨成分が描出可能で，下肢の運動に伴うダイナミックな画像を得ることができるなどの利点から新生児，乳児の股関節疾患の診断に用いられX線像，臨床所見，臨床経過と対比されている．

5．治　療

1）治療の概要

先天股脱の治療は予防から初期治療，遺残性亜脱臼，臼蓋形成不全の治療へと体系的に行われている．治療手段，手技，時期などに関しては異論も多いが，原則については諸家の間で同意が得られている．

a．脱臼予防

先天股脱は新生児，乳児期のおむつ，産着などが窮屈で下肢の自由な運動が妨げられる場合に生じやすいことが明らかになり，予防への道が開かれた．股関節脱臼の予防の原則はおむつ，産着などによって股関節が伸展位を強制されることを避け，屈曲位での自由な下肢の動きを妨げないゆったりしたおむつ，産着で育てることである[3,10]．

図5 われわれの治療体系[12]

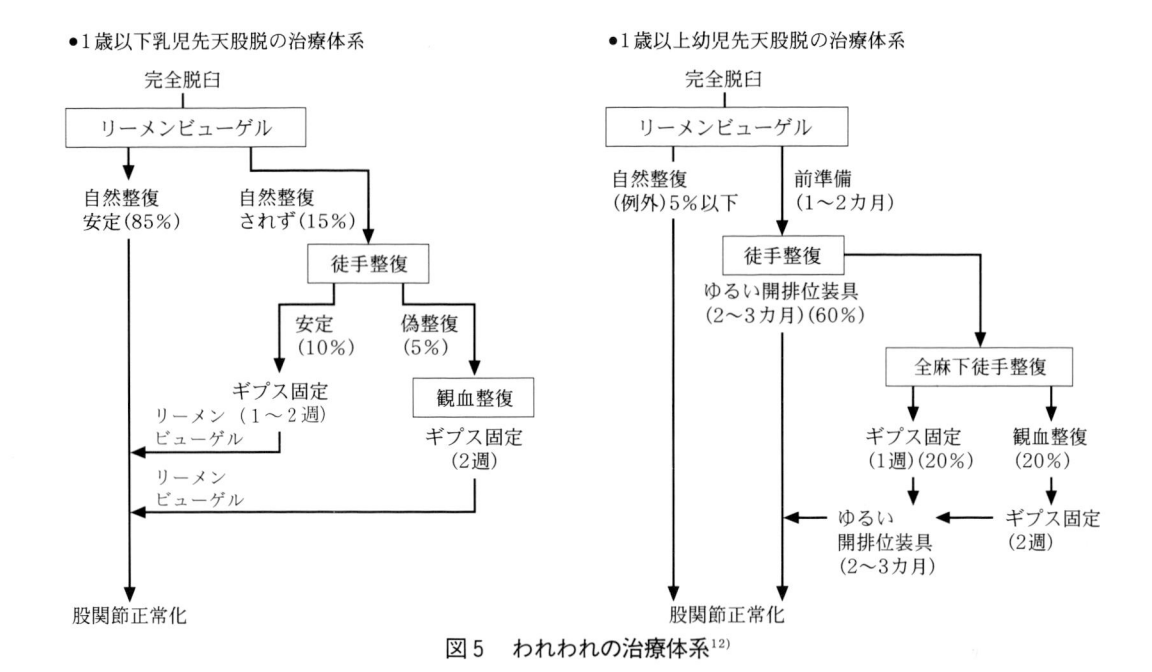

表1 治療至適時期[14]

	暦年齢	身体発育	運動発達
リーメンビューゲル	3カ月以降	5～6 kg	頸定
徒手整復	6カ月以降	7～8 kg	四つ這い
観血整復	1歳以降	10 kg	立位, 歩行

暦年齢, 体重, 運動発達レベルに食い違いがあるときには運動発達レベルを最重視する.

b. 初期治療

先天股脱の初期治療の目的は骨頭傷害を起こさずに愛護的に整復することである.「骨頭傷害を起こさないこと」と「整復すること」とは同時に満たされなければならない. 骨頭傷害は一度生じると治すことができないもので, 一生にわたり影響を残す. 整復はたとえ1回, 2回と不成功であっても時期と手段を選べば必ず可能であるので初期治療は整復を急ぐよりも骨頭傷害の防止を優先させるべきである. われわれは昭和30年代に鈴木により日本に紹介され, 坂口により臨床応用され体系化された方法に従って一貫して治療を行ってきている (図5)[11]. リーメンビューゲル (Riemenbügel) は自然整復が高率にえられ, 骨頭傷害の発生が少ない優れた治療法である. リーメンビューゲルによる治療であれば愛護的治療ということはなく, 整復を急ぎ使い方を誤れば, 骨頭傷害を高率に発生する[12].

c. リーメンビューゲルの適応と治療時期

すべての先天股脱の初期治療に用い, 年齢を問わない. 生後1カ月以内の新生児, 発育, 発達の遅れた子供では生後3カ月相当の発育, 発達が得られる(具体的には頸がすわったころ, 体重が5 kgに達したころ)まで待って, リーメンビューゲル治療を開始している (表1)[13]. 1歳以前では整復が得られやすいが, 1歳以後になるとリーメンビューゲルで自然整復は得られにくくなるがその後

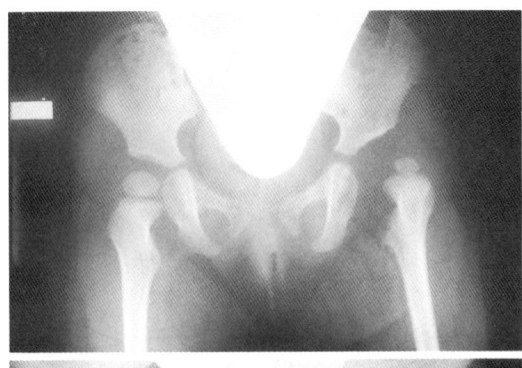

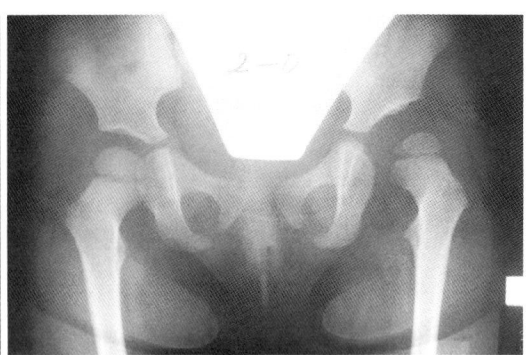

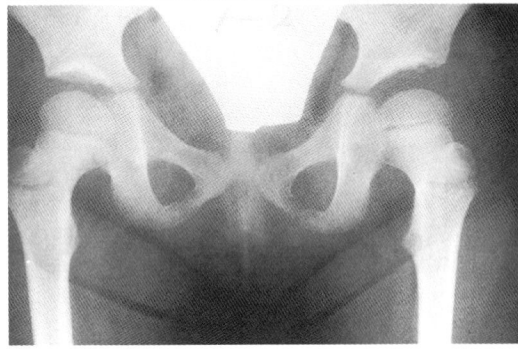

図6　初期治療後の骨頭外方化
リーメンビューゲル治療後にこのような一見脱臼しているかのようなX線像がみられることはまれではない．臨床的に脱臼所見がなければ経過観察のみで3歳までには求心位となる．

の徒手整復，観血整復の準備として意義は大きい．

d．リーメンビューゲルで整復されなかったときの対応

リーメンビューゲルによる自然整復率は約80％である．リーメンビューゲルにより整復されなかったときには最終的には観血整復術が行われるが，手術に至るまでの対応については異論がある．われわれはリーメンビューゲルの装着を一時休み，1～2カ月後に再装着を行う．再装着で整復されないときには緩い開排位装具（ぶかぶか装具），徒手整復，観血整復術へと治療を進める[14]．牽引はリーメンビューゲルで整復されなかった際の治療手段として用いられている．

e．観血整復術

リーメンビューゲルをはじめとする保存的治療手段で整復されなかった場合には観血整復術が行われる．内側アプローチによるLudloff法と広範囲展開法（関節包全周切開）による整復術が行われることが多い．

f．遺残性亜脱臼，臼蓋形成不全に対する対応

初期治療終了後のX線像で臼蓋形成不全と骨頭の外方化が観察されることがある（図6）．これらの所見は外方化は2歳までに，臼蓋形成不全は4歳ごろまでに改善する例が多い．しかし症例によっては2～3歳に求心性が失われる例があり，遺残性亜脱臼として観血整復術，大腿骨減捻内反骨切術，骨盤骨切術の対象となる[15]．

2）装具療法

新生児，乳児期の先天股脱の治療の大部分は装具により行われる．新生児期にはvon Rosen splint，乳児期からの治療にはリーメンビューゲル（Pavlik Harness）が，リーメンビューゲルにて修復されない場合には開排装具が用いられている．

図7　von Rosen splint[7]

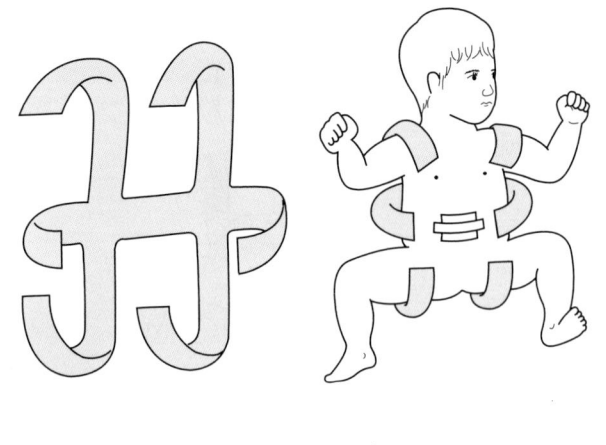

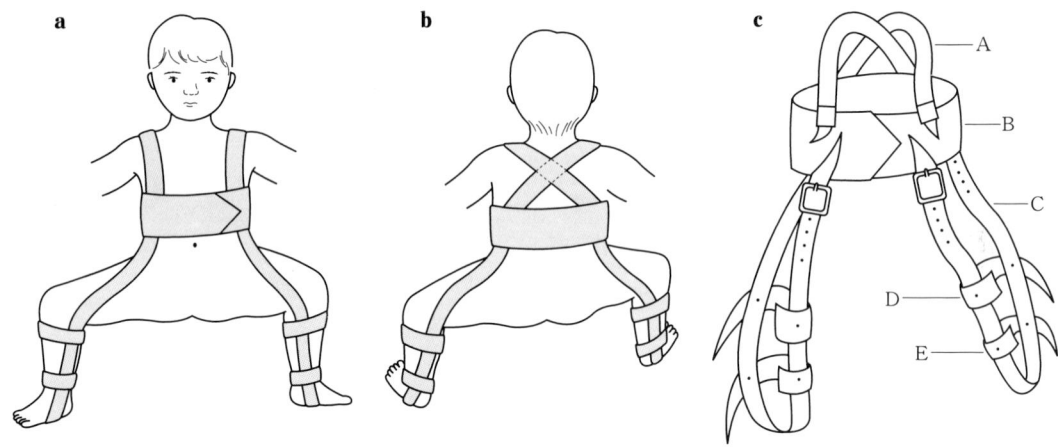

図8　リーメンビューゲル[7]
a：基本形（前面），b：基本形（背面），c：各部位

a．von Rosen splint（図7）

クリックテスト陽性の新生児の股関節を開排位に保ち，完全脱臼への進展を防ぐためにアルミ製装具が考案されている．わが国ではおむつ指導で代替されることが多い．

b．リーメンビューゲル（Pavlik Harness）

乳児期先天股脱の標準的治療法である．リーメンビューゲルは1957年にPavlikが発表した治療法であり，徒手整復後に長期間ギプス固定を行うLorenz法に対して簡単な吊りバンドで股関節，膝関節の伸展運動のみを制限し他の動きは自由にさせる機能的治療法で，治療理念を転換させた画期的な方法である．わが国の乳児先天股脱の保存的治療の主役を果たしている．

基本構造　リーメンビューゲルは肩から躯幹にかける胴ベルトと膝下から足部へのベルトとを吊りひもにて連結した構造となっている（図8）．胴ベルト（図8cにおけるB：以下同様）は体幹の輪状ベルトを肩甲帯にかけたベルトAで体幹に固定する構造となっている．胴ベルトと下腿ベルトは吊りひもCで連結されている．吊りひもベルトCは胴ベルトBの腹側から股関節前面，下腿内側，足関節内果を通り足底に達する前方部分と胴ベルトの背側から臀部，下腿外側，足関節外果を通り足底に達する後方部分とからなり，下腿近位と遠位におかれた2本の輪状ベルトD，Eにより下腿に固定される．

308　第4章　小児骨関節疾患

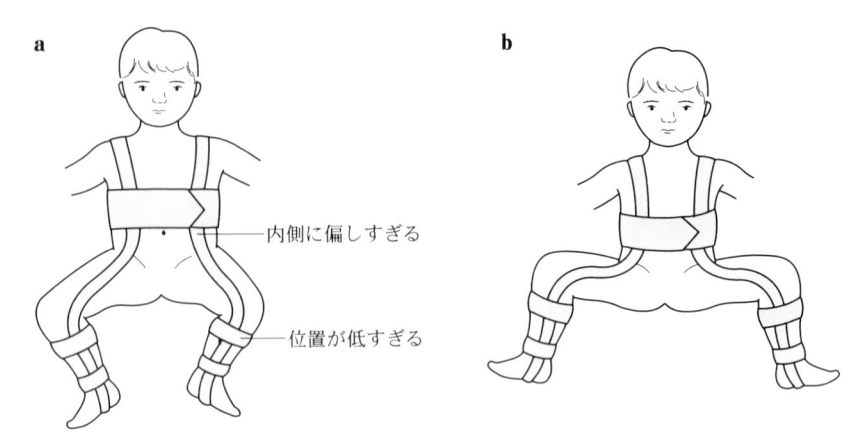

図9　自然整復が望みにくい肢位（a）と好ましい肢位（b）[7]

装着方法　胴ベルトBは肩関節の動きを制限しない，装着時に胸部を圧迫しないという点に留意するが，あまりに緩いのも良くない．胴ベルトをしめた状態で体幹とベルトの間に指が2，3本入れられる程度の緊張が必要である．下腿長軸に平行な内外側2本の吊りひもベルトCとそれと直交する2本の輪状ベルトDならびにEとを連結するうえでの注意点は，近位に位置する輪状ベルトDはできる限り下腿の近位端に，遠位に位置する輪状ベルトEは下腿遠位端に位置するように連結することである．長軸ベルトと近位輪状ベルトDとを連結する際には前後の吊りひもベルトCが膝関節回転軸のやや前方を通るように輪状ベルトDの後方部分の長さを調節することである．装着後に吊りひもベルトCが膝関節運動軸の後方を通過すると膝関節は屈曲位となり，この肢位では自然整復が得られにくい．膝関節は屈曲90°よりやや伸展気味にあるときのほうが自然整復が得られやすい（図9）．遠位輪状ベルト（E）はきつくしめる必要はない．装着開始時の吊りひもベルトの長さは股関節屈曲90°の肢位が無理なくとれる程度とし，最初から股関節をそれ以上の屈曲角度にすることは危険である．下肢の自由な動きが可能なやや緩めな装着肢位から治療を開始すべきである．

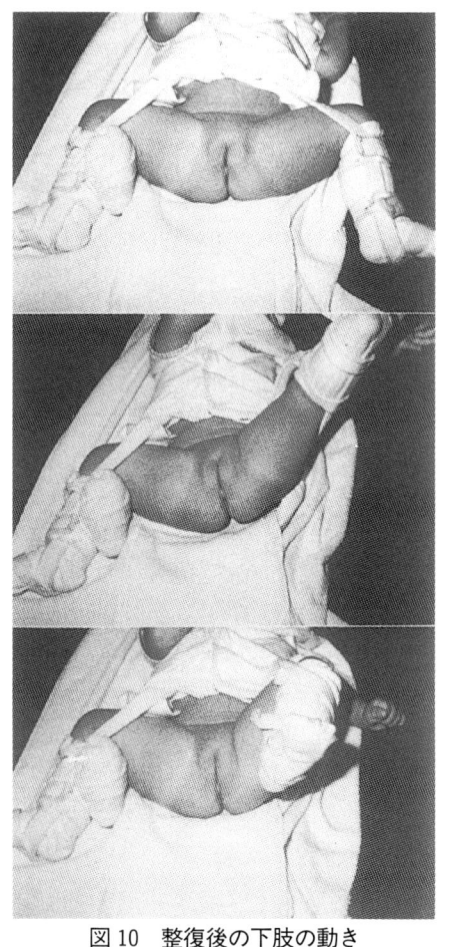

図10　整復後の下肢の動き
右先天股脱．リーメンビューゲルにより自然整復された．左下肢は活発に動かすが，右下肢は開排位に保たれている．

リーメンビューゲル装着時の母親への説明と指導

(1) おむつと衣服：おむつ，衣服は下肢の動き，ことに股関節開排を制限しないように三角おむつ，上下つなぎの衣服，パンティストッキングタイプの下着を着せない．下肢はベルトによる皮膚の擦れを防ぐために膝上までのストッキングを着用する．

(2) おむつの交換：おむつの交換は背部から臀部に手を入れて下半身を持ち上げ股関節の開排位を保ったまま行う．

(3) 前項で述べたリーメンビューゲル装着の要領を説明し，母親が取りはずし装着できるように指導する．

(4) 抱っこ：股関節開排位で母親と向かい合わせとする．

(5) 臨床的に観察される開排制限，患肢の短縮，鼠径部や大腿部の皺襞の異常などの症状を説明，脱臼股の臨床症状を理解して貰う（図1, 2）．リーメンビューゲルにより脱臼股が整復されるとこれらの臨床症状が目立たなくなり，患児は患肢を開排位で動かさなくなるが（図10），数日から2週間くらいすると患肢を少しずつ動かしはじめる．自由，活発に動かすようになったときがリーメンビューゲルをはずす時期であることを説明する．

(6) リーメンビューゲル装着後に患児が泣くならばお母さんに抱っこをして貰う．抱いても泣きやまず，他に泣く原因が見つからないときにはリーメンビューゲルをはずし，再装着はせずに次回の診察日（通常1週間後）に受診して貰う．

(7) 入浴は制限しない．リーメンビューゲルをはずして股関節開排位の肢位を保ったままで入浴してよい．

(8) 不安を感じたらすぐに担当医に連絡する．

このように説明，指導すると週に1回の外来治療で十分目的を達することができる．

リーメンビューゲルのはずし方　脱臼股が整復されると開排位のままで数日から2週間くらいにわたって股関節の動きが観察されない時期がある．やがて徐々に患児が下肢を動かす時期がやってくる．最初は膝関節を屈伸させる程度の運動であるが，徐々に股関節の内転運動が観察される．患児が開排を減じて膝をたてるまたは寝返りをするようになったときがリーメンビューゲルをはずす時期である．最初は昼間の時間帯で母親の監視ができる時を選んで，2～3時間リーメンビューゲルをはずし自由に遊ばせるが，患児が睡眠中は装着しておく．患児が徐々に体動を活発にし寝返り，四つ這い，つかまり立ちなどの動作を行うようになれば，リーメンビューゲルを完全にはずす．通常の例では装着期間は4～6週間である．

リーメンビューゲルで整復されないとき
リーメンビューゲル装着後1～2週間して整復されないときにはバンドの吊り方を確かめる．図9aに示すような膝関節屈曲が強い肢位では整復されにくいので，ベルトの長さ，位置，締め具合を確かめ膝関節伸展位がとりやすくなるよう調節する．または膝窩部に綿包帯をはさんで膝関節伸展位にする（図11）．われわれは3裂

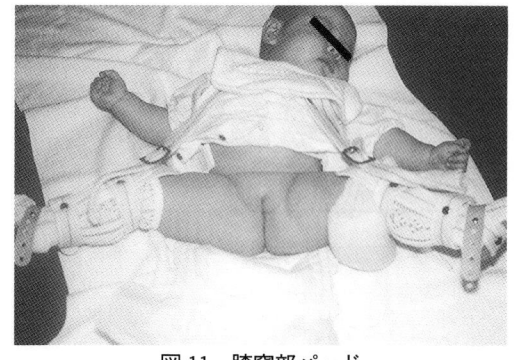

図11　膝窩部パッド
膝関節を伸展位に保つ目的で用いる．綿包帯のような柔らかいものが適している．

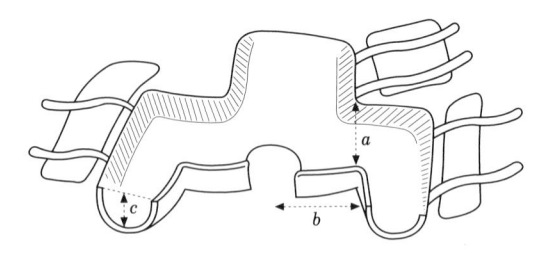

図12 緩い開排位装具[7]
a，b，cが十分長い必要がある．

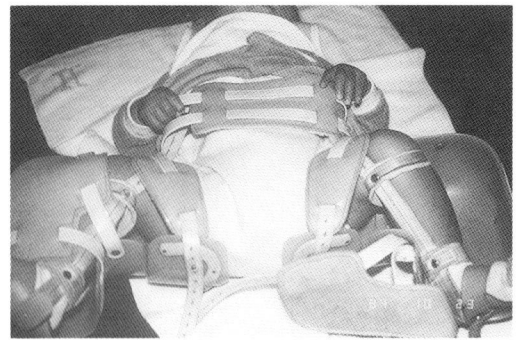

図13 リーメンビューゲルを装着してのぶかぶか装具

の綿包帯をストッキネットにいれて膝窩部に緩く固定している．膝関節が伸展位をとることによりハムストリングが緊張し臼蓋後方にある骨頭が前方に押し上げられ臼内に整復されると考えられる．

それでも整復されないときには1～2カ月治療を中止して子供を自由にさせ，運動発達を促した後に再度リーメンビューゲルを装着する．再装着は暦年齢では7～8カ月，運動発達では四つ這い，つかまり立ちのころが適当である．リーメンビューゲル再装着により自然整復が得られることも多い．リーメンビューゲルで開排制限がとれ骨頭が臼蓋の近くにあるが整復されないときには大きめに作製した開排装具（通称ぶかぶか装具）を用いる．リーメンビューゲルをつけたままでぶかぶか装具を装着すると自然整復が得られることもまれではなく，治療成績はリーメンビューゲルとかわりない．このような再装着で自然整復される例は全体の5～10％である．

上記の過程を経ても整復されないときには徒手整復を試みる．その時期は8カ月以降または四つ這い，つかまり立ちができるようになってからがよい（表1）．徒手整復は子供が泣かなければ外来でも可能であるが，全身麻酔下で行うことが多い．全身麻酔下に整復した場合には1週間くらいギプス固定を行い，その後にぶかぶか装具に戻す．再脱臼をおそれ強固な固定を行ってはならない．無理な固定が骨頭傷害の主因であり，緩い固定が骨頭傷害を防ぐ手段である．再脱臼例の中には手術適応となるものも多い．緩い固定で整復位を保つ治療法により骨頭傷害の危険性を最小限にでき，観血整復術の適応を確実に決めることができる．

c．開排位装具

緩い開排位装具　従来の開排位装具は屈曲90°，外転90°での固定を意図したもので，装具内での下肢の動きを極力制限する構造であった．緩い開排位装具（通称ぶかぶか装具）は開排位を徹底的に緩くしたもので，装具のなかで子供が下肢を動かすことができる空間的余地を十分保って作製する（図12）．図中のa，b，cの長さが十分長くリーメンビューゲルを装着しても用いることができるだけの大きさが必要である（図13）．この装具はリーメンビューゲルの理念の延長上にあり，リーメンビューゲルより下肢の動きの制限は強くなるが，骨頭傷害の危険があるときには脱臼させることができる．適応はリーメンビューゲルで整復が得られなかった月齢7～8カ月の乳児で，徒手整復後に，またはリーメンビューゲルを装着したまま本装具を装着する．リーメンビューゲルで自然整復が得られず，本装具により自然整復される例も少なくない．また，全身麻酔下徒手整復や観血整復術の後にギプス固定に引続き2～3週の間，本装具を用いる．

60°開排位装具　山室は90°開排位よりも60°開排位のほうが骨頭の求心位が良好であり,関節内圧が高まらず安全であるとして60°の開排装具を推奨している.この肢位は力士がしこを踏む際に構える肢位で,子供はこの装具をつけたまま歩くことができる.

（岩谷　力）

文　献

1) Carter CO, Wilkinson JA：Genetic and environmental factors in the etiology of congenital dislocation of the hip, *Clin Orhtop*, **30**：119-128, 1964.
2) 山室隆夫：新生児における先天性股関節脱臼について（第2部）. 臨整外, **3**：200-210, 1968.
3) 石田勝正：先天股脱の予防——歴史・実証・実践・展望. 臨床整形外科, **15**：452-460, 1980.
4) Dunn PM：Perinatal observation on the etiology of congenital dislocation of the hip. *Clin Orthop*, **119**：11-22, 1976.
5) Sibrandij S：Dislocation of the hip in young rats produced experimentally by prolonged extension. *J Bone Joint Surg*, **47B**：792-795, 1965.
6) Wynne-Davies R：Acetabular dysplasia and familial joint laxity：Two etiological factors in congenital dislocation of the hip. *J Bone Joint Surg*, **52B**：704-716, 1970.
7) 坂口　亮：先天性股関節脱臼の診療（2）. 医学の歩み, **93**(7)：1975.
8) von Rosen S：Diagnosis and treatment of congenital dislocation of the hip joint in the newborn. *J Bone Joint Surg*, **44-B**：284-291, 1962.
9) Barlow TG：Early diagnosis of congenital dislocation of the hip. *J Bone Joint Surg*, **44-B**：292-301, 1962.
10) 山田順亮：常滑市を中心とした先天股脱の予防活動. 臨整外, **15**：461-466, 1980.
11) 坂口　亮：先天性股関節脱臼——やさしくなった治療. 関節外科, **1**：435-444, 1982.
12) Iwasaki K：Treatment of congenital dislocation of the hip by Pavlik harness. *J Bone Joint Surg*, **65A**：760-767, 1983.
13) 岩谷　力ほか：先天股脱初期治療における骨頭傷害予防策. 日整会誌, **59**：204-205, 1985.
14) 坂口　亮ほか：Riemenbügel法難航例の原因と対策. 臨整外, **16**：271-274, 1981.
15) 坂口　亮ほか：初期治療終了後の骨頭側方化の自然経過——放置最善説の根拠. 臨整外, **18**：633-638, 1983.

第4章 小児骨関節疾患

4 先天性内反足

　先天性内反足の装具療法について述べるわけであるが，そのためには本症の理解および足部のメカニズムの理解に基づかなければならない．本症について総論的にまとめるとともに，成長終了前後の状態に言及する．

　先天性内反足を治せることが一人前の整形外科医の条件であるといわれてきたが，対象症例が少ないため治療する機会は少なく，難治例の良好な矯正獲得はなかなかむずかしいものである．しかし，本症の治療は整形外科の原点の1つであることは確かであり，小児整形外科治療の基本が必要とされる．

　乳幼児期では「骨は柔らかく，軟部組織は硬い」と逆説的にいわれるように，本症ではまさにそのとおりであり，この視点からの対応が大切である．また，足は歩行機能を担う面から，形態などの長期成績において麻痺性疾患に対すると同様に，筋力の温存，筋力の均衡が重視されなければならない．

　当然，治療内容・成績は重症度と関連するわけで，以前重症度を5段階に分けて報告した[1]が，3段階が簡便で有用と考えられる．また，手術の必要例と不必要例とでは基本的に重症度が異なるものとしてとらえるのが実際的と考えている[2]．

1．歩行の獲得および足部の運動

1）歩行の獲得

　歩行開始時期のワイドベース，ハイガードで体幹の回旋のないよちよち歩きから，上下の重心動揺の少ないスムーズで効率の良い成熟したパターンへと発達するが，歩行パターンの獲得の課程はBurnettら[3]によると，骨盤の遊脚側のわずかな下降と水平面での回旋が13カ月ごろに，ワイドベースの消失が17カ月ごろに，協調的な上肢の交互の振りが18カ月ごろに，ダブルニーロックが19カ月ごろに出現し，外観上は2歳ごろに完成するとされる．しかし床反力計や歩行時筋電計などの検討では，成熟した歩行の完成はもっと遅く7～10歳ごろとする報告が多い．4歳前後に一時的に姿勢制御の後退期がみられるが，次の段階への移行時期であるためであり，また7歳半ごろに姿勢制御は成人パターンになるとされている．

2）足部の運動

　人の足はinversion，eversionを中心とした距踵舟関節での複合運動などにより，歩行時立脚期の制動，加速を速やかに行っている．立脚期前半の制動では下腿内旋，距踵関節の回内により外反扁平足肢位の柔らかい足となり，接踵時のshock absorptionを行い，立脚期後半の駆動では下腿外旋，距踵関節の回外および足固有筋の作動により内反凹足肢位の硬い足となり，足部底屈筋群の駆

動力を有効に働かせている．踵骨中心が下腿荷重線の外側にあり，踵接地時に受動的に足部の回内を起こして，ショックを吸収する．また駆動時の荷重中心線は中足骨頭部を外側から母趾の内側斜め前方へ坂道を斜めに登るように駆動を滑らかにしていると考えられる．

2. 先天性内反足

1) 内反足の変形要素

先天性内反足は，下腿に対して足部がゴルフクラブのように直角に内方を向いていて，徒手ではほとんど矯正できない硬い変形が出生時に認められる．主に距踵舟関節と距腿関節で底屈・内反・内転し，凹足変形を伴う．アキレス腱部には横走する深い皮膚の陥凹があり，足部内側中央には縦走する皮膚の陥凹がある．拘縮の程度に差があり，保存的方法で容易に矯正できるものから，数回の手術を繰り返し行わなければならないものまである．筆者の例では，全体の約6割が中等度の拘縮で，その約半数が手術を要する．より硬い症例は約2割で全例手術を要し，複数回の手術が必要となるものもある．軽度例は約2割で，保存的に矯正が可能である．重症度については，バネ秤を用いての拘縮の数量化，距骨核と踵骨核との面積比，距踵長比，初期治療に対する反応などいくつもの判定基準の報告がみられる[1]．

2) 病　態

剖検例による主病態について，次のいくつかに分けることができる[6]．
(1) 足根骨の異常：距骨頸部が内下方に屈曲していて，primary germ plasm defect 説，胎生期の内反肢位での発育停止説，胎内での内反肢位強制による説などがある．後足部では距骨は ankle mortise 中で外旋しており，踵骨は roll-in し，かつ垂直軸に沿って内旋していると考えられてきている．
(2) 下腿三頭筋，後脛骨筋，前脛骨筋などの下腿筋群の短縮や付着異常および筋萎縮の報告があり，筋萎縮が多かれ少なかれ認められている．組織化学的検査では，neurogenic, myogenic, non-pathologic と異なる結果が報告されている．電気生理学的研究における腓骨神経の運動電動速度の計測では，異常の有無について意見が分かれている．
(3) 足部後内側の靱帯・腱鞘や関節包の肥厚，短縮があり，手術時腱の処置のみでは変形を矯正できない．
(4) 脛骨動脈が下腿内側から母趾に分布する後脛骨動脈の低形成や欠損の報告が散見される．
(5) SEPによる異常を今村ら[4]は本症の片側例での左右差の比較，重症度との関連を行い，重症例では中枢神経レベルの異常を報告している．
(6) アルトログリポーシス，絞扼輪症候群，メビウス症候群，骨系統疾患，全身の関節弛緩あるいは筋緊張低下を呈する疾患などさまざまな疾患に伴ういわゆる一次性先天性内反足は，特発性の二次性先天性内反足の約1割を占めている．

3) X線所見

X線撮影は最大矯正位あるいは立位でなければならない．正常足の側面像で腓骨は脛骨の中央に

位置するものであるが，足部の内転の程度につれて，腓骨は後方に位置しているようにみえる．cal-caneal pitch は尖足矯正の程度あるいは過矯正の程度を反映していて有用な情報となる．内反が良く矯正されていれば，踵骨上面中央が皿状に陥凹して撮影されるが，内反していると踵骨の内縁が直線状に映し出される．また前足部の内反あるいは第一中足骨の挙上の有無を確認する．背底像では距踵角，舟状骨の内転，第4・5中足骨基部の骨肥厚などをみる．

3. 治　療

1) 治療原則

　本症の治療原則として，①できるだけ早期に矯正ギプス（corrective cast）を開始する，②矯正が不十分となりやすく，そのため変形が再発しやすいので，骨成長まで長期にわたって治療や経過観察を必要とする，③患児の成長を考慮して，まず歩行開始までになるべく矯正を完成させる[5]．本疾患が一般にあまり知られておらず，強い変形と硬い拘縮が容易に観察できるので，家族の不安は大きく，予後や原因について説明が治療の第1歩であり，家族の協力を得る基礎となる．また，治療が長期にわたるため，経済的な負担も大きく，育成医療などの活用も薦められる．

　治療の流れは，corrective cast で矯正されれば，Denis-Browne 装具を絆創膏あるいは靴型にて処方する．歩行開始以後，矯正が維持できれば靴型装具と3歳ごろまでの Denis-Browne 装具とそれ以降の夜間短下肢装具を用いる．手術が必要な場合は，軟部組織解離術を1歳前後で行っている．拘縮が高度な場合は早めに手術を行うこともあるが，あまりにも早期な手術では足が小さく手術手技がむずかしくなり，術後歩行開始までの後療法により注意が必要で，あまり薦められない．

2) 矯正ギプス

　保存的治療は矯正ギプスが基本となる．早期に開始するほど良く，ときには産室で行うこともある．徒手にて内転と内反を十分に矯正し，同時に無理とならない程度に背屈を加える．無理にしすぎると腓骨骨折や距骨扁平を生じる．このマニピュレーションを十分に行ったうえで，膝上から足尖までのギプスを均等でなるべく薄く巻く．下敷の綿包帯も薄めにして巻く．助手は外側に立ち近位側の手で大腿部を，遠位側の手で母趾をつかんで足部の外転・外反・背屈の矯正位を保持する．ギプスを内側から後方外側前方方向に巻いていく．足部の外転，後足部の外反を行い，踵立関節部を上方に押して背屈させ，十分モールディングする．このとき距骨滑車の外縁が ankle mortise の中に入るように押し込む．背屈する支点が前方であると舟底足変形を生じる．一般にギプス施行期間は3～4カ月であり，外転が20～30°，外反位をとれ，背屈が30°ほどを目安としている．次の Denis-Browne 装具に移行するが，ときどき矯正ギプスを少し追加することもある．

　X線所見では変形残存がみられる見せかけの矯正（spurious correction）の場合は，外見を優先してX線所見には，目をつぶっている．これはひとつには見せかけの矯正といっても，多くは大きな変形ではないことと予防的な矯正手術をしない立場をとっているためで，諸家の意見の分かれる点である．亀下[6]は変形部位と異なった部位での逆方向の新たな変形による見せかけの矯正を中足骨外転変形，前足部回内変形，舟底変形，まめ変形(bean shaped deformity)の4つに分けている．そして重症例では，たとえ矯正技術に熟達したものがどんなに上手に矯正しても，保存的方法のみ

ではある程度の見せかけの矯正を避けることができず，見せかけの矯正では早晩変形の再発が起こってくると述べている．確かに基本的にはそうであるが，見せかけの矯正でもそう容易に変形の再発が起こるとは限らないし，悪名の高い舟底足変形の運動機能障害の評価はなされておらず，そう悪いものともいえないとの考えもある．見せかけの矯正の機能についての厳密な評価はいまだなされていない．

3）残存変形

保存的療法で矯正できない明らかな残存変形が手術適応となり，機能的ないわゆる plantigrade foot を目標とする．疼痛，足部関節可動域制限などが問題となっての適応はまずない．

4）手術

a．手術適応

変形の各要素の程度はさまざまであり，年齢との関係で術式が選択されるが，基本は軟部組織解離術であり，年長例では骨手術や腱移行の併用が検討される．再手術では癒着や瘢痕が強くなり，初回手術に比較して矯正が大変むずかしいので，最初からやや過矯正となるようにして再発予防と装具による後療法を最小限にすることをめざす．

しかし，同時に下腿三頭筋の筋力低下を招かないように注意し，小さく萎えた弱い足をつくらないようにする．そうでないと外観・機能ともに悪いものとなってしまい，変形矯正によって得たもの以上に失う危険がある．

b．手術術式

手術術式には，①軟部組織解離術が中心となり，Turco の後内側解離術[7]，あるいは② Cincinnati 皮切による距骨下関節解離術[8] が主流となっているといえる．両者とも one stage に peritalar release を行うものである．軟部組織解離術では腱の処理のみでは矯正がわずかであり，腱鞘・靱帯・関節包の切離が必要である．距踵骨間靱帯の切離についても賛否両論があるが，筆者は切離を原則としている．

アキレス腱，後脛骨筋腱，長指屈筋さらに長母趾屈筋腱も Z 延長する．外果部で腓骨筋腱鞘を開き，腓骨筋腱の縫縮を加えることもある．他に後方解離術，底側解離術，前方解離術などがある．別の方法で特殊なものとして Ilizarov の延長器を用いた報告[9] が散見される．

c．手術時期

手術時期についても生後 1〜12 週，Attenborough(1966)[10] や板てこ法のように生後 4〜6 カ月，1 歳前後，それ以上とするものに分かれている．

d．Turco の後内側解離術

後方解離術単独のみでよいことが明らかな場合を除いて，内側解離術を加えたほうがよいかもしれないと迷ったときには，積極的に後内側解離術を行う．下腿三頭筋の筋腱移行部下部から内果下方をめぐって舟状骨結節に至る弧状の皮膚切開を用いる．変形矯正後の皮膚の不足による創縁の血行の悪さに対して，皮切は鈍に大きくカーブをさせる．アキレス腱の Z 状切離では，背屈の獲得はまずないといってよい．

後方の関節包の切開では，長短腓骨筋腱をよけて後距腓靱帯を含めて距腿関節の後方関節包を横切する．

このとき，ankle mortise の形が逆U字形であることを念頭において，腓骨に切り込まないようにする．内側では三角靱帯の深層は内果頂点の下方まで，外側では腓骨筋腱鞘に沿って鋏をいれて，踵腓靱帯を切離する．これで一般には他動的背屈が40°近くなる．距踵関節の後方関節包切開も行うが，ここでの背屈はあまり得られない．

内側解離では後脛骨筋腱の末梢端を手がかりに，距舟関節の関節包を内側，背側，底側（スプリング靱帯）で切離する．このとき，舟状骨が強く内転していて距骨内側を覆っているので，直角に進入すると距骨頸部を割ることとなるので，斜め前方に進入しなければならない．距骨骨頭が内側にくるように関節包を切離する．ついで軟骨を損傷しないようにして距踵関節の後方関節包を切離し，ここから細い直のエレバトリウムを内側の距踵関節のなかにゆっくりと差し込んで距骨骨頭の下面に出し，これを目安に鞍状の関節面に沿って関節包を切離する．このときも載距突起を損傷しないように注意する．距踵骨間靱帯を切離し，距踵関節を開いて，外側関節包の切離も行う．距骨骨頭が十分に内側にこないときは，二分靱帯の切離を踵立方関節部の外背側の小皮切で追加する．変形が矯正され足部の外転と外反が得られると，腓骨筋群が大きく緩んでくることが多い．そのときは外果上方で腱の短縮縫合を行い前足部の内反を矯正する．アキレス腱を縫合するときは，足部中間位より多少背屈（5〜10°）するだけとして，過延長による下腿三頭筋の筋力低下を避ける．創閉鎖時の皮膚の不足に対しては皮下を厚く大きく剝離したり，Z形成したり，足背から外果方向へ皮切を延ばして，回転させたりしなければならない（rotation flap）．

e．Cincinnati 皮切による距骨下関節解離術[11〜13]

Cincinnati 皮切は内外果下方を通るほぼ水平な，内方は舟状骨遠位内側，外方では立方骨上外側から中足骨基部に至るもので，Giannestraus から学んだ Crawford[8] が，創の治癒が良好で十分な視野が得られ小児の手術に有用であると報告している．

partial subtalar release と complete subtalar release とがあり，前者は尖足変形のみに行われ，Turco 法に外側解離術を加えたものに近い．

complete subtalar release は距舟関節と距踵関節の完全な解離術からなっている．

まず superficial medial release として母趾外転筋を解離する．長趾屈筋と後脛骨筋腱を切開し，後脛骨筋腱をZ延長する．アキレス腱は遠位端の外側を残すように矢状面でZ延長する．長母趾屈筋の腱鞘は切開する．外側では腓骨筋腱鞘を開き，腱を脱臼させ，踵腓靱帯を切離する．ついで背側の神経動静脈を損傷しないように避けながら，二分靱帯，距骨下関節包を外側から距骨骨頭の遠位外背側を解離する．さらに足部を内反させて，エレバトリウムの先端で後脛骨筋腱を避け関節包を切離し，距舟関節の内側，背側，底側を解離する．距踵骨間靱帯を切離し（中央部分を残すとするものも多い），アライメントを整えて，X線コントロール下にKirschner wire 4本で内固定する．同時に必要に応じて足底解離術，踵立方関節包切離術，外側柱短縮術，前脛骨筋腱延長術なども併用される．

4．装具療法

本症の装具療法では corrective cast あるいは手術により得られた矯正を維持し再発を予防することに目的がおかれ，変形の改善を得るために用いることは，軽症例における場合を除くと例外的であると考えられている．

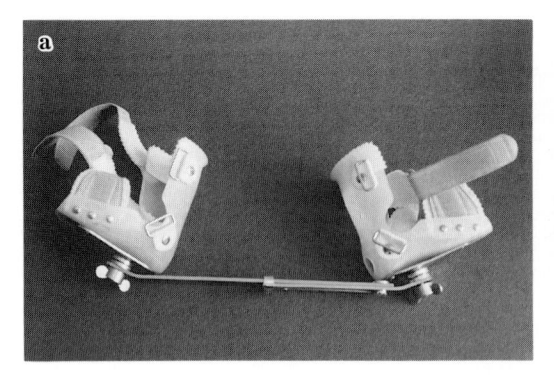

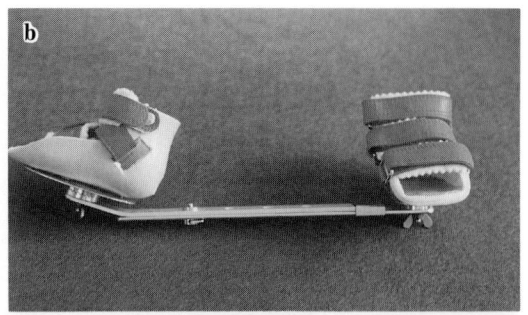

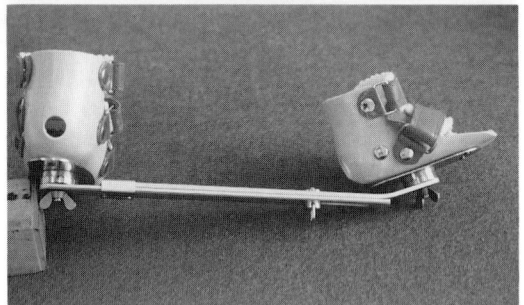

図1 Denis-Browne 装具
a:外反・外転位に保持した患側の足部をバーで反対足部と連結させる．外転は足部底面のねじで調節し60°以上は外転させる．
b:内反足が一側のみの場合，健側は外転を0として，正中位に足底ねじを固定する．バーは水平のままとして外反をつけない．

1) Denis-Browne 装具（図1）

　他動的に背屈が30°以上可能となった3カ月以降では，Denis-Browne 装具を用いる．これは装具で足部を外転外反位に保持しておくと，患児の自動的な下肢伸展動作が加わるときに足部に背屈の矯正作用を働かす．足部が小さいと保持しにくく，プラスチック製や靴型などのほか絆創膏固定にすることもある．Denis-Browne 装具の足部部分が十分に外転し，踵がしっかり納まっているように内ベルトを加える．足根洞部を奥に押さえ込むように靴の内壁に三角型の押さえを張り付けて，後足部の外反を保持させる．外反をギプスで型どりするときに矯正して陽性モデルを作製する．内側の母趾には十分に外転させた月形しんを長く延長してあり，外側爪先は浅く前足部が外転できるようにする．足底のねじでは両足の外転を120°以上に調節する．連結バーは上方に曲げて背屈させる．片側例では反対足が外反足であることが多く，外反の増悪を防ぐために足部は外転させず正中位とし，バーは患側と逆に下方に屈曲させる．夜間と昼寝時に使うが，寝返りが不便で，患児は装着を嫌うことが多く，就眠後装着や短時間装着となりやすく，母親への変形再発予防に有用であることの説明が不可欠で，母親の理解熱意のもとにはじめて装着の継続がえられる．一般に3歳前後で終了する．交互性をもつ型もある．

2) 靴型装具（図2）

　本症の靴型装具は，半長靴（編上げ靴）あるいはチャッカ靴で，ときに短靴である．内側の爪先近くまで延長した半月による外転と，10 mm 程度の外側楔（ときに外側張り出しを追加する）が基本である．外側足底の前足部分の持ち上げをとくに重視する考えもある．また逆トーマスヒールが使われることもある．中敷の立方骨部分に小さな突起を付けている報告もされている．距骨滑車外側が ankle mortise の中に保持されやすいように足根洞部に押さえをつけている．幼児例ではヒー

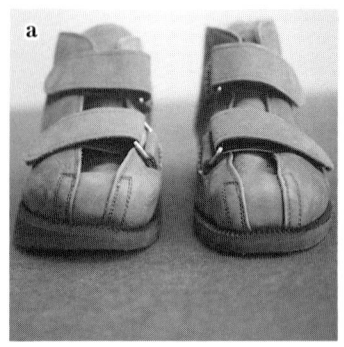

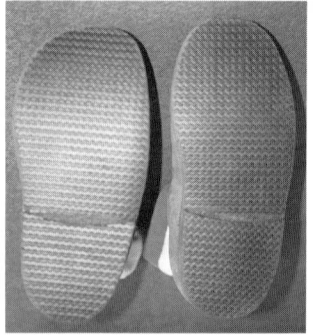

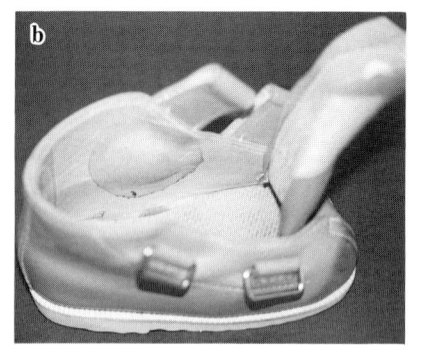

図2 靴型装具
a：足部を外転させ，内側の月形しんは前方まで十分長くして，足の内転を押さえるようにする．また，靴底は1cmほどの外傾として，外反をつける．足部の状態に応じて，外側フレアーを加える．
b：幼少例ではヒールをつけず，足底をフラットにして，足部の背屈が大きくなるようにする．活発な幼児では靴底をすべらない堅い材質にし，逆トーマスヒールにする．

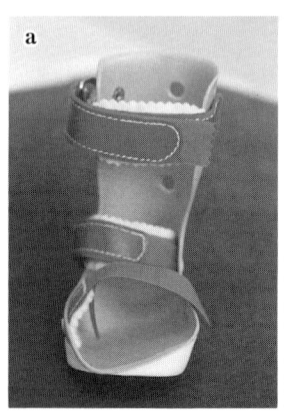

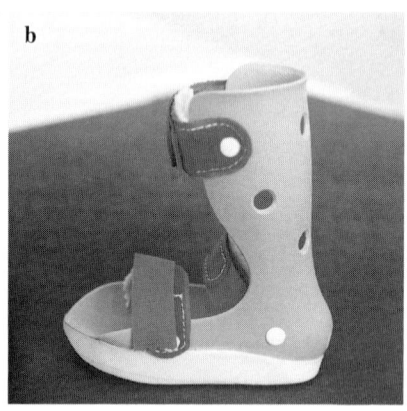

図3 夜間短下肢装具
a：外反外転位への矯正位でのプラスチック性のshoe horn braceとする．足関節部のベルトは外側内壁に取り付け，内方へ向かせて内反を押さえ，爪先ベルトは内側内壁に取り付けて，外方へ引っ張るようにして内転を押さえる．蒸れないように多数の通気孔をつくる．
b：背屈を得るように背屈位で作製し，下腿がやや前傾となるようにする．

ルをなくした足底の平らなものも，アキレス腱の伸張によいと思われる．

本症における靴型装具の効果は，①纏足様作用，②アライメント矯正による足部機能の改善，の2つを通して変形の増悪を予防しているものと考える．梁ら[15]は5.7°の外側楔の下肢立位アライメントの変化をX線計測し，明らかな変化がみられること，全足底までの楔は中足部から後足部までの楔に比較して，有意に変化の大きいことを報告している．

歩行開始当初は室内で矯正靴を履かせる．小学校就学時に足底装具だけとするか，屋外だけ靴型装具とするかが検討されるが，多くは小学校卒業までとなっている．

3） 短下肢装具（図3）

夜間用として背屈・外反・外転位にて採型したプラスチック製のshoe horn braceを夜間装着させる．足関節部のベルトは外側内壁に起始部をもち，内反を抑制するようにし，爪先ベルトは内側内壁より外側へ引くように付ける．発汗に対して，空気穴を多く付けて蒸れないようにする．装着時間は一晩中無理なことが多く，また下腿の萎縮を避ける点で数時間のみでよいと考えられる．

4)　スリングによる機能的装具療法

　先天股脱用のリーメンビューゲルに外反位に足底板を取り付けたもので，乳児の下肢伸展力を利用して，矯正ギプスでほぼ矯正を獲得できた例，あるいは軽症例に処方され，ある程度の矯正力を期待できる．

5．機能的予後・美容上の問題点と成績評価

1)　機能と美容

　歩行に関する機能的予後は良好で，最も問題となる疼痛は足根洞部にときにあっても軽度である．ジャンプ力の低下，下肢の疲れやすさ，蹲居や正座の不便さなどの機能面のほかは，うちわ歩行，下腿の萎縮，足の短縮などの美容上の点が問題となる．

　本症の治療成績は足の運動機能と美容上の外観において評価されるが，両者は原則的には関連していて，両立するはずのものでもある．内転凹足・屈曲母趾を含めた遺残変形もなく，X脚など下肢アライメントの異常もなく，腓腹形成や下腿の萎縮・足長の減少もない外観の優れたものは，関節可動域がよく，うちわ歩行がなく heel-toe-gait であり，ジャンプや爪先歩行が良好で正座もふつうに可能である．しかし，手術を要する重度例では変形矯正と筋力あるいは関節可動域とが両立しがたいことがしばしばあり，繰り返し手術を行った例では変形矯正は良好であるけれども，細く萎えた足あるいは硬く動かない足となってしまいがちである．このような例では，変形矯正・X線所見にのみとらわれずに，変形矯正と筋力温存との両者のバランスをとることが必要であり，筋力温存のために変形矯正を必要最低限にしていくとの立場をとるべきと考える．

　各残存変形要素を同一には論じられない．自験例の先天性内反足にみられる遺残変形で最も多いのは，前足部の内反・内転で母趾球の皮膚の萎縮を伴うもので，これは変形矯正の結果も加わって，母趾外転筋の短縮と長腓骨筋の不全に加えて，後方解離術でのアキレス腱過延長の結果としての前脛骨筋の短縮によると考えられ，屈曲母趾の形をとる．内反尖足は手術適応となり，一応 plantigrade である内転凹足よりも重視されるべきである．程度の強い内転変形では，小さな母趾あるいは母趾球部の皮膚の萎縮がしばしばみられる．過矯正による踵足も筋力低下あるいは可動域制限からの影響を考慮すると，同じ過矯正による外反足よりも問題視されるべきである．関節可動域制限は扁平距骨などの骨変形によるとの考えもあるが，それ以上に軟部組織の拘縮，さらには筋力不均衡の結果による変形拘縮の重なりが大きな要因と考えている．関節可動域は背屈と底屈の大きさを関連させて評価するべきである．たとえば後方解離術例で背屈が20°底屈が20°であれば，過矯正であり下腿三頭筋の弱さがみられ，踵部足底皮膚の肥厚があると予想される．

2)　うちわ歩行

　本症のうちわ歩行（toe-in gait）の原因について多くの議論があったが，現在，基本的には下腿の内捻によるのではなく，足部での内転とくに距踵舟関節での変形遺残によるものが主であるとの結論に達してきている．うちわ歩行例の立位X線側面像で腓骨が脛骨の後方に位置して撮影されるのは，足部に合わせた方向は，下腿には後内方から前外方の撮影方向となるからである．

Turco法などの長母趾屈筋の延長術後に，母趾の内転がしばしば生じる．この術後の内転の原因を長母趾屈筋の筋力低下に求め，本筋に母趾外転作用があるとする考えと，長母趾屈筋を補うため母趾外転筋がより大きな力を要求されるためとの考えがみられる．

下腿筋萎縮はその程度の強いものでは踵足変形あるいは足部の底屈制限と関連しており，下腿三頭筋筋力の低下による爪先歩きでは踵の下降・膝の屈曲がみられ，全力疾走の障害となる．この足部の底屈制限は，下腿三頭筋との筋力不均衡による前脛骨筋腱の緊張短縮の結果と考えられる．また長距離歩行では下肢の疲労しやすさとも関連してくるので，下腿筋萎縮あるいは下腿三頭筋筋力低下は評価上で重要視されるべきである．片側例の健足との差異で2.5 cm以上を成績判定のめやすになると考える．西澤ら[16]は47例の片側例において，下腿周径が健側との比較で1例を除いて全例に低下がみられ，非手術例では平均96.8％，手術例では平均92.0％であったと報告している．

3）爪先歩行における歩行分析[17]

先天性内反足例の歩容の特徴を爪先歩行させて，大型床反力計を用いて歩行分析を行った．治療を行った先天性内反足6例（男性6例）を対象とした．全例片側例で，右側が2例，左側が4例である．年齢は7～18歳，平均12.7歳で，全例手術療法を受けていた．大型床反力計を用いて，自由歩行と爪先歩行での床反力3分力波形と足圧中心を測定した．波形は，縦軸（床反力）は体重で，横軸（時間）は立脚時間で正規化し，各特性点成分の左右対称性をSymmetry index (SI) [＝{(L－S)/(L＋S)/2}×100％]（L：健側肢の値，S：患側肢の値）を用いて調べた．また足圧中心から時間・距離因子を算出した．

自由歩行では，患側の制動期ピーク値が垂直分力・前後分力で低く，側方分力で高い傾向がみられた．また患側では，垂直分力の駆動期ピークまでの時間や立脚期時間が短い傾向がみられた．爪先歩行では，自由歩行と比較し，歩幅の減少・歩隔の増加・歩調の増加・歩行速度の減少がみられた．さらに，爪先歩行では，患側の垂直分力駆動期ピーク値の減少が特徴的で，2例では駆動期ピークの消失がみられた．また患側の立脚期時間の低下は自由歩行より顕著に生じていた．

爪先歩行での歩行分析では，左右差がさらに顕著に表れる傾向があり，これには下腿，とくに下腿三頭筋の筋萎縮や筋力低下が関与している可能性が高く，非手術例との比較や手術方法での比較により，下腿筋萎縮の原因やその関与の程度を明らかにできる可能性があった．

X線所見での評価も加味されるが，重度例ではさまざまなX線計測において良い結果である例が機能の悪い萎えた足であることもあり，X線評価の重みを小さくするのがよいと考える．

4）flat-top-talus

本症に生じるflat-top-talusはよく知られており，関節の不適合などが問題にされているが，足部の変形矯正に侵襲が大きくなりすぎると，小さな萎えた足をつくってしまう危険性がある．このような例では膝以下の筋萎縮とともに長さの左右差がみられる．flat-top-talusを含めて足関節以下での短縮が比較的多くみらる．

5）成長終了時の治療成績[18]

15歳以上に達した平均20歳の自験例100例（男性63，女性37で両側47，右34，左19である．100例中68例に1回以上の手術を行い，1足当たりほぼ延べ1回の手術となっている．うち直接診

察した69例は80％に手術を行って，Ponsetiに準じた治療成績は良29，可25，不可15である）では，困る4割，困らない困るほどではない6割であった．困るの内訳は足の形16，疲れやすさ14，歩容11，疼痛7，日常生活活動3，可動域が少ない3であった．形では6割が細く5割が小さい（片側例30の下腿周径差は手術例では4 cmを超えている．足長は1.5 cm 5.ADLで困るのは蹲居6割，正座1/3，ケンケン1/3，長歩き1/4，全力走16％である．機能的には疲れやすさ1/4であった．不可例は三関節固定術を行った7例13足を含み，他に手術適応である変形遺残の4例8足，可動域が減少し萎縮した小さな足3例5足，距骨骨棘を2回切除した1例である．手術回数が多いほど良の割合が少なくなっていた．これを足部底背屈可動域でみると成績良で52°，可で48°，不可で34°であり，背屈の差は小さいが不可でとくに底屈が制限されている．歩容は問題ない34％，踵が浮く12％，内側が浮く24％，うちわ歩行43％であり，各成績群でそれぞれ一定の訴えがみられた．日常生活活動で困るのは全力走16％，片足跳び33％，正座33％，蹲居60％，長歩き25％，ジャンプ10％であった．下肢の疲れやすさは56％で，手術有無での差はなかった．足部疼痛の経験は38％にみられ，足根洞部が最も多かった[20]．片側例30の下腿周径の左右差は手術なしで1.8 cm，1回手術で3.9 cm，2回手術で4.7 cmと大きく，訴えの多さを裏づけていた．

6) 評価法

主な評価法としてTurcoの評価法[19]，Fredenhagenの評価法[20]，日整会足部疾患成績判定基準などがあり，Turcoの評価法の変法，McKayの機能的評価法[21]，日整会足部疾患成績判定基準などを比較検討している報告もある．

（君塚　葵）

文献

1) 君塚　葵：先天性内反足の病態生理．整形外科MOOK　17 先天性内反足（松野誠夫編），金原出版，東京，1981, p 23-30.
2) 飯坂英雄，門司順一：先天性内反足重症度の検討——保存的治療と手術群との比較．臨整外，**23**：1423-1428，1988.
3) Burnett CH, Napier JR：The axis of rotation at the ankle joint in man. Its influence upon the form of the talus and the mobility of the fibula. *J Anat*, **86**：1-9, 1952.
4) 今村安秀，町田正文，鈴木　精ほか：先天性内反足の病因について　第2報：SEP，MEPによる検索．日足外会報，**14**：280-281, 1993.
5) 吉川靖三：先天性内反足の治療方針．整形外科，**35**：737-744, 1984.
6) 亀下喜久男：先天性内反足．新臨床整形外科全書　11 A，金原出版，1981, p 113-211.
7) Turco VJ：Surgical correction of the resistant club foot. *J Bone Joint Surg*, **53**-**A**：477-497, 1971.
8) Clawford AH：The Cincinnati incision；a comprehensive surgical procedures of the foot and ankle in childhood. *J Bone Joint Surg*, **64**-**A**：1335-1358, 1982.
9) Wallander H, Hansson G, Tjernstrom B.：Correction of persistent clubfoot deformities with the Ilizarov external fixator. Experience in 10 previously operated feet followed for 2-5 years. *Acta Orthop Scand*, **67**(3)：283-287, 1996.
10) Attenborough CG：Severe congenital talipes equinovarus. *J Bone Joint Surg,* **48**-**B**：31-39, 1966.
11) McKay DW：New concept of and approach to clubfoot treatment；section Ⅰ. *J Pediatr Orthop*, **2**：347-356, 1982.
12) McKay DW：New concept of and approach to clubfoot treatment；section Ⅱ. *J Pediatr Orthop*,

3：10-21, 1983.
13) 大関　覚, 金田清志：軟部組織解離術　Cincinnati皮切による距骨下関節解離術　足部疾患の治療. OS NOW 5, メジカルビュー社, 1992, p 18-29.
14) Simons GW：Complete subtalar release in clubfoot. *J Bone Joint Surg,* **67-A**：1044-1065, 1985.
15) 梁　裕昭, 木下光雄, 森下　忍ほか：下肢アライメントと距骨下関節の動き. 日足外会誌, **15**：272-276, 1994.
16) 西澤良雄, 君塚　葵, 飯田雅文ほか：種々の足部関節固定術後の足部可動域. 日足外会誌, **12**：51-54, 1991.
17) 山田高嗣, 君塚　葵, 城　良二ほか：先天性内反足例の歩行分析（抄）. 日足外会誌, **20**：58, 1999.
18) 君塚　葵, 柳迫康夫, 佐藤正幸ほか：15歳以上の先天性内反足（抄）. 日足外会誌, **17**：239, 1996.
19) Turco VJ：Resistant congenital club foot；one stage posteromedial release with internal fixation；a follow-up report of a fifteen-year experience. *J Bone Joint Surg,* **61-A**：805-814, 1979.
20) Fredenhagen H：Der Klumpfuß, Vorkommen, Anatomie, Behandlung und Spätresultate. *Z Orthop,* 85：305-321, 1955.
21) McKay DM：New concept of and approach to clubfoot treatment；section III, evaluation and results. *J Pediatr Orthop,* **3**：141-148, 1983.

第4章 小児骨関節疾患

5 脊柱側彎症

　脊柱変形疾患は側彎症学校検診の普及により，早期発見・早期治療が全国各地で徹底されるようになり，側彎症治療は大いに発展した．しかし早期治療の中心をなす装具療法に対する評価には幾多の変遷があり，特発性側彎症においては手術を要するような重症例の減少が明らかとなっているものの，非進行例も多く含まれていることが判明し，装具療法に対する認識に変化が生じるようになっている．しかし装具療法は側彎の進行を防止する唯一の保存療法であり，手術例を少しでも削減することが可能であれば，意義あるものと思われる．

1. 脊柱側彎症の分類

　脊柱側彎症は構築学的側彎と機能性側彎に分けられ，前者が真の側彎であり，後者は疼痛性側彎や姿勢性側彎，精神反応による側彎などが含まれ，原因の除去により改善する点，区別される．構築性側彎症は進行性であり，原因別には特発性，先天性，神経原性，マルファン症候群，神経線維腫症など全身疾患，あるいは系統疾患に伴う側彎症などに分類される．脊柱側彎症は頂椎の局在から胸椎・胸腰椎・腰椎カーブに分類され，最も大きなカーブを主カーブとし，その上下にみられるカーブを代償カーブとする．ほぼ同等の2つのカーブパターンを有する場合はダブルカーブとして分類され，右胸椎カーブ，左腰椎カーブが典型的なカーブパターンである．しかし近年手術療法において上位カーブ・下位カーブの固定範囲の選択のために，カーブパターンの分類にも変革が現れ，King[1]の分類が用いられるようになっている．すなわちダブルカーブにおいては上の胸椎カーブより下の腰椎カーブのCobb角が大きく，しかも腰椎カーブのflexibilityが低いものをKing type Iとし，逆に胸椎カーブが腰椎カーブより大きく，腰椎カーブのflexibilityがより高いものはtype IIとしている．さらにKing type IIIは上のカーブが大きく，下のカーブが仙骨正中線上，stable zoneの中にあるもの，King type IVはカーブがL5のみ仙骨正中線上にあり，stable zoneを横切らないもので，King type Vはdouble thoracic curveとなっている（図1）．この分類に含まれない腰椎カーブ，トリプルカーブを加えると，すべての側彎変形のパターンを網羅するものである．

1) 特発性側彎症

　特発性側彎症は原因が明らかでなく，先天性要因，神経症状，全身症状などにおいて除外診断されることにより診断される疾患群であり，精査により他の疾患が確定される可能性があり，さらに今後このなかから新たな範疇の疾患が分かれていく可能性もある．特発性側彎症は発症時期により，次の3つタイプに分類されている．

a．乳幼児期側彎症（infantile scoliosis）

　乳幼児期側彎症は3歳以下に発症する側彎症のタイプで，成長期間が長いため，高度変形を呈する可能性が高い．通常生後6カ月以内に側彎の進行がみられ，男児に多く，左凸のカーブ，徐々に

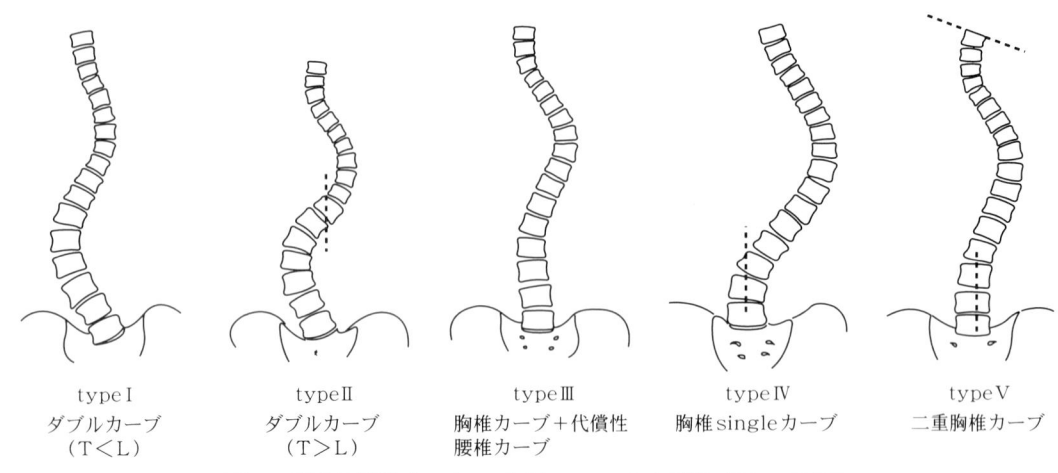

type I	type II	type III	type IV	type V
ダブルカーブ（T<L）	ダブルカーブ（T>L）	胸椎カーブ＋代償性腰椎カーブ	胸椎 single カーブ	二重胸椎カーブ

図1　特発性側彎症のカーブパターンによる分類（King 分類）

改善する resolving type があるのが特徴である．概して胸椎・胸腰椎カーブは寛解し，ダブルカーブは進行性であるといわれている．

b．学童期側彎症（juvenile scoliosis）

学童期側彎症は4～9歳に発症する側彎症であり，特発性側彎症の12～21％を占める．思春期例と異なり，男女比ほぼ同等であるのが特徴である．成長余力が長いため，進行性であるが，malposture などの機能性側彎が含まれる可能性があり resolving type として自然経過で改善していくタイプもある．

c．思春期側彎症

最も多くを占める思春期側彎症は女子に多く，思春期の成長著しい時期に側彎が進行するのが特徴である．側彎の進行に留意する必要があり，各症例に応じて脊椎成長の余力を評価することが重要である．

2）先天性側彎症

先天性側彎症は脊椎の先天奇形により側彎を呈する脊柱変形であり，奇形椎のタイプにより著しく進行するものである．奇形椎は半椎や蝶形椎のような脊椎の形成異常を呈するタイプと癒合椎のような分節異常を伴うタイプ，さらに両者の混合型の3型に分けられる．これらの側彎変形は進行性のものと非進行性のものがあり，左右の椎体および椎弓における成長余力の差が進行性の要因となる[2]．蝶形椎や癒合椎は良性であり，半椎や片側のみ癒合した片側癒合椎（unilateral unsegmented bar）などは進行性であり，経過により手術治療を考慮に入れる必要がある（図2，3）．先天性側彎症に対する装具療法は無効とされているが，代償彎曲の進行が問題となる例があり，これらの進行防止には有用と思われる．

3）神経原性側彎症

神経症状に伴ういわゆる麻痺性側彎症であり，原因疾患としてポリオ，脳性麻痺，脊髄損傷，脊髄空洞症などがあげられ，カーブパターンとして long C curve のごとく，代償性彎曲のない single

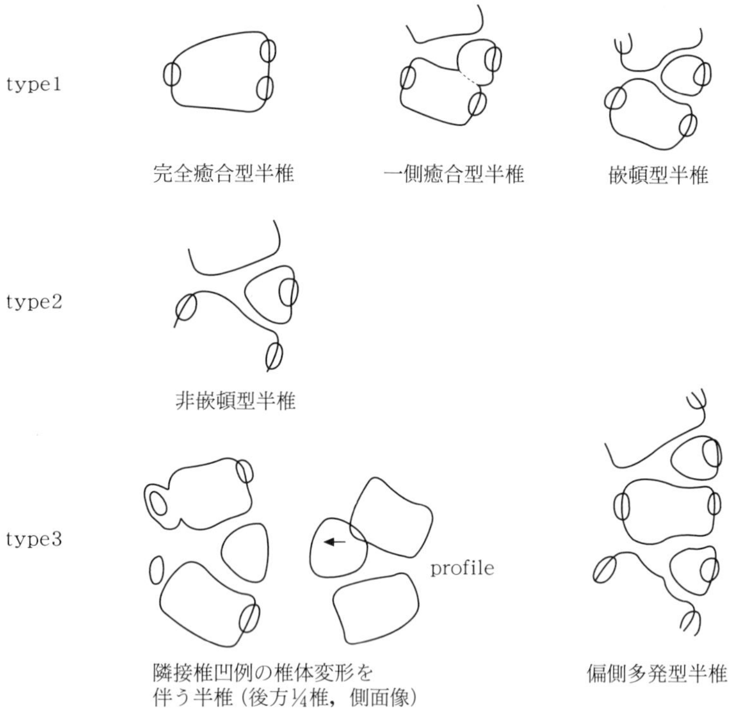

type1　完全癒合型半椎　一側癒合型半椎　嵌頓型半椎

type2　非嵌頓型半椎

type3　隣接椎凹側の椎体変形を伴う半椎（後方¼椎，側面像）　profile　偏側多発型半椎

図2　先天性側彎の分類（半椎を中心として）
type I，IIは非進行性．
type IIIは進行性．

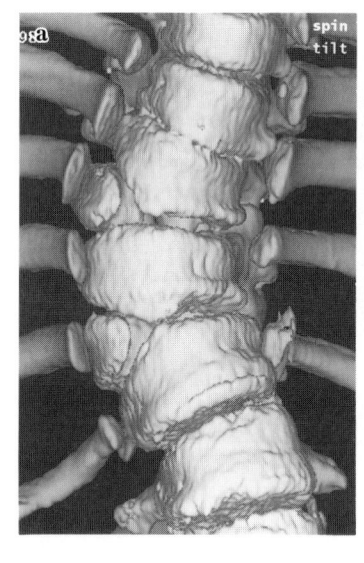

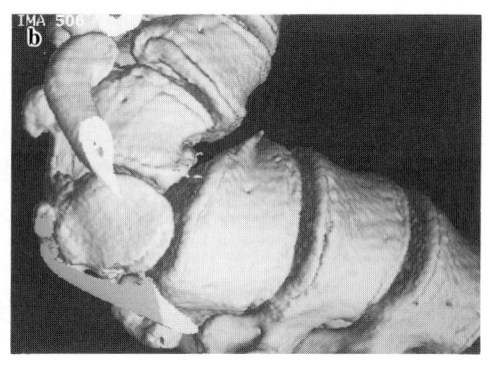

図3　先天性脊柱変形の3 D-CT
a：同側多発した半椎による側彎変形（10歳，男子），b：半椎による高度後側彎変形（12歳，女子）

curveを呈することが多い．近年ポリオはなくなり症例は激減したが，脊髄空洞症がMRIの普及により発見される率が高くなっており，学校検診による側彎症発見をきっかけに脊髄空洞症がみつけられる例が増加している．脊柱側彎症に伴う脊髄空洞症においては患者自身神経症状を自覚していないことが多く，初診時前胸部の痛覚解離，腹皮反射消失，腱反射亢進などの神経症状が発見されることからMRIを検索して，はじめて脊髄空洞症やキアリ奇形などの脊髄の異常が発見されることが多い．脊髄空洞症に伴う側彎症は，ダブルカーブや代償性カーブを有する通常のカーブパターンと同様の例もみられ，進行性であるのが特徴で，成長終了後の進行にも注意が必要である．

4) マルファン症候群

マルファン症候群は結合織に異常を有する遺伝性疾患であり，診断基準は家族歴がある場合，骨格系異常，水晶体脱臼，大動脈拡大・解離，硬膜管拡大 dural ectasia の大症状の少なくとも1つと他の系統の症状がある場合であり，家族歴のない場合は骨格系異常を含め，2つの大症状と他の系統の症状がある場合に診断される．骨格系異常では脊柱側彎，長身痩躯の体型，漏斗胸，鳩胸，肘関節伸展制限，扁平足，wrist sign と thumb sign 陽性，寛骨臼突出の8つの症状のうち少なくとも4つ以上ある場合，骨格系異常の大症状とされる．脊椎に関しては脊椎すべり症の合併も高頻度で認められ，側彎症では特発性側彎症類似の double major curve あるいは thoracolumbar curve をとることが多く，矢状面で胸椎前彎，胸腰椎後彎など矢状面彎曲に注意を要する．治療は進行性であることから，装具療法，手術療法を要する例も少なくない．装具療法では，概して骨成熟を目安に装具を除去するが，特発性側彎症と異なり，カーブの安定化が遅れる特徴から，装具除去年齢を遅らせるなどの配慮が必要である．

5) 神経線維腫症（レックリングハウゼン病）

神経線維腫症は常染色体優性遺伝疾患であり，側彎症と関係の深い神経線維腫症1型（NF1）と脊髄腫瘍や聴神経腫瘍などを主症状とする神経線維腫症2型（NF2）に分けられる．NF1では皮膚の多発性色素沈着であるカフェオレ斑，多発性結節性皮下腫瘍（fibroma mollosum）などを主徴とする全身皮膚症状に加え進行性の脊柱変形がみられる．骨や軟部組織にびまん性に腫瘍浸潤がみられ，骨の変化として椎体辺縁の陥凹（scalloping），肋骨の pencilling などの dystrophic change がみられ，他に先天性脛骨偽関節，橈尺骨脱臼などの骨格異常を伴うことがある．神経線維腫症に伴う側彎症の特徴はカーブパターンとして short angular curve を呈することが多く，scalloping に伴い，椎体遇角の尖鋭化などが特徴となる．側彎症では進行が著しく，早期治療が必要であり，手術治療に際しては骨癒合に配慮，および広範囲の固定を心がける必要がある．

2．脊柱側彎症の診断

脊柱側彎症は自覚症状に乏しいため，学校検診により発見されることが多く，視触診・モアレ検査・X線検査（低線量X線検査）などにて検診が行われている．視触診では肩の高さ，肩甲骨の突出，脇線の形，ウエストラインの形における左右の非対称，あるいは前屈テストにより肋骨隆起や腰部隆起を判定し診断される．モアレ検査はモアレ撮影にてモアレ縞の等高線を映し出した背部写真を検討し，背面形状の変化を定量的に，あるいは定性的に判定することができる．低線量X線やX線撮影では側彎度（Cobb角）を計測し，判定規準により管理区分が決定される（図4）．

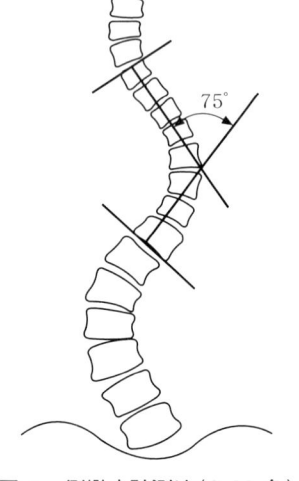

図4　側彎度計測法（Cobb角）

3. 脊柱側彎症の治療方針

　特発性側彎症の自然経過については1997年Rowe[3]が19°以下のカーブで, Risser sign 0かⅠの子供の22%が進行性であるとし, Risser ⅡからⅣでは1.6%が進行性であるとしている. さらに20～29°のカーブを有すRisser 0かⅠの子供は68%が進行し, Risser Ⅱ～Ⅳであれば, 22%が進行するとし, 10～12歳の女子は90～100%進行すると報告している. 1986年Weinsteinらは成長終了後の側彎の進行について検討しており, 胸椎カーブでは50°以上, 腰椎カーブでは30°以上, 胸腰椎カーブでは30°以上, ダブルカーブでは50°以上の側彎を有するものは進行するとしている. またAscaniらは成長終了時40°未満では進行する可能性が低く, 成人では50°以上の側彎は年1～2°の進行がみられること, 腰椎カーブでは35°以上の側彎は進行を続けることを指摘している. 筆者らの未治療例の検討では[4] 20°以上の75カーブを進行群と不変群に分けた際, 進行群では平均12歳6カ月で側彎度が20.5°が1年6カ月経過した14歳時には28.4°まで進行し, 不変群では平均2年7カ月の自然経過にて2°の改善を呈した. 進行群は93%がRisser 0～Ⅲであり, 成長余力のある5°以上の進行をみる25°以上のカーブの進行の可能性が高いことが示唆される（図5）.

図5　特発性側彎症未治療例の自然経過（千葉大学）

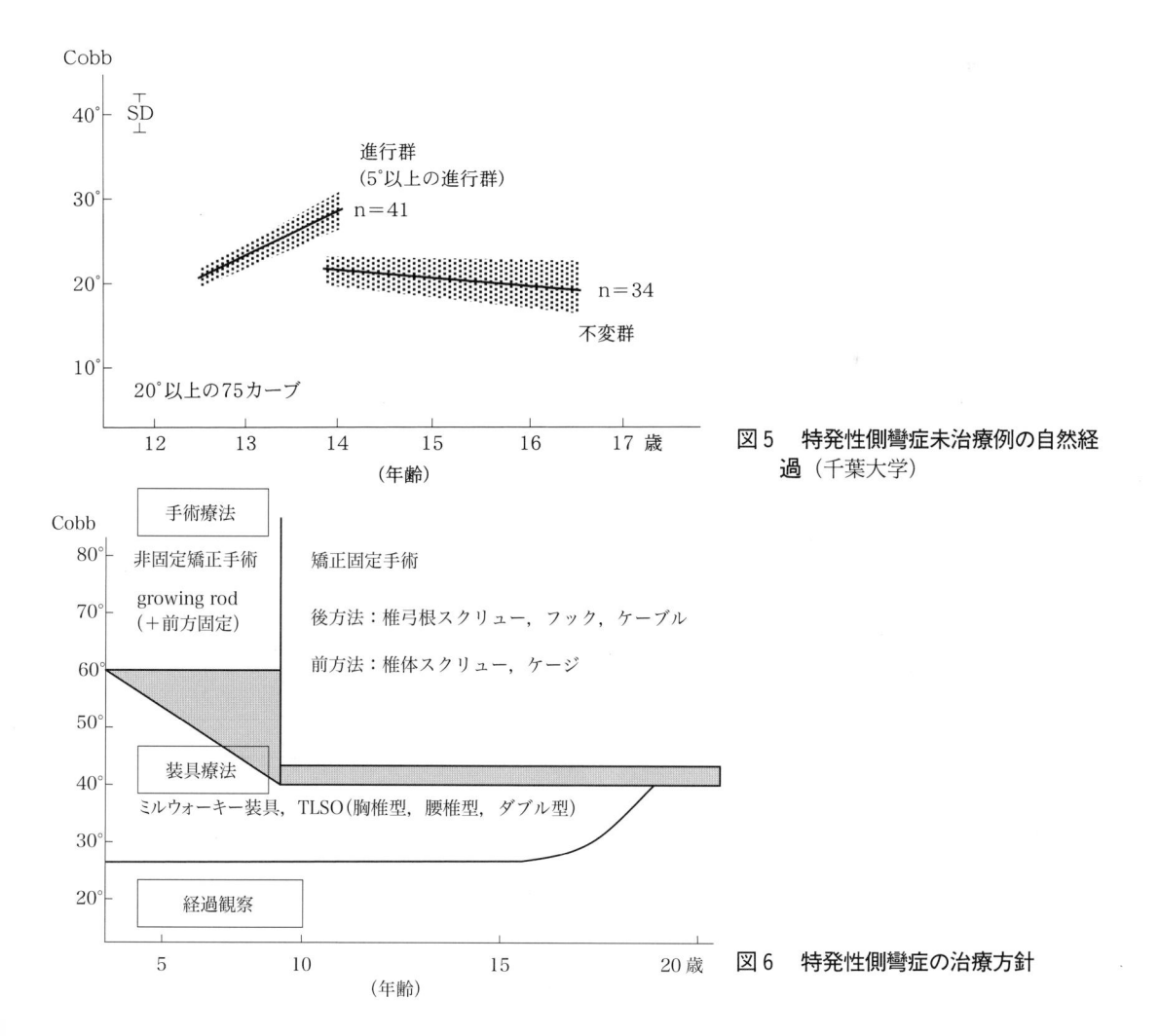

図6　特発性側彎症の治療方針

特発性側彎症に対する治療方針としては通常X線上のCobb角により段階的に治療計画が立てられるが，Cobb角25°未満は経過観察のみとされ，装具療法の良い適応はCobb角25〜40°の間とされている（図6）．骨年齢との関係が重要であり，骨成熟未熟の定義は女子では初潮前，あるいはRisser 0かIであり，男子ではRisser IIかIIIでも成長旺盛であり，骨成熟未熟とされる．一般に装具療法の適応はCobb角25°以上で5°以上の進行がみられる場合とされ，Cobb角40°以上で骨成熟未熟な例はすでに手術療法の適応となる．しかし装具療法の適応決定には個々の症例において進行性であるか否かを鑑別することが必要で，単にCobb角のみでなく，humpや骨年齢をも加味し，骨成熟の程度をいかに把握するかがとくに重要となる．装具療法の目的は成長期に側彎の進行をいかに防止するかであり，最終的に側彎度が30°を越さないように管理することが目的といえる．

4．脊柱側彎症に対する手術療法

思春期側彎症ではCobb角がすでに45°以上で，変形が高度となっている場合には装具療法の限界であり，積極的に矯正を図るべく手術療法が適応となる．さらに80°以上の高度側彎症では先に前方椎体骨切り手術が必要であり，段階的にstage手術となる．手術法では通常インスツルメンテーションによる後方矯正固定手術が行われるが，腰椎カーブや胸腰椎カーブでは前方インスツルメンテーションによる矯正固定手術の成績がより良く適応となる（図7，8）．術後の後療法では従来体幹ギプス，硬性装具による外固定が行われたが，手術法やインプラントの改良に伴い，徐々に省略されるようになり，現在ではすべて省略され，no brace no castとなっている．

年齢が10歳未満の乳幼児期，学童期の側彎症においては手術適応となる高度進行例では思春期例と異なり，骨移植による後方固定は禁忌となる．術後著しく身長が増加することにより回旋変形の

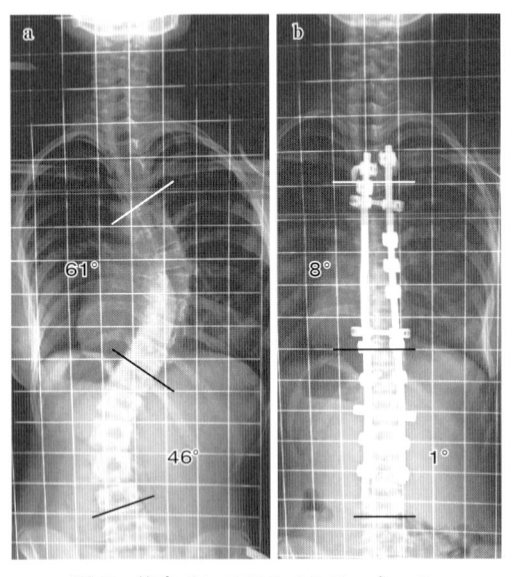

図7　後方インスツルメンテーション
13歳．女子．Seirei法による矯正固定術
a：術前，b：術後

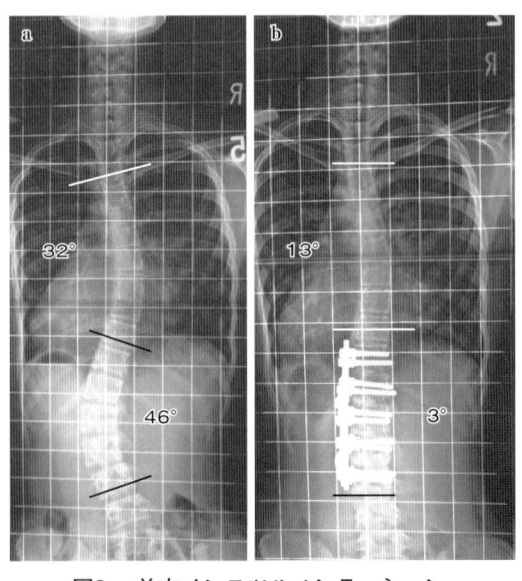

図8　前方インスツルメンテーション
14歳．女子．Antares Systemによる矯正固定術
a：術前，b：術後

増悪（crankshaft phenomenon）を招く可能性があるため，脊椎インスツルメンテーションのみによる矯正を行い，骨移植を行わない非固定手術が適応となる．この場合，成長促進期まで定期的にロッドの延長手術が必要となり，さらに脊椎固定が得られないことにより，常にインスツルメント破損の危険性があるため，運動制限や装具療法による外固定が必要となる．先天性側彎症に対する手術療法は著しい進行が予測される例において幼小児期に奇形椎の固定手術 in situ fusion 手術として予防手術が考慮されるが，進行例に対しては奇形椎の摘出・矯正固定術が適応となる．幼小児手術例では術後，holding brace あるいは矯正装具による管理が必要となる．

5. 脊柱側彎症に対する装具療法

1) 装具の種類

特発性側彎症に代表される脊柱側彎症に対する矯正装具は総じてミルウォーキー装具[5]に代表されるCTLSOと，近年種々の名称をもった装具が報告されているTLSO・LSOに分けられる（図9）．TLSOは腋窩以下の under arm brace として矯正装具の主流となっており，胸椎用，胸椎・腰椎ダブルカーブ用，腰椎用に分けられる(図10)．各装具による矯正のメカニズムとしては3つの方法があり，1つはミルウォーキー装具に代表されるパッドとベルトの組み合わせにより圧迫力や counter force を加え，矯正を図る方法で，TLSO である大阪医大式OMC装具[6]あるいは active corrective brace などの一部ではこの方法を用いている．もう1つは TLSO など装具の内面の要所にパッドを挿入固定して矯正する方法で，TLSO ヒロシマや NYOH brace（ニューヨーク大学装具）がこのタイプに含まれる．とくに後者では可変パッドを用いて圧迫力を変化させられるようになっている．さらにもう1つは装具自体の形状で矯正するタイプであり，ボストン装具（Boston brace）[7]やウイルミントン装具（Wilmington brace），OMC装具，千葉大式装具[8]などはこのタイプである．従来よりミルウォーキー装具は側彎症保存療法の中心となり，その発展に大きく寄与し

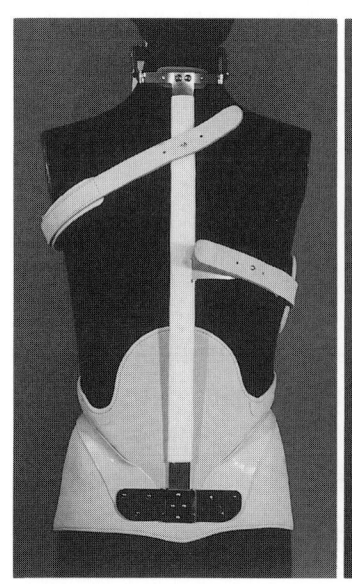

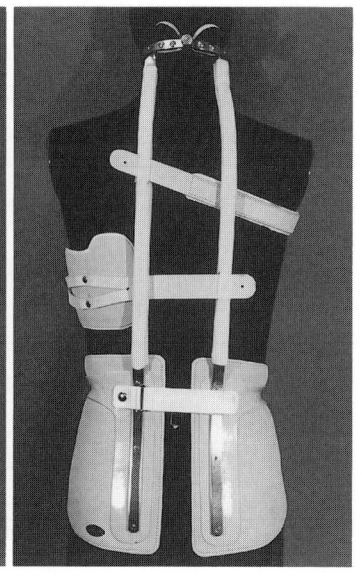

図9　ミルウォーキー装具（CTLSO）

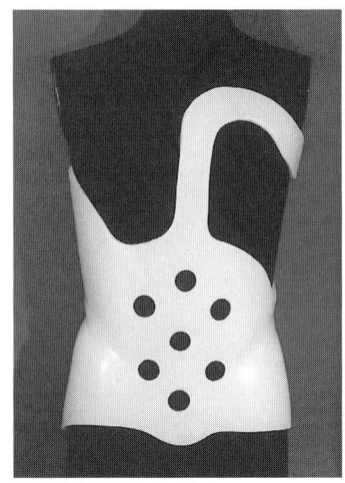

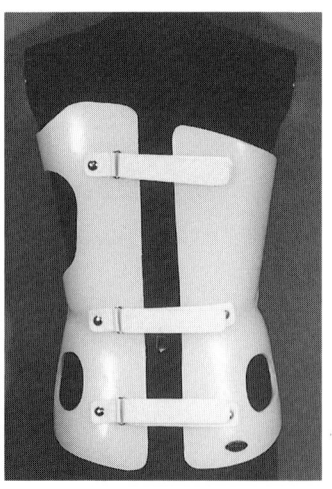

図10 胸椎，胸腰椎用矯正装具（TLSO）

たが，外見上の問題から，患者に受け容れが悪く，現在ではTLSOであるlow profileのunder arm braceが好んで用いられ，取って変わる傾向にある（図11）．Under arm braceとしてはBoston braceが最初に考案され，当初腰椎カーブに対しては画期的な装具として広く用いられるようになった．したがってunder arm braceは腰椎カーブが最も良い適応となるが，近年では胸椎カーブに対する装具も多く考案され，ほとんどの例に使用可能となっている．しかしunder arm braceの問題点はカーブの頂椎高位であり，上位胸椎カーブの矯正は困難となり，この際はミルウォーキー装具が必要となる．

また近年夜間装具が報告され，注目されており，チャールストン装具（Charleston bending brace）[9]はカーブ反対側に最大側屈させた装具を採型して作製し，プロビデンス装具（Providence brace）[10]はカスタムメイドの夜間装具で，仰臥位において臍部を0とした際のlumbar padの位置および圧迫力を距離表示で計測し，メーカーに連絡し，過矯正を図る装具である．またシェヌー（Cheneau）装具としてRisser tableにて矯正位に採型ギプスを巻き，作製する夜間のみ使用する装具が考案されている．夜間装具の有用性についてはいまだ長期成績がないため不明であるが，Charleston braceについてはPriceらは66％の例で進行を予防しえたとしているが，Katzsら[11]はBoston brace全日装着と比較して，Boston braceに劣り，腰椎カーブ，胸腰椎カーブには薦められるが，胸椎カーブには適応がないとしている．

2) 装具の適応と選択

装具の矯正のメカニズムは，基本的には圧迫点の1点とその対側の2点のcounter forceによる3点支持にて圧迫矯正を図る方法である．胸椎部ではパッドや装具の削り込みにより冠状面で凸側からの肋骨を介した圧迫による側方への偏位の矯正を，矢状面で後方からの圧迫による回旋矯正を図る．腰椎部では装具の削り込みにより，腰部隆起の部位を中心に腰椎横突起，腰部背筋を介した後方から圧迫し，側方矯正偏位および回旋の矯正を図る．さらに腰椎部では前彎を矯正することにより，後方からの圧迫力を増し，脊椎を伸展させる効果が期待される（図12）．装具の選択は側彎のカーブの頂椎高位により決められるが，under arm braceでは3点支持による矯正原理から頂椎対

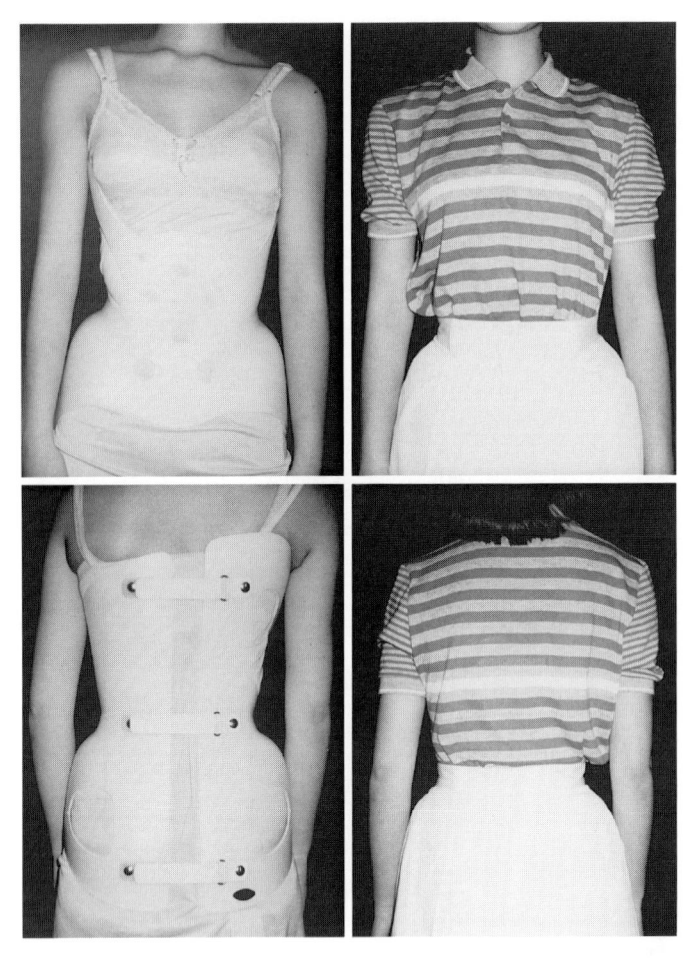

図11 under arm brace (TLSO)

側の腋窩が限界となり，頂椎の高位により決められることとなり，したがって上位胸椎カーブの矯正は under arm brace では無力となる．カーブの頂椎高位別の矯正率からみてもミルウォーキー装具はすべてのレベルに応用可能であり，TLSOでは頂椎がD9以下のカーブが良い適応となり，胸椎カーブ，胸腰椎カーブ，腰椎カーブ，ダブルカーブそれぞれ頂椎の高位によって装具が選択される（図13，14）．

3) 装具の採型

装具の採型には立位姿勢として患者にフレームの左右の横バーを握らせて，軽度前屈姿勢となるよう立たせ，腰椎の過前彎を減少させるよう心がける．患者の背部に棘突起列および頂椎

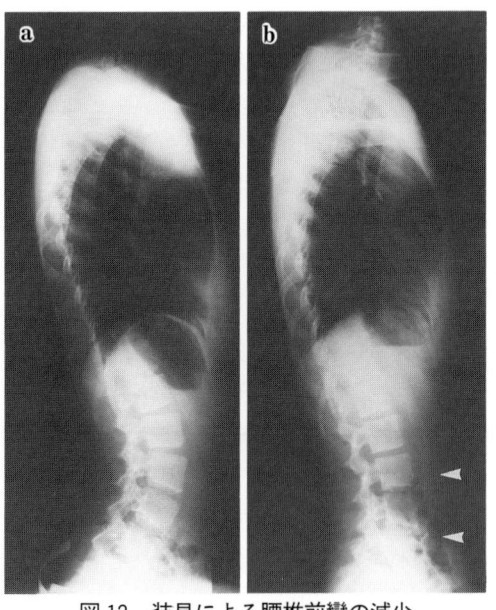

図12 装具による腰椎前彎の減少
a：装具装着前，b：装具装着時

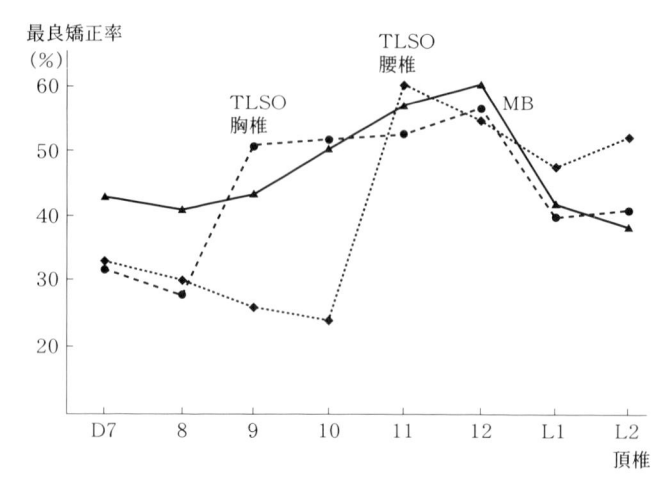

図13 頂椎高位による各種装具の矯正率の変化（千葉大学）

部の肋骨隆起，腰部隆起に印をつける[12]．ミルウォーキー装具では頂椎の1〜2椎下の肋骨側面を圧迫部位として，胸椎パッドの位置をマークし，counter force として反対側の腋窩に腋窩吊り（axillary sling）あるいは上位胸椎カーブがある場合には axillar ring の線を印しておく．また骨盤ガードル（pelvic girdle）採型のための左右腸骨稜および前面の前上腸骨棘にマークしておく．脚長差がある場合はあらかじめ補高する必要がある．採型ギプスは off balance を防ぐように胸骨上端中央が両前腸骨棘を結んだ線の2等分線上にくるように姿勢を修正し，陰性モデルとなるギプスを巻いて採型する(図15)．しかし他に OMC 装具や Wilmington brace などでは装具採型時に牽引力など矯正操作を加えたうえで採型し，モデルをそのまま修正することなく作製する方法がある．

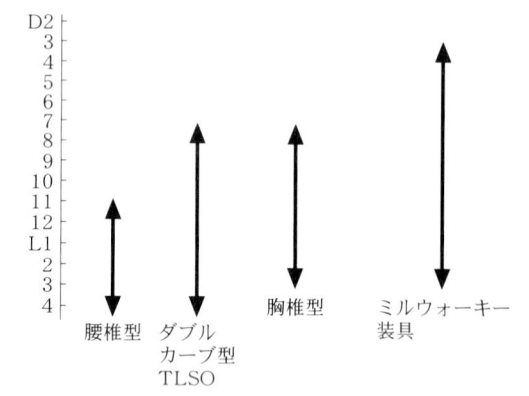

図14 頂椎高位による各種装具の選択と適応

4） 装具の作製

TSLO の作製については採型した陰性モデルの中に石膏を流し込み，陽性モデルを作製する．ついで患者の立位X線写真を参考に陽性モデルを修正する．すなわち胸椎カーブの矯正は凸側にて採型時にマークした圧迫部位を側方および後方から削り込み，さらに凹側は逆に側方と後方にギプスを盛り上げ，モデルが矯正位で左右対称となるよう修正する．また腹部前方部のエプロンの部分は腰椎の前彎をとるよう十分削り込むよう成型する(図16)．通常硬性装具として主材としては熱可塑性樹脂板が用いられ，低密度ポリエチレン（軟ポリ），高密度ポリエチレン（硬ポリ），ポリプロピレン，オルソレンなどが使用されている．筆者の使用している千葉大式装具では4mmのポリプロピレンシートを用い，その内側に皮膚を保護するため，5mm程度のポリエチレンフォームを内張りして作製する．装具の完成には陽性モデルにストッキネットを被せ，その上に電気オーブンで軟化

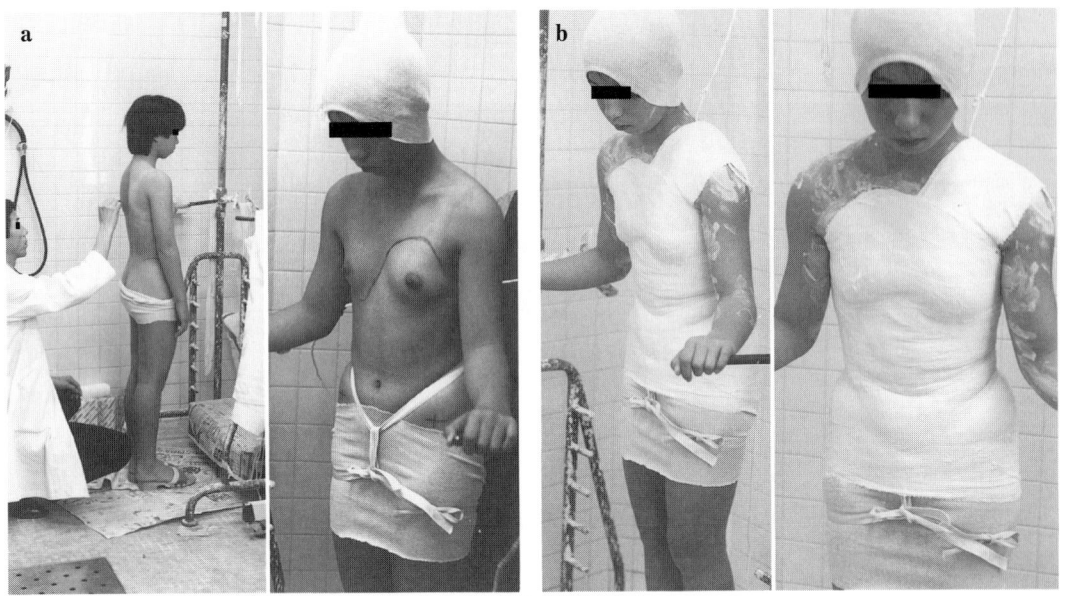

図15 装具の採型
a：矯正ポイントなどのマーキング，b：採型ギプス．

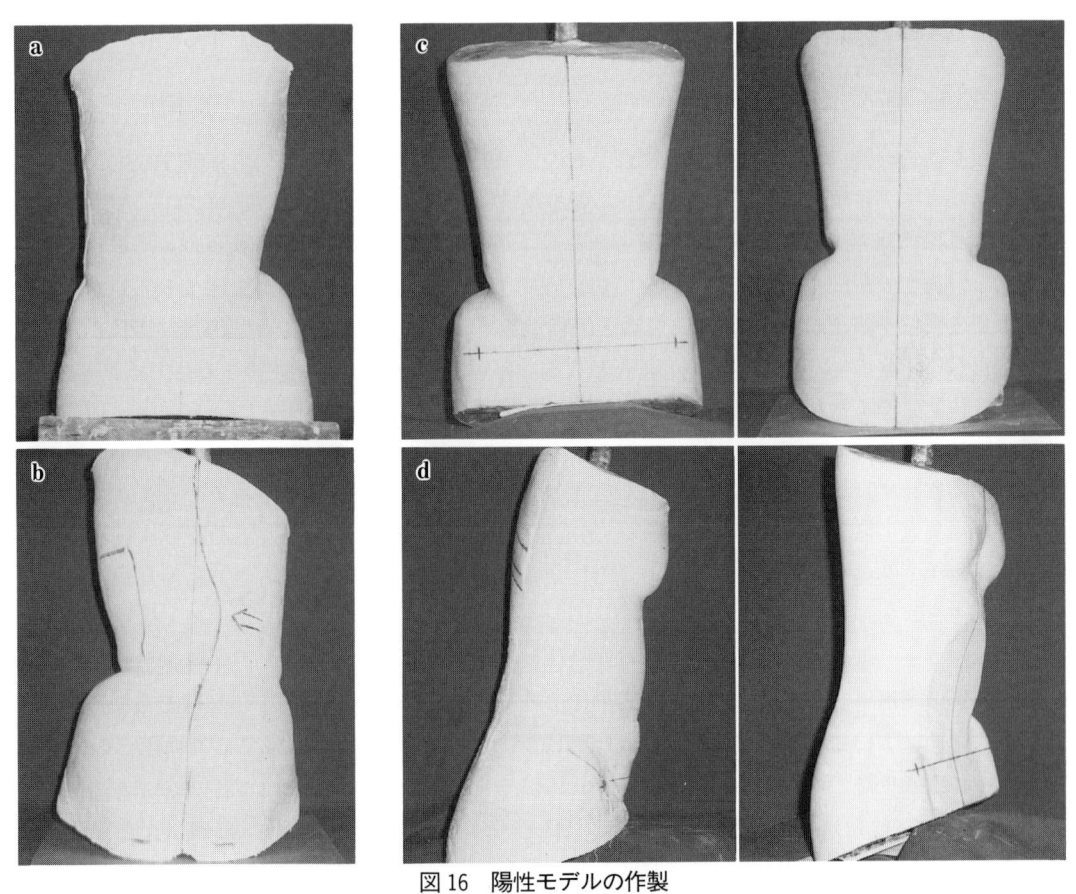

図16 陽性モデルの作製
a：採型ギプス，b：陽性モデル作製，c：削り込み（左；前面，右；背面），d：側面，腹部の削り込み

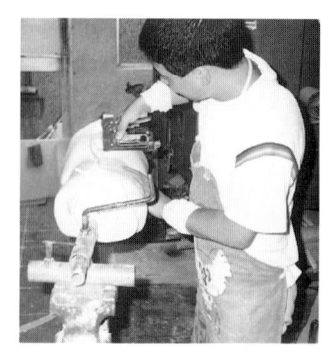

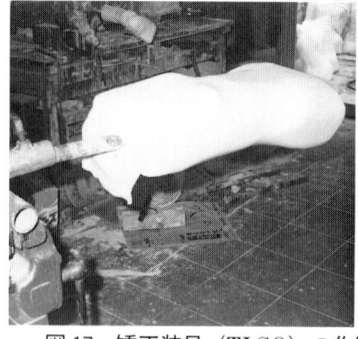

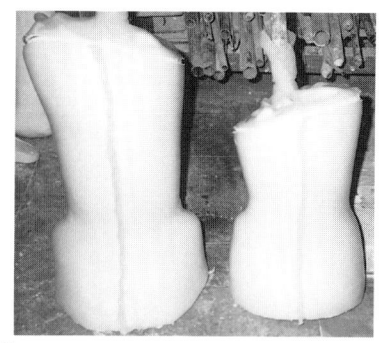

図17 矯正装具（TLSO）の作製

させたポリエチレンフォームを巻きつけ，タッカーにてモデルに固定する．次にポリプロピレンシートを電気オーブンにて熱し，モデルに巻き付け，背側で両断端を張り合わせた後，空気を抜いて真空成型する．ポリエチレンフォームは熱によりポリプロピレンシート内縁の表面に溶着することになる（図17）．装具のトリミングの原則は3点支持のポイントおよび腰椎前彎を矯正する腹部前面のポイントを除いて，その他の部分はできる限りカットし，大きく開窓部を作るようにする．しかしWilmington braceではtotal contact braceであり，開窓部はなく，装着時間を調節することにより，皮膚のトラブルを回避している．装具前面の鼠径部では採型時マーキングした両前上腸骨棘を結んだラインより正中で5 cm，前上腸骨棘で2.5 cm遠位をカットラインとする．

5） 装具の装着法

装具仮り合わせ時，あるいは完成時には装具をチェックする必要があり，胸椎型TLSO，胸椎・腰椎ダブルカーブに対するダブル型TLSO，腰椎型TLSOそれぞれにおいて，矯正圧迫部位のチェック，装具頂椎部の圧迫および腰椎前彎をとるべく腹部の圧迫の状況，装具周囲のトリミングをチェックし，肩や股関節の運動に支障がないかを確認する．装具と皮膚や骨が接触する部分で痛みや発赤のある部位を修正した後，X線にて矯正の程度をチェックし，良好であれば装着を開始する（図18）．矯正が不十分の場合には再作製が必要となることがある．装具装着開始後1カ月でチェックし，装具が全体的にゆるむため，ミルウォーキー装具ではパッドなどのベルトを1，2段つめ，TLSOでは頂椎圧迫部で装具の内側に5〜8 mmのパッドをはり隙間を埋めるようにする．通常4カ月に1度の経過観察時には身長・座高の計測を行うとともに，装具および装着状況をチェックする．ミルウォーキー装具ではupright barの調節を，TLSOではパッドの追加やベルトの交換を行う．腰椎カーブに対する装具でも矯正ロスがある場合には頂椎の後方にパッドを貼ることにより修正し，パッドとしてはフェルトやポリエチレンフォームなどを成型して貼付する．また身長・体重の増加に伴って骨盤ガードルが合わなくなると装具が全体に頭側にずり上がるため，再作製が必要となる．一般に装具の耐用年数はミルウォーキー装具では約1.5年，TLSOでは約1年が目安となる．

装具は当初，1日23時間，入浴時以外は全日装着（full time wear）することを原則とし，骨成熟がみられる成長終了時期に，装具除去（weaning）を開始し，徐々にpart time wearに移行する．装具のweaningは装具除去による矯正損失がないことが必要であるが，骨成熟の目安を参考とする．骨成熟度の判定は実際に外来受診時に計測した身長・座高の停止，あるいは女子の場合初潮後2年以上経過，Risser signとしてX線上腸骨骨端核の出現の程度（0〜Ⅴ）を判定しⅣ・Ⅴの段階，

5 脊柱側彎症　335

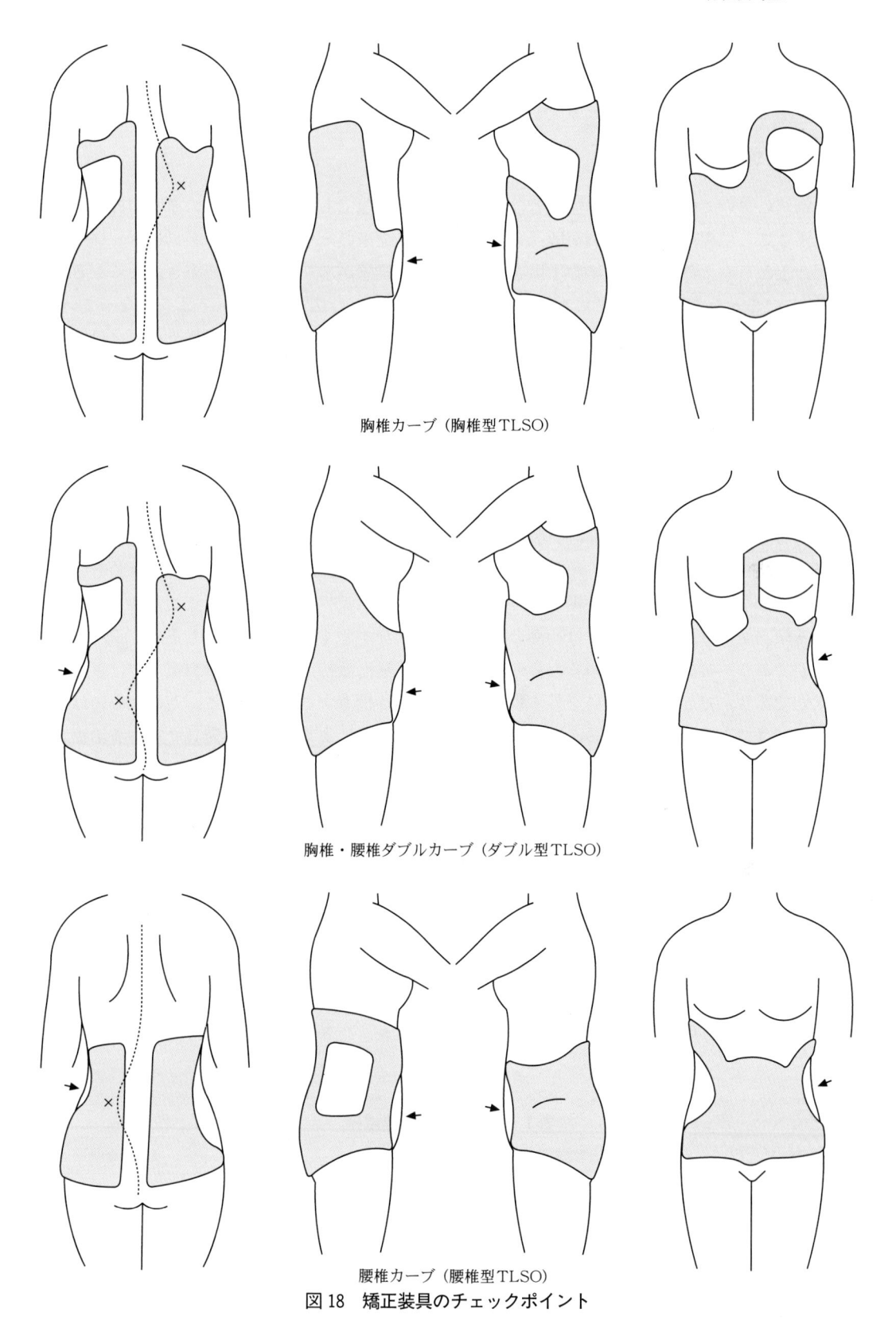

胸椎カーブ（胸椎型TLSO）

胸椎・腰椎ダブルカーブ（ダブル型TLSO）

腰椎カーブ（腰椎型TLSO）
図18　矯正装具のチェックポイント

あるいは股関節臼蓋部Y軟骨線である triradiate cartilage (TRC) の閉鎖などにて行う．これらを目安に成長期終了と判定し，weaning を開始する．最終的には夜間のみの装着としてできる限り経過を観察する．

6) 装具療法の問題点

装具療法においては思春期側彎症患者の装具の受容が問題であり，装具装着の事実が外見上わかってしまうことに神経質となる例が散見される．とくに従来のミルウォーキー装具はネックリングが洋服の上からみえるため，近年の子供達には著しい抵抗感があり，あまり処方されなくなる傾向がある．このことから胸椎カーブに対しても TLSO が考案され，広く用いられるようになっている．しかし TLSO は頂椎高位が D 9 以下では矯正可能であるが，D 9 以上の上位胸椎カーブには矯正困難であり，CTLSO ミルウォーキー装具が必要となる．概してミルウォーキー装具は年少児では装着可能であるが，中・高校生では装着が困難な場合が多く，上位胸椎カーブ矯正は断念を余儀なくされることもあり，できる限り TLSO で対処する傾向がある．しかし TLSO においても装着状況の問題はあり，まず装着状況をいかに把握するかが問題となる．外来診察時に装具の着脱が自分で上手に行えるか，装具を使用した汚れ・破損具合はどうか，皮膚にパッドによる変色があるかなどをチェックする必要がある．一般的な装具装着状況のパターンは装具完成・装着開始した初期の 1～2 カ月は装具に慣れるまでの期間で，full time wear はむずかしく，次の 2～8 カ月で装具装着の最も良好な時期となる．装着状況は夏場の暑い時期は装着時間が減少し，装着後 2 年ごろより徐々に少なくなる傾向がある．また女子では初潮の前後で装着状況が悪くなるとの報告もあり，これらの認識が必要である．装着状況を高めるためのポイントは装具治療初期に早く装着習慣をつけさせることが大切であり，できる限り装具を外す癖をなくすよう指導する必要がある．そのためには装具完成時に装具による矯正を評価し，矯正率が良いことを患者によく説明し，装具に対する治療意欲もたせること，また装具装着に際して痛みや苦しさなど不快な点を改善し，装具の修正など解決しておくことが重要と思われる．しかしどうしても全日装着ができない例があり，この場合 part time wear に変更することを余儀なくされ，16 時間装着（学校時間帯以外の装着），8 時間装着（夜間装着）も考慮せねばならない[13]．

7) 装具療法の治療成績

脊柱側彎症に対する装具療法のまとまった治療成績は，1970 年代までに Moe らのミルウォーキー装具による中間成績を嚆矢として多くの報告がみられている．当初装具療法は装具装着にて矯正が得られるため，中間成績では良好な矯正効果が認められ，有効な治療法として認識されていた．

表 1 装具療法の治療成績

Cobb 角	n	装具治療前	最大矯正時	OOB*	最終調査時
～29°	56	25.1±2.8°	15.4±5.5°	23.3±5.2°	23.6±4.9°
30～39°	65	33.4±2.8°	19.0±5.3°	29.5±5.9°	30.5±5.9°
40°～	44	43.5±2.8°	25.8±6.5°	37.5±8.4°	38.8±8.2°

*OOB：out of brace（装具除去開始時）

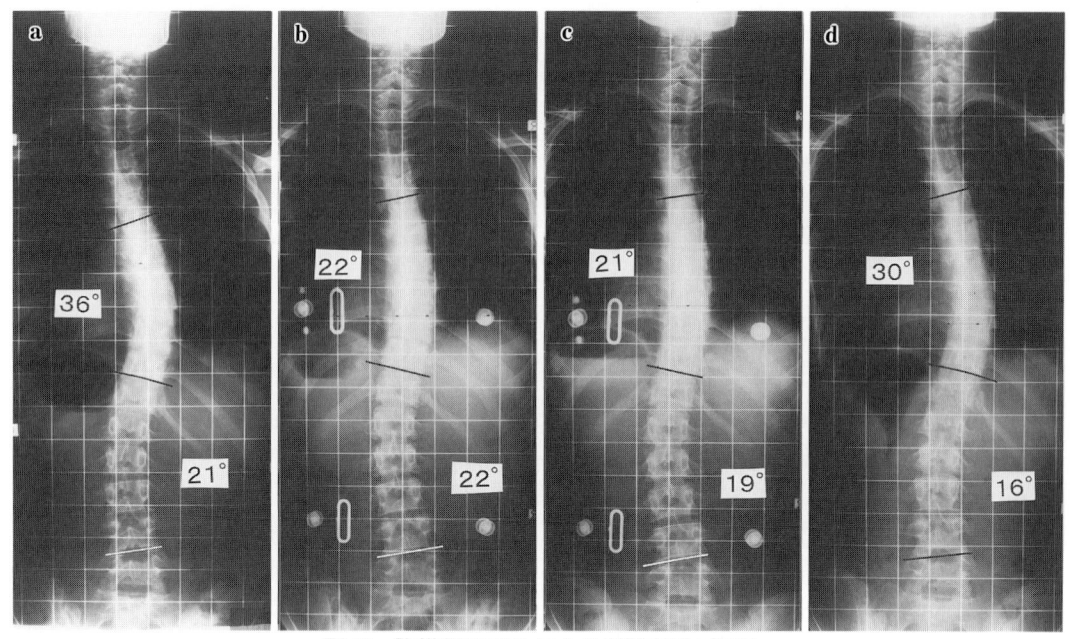

図19　胸椎型TLSOによる側彎変形の矯正
a：装具治療開始前(13歳)，b：装具装着時，c：装具装着1年(14歳)，d：装具治療終了時(19歳)

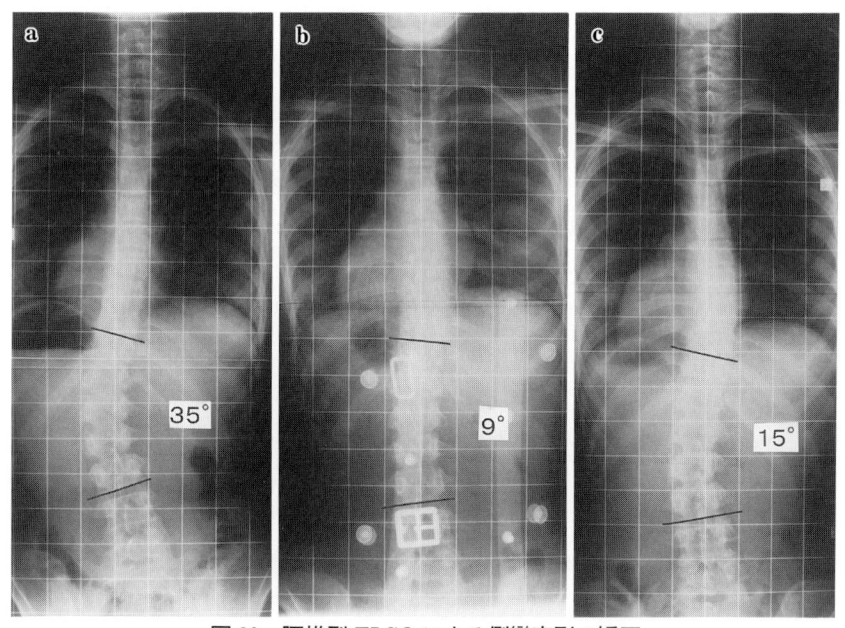

図20　腰椎型TLSOによる側彎変形の矯正
a：装具治療開始前(13歳)，b：装具装着時，c：装具治療終了時(20歳)

しかしその後に装具治療終了例の治療成績が報告されるようになり，装具除去後のreboundから，最終的に治療前の側彎度に戻ることが指摘されるようになった．Carら[14]は装具治療終了後5年で平均5°の矯正が得られたとし，筆者ら[15]の検討でも装具治療により著しく改善する例もあるが（図

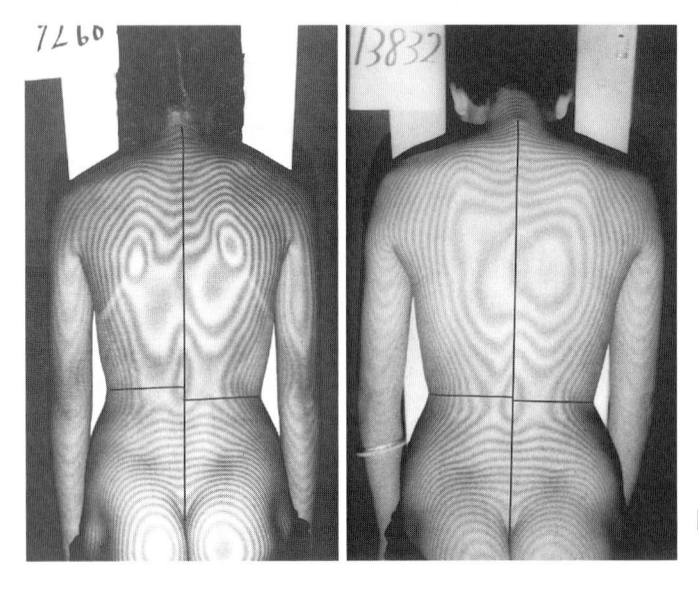

図21 装具治療による背面形状 cosmesis の改善（モアレ写真）

19, 20)，装具内増悪を示す例もあり，最終的に平均3°の改善であった（表1）．またX線上の改善率とは別に背面形状の評価も重要であり，モアレ写真による客観的な検討がなされている[4]（図21）．これを受けて1980年代には，装具療法が維持効果として側彎の進行防止に有用であるが，一方で矯正効果が明らかでないため，装具療法が側彎症の自然経過を変えうるのかとの疑問を生むこととなり，論議の多いところとなった[16]．しかし1990年代になりミルウォーキー装具のみならず，TSLOの長期成績が報告され[17]，装具療法と自然経過との比較研究として prospective study[18] を含め，より詳細な検討がなされた．1994年 Lostein, Winter ら[19] は治療開始時20～29°の側彎の増悪する例の頻度として未治療例が69％，装具治療例で51％と装具治療の有効性を示し，一方 1996年 Noonan, Weinstein ら[20] は装具治療例の63％が増悪し，42％が手術に移行し，自然経過と変わりがないことを指摘した．しかし1997年 Rowe ら[3] は37の文献から各治療成績を総合し，多変量解析を行った結果，治療の成功率の重要度として電気刺激療法が0.39と最も低く，自然経過が0.49，装具治療の1日8時間装着が0.60，1日16時間装着が0.62，1日23時間装着が0.93となり，装具の有効性ありと結論した．また23時間装着と他の治療の成功率に統計学的有意差があり，23時間装着と16時間装着には有意差はないことが示された．すなわち装具療法が自然経過例や他の群に比して，有意に無効率が低いことが示され，装具の装着時間，装着年数が長い例がより好結果をもたらすことが示され，とくに20～40°で，Risser 0，Iの側彎については手術療法に移行する例を阻止する点，きわめて重要であることが指摘されている．したがって側彎の進行防止あるいはより良い結果を得るためには，医師および患者・家族の装具療法に対する意欲が最も大切であると思われる．

（南　昌平）

文　献

1) King HA, Moe JH et al：The selection of fusion levels in thoracic idiopathic scoliosis. *J Bone and Joint Surg,* **65-A**：1302-1313, 1983.
2) Tanaka T：A study of the progression of congenital scoliosis non-operated cases. *Jpn Orthop*

Assoc, **62**：9-22, 1988.
3) Rowe DE, Bernstein SM, Riddick MF et al：A meta-analysis of the efficacy of non-operative treatments for idiopathic scoliosis. *J Bone and Joint Surg,* **79**-**A**：664-674, 1997.
4) 南　昌平, 井上駿一ほか：長期遠隔成績よりみた特発性側彎症に対する装具療法の適応と限界. 脊柱変形, **3**：148-152, 1988.
5) Blount WP, Schmidt AC, Bidwell RG：Making the Milwaukee brace. *J Bone and Joint Surg,* **40**-**A**：526-529, 1958.
6) 小野村敏信：脊柱側彎症. 整形外科, **30**：245-255, 1979.
7) Emans JB：The Boston bracing system for idiopathic scoliosis：Follow-up results in 295 patients. *Spine,* **11**：792-801, 1986.
8) 新井貞男, 大塚嘉則, 井上駿一ほか：特発性側彎症に対する千葉大式 short brace (CBH) の近隔成績. 脊柱変形, **3**：185-189, 1988.
9) Price CT, Scott DS, Reed FR et al：Nighttime bracing for adolescent idiopathic scoliosis with the Charleston bending brace：Long-term follow-up. *J Pediatr Orthop,* **17**：703-707, 1997.
10) d'Amato C：The providence scoliosis system. Scoliosis Research Society Bracing Manual, 1998.
11) Katzs DE, Richards BS, Brown RH et al：A comparison between the Boston brace and Charleston bending brace in adolescent idiopathic scoliosis. *Spine,* **22**：1302-1312, 1997.
12) 南　昌平, 北原　宏, 高相晶士ほか：千葉大学における側彎症診療システムについて. 脊柱変形, **11**：140-145, 1996.
13) Edger M：Brace wear compliance. Scoliosis Research Society Bracing Manual, 1998.
14) Car WA et al：Treatment of idiopathic scoliosis in the Milwaukee brace. *J Bone and Joint Surg,* **62**-**A**：599-612, 1980.
15) 南　昌平：特発性側彎症に対する装具療法の治療成績——2年以上装具装着例および装具治療終了例の検討. 日整会誌, **56**：471-485, 1982.
16) Winter RB, Lonstein JE：To brace or not to brace：The true value of school screening. *Spine,* **22**：1283-1284, 1996.
17) Fernandez-Feliberti R, Flynn J et al：Effectiveness of TLSO bracing in the conservative treatment of idiopathic scoliosis. *J Ped Orthop,* **15**：176-181, 1995.
18) Nachemson AL et al：Effectiveness of treatment with a brace in girls who have adolescent idiopathic scoliosis. *J Bone and Joint Surg,* **77**-**A**：815-822, 1995.
19) Lonstein JE, Winter RB：The Milwaukee brace for the treatment of adolescent idiopathic scoliosis. *J Bone and Joint Surg,* **76**-**A**：1207-1221, 1994.
20) Noonan KJ, Weinstein SL, Jacobson WC et al：Use of the Milwaukee brace for progressive idiopathic scoliosis. *J Bone and Joint Surg,* **78**-**A**：557-567, 1996.

第5章
その他の疾患

1 熱傷

1. 熱傷の原因と受傷部位

熱傷の原因としては，①高温の液体，②高温の固体，③火炎の順で多く，その内訳は，①ではやかんやポットの熱湯，風呂など，②ではストーブ，アイロン，アンカ類など，③では灯油引火，焚き火，火災，爆発が多い．受傷部位は裸露部に多く，手指，四肢，顔面の受傷率は高い[1]．

とくに，火災や爆発時に顔面，前頸部を手でかばうことによる手背部の熱傷は圧倒的に多く，皮下にある関節の軟部組織や手指の伸展機構が損傷され，手内筋マイナス変形とボタンホール変形を1つにしたような変形拘縮を生じやすい．一方，手掌部の熱傷は，ストーブや炊飯器など高温の固体に触れることによって生じることが多く，小児の受傷率が高い．この場合では皮膚が厚く皮下組織に富むため，腱，靱帯まで損傷されることは少ないが瘢痕による屈曲拘縮が生じやすい[1~6]．

2. 熱傷の重症度と臨床所見

熱傷の深度の分類では，組織学的な分類が一般的であり，作用する熱量とその時間に比例しておのおの壊死の程度は異なる（表1）．第1度熱傷（epidermal burn：EB）は，表皮内に限局され，水疱は発生せず，知覚過敏となる．1週間前後で瘢痕を残さず治癒する．第2度熱傷は真皮層まで受傷し，浅層（superficial dermal burn：SDB）と深層（deep dermal burn：DDB）に区別される．水疱形成と皮下浮腫が生じ，SDBでは感染が併発しないかぎり10日前後で表皮形成は完了し，瘢痕は残らない．DDBでは表皮形成の完了に3～4週を要し，時間経過とともに壊死病変の拡大化を起こし，創の遷延治癒による瘢痕形成はまぬがれない．第3度熱傷（deep burn：DB）は，皮膚

表1 組織学的分類

Boyerの分類	アメリカ熱傷学会による分類		組織深達度
I	epidermal burn	EB（第1度熱傷）	表皮
II	superficial dermal burn	SDB（第2度浅層熱傷）	真皮乳頭層上部
	deep dermal burn	DDB（第2度深層熱傷）	真皮深層
III	deep burn	DB（第3度熱傷）	皮膚全層皮下組織

表2　臨床所見と経過

熱傷の深度		臨床所見		経　過
		皮膚所見	知　覚	
EB	第1度熱傷	乾燥，水疱(−)，赤色	疼痛(+)，知覚過敏	肥厚性瘢痕(−)，2〜3日で治癒
SDB	第2度浅層熱傷	湿潤，水疱(+)，ピンク色	疼痛(+)，知覚あり	肥厚性瘢痕(−)，1〜2週で治癒
DDB	第2度深層熱傷	湿潤，水疱(+)，ピンク〜白色	疼痛(±)，知覚鈍麻	肥厚性瘢痕(+)，1カ月
DB	第3度熱傷	乾燥，黄褐色，黒褐色	疼痛(−)，知覚なし	肥厚性瘢痕(+)，数カ月

全層ときには筋，腱，骨まで達する．創面は乾燥し，水疱はなく，植皮をしなければ創閉鎖までかなりの日数を要する[7〜9]．

熱傷後の外観や痛みの有無の臨床所見（**表2**）は，装具の作製において有用であるため参考にするべきである[4,10]．

3．瘢　痕

熱傷が真皮乳頭層およびそれよりも深層に及んだ場合，その治癒過程においてコラーゲン線維が増殖して，皮膚面より隆起したものを瘢痕という．つまり，熱傷が真皮乳頭層に達しないときは瘢痕は残らず，深層になるほど瘢痕は高度となる．また皮膚欠損，潰瘍，化膿巣などの治癒過程でも瘢痕は生じる．

瘢痕におけるコラーゲン線維の配列は正常組織と異なり，初期では，コラーゲン線維方向の再構成は創傷の機械的圧迫が加わる部位に起こる．瘢痕の抗張力は，受傷後15日で急激に，そして徐々に増加する[1]．創の抗張力は，受傷後5日までの増加は，フィブリン網と上皮の再生によるものであり，コラーゲン線維の出現する受傷後5日目より30日目ごろまでは，抗張力はコラーゲン線維量に比例して増加する．その後，コラーゲン線維量は減少傾向を示すが，数カ月にわたり抗張力は増加する．この抗張力の増加は，コラーゲン分子間または分子内での架橋形成（cross-linking）の影響と考えられている[11]．また，瘢痕は数カ月を過ぎるとしだいにremodelingされ，コラーゲン線維量もコントロールされて，1〜2年たつと瘢痕組織内に弾性線維（elastic fiber）が出現し，皮膚に弾性を与える[11,12]．

一般に創傷治癒現象は第1期癒合と第2期癒合に分けられ，後者を経過する創傷では，治癒が遅延し，瘢痕の肥厚化が生じる．この状態は，病理組織学的に解明されていないが，臨床的に肥厚性瘢痕とケロイドに区別され，初期の肥厚性瘢痕とケロイドのコラーゲン生合成の割合は，通常瘢痕の約2倍である[1]．肥厚性瘢痕の研究は，結合組織の代謝の研究の一環として近年盛んであるが，とくに，コラーゲンの代謝以外では，含有量は数％であるがプロテオグリカンが注目されている．瘢痕形成，退縮の経過において，プロテオグリカンが増減し，コラーゲン分子間の架橋形成などの変化に高分子のプロテオグリカンが深く関与しているといわれている[11]．

ケロイドの発生機序はまだ明らかにされていないが，多くの局所的ならびに全身的因子が介入する．基礎的研究面では，線維芽細胞の異常性は認められていないため，創傷治癒の調節物質である生化学的物質，免疫伝達物質，そして成長因子などに焦点が当てられている[1]．

4. 肥厚性瘢痕とケロイド

肥厚性瘢痕とケロイドの初期症状は異なることはない．しかし，肥厚性瘢痕の発生は，第2期癒合の3～4週目に始まり，約6週間で急速に増大し，3カ月目ごろから安定化し，1年目ごろ退行期となる．そしてしだいに色調，隆起，硬度は減少し柔らかい扁平な瘢痕となる．また受傷創を越えて拡大，増殖することはないが，運動刺激によって亀裂や潰瘍化を繰り返し，悪性変化をきたしやすい．

一方，ケロイド形成は，第2期癒合の終了後，一定時期を経て発生し，6カ月の期間内で徐々に容積を増し，それ以後目立った肥厚を示さない．しかし，発生機序は不明であるが，病変は損傷を受けた範囲内にとどまらず，常にそれを取りまく正常真皮を侵し，長期にわたって拡大，増殖し続ける傾向があり，良性の腫瘍状結合組織増殖を示す．また，外科的処置に対し容易に再発傾向を示すが，悪性変化はまれである．

治療法としては，肥厚性瘢痕とケロイドはともに線維芽細胞の増殖や機能の抑制，コラーゲンの生合成抑制を目的にステロイド局所注射法，内服療法が用いられる．さらに肥厚性瘢痕では，ステロイドを主成分とする軟膏外用療法と，圧迫によって病巣を低酸素状態とし，二次的に線維芽細胞の変性を起こして，コラーゲン生合成の割合を減弱させ瘢痕を縮小化させる圧迫固定法が用いられる．ケロイドでは，組織凍結によって線維芽細胞の細胞膜の不可逆性変化と間質の血流障害を起こさせることを目的とする凍結外科療法と，コラーゲン組織の合成と崩壊に対する代謝の不均衡を是正することを目的に放射線療法が行われる．肥厚性瘢痕に対しては，摘除，植皮術など外科的治療法は積極的に行われるが，ケロイドでは，外科的操作が刺激となって病変をいっそう拡大させる可能性があるため，絶対的な必要がないかぎり外科的治療法は行わない[1,3]．

5. 熱傷に対する装具療法

熱傷後のリハビリテーションを行ううえで大切なことは，創の管理と熱傷の状態（程度）の理解，創の状態を考慮して関節機能を中心として運動機能を維持することである[2,4,13]．とくに先に述べたように，DDB以上の深さでの熱傷では肥厚性瘢痕は必ず発生し，関節拘縮を生じさせる原因となる．つまり，熱傷後のリハビリテーションでは，早期から肥厚性瘢痕の形成を抑制する治療プログラムが必要であり[13,14]，そのなかでも装具療法は，肥厚性瘢痕に対して持続的な伸張と圧迫を与え，肥厚性瘢痕部をコントロールするうえで有用な手段である[16,17]．

急性期から熱傷後の装具療法を施行していく場合，受傷直後に発生する浮腫や知覚過敏の状態，熱傷の深度や瘢痕拘縮の性質などに関する知識は不可欠であり，瘢痕形成期である回復期ではさらにこれらの知識を活用し，予測される変形を予防するために装具を選択，修正していくことが要求される．

ここでは，熱傷の深度がDDB以上で，急性期における肢位固定を目的とする装具療法と，回復期

における熱傷後の瘢痕拘縮予防を目的とする装具療法の概略とその実践について述べる．

1) 急性期の装具療法

急性期では浮腫が発生し，とくに全身の重症熱傷の急性期では，不良肢位による関節拘縮を予防するために拘縮予防肢位が奨励されている（図1）[9,13,14]．また，熱傷の受傷部位とその範囲によって基本的な保持肢位は異なっており（表3）[18]，この肥厚性瘢痕のコントロールが不十分であれば不可逆性の変形を生じてしまう．とくに，手掌部の熱傷では全体的に屈曲，内転拘縮が生じ（図2），手背部の熱傷では母指内転・伸展位，手指は手内筋マイナス変形とボタンホール変形を合わせたような変形や，スワンネック様の変形を示すことがある（図3, 4）．これらの変形を予防するためにも，手指の場合は急性期から手掌部あるいは手背部によって良肢位固定のための装具を用いる（図5）．

手掌部の熱傷では深度判定が困難であり，かつ治癒能力が高いため，DDBでも原則として皮膚移植術の適応は少ない．そのため受傷直後から，手関節伸展位，母指，手指外転位，MP，PIP関節伸展位の装具を背側から装着する（図5）．手背部のDDBの熱傷では皮膚は薄く皮下組織が乏しいため，皮膚直下の組織が損傷しやすく，感染による二次的損傷も受けやすい．そのため，早期に凝固

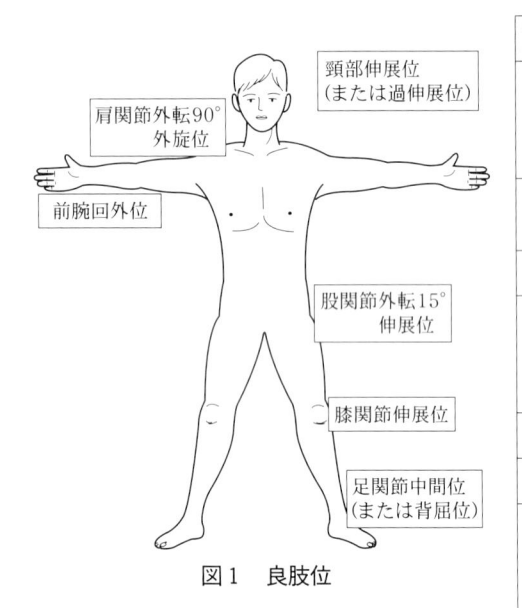

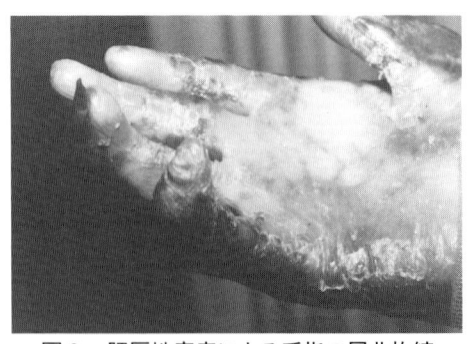

図1　良肢位

図2　肥厚性瘢痕による手指の屈曲拘縮

表3　各受傷部位の基本的保持肢位

受傷部位	熱傷の範囲	基本的保持肢位
頸部	前面または全面	頸部伸展位
	後面	頸部中間位あるいは軽度屈曲
体幹部（胸部）	前面または全面	肩関節軽度伸展，頸部伸展
腋窩部	前面または後面	肩関節外転90°，外旋位
肘関節部	前面または全面	肘関節伸展位，前腕回外位
	後面のみ	肘関節中等度屈曲
前腕部	掌側または全面	前腕回外位
手関節部	掌側または全面	手関節背屈30～40°
母・手指部	背または全面	母指外転・対立位，手指MP関節屈曲70～80°，IP関節伸展位
	掌側	母指橈側外転・伸展位，手指伸展・外転位
股関節部	前面のみ	股関節外転15°
	後面または全面	股関節外転15°，軽度屈曲位（下肢挙上）
膝関節部	前面のみ	膝関節軽度屈曲位
	後面または全面	膝関節伸展位
足関節部	後面または全面	足関節中間位
足趾部	背面または全面	屈曲位

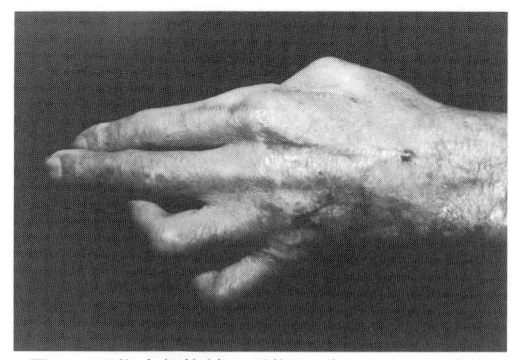

図3 母指内転拘縮と手指のボタンホール変形

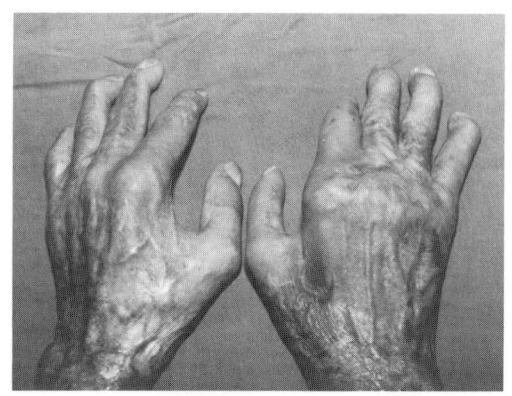

図4 手指のスワンネック様変形

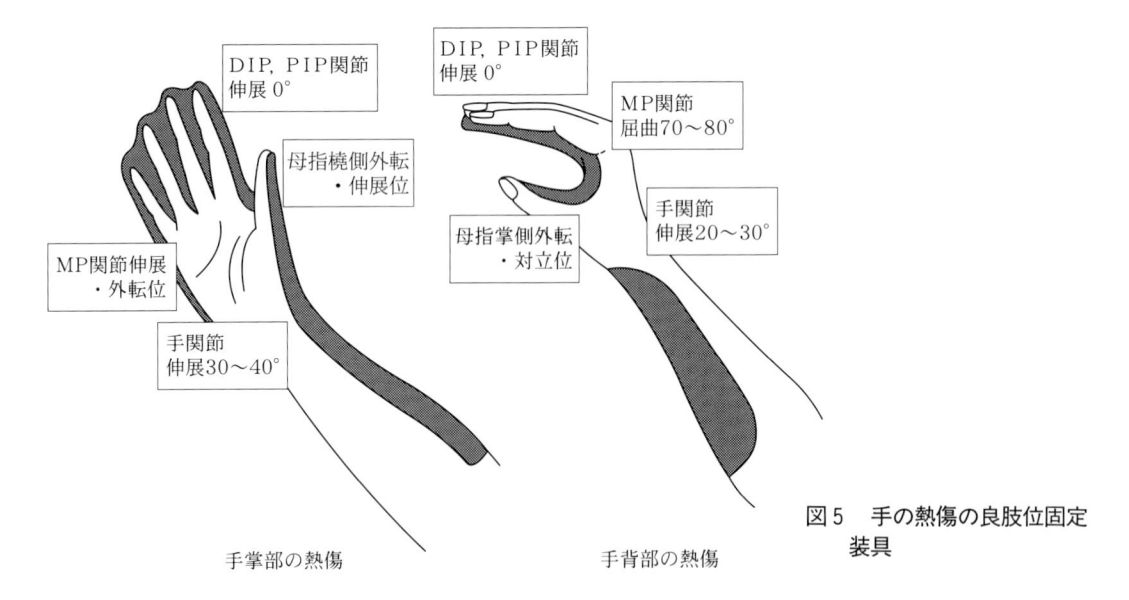

図5 手の熱傷の良肢位固定装具

手掌部の熱傷：DIP, PIP関節伸展0°／母指橈側外転・伸展位／MP関節伸展・外転位／手関節伸展30〜40°

手背部の熱傷：DIP, PIP関節伸展0°／MP関節屈曲70〜80°／母指掌側外転・対立位／手関節伸展20〜30°

帯を切除し，うっ血帯の直上に植皮術を施行してうっ血帯が進行性に壊死に陥るのを防止しなければならない．そのため，受傷後3〜5日に壊死に陥った真皮上層の切除と植皮術を行う方法（tangential early excision と植皮術）が施行される[1,19,20]．ここで装具療法を施行する場合の注意事項は，皮膚移植後の局部の圧迫と，手指の伸展機構の保護であり，装具のストラップは使用せず，傷を処置したうえから弾性包帯を用いて装着したほうがよい[20]．また伸筋腱損傷を合併する場合では，足背からの皮弁付き足趾伸筋腱移植術のように，伸筋腱の再建と創の閉鎖が同時に施行されることもある．

早期のリハビリテーションとして，自動運動が可能であれば静脈還流の促進を目的に高挙位で自動運動を行う．ただし，手背部の熱傷では伸筋腱損傷の合併の危険性があるため自動運動は控える．装具はこの自動運動以外の時間帯において常に装着する．

2) 回復期の装具療法

回復期とは瘢痕形成期であり，この時期では熱傷後の肥厚性瘢痕のコントロールを目的とする装

具療法が必要である．そのためには，肥厚性瘢痕の性質と，肥厚性瘢痕の部位によって皮膚性の関節拘縮を予測する知識が必須であり，さらに，関節の軟部組織性の関節拘縮を極力避けなければならない．

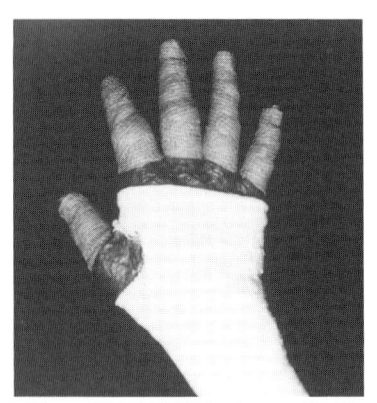

図6 弾力絆創膏とチューブ包帯を用いた圧迫

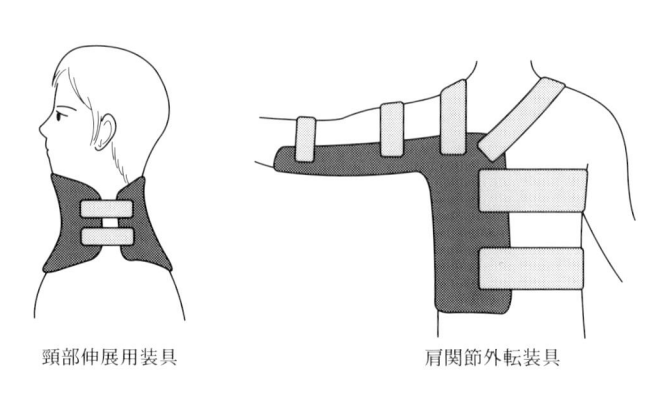

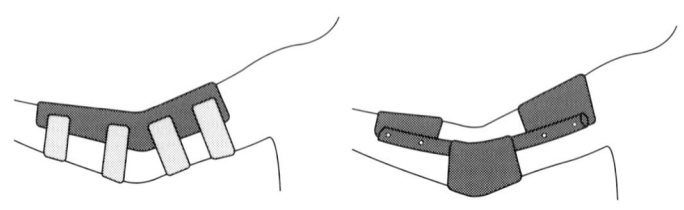

頸部伸展用装具

肩関節外転装具

肘関節伸展用装具

図7 頸部，腋窩，肘関節の装具

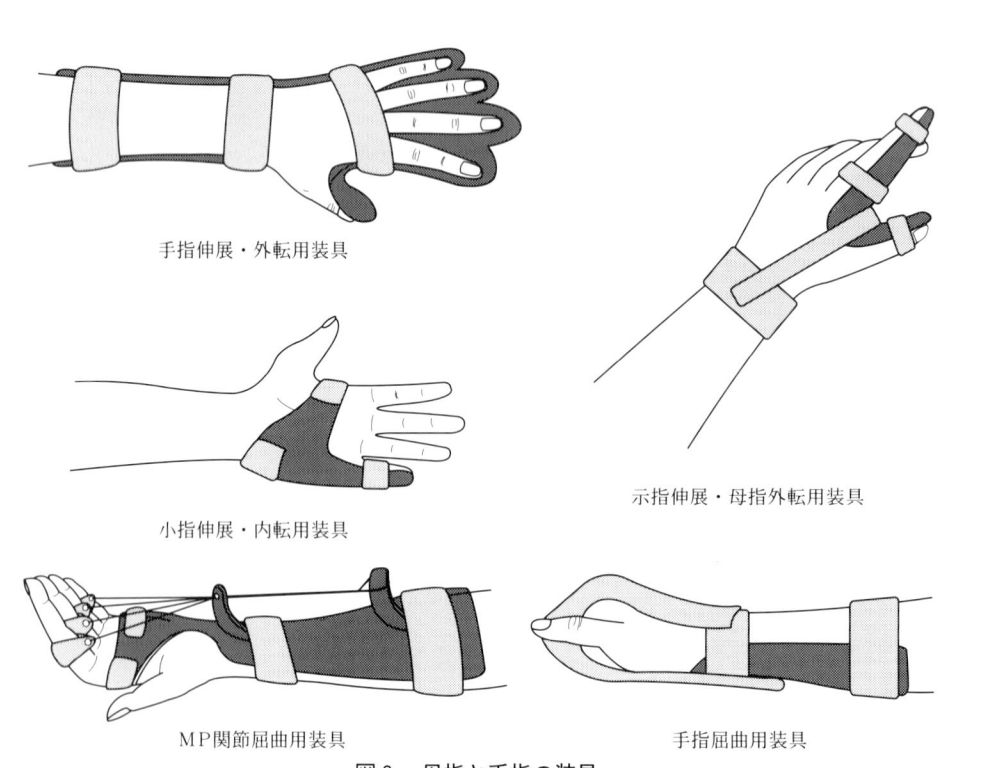

手指伸展・外転用装具

小指伸展・内転用装具

示指伸展・母指外転用装具

MP関節屈曲用装具

手指屈曲用装具

図8 母指と手指の装具

瘢痕の性質として，富士森[12]は，①肥厚 (hypertrophy)，②収縮能 (contractile capability)，③可塑性 (plasticity) をあげ，肥厚性瘢痕は，皮膚表面が凹凸な部位，運動刺激の作用する部位，さらに圧縮運動の作用する部位ほど増強するとしている．そして，肥厚性瘢痕の治療として，早期から瘢痕部の圧迫，牽引を行い，積極的モデリングの重要性を強調している[12,16,17]．

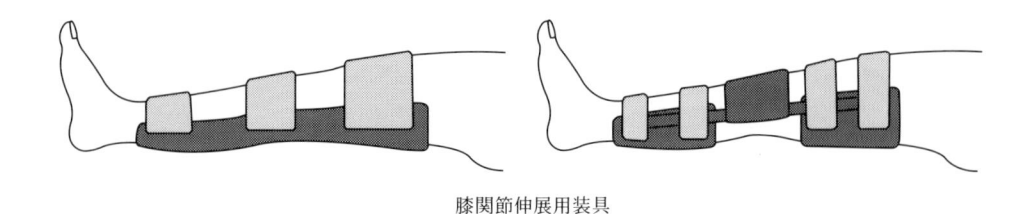

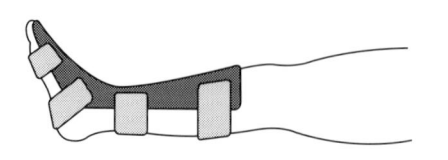

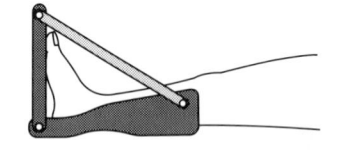

膝関節伸展用装具

足関節底屈用装具　　　　　足関節背屈用装具

図9　膝・足関節の装具

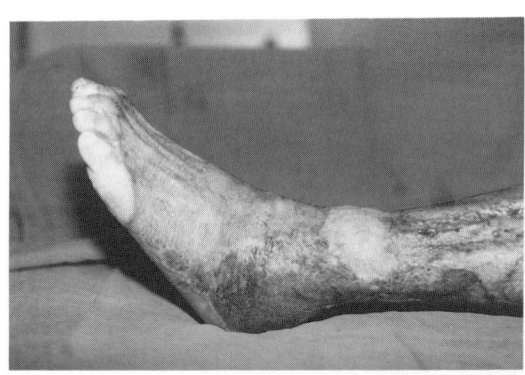

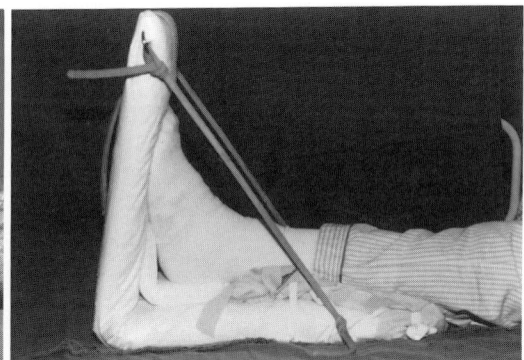

図10　足関節背屈用装具

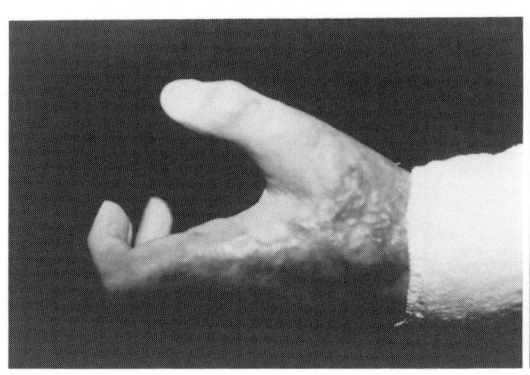

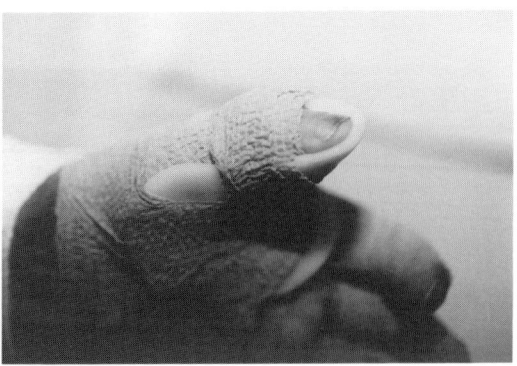

図11　ウェブ・スペーサー

瘢痕部の圧迫は，コラーゲン線維の増殖を抑制し，安静保持は運動刺激を制限し肥厚性瘢痕は偏平化する．さらに，牽引はコラーゲン線維の増殖過程において瘢痕内のコラーゲン線維の走行を一定方向に整え，瘢痕形成をコントロールする．手指の圧迫では弾力絆創膏が，四肢ではチューブ包帯が有効であり（図6），また，装具と皮膚との適合性を高めるためスポンジやelastomerを使用することもある[2,4,10]．

　四肢，体幹の肥厚性瘢痕に対する装具（図7～9）では，瘢痕部に持続的な伸張と圧迫を与えることが目的であり，原則として静的装具（static splint）の一種であるcomforming splintを使用する[16]．ただし，手背部の肥厚性瘢痕によって生じる手指の伸展拘縮や，足関節後面あるいは全面によって生じる尖足位に対しては，動的装具（dynamic splint）を使用するのが効果的である（図10）．

　手の熱傷では肥厚性瘢痕によって母指の内転拘縮や，小指，手関節の尺側偏位を示すことが多い．母指の内転拘縮は，示指掌側・橈側，母指尺側部の瘢痕形成によって生じ，第1指間腔の確保のためウェブ・スペーサー（図11）を用いる．この装具では瘢痕の程度によって徐々に母指の外転を矯正していく．さらに母指球から小指球，小指尺側にかけての瘢痕では，母指内転拘縮に加え，小指尺側偏位の予防が必要であり，母指外転・小指伸展用装具（図12）を使用する．

　前腕から小指背側・尺側部の熱傷で，肥厚性瘢

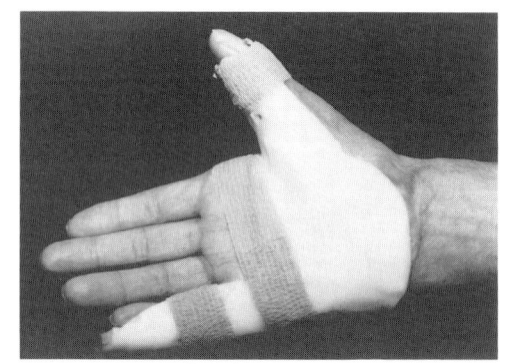

図12　母指外転・小指伸展用装具

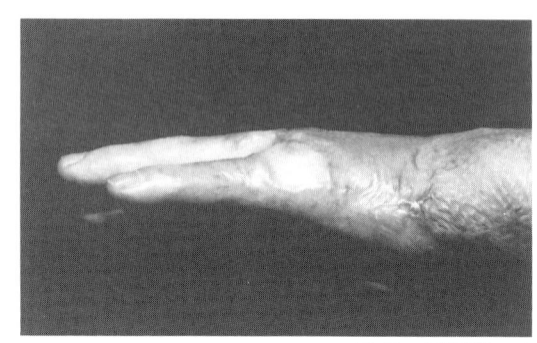

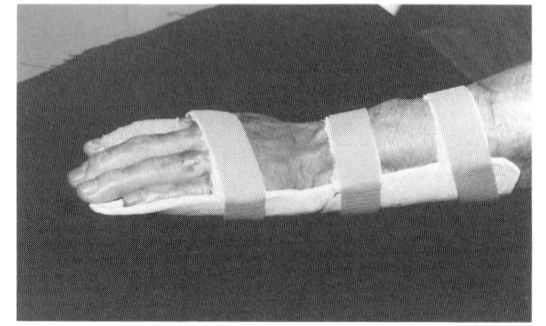

図13　手関節・小指尺側偏位予防装具

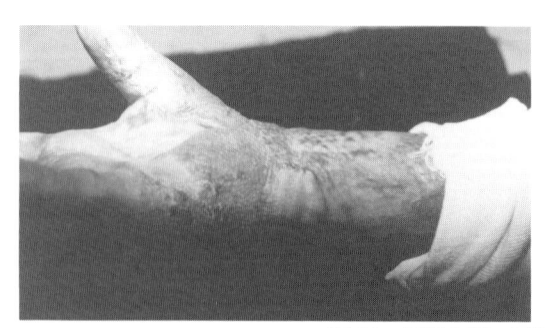

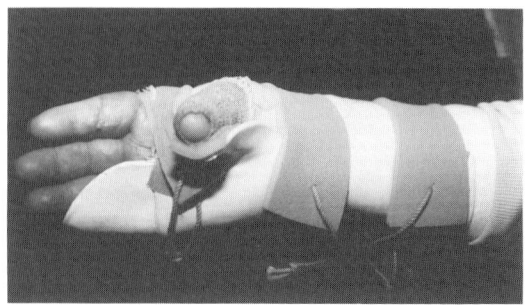

図14　母指内転・手関節尺側偏位予防装具

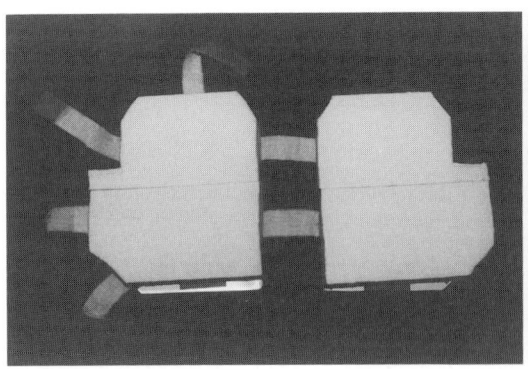

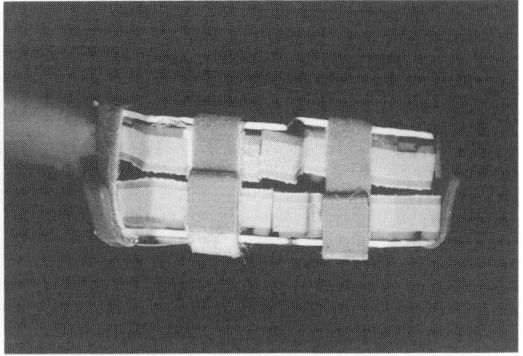

図15　ミット型手指伸展用装具

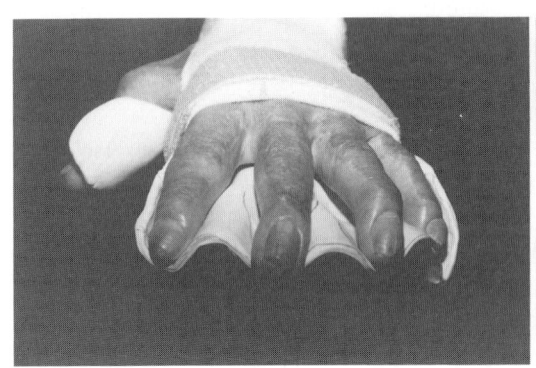

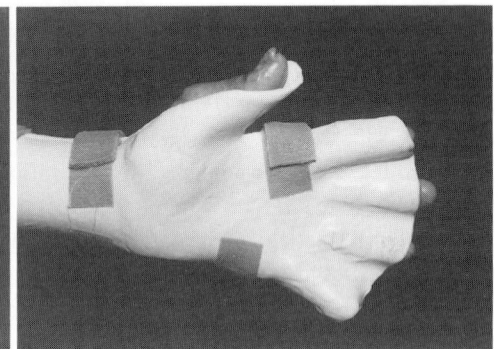

図16　手指伸展・外転用装具

痕によって手関節尺屈位拘縮と小指外転位拘縮が生じた場合では，手関節・小指尺側偏位予防用装具（図13）を使用する．さらに母指球部の熱傷もある場合では，母指内転拘縮の予防を併用する母指内転・手関節尺側偏位予防装具を用いる（図14）．ここではともに痛みのない範囲で，手関節を最大橈屈位，小指MP関節を最大内転位とし，回復に合わせ少しずつ橈側方向へ修正していく．

　手指から前腕全体の熱傷で，手指各関節の屈曲拘縮，母指内転拘縮が生じ，手のアーチも変形している場合では，ミット型手指伸展用装具を使用する（図15）．この装具は原則として夜間のみ装着し，昼間はナックルベンダーなど用いて屈曲方向への矯正も併用する．

　手部，MP関節部の肥厚性瘢痕が強い場合では，手指MP関節の屈曲内転拘縮が生じやすく，これに対しては手指伸展・外転用装具（図16）を用いる．MP関節は痛みのない範囲で最大外転位とするが，フィッティングを保つため，指に沿って溝をつけると肢位を保持しやすい．

　これまで，熱傷後の肥厚性瘢痕に対する装具療法を述べてきた．肥厚性瘢痕による関節拘縮は，熱傷の部位とその範囲によってある程度予測が可能である．つまり，熱傷における装具療法では，肥厚性瘢痕の性質を理解したうえで装具を選択し，作製すべきである．また，肥厚性瘢痕は長期的に対処する必要があり，その変化によって修正，あるいは複数の装具を使用することが重要である．

（西村誠次，生田宗博）

文献

1) 塚田貞夫：最新形成再建外科学．医歯薬出版，東京，1998, p 61-87.

2) 矢崎　潔：手の機能回復訓練と作業療法．理学療法，**1**(2)：137-146, 1984.
3) 塚田貞夫：四肢熱傷．外科 MOOK No 34（大塚敏文編），金原出版，東京，1983, p 138-146.
4) 西村誠次ほか：熱傷とスプリント．ハンドスプリント作り方・用い方（生田宗博編），メディカルプレス，東京，1998, p 209-223.
5) 楠　正敬：手の火傷．関節外科，**5**(6)：133-143, 1986.
6) Howell JW：Management of the acutely burned hand for the nonspecialized clinician. *Phys Ther*, **69**：1077-1090, 1989.
7) 井澤洋平：熱傷の診断と重症度の判定．外科 MOOK No 34（大塚敏文編），金原出版，東京，1983, p 52-60.
8) 西　重敬：成人の熱傷．理学療法，**1**(2)：91-107, 1984.
9) 安瀬正紀ほか：重傷熱傷急性期の管理とリハビリテーション．理学療法ジャーナル，**33**(4)：249-254, 1999.
10) 矢崎　潔：手のスプリントのすべて．第2版，三輪書店，東京，1998, p 97-101.
11) 土肥信之ほか：筋・軟部組織の損傷と治癒過程．リハビリテーション基礎医学（上田　敏ほか編），第2版，医学書院，東京，1994, p 95-97.
12) 富士森良輔：早期瘢痕のモデリング．手術，**38**(3)：263-276, 1984.
13) 北山吉明：当科における四肢熱傷リハビリテーションの経験．熱傷，**13**(4)：334-339, 1987.
14) Helm PA et al：Burn injury；Rehabilitation management in 1982. *Arch Phys Med Rehabil*, **63**：6-16, 1982.
15) Salisbury RE et al：Acute care and rehabilitation of the burned hand. Rehabilitation of the Hand (Hunter JM et al eds), 3rd ed, CV, St Louis, 1990, p 831-840.
16) Pullium GF：Splinting and positioning. Comprehensive Rehabilitation of Burns (Fisher SV et al eds), Williams and Wilkins, Baltimore/London, 1984, p 64-95.
17) Miles WK et al：Remodeling of scar tissue in the burned hand. Rehabilitation of the Hand (Hunter JM et al eds), 3rd ed, CV, St Louis, 1990, p 841-857.
18) 豊岡秀訓ほか：熱傷マニュアル．メディカルサイエンスインターナショナル，東京，1985, p 181-219.
19) 小野一郎：デブリドマンと植皮術．熱傷ハンドブック（島崎修次編），中外医学社，東京，1985, p 379-406.
20) 管叉　章ほか：手背熱傷に対する tangential excision の経験．形成外科，**31**(12)：1097-1101, 1988.

第5章　その他の疾患

2　血管原性足部潰瘍

1. 下腿潰瘍の分類

　下腿潰瘍は，①血管性，②血管炎，③血液疾患，④感染症，⑤代謝性疾患，⑥腫瘍，⑦その他と大きく分類されている．血管性はさらに動脈性，静脈性とリンパ管性に分類されるが，臨床的には動脈性と静脈性がほとんどである．下肢循環障害は進行速度より以下のように分類され，おのおの臨床的な特徴を有す．

1）動脈性潰瘍

a．急性動脈閉塞症

　血栓症と塞栓症に細分される．血栓症は動脈壁の粥状硬化で血管腔の閉塞がみられる．下肢の急性虚血で壊疽へと進行悪化する．塞栓症は離れた心臓，上部大動脈よりの流れた塞栓子により管腔が閉塞される．塞栓症をきたす疾患として心筋梗塞，心房細動，僧帽弁疾患，左心房粘液腫がある．特殊な塞栓症にコレステリン塞栓の blue toe 症候群がある(図1)．動脈瘤の存在，各種血管内カテーテル操作後にみられることが多い．

b．慢性動脈閉塞症

　慢性虚血肢の臨床分類として Fontaine 分類（表1）と Rutherford の分類[1]（表2）が世界的にコ

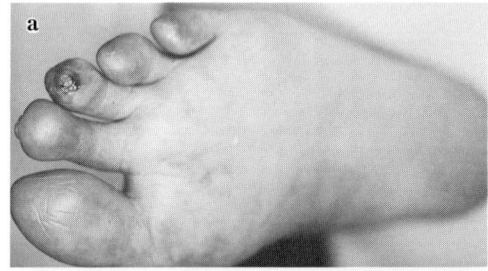

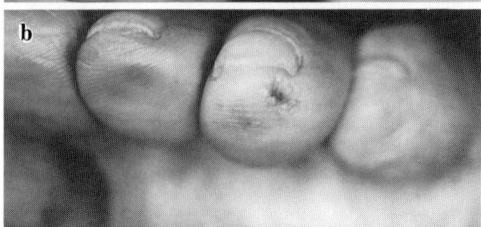

図1　blue toe 症候群（コレステリン塞栓）
　a：livido reticular を呈し，足趾虚血を呈す．歩行し，足趾潰瘍を形成．足の免荷が重要である．
　b：潰瘍形成前の状態．

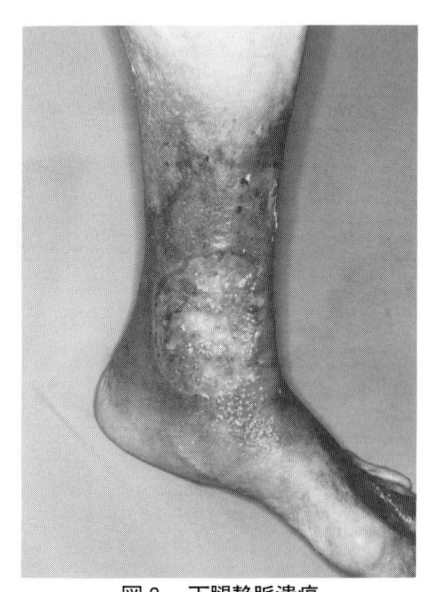

図2　下腿静脈潰瘍
　内顆を中心とした潰瘍で，周辺に色素沈着がみられる．

表1　末梢循環障害に対する治療

Fontaine 分類	治療
Ⅰ度　冷感，しびれ感	保温，薬物療法
Ⅱ度　間欠性跛行	薬物療法，物理療法，歩行
Ⅲ度　安静時疼痛	薬物療法，interventional angioplasty，交感神経ブロック
Ⅳ度　自発性脱疽	薬物療法，血行再建術

- 禁煙．被服，靴下，足袋や靴での圧迫を避ける．寒冷暴露を避ける．熱傷に注意する．
- 歩行，Bürger 体操
- 厳格な血糖コントロール，脂質代謝異常の治療
- 薬物療法
  1. 血管拡張剤：PGE₁製剤，シクランデール（カピラン），ジピリダモール（ペルサンチン），トラペジル（ロコルナール），ニコチン酸（ユベラN），カリクレイン（カリクレイン）
  2. 赤血球変形能改善剤：ペントキシフィリン（トレンタール）
  3. 抗血小板剤：チクロピジン（パナルジン），PGI₂（プロサイリン），アスピリン，塩酸ジラゼブ（コメリアン），エイコサペンタエン酸（エパデール），シロスタゾール（プレタール），塩酸サルポグレラート（アンプラーグ）
  4. 抗凝固剤：アルガトロバン（ノバスタン），クマリン誘導体（ワーファリン）
  5. 抗線溶剤：バトロキソビン（デフィブラーゼ）
  6. 腰部交感神経ブロック：糖尿病性交感神経障害例に不適
  7. 経皮的血管形成術：バルーン法（ステントの併用），小カッター法，内視鏡下レーザー照射
  8. 酸素治療法：局所的，全身的
  9. 外科的血行再建術
  10. 血液浄化法：高脂血症例での有効性がある．

表2　慢性虚血肢の臨床分類（Rutherford）

度	群	臨床定義	客観的基準
0	0	無症状―循環動態からみて有意な閉塞性病変なし	トレッドミル試験あるいは反応性充血試験正常
Ⅰ	1	軽度跛行	トレッドミル運動負荷試験終了可#；運動後のAP＞50 mmHg，しかし安静時に比し，最低20 mmHg下降
Ⅰ	2	中等度跛行	1群と3群の中間
Ⅰ	3	高度跛行	標準的トレッドミル運動負荷試験終了不能#および運動後AP＜50 mmHg
Ⅱ*	4	虚血性安静時痛	安静時AP＜40 mmHg，足関節あるいは中足骨PVRの平坦化あるいは波高の激減；TP＜30 mmHg
Ⅲ*	5	軽度組織喪失―非治癒性潰瘍，広範足趾虚血を伴う限局性壊疽	安静時AP＜60 mmHg，足関節あるいは中足骨PVRの平坦化あるいは波高の激減；TP＜40 mmHg
Ⅲ*	6	広範な組織喪失―TMより高位に拡大，もはや機能的足部リム・サルベージ不可能	5群と同じ

AP，足関節圧；PVR，容積脈波測定；TP，足趾血圧；TM，中足骨
*Ⅱ度およびⅢ度，4～5および6群は，重症虚血肢（慢性）と同義である．
#勾配12％，2 mph にて5分間

ンセンサスを得ている．

(1) arteriosclerosis obliterans（ASO）：現在下肢循環障害の主用疾患である．
(2) thromboangitis obliterans（Buerger's disease）：喫煙との関係がいわれているため禁煙が重要である．患者人口は少ない．
(3) 膝窩動脈瘤による下肢虚血：膝の内側に限局した拍動性腫瘤を呈す．

2）静脈性循環障害

長時間の立位作業者や経産婦などに好発する静脈うっ滞，静脈炎に二次性感染症が合併し，難治性潰瘍が形成される（図2）．潰瘍未形成例は弾性包帯や弾性ストッキングの使用が必要である．静脈潰瘍例は潰瘍治療以外に弾性包帯の使用，静脈硬化療法，手術的な静脈結紮[2,3]，血行再建や潰瘍除去後の植皮手術が必要なことがある．

2．潰瘍対策

1）原因別潰瘍対策

主として虚血性潰瘍をきたす疾患を対象とする．

a．血管性

動脈硬化症に対しては食事療法，禁煙や適度の運動などの基本的治療と各種降圧剤，高脂血症剤，抗動脈硬化剤や抗血小板剤などの内服による対症療法が必要である（表1）．最近末期腎障害患者のASO例の増加があり，血液透析，腹膜透析患者での虚血性足部潰瘍の予防が必要である（図3）．動脈硬化症も内膜肥厚での粥状硬化以外に中膜石灰化が併存し（図4），より虚血に陥りやすく，かつ薬物療法での効果を得にくい．潰瘍例は還流圧低下で容易に虚血に陥り壊疽へ進行しやすい．また

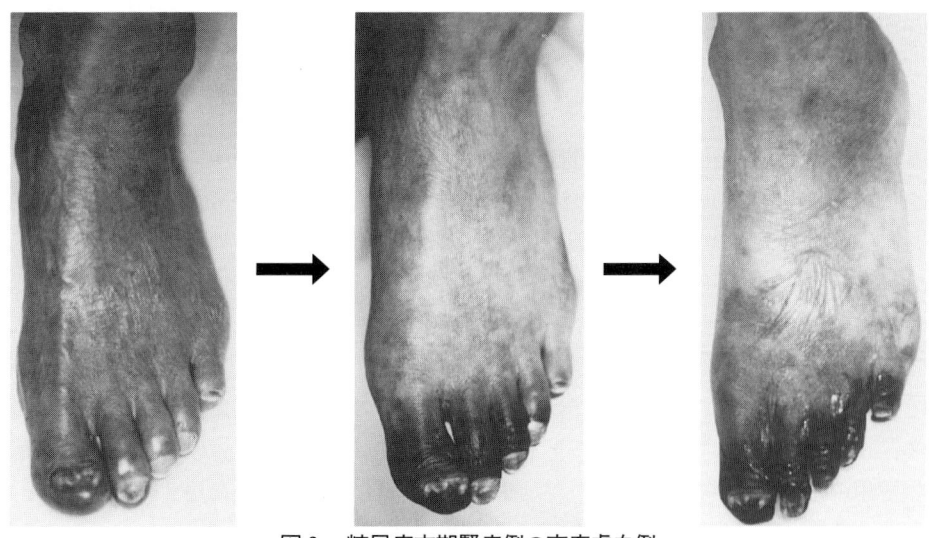

図3　糖尿病末期腎症例の高度虚血例
各種保存療法を行うが効果なく，dry gangreneへ進行．

354　第5章　その他の疾患

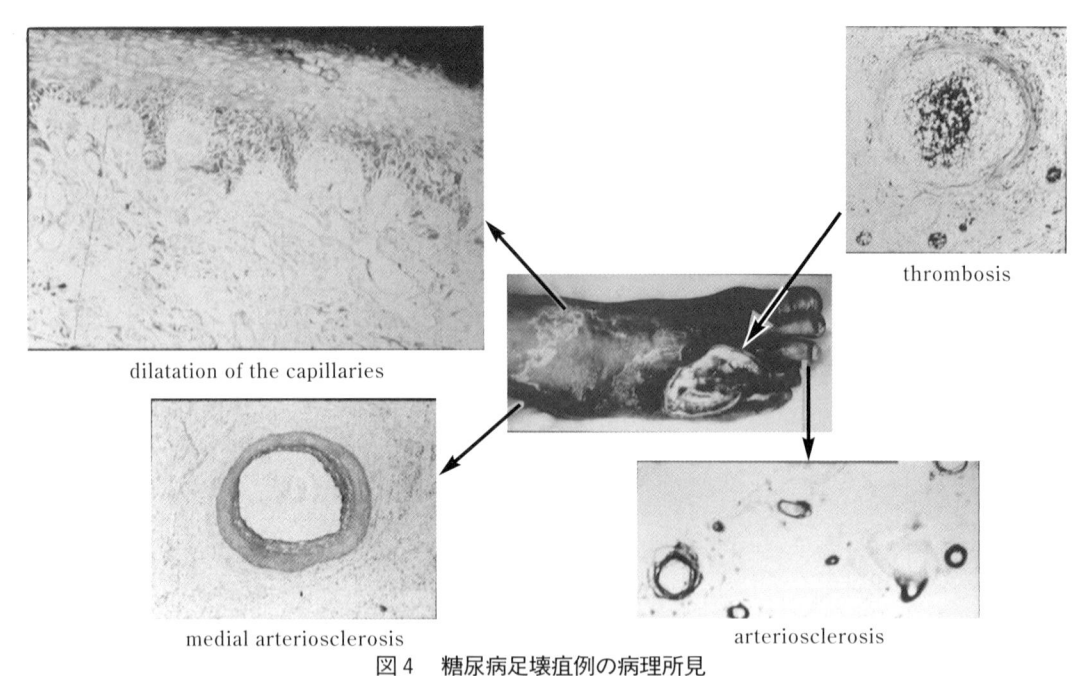

dilatation of the capillaries

thrombosis

medial arteriosclerosis

arteriosclerosis

図4　糖尿病足壊疽例の病理所見
　中・小動脈の中膜のリング状のメンケベルグ型石灰化が著明である．潰瘍より離れた足背皮膚は慢性の虚血に対し真皮乳頭が不規則に深く侵入し，静脈の拡張がみられる．潰瘍周辺の皮膚は血栓形成がみられる．

腎移植患者でも免疫抑制剤の使用で動脈硬化症が促進され，かつ易感染もあり注意が必要である．

　b．血管炎性

　アレルギー性，関節リウマチ，結節性動脈周囲炎などの各種膠原病では，レイノー症候群が手足指にみられ虚血性潰瘍をきたす．ステロイド剤や免疫抑制剤での原疾患の治療と，対症療法として抗血小板剤，血管拡張剤の内服や血漿交換療法がある．関節リウマチは足趾の変形をきたすため，変形に対応した免荷用中敷，靴が必要である[4]．また室内では保温性とクッションのある厚手の靴下の着用や室内用の装具が必要である．

　c．血液疾患

　多血症，サラセミア(thalassemia)，鎌状赤血球症や多発性骨髄腫などの各種 dysproteinemia を示す血液疾患での報告がある．原疾患の治療が必要である．dysproteinemia に対しては血漿交換療法が有用なことがある．厚手の靴下を着用し，狭い靴の使用を避け足の外傷に注意する．

　d．代謝性疾患

　血糖コントロール不良の場合は創傷治癒遷延の原因となるため，インスリン注射での血糖コントロールを厳重に行う．糖尿病は虚血[5]のみならず神経障害が併存する．交感神経障害での皮膚の動静脈吻合調節障害がみられ，皮膚潰瘍が難治性となる．そのため足部潰瘍の誘因となる靴や熱傷に注意する．またハンマー・トウやクロー・トウの足趾の変形例（図5）は厚手の靴下の着用，免荷用中敷，専用の靴の使用が必要である．足趾や前足部潰瘍に対しては免荷用サンダル（図6）の使用が必要である[6]．

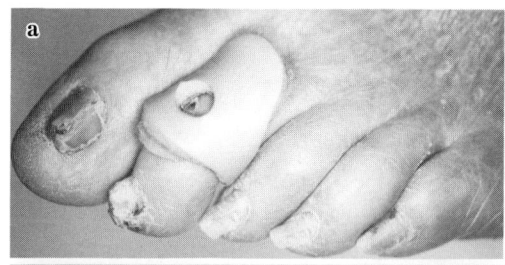

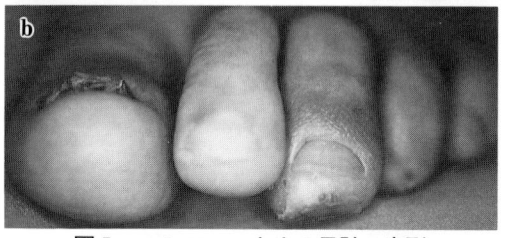

図5 ハンマー・トウの足趾の変形
a：ハンマー・トウ背部のびらんに対し，市販のクッションパットを使用し保護している．
b：ハンマー・トウで左第3趾底部の胼胝形成および潰瘍形成がみられる．足の変形に対しては免荷装具が必要である．

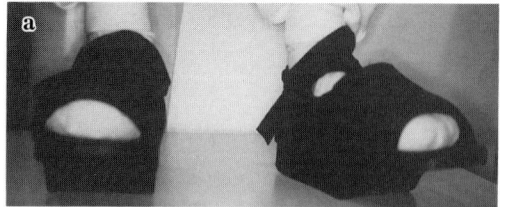

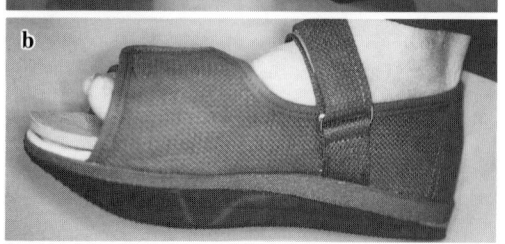

図6 免荷サンダル
a：市販の免荷サンダル．足趾および前足部の免荷がえられる．バランスがとりにくい．
b：市販のリハビリサンダルの前足部を少し上げた rocker sole 形状を作製．立位歩行が容易．足部潰瘍に応じた免荷が必要である．

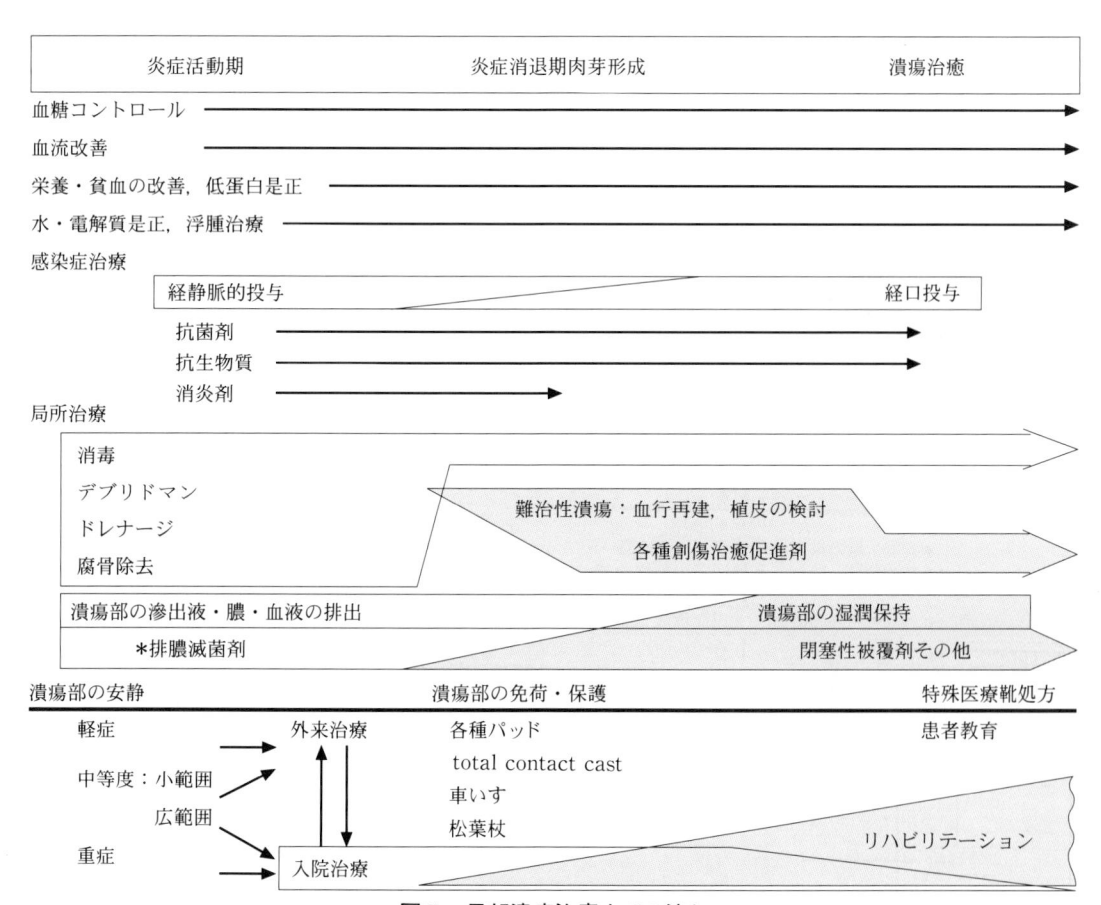

	炎症活動期	炎症消退期肉芽形成	潰瘍治癒
血糖コントロール	→		
血流改善	→		
栄養・貧血の改善，低蛋白是正	→		
水・電解質是正，浮腫治療	→		
感染症治療	経静脈的投与		経口投与
	抗菌剤 →		
	抗生物質 →		
	消炎剤 →		
局所治療	消毒 デブリドマン ドレナージ 腐骨除去	難治性潰瘍：血行再建，植皮の検討 各種創傷治癒促進剤	
	潰瘍部の滲出液・膿・血液の排出 ＊排膿滅菌剤		潰瘍部の湿潤保持 閉塞性被覆剤その他
潰瘍部の安静		潰瘍部の免荷・保護	特殊医療靴処方
軽症	→外来治療	各種パッド total contact cast 車いす 松葉杖	患者教育 リハビリテーション
中等度：小範囲 広範囲			
重症	→入院治療		

図7 足部潰瘍治癒までの流れ

356　第5章　その他の疾患

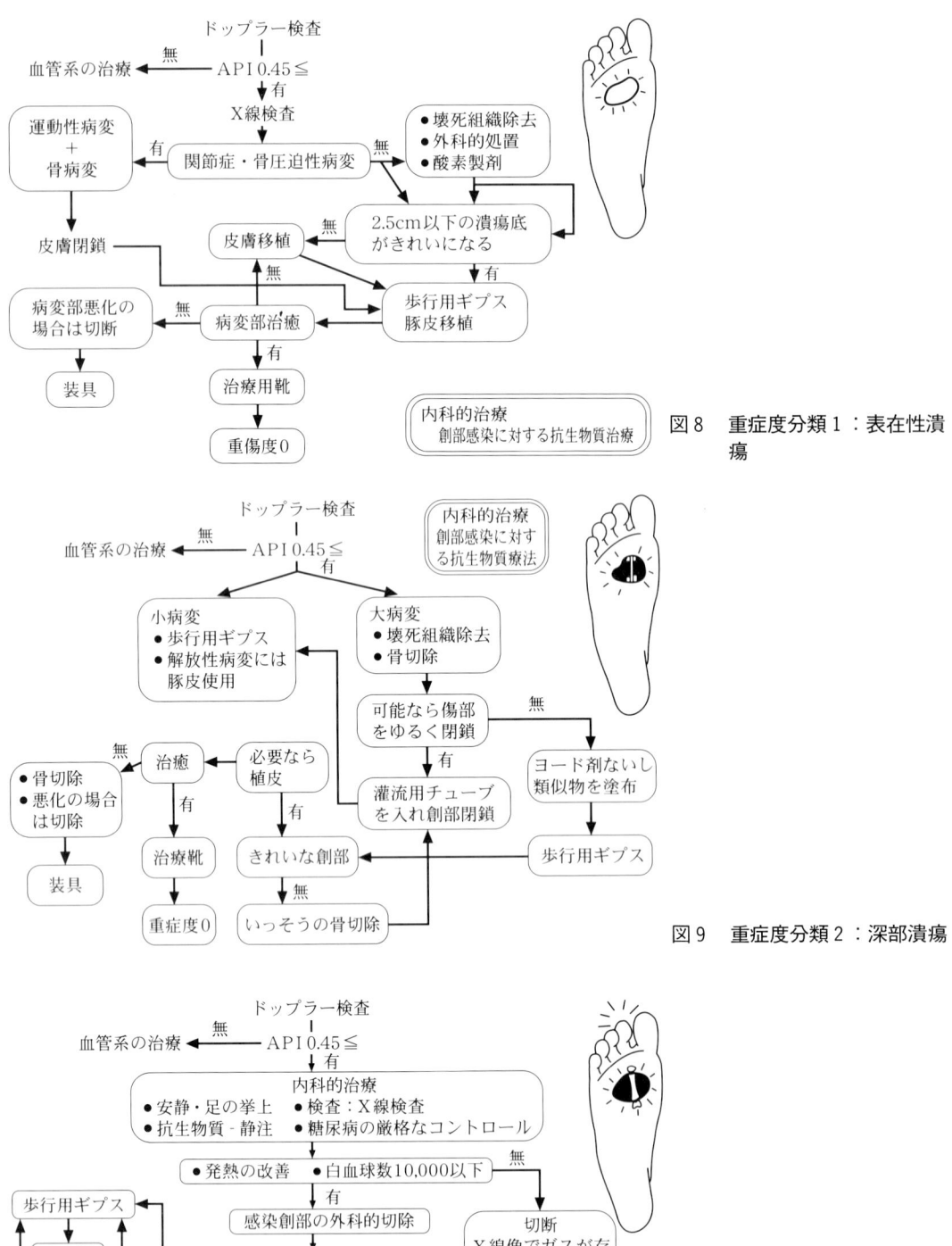

図8　重症度分類1：表在性潰瘍

```
                    ドップラー検査
    血管系の治療 ←無─ API 0.45≦
                       │有
                    X線検査
                       │
    運動性病変      有  ┌─────────┐  無  ・壊死組織除去
    ＋骨病変  ←───  関節症・骨圧迫性病変  ───→ ・外科的処置
       │                                        ・酸素製剤
       ↓                           無            │
    皮膚閉鎖 ─── 皮膚移植 ←─── 2.5cm以下の潰瘍底 ←┘
                    ↑無         がきれいになる
                    │              │有
    病変部悪化の   無              ↓
    場合は切断 ←─ 病変部治癒 ←─ 歩行用ギプス
       │            │有          豚皮移植
       ↓            ↓
      装具         治療用靴
                    │              ┌─内科的治療──┐
                    ↓              │創部感染に対する│
                  重傷度0           │抗生物質治療   │
                                   └──────────┘
```

図9　重症度分類2：深部潰瘍

```
                              ┌─内科的治療──┐
              ドップラー検査    │創部感染に対す│
    血管系の治療←無─ API 0.45≦  │る抗生物質療法│
                   │有         └──────────┘
            ┌──────┴──────┐
         小病変              大病変
         ・歩行用ギプス      ・壊死組織除去
         ・解放性病変には    ・骨切除
          豚皮使用              │
                             可能なら傷部    無
                             をゆるく閉鎖 ──→ ヨード剤ないし
                                │有           類似物を塗布
    ・骨切除  無              灌流用チューブ        │
    ・悪化の場合 ← 治癒 ← 必要なら を入れ創部閉鎖      ↓
     は切除         │有   植皮   ↑             歩行用ギプス
      │            ↓     │有    │
      ↓         治療靴   きれいな創部
     装具           │       │無
                  重症度0  いっそうの骨切除
```

図10　重症度分類3：膿瘍・骨髄炎

```
                    ドップラー検査
    血管系の治療 ←無─ API 0.45≦
                       │有
                    内科的治療
              ・安静・足の挙上  ・検査：X線検査
              ・抗生物質・静注  ・糖尿病の厳格なコントロール
                       │
              ・発熱の改善  ・白血球数10,000以下    無
                       │有                        ↓
                感染創部の外科的切除            切断
                       │                    X線像でガスが存
                     創部閉鎖                 在すれば可急的に
    歩行用ギプス       │無                       │
       ↑          ヨード剤ないし類似物を塗布      ↓
    治療靴              │                      装具
       │            歩行用ギプス
     重症度0            │
       ↑            きれいな創 ─有─┐
       │              │無
     皮膚移植 ←─── より広い組織の切除
       │有           │
     創部閉鎖 ←──────┘
```

2) ステージ別潰瘍対策

筆者の糖尿病患者を対象とした対策（図7）は，他の潰瘍疾患にも該当するものと思われる．また糖尿病足部潰瘍に関して以前よりWagnerの分類が広く使用されている．Wagnerの分類は足表面にまったく病変が認められない状態を0度とし，以後病変の進達度と広がりで最終段階の6度までの重症度が分類されている（図8～10）．虚血性潰瘍は保存的治療のみでは治癒困難な例が多く，早期より血管外科医のコンサルトが必要である．最近の血行再建術の向上や，各種angioplastyの進歩で高度の虚血に関しては治癒例の報告が数多い．

3. 虚血性足部潰瘍の治療

1) 創部の無菌化

a. 消毒

創部消毒液として0.05％グルコン酸クロルヘキシジン液（ステリクロン®W液），7.5～10％popidone iodine（Isodine®）液，10％液塩化ベンゼトニウム（ハイアミン液），10％塩化ベンゼルコニウム（オスバン液®）などがある．ヨウ素製剤のiodine tinkture（ヨードチンキ®液）は創面の乾燥をもたらすため，虚血性潰瘍への使用は慎重に行うとともに，長期にわたる例は創部周辺の皮膚炎が起こるためその治療も必要である．

b. デブリドマン

創部の無菌化を図るため，化学的薬物や外科的な切除が必要である．また腐骨があれば除去が必要である[7]．

c. 抗菌剤の使用

感受性のある薬剤の短期間の使用が好ましい．長期抗生物質と抗菌剤の使用でメチシリン耐性黄色ブドウ球菌（MRSA）が起きやすいので，院内感染の防止と耐性菌のチェックが必要である．MRSA感染予防の点から，医療従事者の消毒用エタノール，Welpas®，0.1～0.5％hibiscrub水溶液での手指消毒の励行と，患者の寝具，衣類，食器などを区別し消毒することが必要である．

2) 血流改善療法

a. 保存的療法

静脈注射剤としては抗トロンビン剤のargatoroban（Nobastan®，Slonnon®），血栓溶解剤（ウロキナーゼ製剤，t-plasminogen activator），注射用 PGE_1 -alprostandil注射液（Palux®），Prostandin®注射液[8]がある．経口剤として抗血小板剤の塩酸チクロピヂン（Panaldine®），Pletar®，Epadel®，Dorner®やAnplag®があり，プロレナール®を含む各種血管拡張剤を使用する．糖尿病患者の場合は，網脈出血の有無に関して眼科医の事前検査が必要である．

b. angioplasty

血管造影の評価で狭窄・閉塞が短い距離で単発例は適用となる．

c. 外科的療法

血行再建に関しては血管外科医に相談する[9,10]．

d．血管新生療法（therapeutic angiogenesis）

Insnerら[11]の大腿動脈閉塞モデルとヒトのASO例に対して，VEGFcDNAの遺伝子導入で側副血行路の発達が得られると報告している．

3) 創部の肉芽形成・上皮形成促進

創傷治癒機転で塩基性線維芽細胞増殖因子（bFGF），platelet derived growth factor（PDGF），epidermal growth factor（EGF），transforming growth factor（TGF-β），Interleukin-1α，β，Interleukin-6（IL-6）などのサイトカインが形成され分泌される．創部よりの分泌液にこれらの成長因子が含まれるため，創部を密封する閉鎖療法は理にかなった治療法であるといえよう．

a．肉芽形成・上皮形成促進剤

Solcoseryl®, Azunol®, Geben®, Isalopan®，塩化リゾチーム（Reflap®），トレチノイントコフェリル（Olcenon®）軟膏，ブクラデシンナトリウム（Actosin®），サイトカイン分泌促進作用剤としてPGE$_1$含軟膏（プロスタンディン軟膏®），白糖，ポビドンヨード配合剤（U-pasta®，Cadex®）などがある．ブクラデシンナトリウムや白糖，ポビドンヨード配合剤は創部の乾燥をもたらすため，分泌液に乏しい創面への使用は避けたほうが好ましい．transforming growth factor（TGF-β）[12,13]の粉末製剤は2000年には臨床で使用可能となる．糖尿病性足潰瘍例でのインスリン生塩水湿布療法が過去に報告されたが，虚血性潰瘍に有用か否かは不明である．

b．創傷被覆材の使用

被覆材はハイドロコロイド材（デュオアクチブ®，Absocure®-surgical），フイルム材（オプサイト®，テガダーム®）がある．使用に際しては細菌感染に注意することが重要である．これらの被覆材は滲出物が多いとあふれるため，使用時期は炎症急性期を過ぎ，分泌量の減少した時点が好ましい．分泌物が多い場合は，吸水性があり湿潤状態が保てるアルギン酸ナトリウム混合製剤が使用できる．皮膚欠損創部に対する被覆材として，コラーゲンマトリックスを使用したテルダーミス®とPernax®[14]がある．

c．細胞培養シート

山下ら[15]は同種培養真皮代替物を開発し，ヒトでの使用で治癒促進効果があると報告した[1]．素材が患者以外の人より採取使用しているため拒絶反応があるとしている．アメリカではヒト皮膚細胞

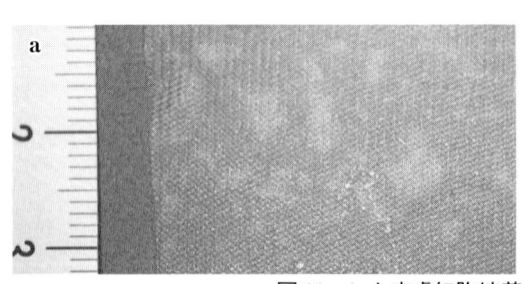

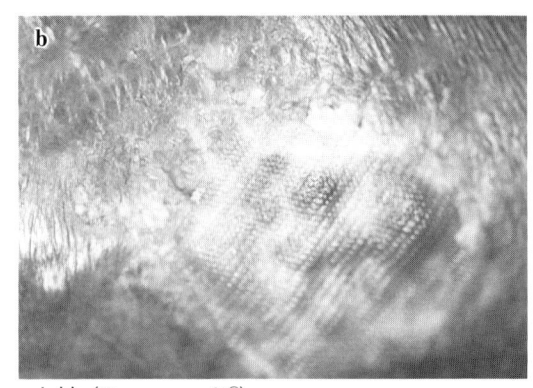

図11 ヒト皮膚細胞培養シート材（Dermagraft®）
a：創部に吸収されるマトリックスにヒト皮膚細胞を広げシート状とした．
b：創部にシートを接着した状態．

培養シート材のDermgraft®が臨床応用されていて，現在わが国でも治験中（図11）[16~18]である．

4）その他の治療法

a．高圧酸素療法の有用性（図12）[19]

虚血性潰瘍に対して有用との報告が多いが，血管外科専門医でのガイドラインにのっておらず，過信は禁物である．

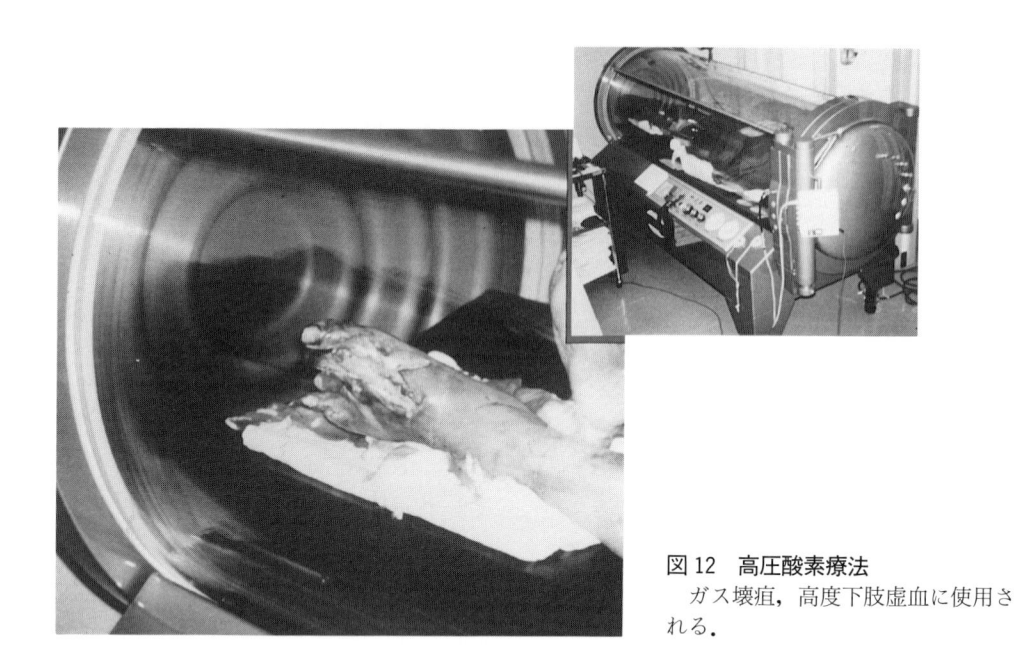

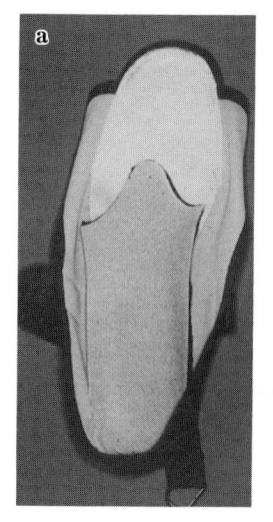

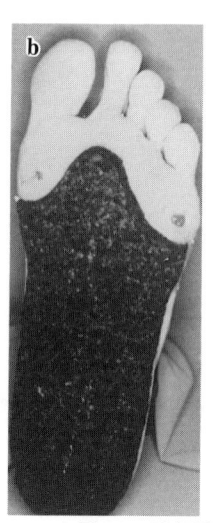

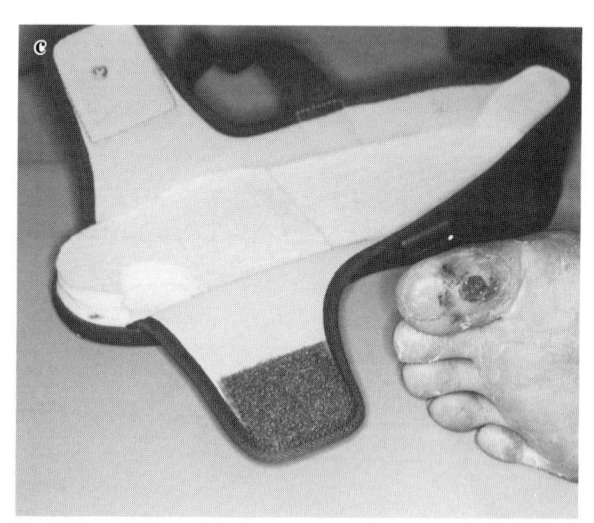

図12 高圧酸素療法
　ガス壊疽，高度下肢虚血に使用される．

図13 足部潰瘍に対する免荷サンダル
　市販のリハビリサンダルを使用．
　a：市販の中敷を使用し，足底部潰瘍の免荷に適したようにカットする．上からみた図．
　b：足底部潰瘍に免荷中敷をあてた図．
　c：右1趾底部潰瘍に対しフェルトを厚くし，免荷用にカットし，リハビリサンダルに装着．

b．腰部交感神経切除術[20,21]

交感神経切除ないし神経ブロックで下肢血流の改善が得られる．

c．血漿交換療法[22]

高脂血症による ASO に対し有用との報告があるが，その有用性には個人差がある．

5） 足部潰瘍の安静と免荷・保護

a．車いすや松葉杖の使用

虚血性潰瘍は軽度の外圧で容易に循環障害をきたし，虚血より組織壊疽をもたらす．ことに足趾，踵を含む足底部虚血潰瘍は極力入院をすすめ，床上安静をとることがベストである．検査やトイレその他への移動は松葉杖，車いすの使用が必要である．

b．免荷装具（図 13，14）

神経性足部潰瘍例の場合に使用される坐骨支持型長下肢免荷装具や PTB を含む短下肢装具は，虚血肢の場合注意が必要である．患部より離れた部位での装具での免荷は皮膚の圧迫壊死をきたすことがあるため，専門医のコンサルトが必要である．

c．免荷サンダル

潰瘍が重篤な状態を脱し，軽快方向に向かう場合，種々の免荷装具が必要となる．下腿虚血性潰瘍なかでも足趾，足底，踵等の接地部位での血潰瘍は免荷サンダルが必要である．

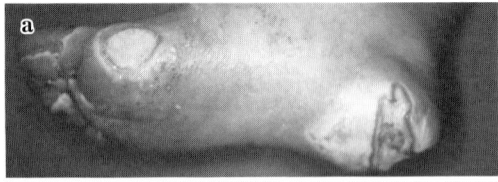

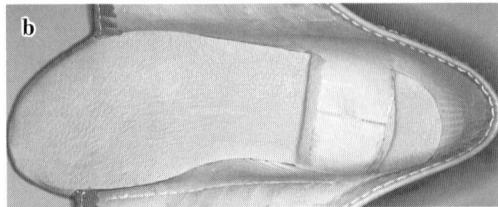

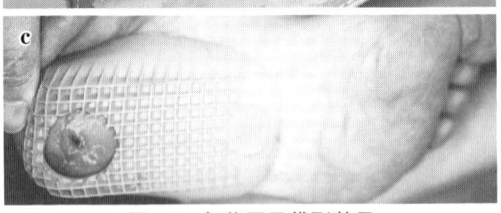

図 14　免荷用足袋型装具
　a：右踵と右第 1 趾内側部潰瘍．
　b：足袋型潰瘍で踵部を免荷，保護する形状とした．
　c：軽い踵潰瘍（治療まじか）に対し運動用に使用する cushion heel pad をくりぬいて使用．靴内に容易に入り歩行可能である．空内でも使用可能．

6） 疼痛対策

体位は下肢を下垂すると軽減することがあるため，ベッドの頭を高くするとよく，各種消炎鎮痛剤の処方が必要である．潰瘍の局所的な疼痛に対して，Xylocaine® ポンプスプレー，Xylocaine® ゼリー，1〜2% xylocaine や 2% carbocaine 注射液の局所塗布を行う．トレチノイントコフェリル（オルセノン®）軟膏に xylocaine か carbocaine 注射液を混合するか，必要に応じて Gentacin® 軟膏を混合し，創部に使用すると鎮痛効果が得られる．高度の疼痛に対して，下肢知覚神経ブロックや腰部硬膜外神経ブロックを行う．壊疽前の高度虚血例は持続硬膜外神経ブロックや麻薬性または非麻薬性鎮痛薬を使用する．

4．高位切断に至るリスクファクターなど

難治性潰瘍は高齢者，潰瘍治癒遷延する基礎疾患の存在，栄養不良状態，慢性感染症，創傷治癒促進因子の低下状態が関与するため，全身状態の管理が重要である．栄養では低蛋白血症をきたす

腎疾患，肝疾患は要注意である．リスクファクター例は，①中動脈から細小動脈にかけてのメンケベルグ型石灰化を示す高度の動脈硬化症例，②高齢者で高度の筋肉萎縮があり，膝下切断での筋肉フラップが不十分な例，③血管狭窄・閉塞部位が膝関節付近か，膝上に見られる例，④膝関節屈曲拘縮例や⑤狭窄・閉塞部位が長くバイパス手術が困難な例などがある．最近高度虚血性心疾患例で足の手術不能例がでてきたので，今後の全身的な評価が必要である．

5. 足切断後のリハビリテーションの注意点

1) 対側の健足の足壊疽

a．義足使用例

切断端部の荷重負荷での機械的な刺激で皮膚潰瘍を形成しやすい．また義足使用時は切断対側の母趾に荷重負荷がかかり，足趾の打撲や陥入爪から足壊疽を形成することが少なくないので注意が必要である（図15a）．

b．臥床例

下肢が外旋位をとり踵か足外側縁が褥瘡形成することが多い（図15b）．踵はクッションでの免荷が必要である（図16）．

2) 膝下切断例の関節拘縮での潰瘍形成

屈曲拘縮した膝関節下端部が床に接触する部位と断端上端皮膚に緊張がかかり潰瘍形成することがある．

3) 転倒事故の注意

リハビリでの起立・歩行訓練での転倒や起立性低血圧が起こることが多い．頭部打撲での脳内血腫形成や骨折予防が大切である．

6. 定期的なフットケア

靴の圧迫による虚血性潰瘍が起こるため（図17），爪先の形状をよく観察し，足に適した靴の選択が重要である．虚血足は冷え，厚手の靴下を使用した場合容積が大きくなるため，厚手の靴下を使用した状態で靴を選択することが必要である．また虚血足は家庭用の暖房器具や各種懐炉を使用することが多く，低温熱傷予防が重要である．虚血足は乾燥・亀裂が起こりやすく，同部位からのびらん形成より感染症を併発し壊疽に移行しやすいた

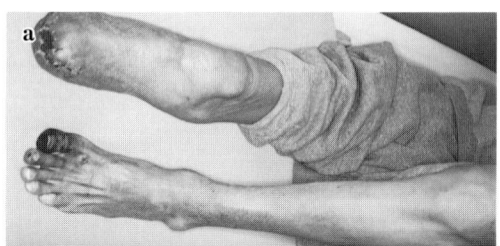

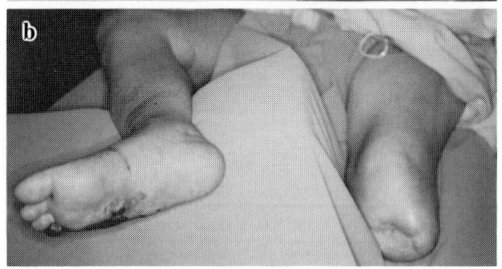

図15 足切断後の注意
a：右切断端部の皮膚が義足を使用し壊死形成．左第1・2足趾は切断前よりみられたASOで荷重負荷で壊疽形成．
b：左膝下切断．長期臥位が多く，右足外側縁の圧迫壊疽となる．

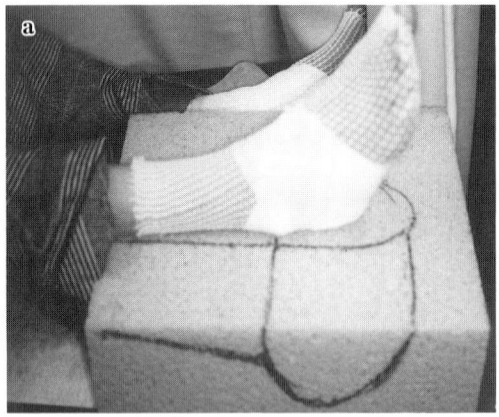

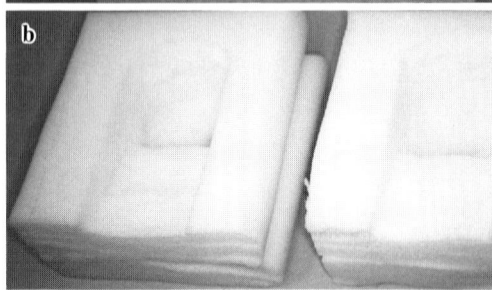

図16 踵部潰瘍の免荷
 a：市販のクッション板を患者の足にあわせてカットする.
 b：市販のクッションスポンジをはりあわせた.

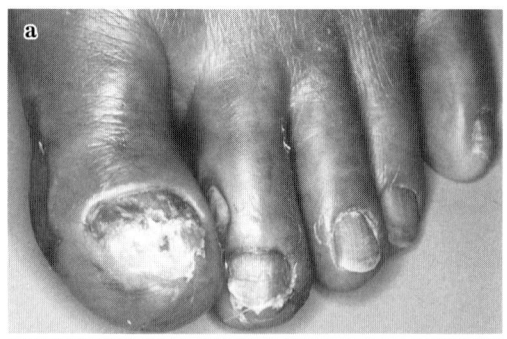

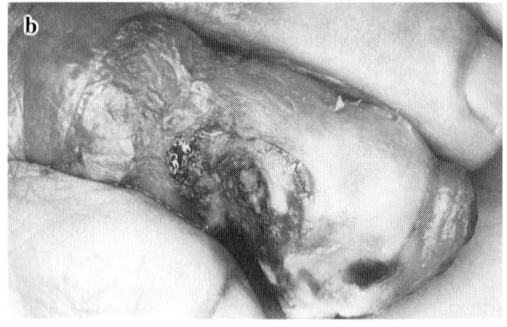

図17 ASOによる足趾部圧迫による虚血性潰瘍
 a：靴により圧迫され形成された潰瘍. 左1趾内側外側, 左第2趾内側に潰瘍形成. 左1～2趾部の潰瘍は互いに接触し, "kissing ulcer"を形成.
 b：右第3趾外側部の靴ずれ. 潰瘍に感染症を合併. 骨に達するか否かは予後に大きく左右する.

めスキンケアとネイルケアが重要である．また定期的な下肢の血流状態の評価をし，血管外科医との連携診療が重要である．

（新城孝道）

文献

1) Rutherford RB et al：Suggested standards for reports dealing with lower extremity ischemia. *J Vas Surg,* **4**：80-94, 1986.
2) 八巻 隆ほか：下肢静脈瘤と下肢静脈性潰瘍の治療．形成外科, **41**(4)：307-316, 1998
3) 堀口祐治：うっ滞性皮膚炎．現代医療, **29**：1176-1180, 1997.
4) 新城孝道：リュウマチによる足の変形．*Journal of Clinical Rehabilitation,* 8(1)：4-7, 1999.
5) Apelqvist J et al：Ketanserin in the treatment of diabetic foot ulcer with severe peripheral vascular disease. *International Angiology,* **9**：120-124, 1990.
6) 新城孝道：糖尿病と足——潰瘍・壊疽の予防・治療・管理．医歯薬出版, 1993, p 1-117.
7) Hill SL et al：The effects of peripheral vascular disease with osteomyelitis in the diabetic foot. *American Journal of Surgery,* **177**：282-286, 1999.
8) Miyauchi Y：Treatment of the peripheral vascular diseases with prostaglandin. *Nippon Rinsho -Japanese Journal of Clinical Medicine,* **52**：2182-2186, 1994.
9) 数井暉久：下肢阻血性潰瘍の外科治療．四肢阻血性潰瘍の治療——最近の進歩と診療の実際（田辺達

三監修，中瀬篤信編集），現代医療社，1988, p 79-108.
10) Taylor LM Jr : Limb salvage vs amputation for critical ischemia. The role of vascular surgery. *Archives of Surgery,* **126** : 1251-1257, 1991.
11) Insner JM, Pieczak A, Schainfeld R et al : Clinical evidence of angiogenesis after arterial gene transfer of phVEGF165 in patient with ischemic limb. *Lancet,* **348** : 370-374, 1996.
12) Richard JL et al : Effect of topical basic fibroblast growth factor on the healing of chronic diabetic neuropathic ulcer of the foot. A pilot, randomized, double-blind, placebo-controlled study. *Diabetes Care,* **18** : 64-69, 1995.
13) 新城孝道ほか；糖尿病性潰瘍に対するKCB-1の臨床効果．臨床医薬，**12**（10）：2131-2141, 1996.
14) 鈴木茂彦：人工真皮：難治性皮膚潰瘍——病態と治療の実際．現代医療，増刊 II, **29**：81-84, 1997.
15) 山下理恵ほか：同種培養真皮代替物による難治性皮膚潰瘍および褥瘡の治療．形成外科，**41**(10)：917-923, 1988.
16) Gary D, Gentzkow et al : Use of dermagraft, a cultured human dermis, to treat diabetic foot ulcers. *Diabetes Care,* **19**(4) : 350-354. 1996.
17) Richard A Pollak et al : A human dermal replacement for the treatment of diabetic foot ulcers. *Wounds,* **9**(1) : 175-183, 1997.
18) Gary D Genzkow et al : Improved healing of diabetic foot ulcers after grafting with a living human dermal replacement. *Wounds,* **11**(3) : 77-84, 1999.
19) Faglia E et al : Adjunctive systemic hyperbaric oxygen therapy in treatment of severe prevalently ischemic diabetic foot ulcer. A randomized study. *Diabetes Care,* **19** : 1338-1343, 1996.
20) Froysaker T : Lumbal sympatektomi ved truende gangraena pedis og ulcus pedis. *Nordisk Medicin,* **84** : 1084, 1970.
21) Kwan CM et al : The effect of intravenous infusion of prostaglandin E 1 on cutaneous microcirculation in black foot disease. *Journal of the Formosan Medical Association,* **92** : 603-608, 1993.
22) Agishi T et al : Treatment of arteriosclerotic obstruction by blood purification,Nippon Geka Gakkai Zasshi. *Journal of Japan Surgical Society,* **97** : 563-567, 1996.

第6章
補装具の支給体系

1. 補装具の定義

補装具は法律的な用語であり，医学用語ではない．語源は身体障害者福祉法第20条，内容は厚生大臣が指定することになっており，現在は義肢・装具・車いす・電動車いす・歩行器・歩行補助杖など20品目があげられている．補装具という用語は他の支給体系でも用いられているが，その内容が体系により異なるので注意されたい．

表1　介護保険の対象となる福祉用具と補装具，日常生活用具との関係

介護保険の対象となる福祉用具			補装具	日常生活用具
貸与	車いす	自走用標準型車いす，普通型電動車いす，介助用標準型車いす	○	
	車いす付属品	クッション，電動補助装置など	○	
	特殊寝台			○
	特殊寝台付属品	マットレス，サイドレールなど		
	褥瘡予防用具	空気マット，ウォーターマットなど		○
	体位変換器			○
	手すり			○
	スロープ			○
	歩行器		○	
	歩行補助つえ	松葉づえ，カナディアンクラッチ，ロフストランドクラッチ，多点杖	○	
	痴呆性老人徘徊感知機器			
	移動用リフト（つり具の部分を除く）			○
購入	腰掛便座			○
	特殊尿器			○
	入浴補助用具	入浴用いす，浴槽用手すりなど		○
	簡易浴槽			
	移動用リフトのつり具の部分			○

2. 医療保険における手続き（療養費払い）

健康保険・船員保険・共済組合・国民健康保険・老人保険などの各法と生活保護法における治療材料が対象となる．いずれも治療の経過において一時的・施行的なものであり，具体的な内容は治療用装具と練習用仮義足に限られている．医師の診断書と補装具製作業者の領収書（患者の一時立替払い）を添えて，保険組合または国民健康保険の窓口に提出すれば，後日7割の金額が給付される．

3. 年金保険（厚生年金等）における手続き

厚生年金・船員保険・農林漁業団体職員組合法が該当する．
このうち厚生年金保険制度では社会保険長期給付としての義肢・装具（更生用）・車いす・電動車いす・歩行器・補聴器の交付ならびに修理が厚生団・厚生年金病院により行われている（窓口は社

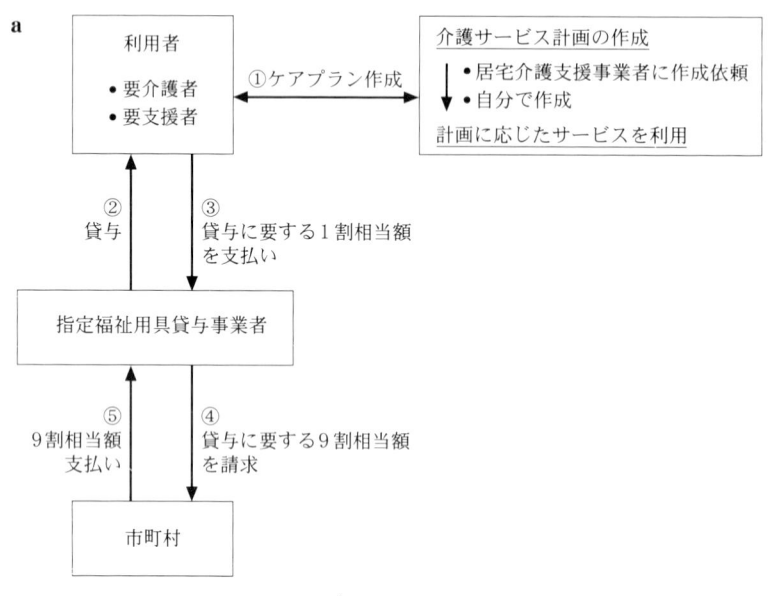

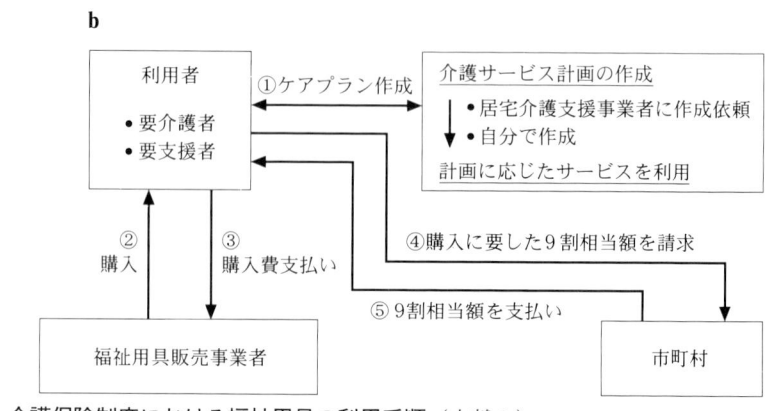

図1 介護保険制度における福祉用具の利用手順（文献1）
a：貸与の場合，b：購入の場合

会保険事務所).

4. 労災保険による災害補償給付の手続き

　労災による障害給付を受給し，また受給したことのある者（障害一時金の対象者を含む）に対して補装具（品目は身体障害者福祉法によるものから，座位保持装置・座位保持いす・起立保持具・

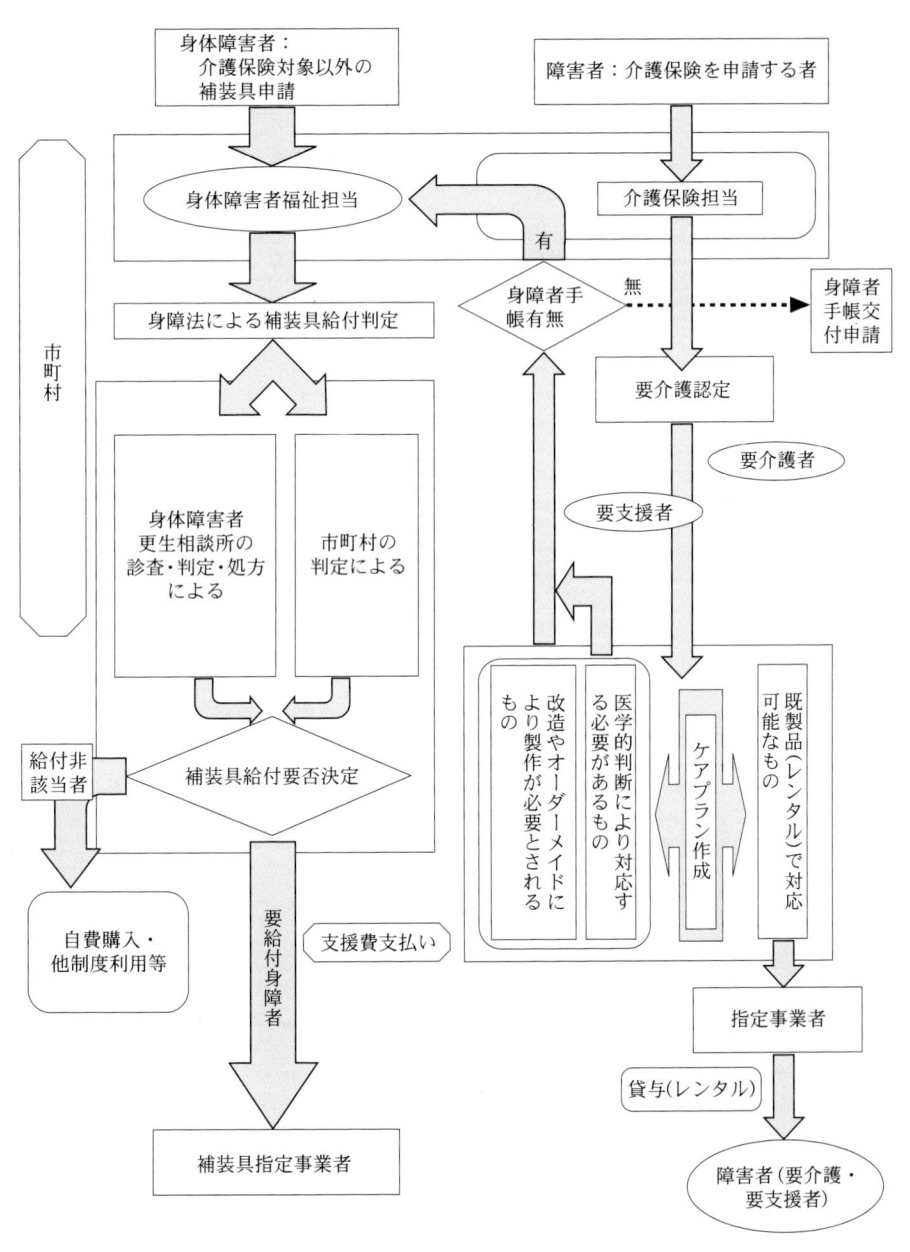

図2　補装具給付と介護保険給付との関係（文献2）

表2 補装具の

社会保障区分	労災ファンド			
制度	労働者災害補償保険	公務員災害補償保険	公共企業体	船員保険
法律	労働者災害補償保険法（昭22）	国家公務員災害補償法（昭26），地方公務員災害補償法（昭42）	労働協約	船員保険法（昭14）
条項・規則・要綱など	23条・保険施設取扱規定	人事院規則16-3 国公災21，22条 地方災47条	―	57条-2および福祉施設実施要綱
制度名	労働福祉事業	福祉施設	―	福祉施設
経営・運営主体	政府	政府 地方公務員災害補償基金	各企業体	政府
所管機関	労働基準局	人事院・地方自治体	―	船員保険会
窓口	労働基準監督署	人事担当部局		都道府県保険課 社会保険事務所
給付資格	障害給付を受給し，または受給したことがある者「労災障害者」	退職後の支給なし	退職後の支給なし	船員保険被保険者または被保険者であった者および保険給付を受ける者，受ける見込みのある者
補装具の種類 義肢	○	（左に準ずる）	（左に準ずる）	○
装具	○			○
座位保持装置				
座位保持いす				
起立保持具				
頭部保持具				
排便補助具	○			
頭部保護帽				
歩行器	○			○
歩行補助つえ	○			
収尿器	○			○
車いす	○			○
電動車いす	○			○
盲人安全つえ	○			
義眼	○			
眼鏡	○			○
点字器	○			
補聴器	○			○
人工喉頭	○			
ストマ用装具				
その他	かつらなど			―
費用の負担（負担の有無）	無	無	無	無
処方・適合検査，その他の適用など	労災病院 義肢採型指導医（骨格義肢は講習受講者）	実施機関に一任		船員保険および社会保険病院
製作業者の指定	なし	実施機関に一任		なし

支給体系一覧表

年金ファンド		社会福祉ファンド			介護保険	
厚生年金保険	農林漁業団体職員共済組合	戦傷病者援護	身体障害者福祉	児童福祉	介護保険	
厚生年金保険法（昭29）	農林漁業団体職員共済組合法（昭34）	戦傷病者特別援護法（昭38）	身体障害者福祉法（昭25）	児童福祉法（昭25）	介護保険法（平9）	
79条厚生年金保険福祉施設，厚生年金実施規定・事務取扱手続	53条および保険施設実施規定	21条・省令規則	20条・告示・局長通知	20条-6・告示・局長通知	7条17項・告示・課長通知	44条1項・告示・課長通知
福祉施設	福祉事業	補装具支給	補装具支給	補装具支給	福祉用具貸与	福祉用具購入
政府	農林漁業団体職員共済組合	政府	政府	政府	市町村	
厚生団・厚生年金病院	農林漁業団体職員共済組合	都道府県	市町村	市町村	────	
社会保険事務所		都道府県	市町村	市町村	市町村	
(1)被保険者または被保険者であった者で障害受給を受けた者または受ける見込みのある者 (2)年金受給者	義肢等の使用により機能が一部または全部回復の見込みのある者	別表規定に該当する者	身体障害者手帳所持者（18歳以上）	身体障害者手帳所持者（18歳未満）	要介護または要支援と認定された者	
○ ○	○ ○	○ ○ ○	○ ○ ○	○ ○ ○ ○	（補装具と共通種目） ○ 歩行器 ○ 歩行補助つえ ○ 車いす ○ 電動車いす （その他） 特殊寝台，褥瘡予防用具，体位変換器，手すり，スロープ，痴呆性老人徘徊感知機器，移動用リフト（つり具の部分を除く）	腰掛便座，特殊尿器 入浴補助用具 簡易浴槽 移動用リフトのつり具の部分
○ ○ ○ ─	○ ○ ○ ○ ○ ○ ─	○ ○ ○ ○ ○ ○ ─	○ ○ ○ ○ ○ ○ ─	○ ○ ○ ○ ○ ○ ─		
無	無	無	有	有	有（1割負担）	
厚生団経営の厚生年金病院	厚生団経営の厚生年金病院および労災病院	都道府県知事への委任	身体障害者更生相談所	育成医療指定保健所・同医療機関	指定居宅介護支援事業者が作成する居宅サービス計画に基づき，指定福祉用具貸与事業者から貸与される．	特になし
厚生年金病院および指定製作・修理所	同左	都道府県知事への委任	地方自治体指定	地方自治体指定	貸与事業者に対する都道府県知事の指定	特になし

頭部保持具・頭部保護帽・ストマ用装具を除いたもの）が労災病院または採型指導医により処方が行われる（窓口は労働基準監督署）．

5．社会福祉制度（身体障害者福祉法・児童福祉法）の手続き

身体障害者手帳所有者が更生・機能補塡のために永久的に用いる補装具を作製する場合，福祉事務所に申請したのち，必要ある場合は各地の身体障害者更生相談所（児童の場合は育成医療指定保健所・同医療機関）で処方・適合判定が行われる．他の長期給付と異なり，その費用は国と地方自治体が折半することになっている．なお，労災制度を含めた社会保険長期給付と身体障害者福祉法の両側から支給される対象者の場合は，当然前者が優先されるべきである（他法優先）．

6．介護保険と福祉用具

平成12年4月に発足した介護保険では福祉用具に関する規定がある．すなわち，**表1**に示す用具は資源の効率利用の立場から原則として貸与されるが，このうち車いす（自走用標準型，介助用標準型）・電動車いす（普通型）・歩行器・歩行補助つえ（松葉づえ，カナディアンクラッチ，ロフストランドクラッチ，多点杖）の4品目が身体障害者福祉法の補装具と共通しており，介護の必要度に応じて貸与もしくは例外的に購入費が支給される．貸与の場合と購入の場合の利用手続きを**図1**に示す．

介護保険の対象外の補装具については，従来どおり身体障害者福祉法によるものとして給付される．

次に，障害者の身体的状況から標準的な既製福祉用具の貸与の適否が明確でない場合や，明らかに改造やオーダーメイドにより製作する必要があるとの医師の意見書や更生相談所の判定があった場合は，事務連絡を行ったうえ適切な処置をとるものとする（**図2**）．

7．地方分権一括法の施行に伴う身体障害者（児）の補装具給付事務の変更

国と地方公共団体が共通の目的である国民福祉の増進に向かって相互に協力するために，両者が分担すべき役割を明確にして住民に身近な行政はできる限り地方公共団体が担当することを目的とした地方分権一括法が平成12年4月から施行された．このうち，これまで都道府県（および政令指定都市）が行ってきた身体障害者更生相談所（児童の場合は育成医療指定保健所・同医療機関）での補装具の処方・適合判定が，より身近な市町村で行われることになった．また身体障害児の補装具給付事務の権限委譲により，費用負担割合が現行の国1/2，都道府県1/2から国1/2，市・福祉事務所設置町村1/2または国1/2，県1/4，福祉事務所未設置町村1/4に変更されるとともに，給付事務も市町村が行うことになっている．さらに，従来から厚生大臣が行ってきた重度障害者（児）に対する基準外補装具交付制度も市町村に委譲することになっている．このように，補装具給付体系が大幅に変更されることになるが，それまで一応ノウハウが蓄積されてきた身体障害者更生相談所の判定業務が市町村に移った場合に混乱が生じないか懸念されるところである．

8. 補装具の支給体系

表2を参照されたい．

（加倉井周一）

文 献

1) 塩出博司：介護保険法の福祉用具に関する規定について．日本義肢装具学会誌, **16**：81-88, 2000．
2) 黒田大治郎：福祉用具供給システムの現状と展望．日本義肢装具学会誌, **16**：104-113, 2000．

索　引

あ
アーチ・クッキー　32
アーチサポート　237
アームスリング　83, 117
アウトリガー　36
アウトリガー付スプリント　276
あぶみ　18, 202
足の体操　266
足関節の踏み返し　60
足関節用U字型装具　237
足関節靱帯損傷用装具　237
足継手2方向ばね制御付　121
編上靴　30

い
インヒビター　287
インフォームドコンセント　286
一次障害　48
一次性先天性内反足　313
一過性局在性伝導障害　143
陰性徴候　104

う
ウイルミントン装具　329
ウェブ・スペーサー　348
ウォームスプリング型（対立装具）　37
うちわ歩行　268, 319
うずくまり姿勢　88
後開きの付いた外科靴　31
内がえし　52
内羽根式　31
運動失調　103

え
エンゲン型（対立装具）　37
遠位型ミオパチー　188
鉛管現象　47

お
オフセット式膝継手　25
折りたたみナイフ現象　46
大阪医大式 OMC 側彎症装具　329
遠城寺式乳幼児分析的発達検査　130

か
カラーキーパー　226
カリフォルニア大学生体工学研究室　265
下垂手　150
過用症候群　259
介護保険　370
回内足　265
開張足　266
開排装具　306
開放性脊髄髄膜瘤　124
解放現象　104
外側ソールウェッジ　31
外側十字靱帯装具　256
外側側副靱帯損傷　260
外転位股装具　297
外転機能装具　212
外転蝶番継手　241
外転蝶番継手付股継手　25
外反踵足　264
外反扁平（尖）足変形　94
外反扁平足　265
外反母趾　266
踵による踏み返し　59
学童期側彎症　324
肩関節亜脱臼　80
肩駆動式　39
肩手症候群　80
関節リウマチ　354
関節内出血　285
環境制御装置　116
顔面肩甲上腕型（筋ジストロフィー）　187
60°開排位装具　311

き
キアリ奇形　125
ギプスシャーレ　287
基準外補装具交付制度　370
機能性側彎　323
機能代償装具　143
機能的骨折治療装具　192, 194, 196, 204, 206, 207
義肢学　1
義肢装具士資格制度　6
脚長差　270
逆クレンザック足継手　23, 164
逆トーマスヒール　31, 94, 165, 317
共同運動　44
胸椎バンド　227
胸腰仙椎装具（スタインドラー型, Steindler 型）　35, 228
胸腰仙椎装具（テーラー型, Taylor 型）　35, 228
胸腰仙椎装具モールドジャケット式　35, 230
胸腰仙椎装具（ジュウェット型, Juwett 型）　35, 228
胸腰仙椎装具（Cowhorn 型）　35
胸腰仙椎装具（Knight Taylor 型）　35
矯正ギプス　314
凝固因子製剤の補充療法　286
金属支柱付短下肢装具　27
金属製下肢装具部品の標準化　20
筋緊張性ジストロフィー　188
筋障害　168
筋肉内出血　289

く

クレアチニン係数　173
クレンザック足継手　23, 93
クロー・トウ　354
クローラー　101
くり抜きパッド　268
くり抜きかかと　32
靴のチェック項目　32
靴の内部での補正　32
靴の開き　31
靴の補正　30
靴型装具　30, 314, 317
靴底に対する補正　31
組立式装具　21
車いす　162
車いす駆動　181

け

ケーラー病　268
ケロイド　342
外科開き　31
計測項目（車いす）　41
計測姿勢（車いす）　41
経皮的フェノールブロック　92, 100
痙縮　44
痙縮抑制装具　69
頸胸椎装具ハロー式　35, 227
頸椎カラー　35, 109, 226
頸椎装具モールド式　35
頸椎装具支柱付　35
血友病性関節症　285
血友病包括医療システム　285
肩甲骨安定化装具　187
原始反射　87

こ

コルセット式中足支え　272
コレステリン塞栓　351
ゴムバンド　243
ころがり運動　245
固縮　45
股外転装具蝶番式　97
股継手　25
股継手なしの股装具　239
股内転変形　96
交互歩行装具　243
拘縮予防肢位　344
後骨間神経麻痺　151
後方内・外旋不安定（Hughston, Jakob）テスト　260
後方引出し徴候　260
後方不安定テスト　260
厚生省障害度分類（DMD）　169
厚生年金保険制度　366
硬性膝装具　253
構築学的側彎　323
国際標準化機構　2
骨盤帯　227
混合型　45

さ

サイム切断　269
サポーター　287
坐骨支持骨盤帯長下肢装具　242
坐骨支持脊椎長下肢装具　242
坐骨支持装具　242
坐骨支持長下肢装具　242, 261, 293
座位保持装具　183
座位保持能力　180
3点固定の原理　13, 250
3点固定法　235
3点支持　227

し

シェヌー装具　330
シャンク　93
シャントトラブル　131
ショパール切断　269
支柱　227
四頭筋角　248
四辺形大腿全面ソケット　203
肢帯型（筋ジストロフィー）　187
姿勢制御歩行器　88
思春期側彎症　324
自助具　85, 118
児童福祉法　370
軸索断裂　143
膝蓋大腿角　248
尺骨神経管症候群　155
尺骨神経麻痺　155
手根管症候群　153
手動車いす　41
主カーブ　323
舟状骨パッド　32
充填物　269
術後肩固定装具　147
舟状底　273
重錘負荷　108
踵骨棘　267
踵足変形　126
褥瘡　127
伸展式　39
身体障害者更生相談所　370
身体障害者福祉法　2, 10, 370
身体像　88
神経因性膀胱　130
神経線維腫症　326
神経断裂　143

す

スイス止め付膝継手　25
スタビライザー　89
ストラップ　28
スリップオン式　31
スワンネック変形　36, 235
スプリント　287
スプリント（前腕回旋制限用）　278
スポンジ　348
すべり運動　245
水髄症　126
水頭症　125, 130
垂直懸垂　109

せ

正常反射　87
正中神経麻痺　152
静的装具　250, 348
整形靴　264
整形靴（凹足用）　267
整形外科学用語集　263
脊髄空洞症　126
脊髄係留症候群　126
脊髄小脳変性症　110
脊髄髄膜瘤　125
脊髄性小児麻痺　138
脊髄損傷　113
脊柱変形　180
脊椎管癒合不全症　124
脊椎-骨盤帯長下肢装具　164
石膏モールドシート　184
先天性股関節脱臼　301
先天性垂直距骨　264
先天性腓骨欠損　269
先天性扁平足　264
尖足拘縮　50
尖足変形　91
前十字靱帯損傷　259
前足部による踏み返し　60
前方外旋不安定（Slocum）テスト　259
前方内旋不安定（Slocum）テスト　260
前方不安定（Lachman）テスト　259

そ

ソフトカラー　226
阻血性壊死　292
創外固定法　193
装具学　1
装具除去　334
即席装具　21
足根中足義足　270
足趾把握反射　93
足底装具　237
足部潰瘍　273

足部（部分）切断　269
外がえし　52
外羽根式　31

た

ターンバックル手指伸展装具　185
ダイアルロック付股継手　240, 241
ダイアルロック付膝継手　25
ダイナミック膝蓋骨装具（Palumbo）　258
ダンサー・パッド　32
田中・ビネー知能検査　130
体外式人工呼吸器　186
体外力源駆動式　39
体幹下肢運動年齢　130
大腿骨顆部支持式免荷装具　241
大腿四頭筋訓練　191
代償カーブ　323
第1趾の延長（モートン病）　32
短下肢装具　164
短下肢装具逆クレンザック足継手付　165
短靴　30
短対立装具　37, 149, 155
弾性緊縛帯　109

ち

チャールストン装具　330
チャッカ靴　30
チューブ包帯　348
千葉大式側彎症装具　329
地方分権一括法　370
治療用装具　143
力のモーメント　12
中足（骨）パッド　33, 265, 266
中足骨頭前縁での踏み返し　60
中物　269

虫様筋バー　156
肘部管症候群　156
長下肢装具　162
長靴　30
長対立装具　37
超深靴　30
蝶型踏み返し　31

つ

ツイスター　95, 98, 268
つめ車駆動式　39
椎体辺縁の陥凹　326
月形しんの延長　94, 317
槌趾（リウマチ性）　272
爪先歩行　320

て

デニスブラウン型装具　268
デュシェンヌ型進行性筋ジストロフィー症　168
デンバーバー　31
手関節ストッパー付装具　154
手関節駆動式　39
手関節駆動式エンゲン型　38
手関節駆動式ランチョ型　38
手関節固定装具　117, 149, 157
手関節拘縮用スプリント　279
手関節対立装具　117
手関節背側保持装具　152
殿部押さえ　241
電動車いす　117, 184
電動車いすの処方（DMD患者）　183

と

トーマスヒール　31, 94
トーマスバー　31
トルクヒール　268
等運動性運動　288
等尺性運動　288
統一処方箋　10
糖尿病　354

頭蓋底陥入　218
橈骨神経麻痺　149
同心円状コイルばね　243
動的装具　250, 348
特定行為制限項目（義肢装具士）　10
徳大式ばね　243
徳大式ばね付長下肢装具　176

な
ナックルベンダー　148, 349
内側ソールウェッジ　31
内側側副靱帯損傷　260
内側不安定（外反ストレス）テスト　260
内反足　51
内反足変形　94
軟性のふまず支え　33, 265
軟性膝装具　256

に
二次障害　48
二重クレンザック足継手　23
西尾式外転内旋位免荷装具　294
日常生活支援機器　116
日整会足部疾患成績判定基準　321
日本版デンバー式発達スクリーニング検査　130
乳幼児期側彎症　323

ね
ねじ込み運動　247
熱傷の深度の分類　341

の
ノーマライゼーション　168
脳の可塑性　88
脳性麻痺　87
脳卒中片麻痺　43

は
ハウザーバー　31
ハンマー・トウ　354
バイオメカニクス　12
バタフライ　97
バニオン　266
バリアフリー　48
パーキンソン症候群　47
パーキンソン病　110
はさみ肢位　89
把持装具　38
把持装具手関節駆動式　117, 147
把持装具指駆動式　39
破損装具部品の分析　17
歯車現象　47
廃用症候群　48, 194
箱型デザイン（あぶみ）　18
発達性脱臼　301
反張膝　50
反張膝変形　96
半月板損傷　260
半長靴　30
瘢痕　342

ひ
ヒールウェッジ　28
ヒール・クッション　32
ヒップサポーター　239
ヒッププロテクター　241
皮膚節　160
肥厚性瘢痕　342
非対称性頸部緊張反射　44
疲労破壊　19
東埼玉式起立用装具　178
東埼玉式装具　176, 177
膝くずれ現象　248
膝当て　251
膝屈曲変形　95
膝固定式長下肢装具　175
膝伸展補助付長下肢装具　176
膝装具　164
膝装具スウェーデン式　96, 254
膝継手　25
肘屈曲型アームスリング　83
肘伸展型アームスリング　83

ふ
ファンロック膝継手　25, 241
フィラデルフィア・カラー　227, 234
フィラデルフィア・スタビライザー付装具　226
フェルト・クッション　32
フットケア　361
フライバーグ病　268
フレア・ヒール　238
フレンケル体操　104
ブーツ　163
プラスチックキャスト　198
プラスチック製可撓性たわみ継手　24
プラスチック製足継手　24
プラスチック短下肢装具　27, 287
プラスチック膝装具　255
プラスチックH型膝装具　256
プロテオグリカン　342
プロビデンス装具　330
ふまずしん　18, 93
ふまず支え　33, 266
不随意運動　104
福祉関連機器用語〔義肢・装具部門〕　1
福祉用具　370
福山型先天性筋ジストロフィー　187
腹部エプロン　227
舟底足　90
分娩麻痺　147

へ
ヘッドギア　186
ベネット型（対立装具）　37

ペルテス病　*292*
片側癒合椎　*324*
扁平足　*265*

ほ
ボストン装具　*329*
ボツリヌス毒素　*102*
ポストポリオ症候群　*138*
ポリオ　*138*
ポリネック・カラー　*226, 234*
歩行あぶみ（パッテン底）　*242*
歩行器　*101*
歩行器（交互歩行式）　*110*
歩行器（二輪式）　*110*
補装具　*10, 365*
母指 MP 関節固定装具　*149*
膀胱直腸障害　*127*

ま
マルファン症候群　*326*
まめ変形（内反足）　*314*
松葉杖歩行　*162*

み
ミット型手指伸展用装具　*349*
ミュンスター型ソケット　*214, 215*
ミルウォーキー装具　*329*
見せかけの矯正　*314*

む
ムチランス型 RA　*233*

め
メイヨー半月バー　*31*
メタタルザル・コルセット　*33*
メタタルザルサポート　*237*
メタタルザルバー　*31, 33*
メタタルザルパッド　*32, 266*
免荷装具　*360*

免荷用サンダル　*354, 360*

も
モートン病　*266*
モジュール化　*21*

や
夜間装具　*91*
夜間装具（外反母趾用）　*267*
夜間短下肢装具　*314, 318*

ゆ
緩い開排位装具　*306, 310*

よ
陽性支持反応　*93*
陽性徴候　*104*
腰仙椎装具（ナイト型, Knight 型）　*35, 232*
腰仙椎装具（Chairback 型）　*35*
腰仙椎装具（Williams 型）　*35*
腰仙椎軟性装具（ダーメンコルセット）　*230*
横バー　*227*
横軸扁平足　*266*
4 点固定の原理　*251*

ら
ランチョ型（対立装具）　*37*

り
リーメンビューゲル　*305, 319*
リウマチ足　*271*
リスクファクター　*360*
リスフラン切断　*269*
リンクモデル　*14*
理学療法　*288*
立位保持装置　*89*
立位保持用装具　*100*
療養費払い　*366*

れ
レイノー症候群　*354*
レックリングハウゼン病　*326*
連合運動　*44*

ろ
ロッカーバー　*31*
ロッキング機構　*80*
ロック可能な角度制限付継手　*192*
労災保険　*367*

わ
ワイヤカラー　*227*
和歌山医大式股関節用 S-splint　*240*
和歌山式 sling I 型　*293*
和歌山式 sling II 型　*293*
腕神経叢損傷　*143*

A

AAOS の分類　*2*
abdominal support　*227*
active corrective brace　*329*
advanced RGO　*119*
AIDS　*290*
Allis sign　*302*
anatomical plate　*193*
ankle mortise　*313*
ankle rocker　*60*
anterior knee cap　*251*
AO 圧迫プレート　*193*
arch support　*266*
ARGO　*119*, *243*
arteriosclerosis obliterans (ASO)　*353*
associated movements　*44*
asymmetric tonic neck reflex　*44*
ataxia　*103*
Atlanta Scottish Rite orthosis　*297*
avasucular necrosis　*292*
axonotmesis　*143*

B

Bal（Balmoral）　*31*
balanced forearm orthosis　*118*, *185*
Barlow test　*303*
barrier free デザイン　*12*
basillar impression　*218*
Batchelor 型装具　*297*
bean shaped deformity　*314*
Becker 型（筋ジストロフィー）　*186*
below-the knee cast　*194*
BFO　*117*, *118*, *185*
Blucher　*31*
blue toe 症候群　*351*
body image　*88*
Böhler 体操　*194*
boots　*30*

Boston brace　*329*
Bowker の患者選択基準（DMD）　*173*
Brunnstrom ステージ　*18*, *45*
Buerger's disease　*353*
bunion　*266*
butterflies　*97*

C

calcaneal pitch　*314*
calcaneal spur　*267*
calf pumping exercise　*191*
Capener splint　*280*
CARS-UBC 膝装具　*253*, *254*
Cassvan 膝装具　*251*, *256*
Catterall の分類　*292*
CDH　*301*
Charcot-Marie-Tooth 病　*165*
Charleston bending brace　*330*
Cheneau 装具　*330*
Chiari 奇形　*218*
Chopart amputation　*269*
chukka　*30*
clasp-knife phenomenon　*46*
claw toe　*267*
cock-up splint　*152*
cock-up toe　*272*
Codman の振子運動　*211*
coil splint　*282*
collar and cuff 法　*211*
comforming splint　*348*
community ambulator　*129*
congenital absence of the fibula　*269*
congenital dislocation of hip　*301*
congenital flat foot　*264*
congenital vertical talus　*264*
containment 療法　*292*

Containment splint　*293*
corrective cast　*314*
CPM（continuous passive motion）　*192*, *288*
crawler　*101*
crouching posture　*88*

D

dancer pad　*33*
deep burn（DB）　*341*
deep dermal burn（DDB）　*341*
Denis-Browne 装具　*314*, *317*
dermatome　*160*
developmental dislocation of hip　*301*
DIP 関節伸展拘縮用スプリント　*281*
DMD　*168*
Don Joy 4 point ACL/PCL 膝装具　*253*, *254*
dorsal outrigger extension splint　*280*
double Klenzak 継手　*93*
Duchenne 歩行　*160*
dynamic finger flexion splint　*280*
dynamic MP joint flexion splint　*280*
dynamic splint　*277*, *348*
dysproteinemia　*354*

E

elastic bandage　*109*
elastomer　*348*
Ender 釘　*193*
entrapment syndrome　*266*
epidermal burn（EB）　*341*
evidence based medicine（EBM）　*21*
extradepth shoes　*30*

F

fall to heel gait *163*
filler *269*
flat foot *265*
flat-top-talus *320*
Fontaine 分類 *351*
foot ulcers *273*
forefoot rocker *60*
Fredenhagen の評価法 *321*
Freiberg disease *268*
functional brace *200*
functional splint *277*

G

general conditioning exercise *87*
genucentric 膝装具 *256*
genu recurvatum *50*
giving way *248*
gluteal extension *241*
Guyon 管症候群 *155*

H

hallux valgus *266*
Halo-vest *227*
hammer toe *267*
heel gait AFO *93*
heel rocker *59*
heel toe gait *91, 319*
high quarter shoes *30*
hip-abduction orthosis *295*
hip action brace *97*
hip guidance orthosis (HGO) *243*
HIV 感染 *290*
Hoffer の分類 *129*
household ambulator *129*
HRC 膝装具 *256*
hydraulic mechanism *196*
hydrocephalus *125*
hydromyelia *126*

I

immediate weight bearing 法 *194*
infantile scoliosis *323*
Innenschuh *269*
intrinsic minus hand *36*
intrinsic plus hand *36*
involuntary movement *104*
Iowa 膝装具 *256*
ischial weight-bearing KAFO *261*
isokinetic exercise *288*

J

JIS T 0101 *1*
joint jack *280*
juvenile scoliosis *324*

K

KAFO *164*
King の分類 *323*
Klenzak 足継手 *93*
knee pad *251*
knuckle bender splint *280*
Köhler disease *268*
Küntscher 釘 *193*

L

Lange の縁つきふまず支え *33*
lead-pipe phenomenon *47*
Lenox Hill derotation 膝装具 *253, 254*
Lerman 継手 *240, 251*
Lerman multi-ligamentus 膝装具 *253, 254*
Lisfranc amputation *269*
locking mechanism *80*
low profile under arm brace *330*
lumbrical cuff *156*

M

Mainzer-Hüftgelenks-Entlastungs-Orthese *295*
mallet toe *267*
McCormack の脊椎骨折の分類 *222*
metatarsal corset *272*
metatarsal pad *266*
mobile arm support (MAS) *118*
modified Pogo-stick brace *296*
Morton disease *266*
motor age test (MAT) *130*
MP 関節伸展拘縮用スプリント *279*
MP 屈曲補助装具 *148*
MP 尺側偏位防止用装具 *235*
MRI *128*
myelomeningocele *125*

N

negative sign *104*
neurapraxia *143*
neurotmesis *143*
Newington ambulatory abduction brace *297*
Newport hip orthosis *240*
night splint *91*
non ambulator *129*
non-functional ambulator *129*
NYOH brace *329*

O

ORLAU VCG (variable center of gravity) swivel walker *178*
orthotics *1*
Ortolani test *303*
os odontoideum *218*
outrigger *152, 227*
overbracing *18*

overuse syndrome　*259*
Oxford shoes　*30*

P

Panzer 型装具（CTLSO）　*226*
parapodium　*136*
parawalker　*243*
paraxial fibular hemimelia　*269*
partial-foot amputation　*269*
patella setting exercise　*191*
patellofemoral angle　*248*
Patten 底　*261*
pelvic band　*227*
pes calcaneovalgus　*264*
pes planovalgus　*265*
pes transversoplanus　*266*
Philadelphia カラー　*35*
physiological cost index　*178*
PIP 関節屈曲拘縮用スプリント　*280*
PIP 関節伸展拘縮用スプリント　*281*
plafond（天蓋）の骨折　*209*
Plantar/Dorsi Control (PDC)　*65*
plantar grasp reflex　*93*
plantigrade foot　*134*, *163*, *315*
Pogo-stick brace　*294*
positive sign　*104*
positive supporting reaction　*93*
post-polio syndrome (PPS)　*138*
posture control walker　*89*
pronated foot　*265*
proprioceptive neuromuscular facilitation (PNF)　*104*
prosthetics　*1*

Providence brace　*330*
PTB ギプス　*197*
PTB 義足　*194*
PTNB cast　*200*
PTS 膝装具　*255*

Q

Q-角　*248*
quality of life (QOL)　*168*
quadriceps angle　*248*
quadri-lateral socket　*164*

R

RA 頸椎病変　*233*
RBT　*281*
reciprocal gait orthosis (RGO)　*119*, *136*, *243*
reciprocal walker　*110*
reciprocating gait orthosis　*136*, *243*
reinforced superstirrup　*18*
release phenomenon　*104*
rheumatoid foot　*271*
RICE の原則　*191*
Riemenbügel　*305*
rigidity　*45*
rigidospasticity　*45*
Risser sign　*327*
rocker bottom　*90*
rocker sole　*273*
rollator　*110*
rolling　*245*
rubber band traction　*281*
Rutherford の分類　*351*

S

Saga plastic AFO　*24*
Sarmiento　*194*
scalloping　*326*
scissoring posture　*89*
screw home movement　*247*
Seddon の分類（末梢神経麻痺）　*143*

shank　*18*
shoe-horn type AFO　*163*, *164*
shoe insert　*266*
shoes and their modifications　*264*
short opponens splint　*155*
shoulder-hand syndrome　*80*
SK 膝装具　*255*
sliding　*245*
slip-on　*31*
S-M 社会生活能力検査　*132*
Snyder sling　*293*
spasticity　*44*
spinal dysraphism　*124*
Spitzy（ふまず支え）　*33*
splay foot　*266*
spurious correction　*314*
stabilizer　*89*, *100*
STACK (splint)　*282*
static splint　*276*, *348*
sternooccipital mandibular immobilizer (SOMI) brace　*35*, *226*
superficial dermal burn (SDB)　*341*
surgical convalescent　*31*
surgical convalescent with posterior closure　*31*
Swedish knee cage　*96*
swivel walker　*178*
syringomyelia　*126*

T

tangential early excision　*345*
tension band wiring (Zuggurtung)　*208*
tension reducing position　*281*
tethered cord syndrome　*126*
The Shiga Paediatric Orthopaedic Center

(SPOC) 装具　*296*
Thomas 手技　*53*
Thomas heel　*94*
Thomsen-Leisten（ふまず支え）　*33*
thoracic band　*227*
three column theory　*217*
three-way knee stabilizer　*245*
thromboangitis obliterans　*353*
TKS 装具　*253, 254*
TLSO ヒロシマ側彎症装具　*329*
toe heel gait　*91*
toe-in gait　*268, 319*
toe rocker　*60*
Toronto hip abduction orthosis　*297*
torsion cable　*98*
Trilateral socket hip abduction orthosis　*294*
TRIO 膝装具　*253, 254*
Turco の評価法　*321*
twister　*95*

U
U字型装具　*237*
UCBL インサート　*33, 265*
under arm brace　*329*
unilateral unsegmented bar　*324*
upright bar　*227*

V
VAPC サイム義足　*269*

vertical suspension　*109*
von Rosen splint　*306*

W
Wagner の分類（糖尿病性足部潰瘍）　*357*
walker　*101*
weaning　*334*
Wernicke-Mann 肢位　*44*
Wilmington brace　*329*
WISC-R　*130*
WPPSI 知能診断検査　*130*

Z
Ziter の患者選択基準（DMD）　*173*

新編　装具治療マニュアル
　　　─疾患別・症状別適応─
ISBN978-4-263-21525-8

2000年8月10日　第1版第1刷発行
2021年3月5日　第1版第18刷発行

著者代表　渡辺英夫
発行者　白石泰夫
発行所　医歯薬出版株式会社
〒113-8612　東京都文京区本駒込1-7-10
TEL. (03)5395-7628(編集)・7616(販売)
FAX. (03)5395-7609(編集)・8563(販売)
https://www.ishiyaku.co.jp/
郵便振替番号 00190-5-13816

乱丁，落丁の際はお取り替えいたします　　　印刷・教文堂／製本・愛千製本所
Ⓒ Ishiyaku Publishers, Inc., 2000. Printed in Japan

本書の複製権・翻訳権・翻案権・上映権・譲渡権・貸与権・公衆送信権（送信可能化権を含む）・口述権は，医歯薬出版(株)が保有します．
本書を無断で複製する行為（コピー，スキャン，デジタルデータ化など）は，「私的使用のための複製」などの著作権法上の限られた例外を除き禁じられています．また私的使用に該当する場合であっても，請負業者等の第三者に依頼し上記の行為を行うことは違法となります．

JCOPY ＜出版者著作権管理機構　委託出版物＞
本書をコピーやスキャン等により複製される場合は，そのつど事前に出版者著作権管理機構（電話 03-5244-5088, FAX 03-5244-5089, e-mail：info@jcopy.or.jp）の許諾を得てください．